中药生物工程

高文远　王娟　黄璐琦◎主编

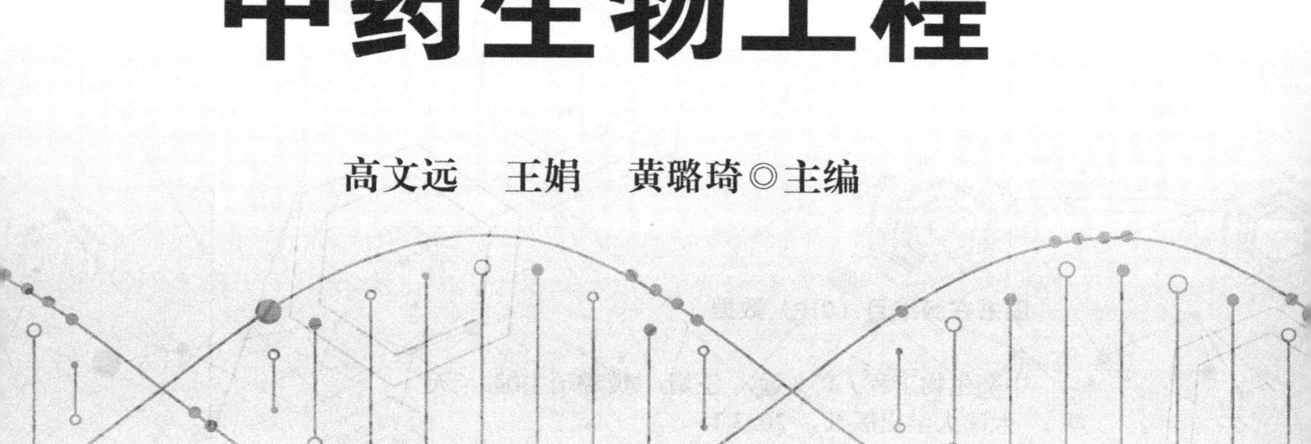

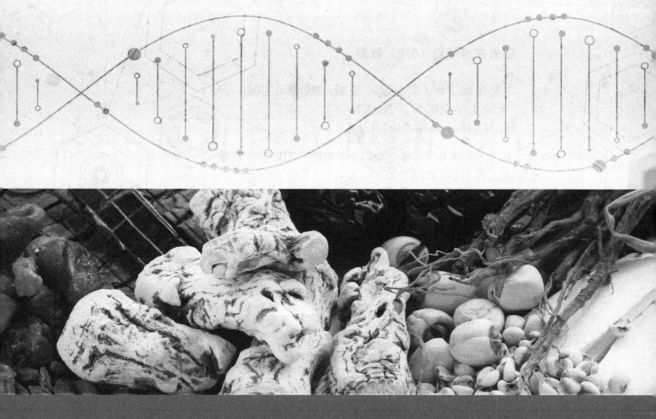

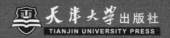

天津大学出版社
TIANJIN UNIVERSITY PRESS

图书在版编目（CIP）数据

中药生物工程 / 高文远，王娟，黄璐琦主编. -- 天津：天津大学出版社，2023.1
ISBN 978-7-5618-7407-3

Ⅰ. ①中… Ⅱ. ①高… ②王… ③黄… Ⅲ. ①中药学—生物工程 Ⅳ. ①R28

中国国家版本馆CIP数据核字（2023）第022933号

出版发行	天津大学出版社
地　　址	天津市卫津路92号天津大学内（邮编：300072）
电　　话	发行部：022-27403647
网　　址	www.tjupress.com.cn
印　　刷	北京盛通商印快线网络科技有限公司
经　　销	全国各地新华书店
开　　本	787mm×1092mm　1/16
印　　张	17.25
字　　数	420千
版　　次	2023年1月第1版
印　　次	2023年1月第1次
定　　价	55.00元

编委会

前　言

采用生物技术生产药用活性成分是中药资源供给的新模式，对保障中药资源可持续发展具有重要意义。同时，随着生物经济政策的提出与合成生物学技术的日渐成熟，中药生物工程迎来了前所未有的机遇。

中药生物工程是运用现代生命科学理论和技术，在中药学框架下研究中药资源保护与开发，中药有效成分代谢、转化与合成，中药分子鉴定和中药分子作用机制等的一门与生物技术相结合的多学科交叉的综合性学科。经过几十年的积累，中药生物工程从单纯的植物组织培养、离体快速繁殖研究，发展成为涉及植物组织、细胞工程的技术与应用，中药分子鉴定，药用真菌发酵培养，次级代谢产物生产与转化，中药活性成分分类与生物合成途径，中药活性成分生物合成途径相关基因的克隆与表达，中药活性成分代谢调控机理等特色鲜明、目标明确的优势研究方向的学科门类。本教材具有以下特色。

（1）以药用活性成分的生物技术生产为主线，引入产业元素。生产中药活性成分是中药生物技术研究的根本任务，因此本教材的大部分章节侧重于介绍采用不同的生物技术生产药用活性成分，全面展现理论方法、产业应用现状和前景。

（2）结合前沿研究成果，引领学科发展方向。除了介绍用传统的植物组织培养技术和微生物生产、微生物转化、微生物细胞工厂等方法生产药用活性成分，本教材增加了以植物为底盘的合成生物学研究和生物技术在中药产地加工、炮制、分离提取中的应用等内容，为绿色、安全、高效生产天然产物指明了方向。

（3）专业课与思想政治理论课同向同行。在教学设计中，提炼出多个课程思政主题，在各章节中选择适合融入思政主题的知识点，对其背后隐含的思维、技术、人性、社会等多方面的育人价值进行合理的讲解。

本教材由高文远教授、王娟副教授、黄璐琦院士主编。主编负责拟订写作提纲，全体编委商议分工，交叉审稿，最后由主编统稿、定稿。本教材是全体编委智慧的结晶和辛勤劳动的成果，在编写过程中得到了编委所在单位的大力支持，在此致以衷心的谢意。本教材涉及的知识面较广，在框架构建和内容安排方面均有一定的难度，因此难免存在错误与不足，恳请广大师生在使用过程中提出宝贵意见，以便修订时予以完善。

编者

2023 年 1 月

目　　录

第一章　绪论

第一节　概述

中药生物工程是运用现代生命科学理论和技术，在中药学框架下研究中药资源保护与开发，中药有效成分代谢、转化与合成，中药分子鉴定和中药分子作用机制等的一门与生物技术相结合的多学科交叉的综合性学科。

经过几十年的积累，中药生物工程从单纯的植物组织培养、离体快速繁殖（简称快繁）研究，发展成为一个涵盖中药分子鉴定学、药用真菌学、药用植物功能基因组学与系统生物学、生物组合化学、中药活性成分合成生物学、代谢工程学、生物信息学、化学生物学等领域的学科门类，涉及植物组织、细胞工程的技术与应用，中药分子鉴定，药用真菌发酵培养，次级代谢产物生产与转化，中药活性成分分类与生物合成途径，中药活性成分生物合成途径相关基因的克隆与表达，中药活性成分代谢调控机理等特色鲜明、目标明确的优势研究方向。总之，中药生物工程已经成为中药资源领域的前沿学科，在解决和阐明中药发展中存在的诸多科学问题方面取得了重大的科研成果。

第二节　中药生物工程研究的主要内容

本教材的内容主要包括：重要的药用植物活性成分、药用植物次级代谢产物的生物合成，药用植物次级代谢产物的代谢调控，药用植物活性成分合成生物学，微生物生产和转化药用植物活性成分，药用植物细胞和器官培养，药用植物快繁和基因工程育种，中药材的DNA（deoxyribonucleic acid，脱氧核糖核酸）分子鉴定，生物技术在中药产地加工、炮制和分离提取中的应用。下面对中药生物工程研究的主要内容进行介绍。

一、植物细胞和器官培养技术

传统的植物组织培养研究主要集中在诱导和培养条件的优化、反应器放大培养等方面。近年来，工程学、材料学、仪器分析学等得到迅猛发展，并逐渐应用到植物细胞与组织培养中。

数据驱动建模技术，如人工智能（artificial intelligence，AI）模型、优化算法（optimization algorithm，OA）和基因表达式编程（gene expression programming，GEP）等，已经应用于植物组织培养研究中，如对植物基因型、培养基、灭菌条件、不同类型和浓度的植物生长调节剂等的建模、预测和优化，大大提高了诱导和培养效率。为激活植物代谢过程中的防御系统，促进次级代谢产物的积累，诱导子常常被用于植物组织培养过程。近年来，各种类型的纳米材料被用作新型诱导子，显现出较好的效果。除了做诱导子外，纳米材料还有很多用途，如层状双氢氧化物、壳聚糖等可以作为各种物质（如植物生长调节剂、营养物质等）的运输载体，以提高植物生长量和次级代谢产物含量。

目前植物组织培养技术在工业上已实现人参皂苷、紫杉醇、雪莲培养物等的大量生产。韩国BNC生物制药集团开发了商业规模的自动化生物反应器，用于人参皂苷的高密度生产并开发出多款产品；德国菲爱彤（Phyton）股份有限公司实现了红豆杉细胞悬浮培养并生产抗癌药物原料紫杉醇，成为全球最大的紫杉醇供应商；瑞士米迪拜尔（Mibelle）生物公司实现了苹果干细胞培养，并将其供给迪奥（Dior）、兰蔻（Lancôme）、娇兰（Guerlain）等用作化妆品原料。我国大连普瑞康生物技术有限公司已利用雪莲悬浮细胞开发出多种健康产品，这些产品具有很好的销量。随着生物反应器的开发、生产成本的降低，相信越来越多的植物组织培养研究会走向产业化。

二、合成生物学技术

天然产物的合成生物学研究是在深入研究活性成分代谢途径的基础上，开展活性成分生物途径的设计、构建与人工细胞的创建，并通过代谢工程手段提高目标产物的产率。近年来，合成生物学研究从基因水平逐渐发展到蛋白水平和细胞器水平，取得了重要的进展。以微生物为底盘的合成技术为天然植物药物、香料、营养素和着色剂的生产提供了新的途径。尽管该领域尚处于起步阶段并面临许多挑战，但近年来取得的巨大成功巩固了微生物合成的地位，使其成为提取和全化学合成天然产物的可行的替代方法。同时，以植物为底盘生产天然产物具有天然的优势，如植物仅以二氧化碳（CO_2）和水（H_2O）为原料，经光合作用就可以合成各类复杂的天然产物，而不需要高耗能、高耗氧的发酵过程。与单细胞的微生物相比，多细胞的植物体系富含内膜系统和各种细胞器，从而为不同类型的酶和代谢物的合成提供了所需的最适环境。

目前萜类是通过合成生物学技术获得的最多的一类活性成分，包括人参皂苷、甘草酸、甜茶素、甜菊苷、山楂酸、丹参酮、雷公藤甲素、紫杉烯等，但合成生物学在中药活性成分生产中的产业化应用还不多。

三、微生物生产和转化技术

微生物具有生产和转化药用植物活性成分的能力。关于微生物生产活性成分的研究，前期主要采用扩增子测序方法研究环境微生物的多样性和群落组成差异；目前采用宏基因组学方法直接研究从环境样本中分离的遗传物质，弥补了扩增子测序方法仅能提供有限的微生物生态信息的不足，成为解析环境微生物多样性的有力手段。目前采用宏基因组学测序与分析方法解析了内生菌群落结构和功能基因组成，可为次级代谢产物的合成提供优良菌株或基因。另外，利用COG（Clusters of Orthologous Groups，直系同源集簇）、KEGG（Kyoto Encyclopedia of Genes and Genomes，京都基因和基因组百科全书）等数据库分析内生菌中的功能基因，并对代谢产物合成通路中的关键基因进行分析，可发现微生物中较丰富的关键编码基因。

微生物转化是利用生物体或其产生的酶作为催化剂对外源化合物进行结构修饰而获得目标产物的过程。固定化酶技术是20世纪60年代迅速发展起来的一种技术，采用固定化酶技术可以提高微生物的转化效率，增加代谢产物的含量。不同的酶发挥催化作用的活性部位不同，对酶进行固定时，要使载体材料与酶的非活性部位结合，才可以保留酶的活性，因此载体材料的选择是固定化酶技术的关键。

微生物生产和转化药用植物活性成分的应用十分广泛。如金水宝胶囊就是用虫草发酵菌粉开发的补益类中成药，相似的还有天麻蜜环菌片、槐耳颗粒等。微生物转化是中药炮制的一种方法，在我国应用历史悠久，如豆豉、神曲、片仔癀等均属于微生物发酵中药。近年来，中药固体发酵受到了广泛重视，应用这种方法不仅可以获得新的代谢产物，而且对中药材循环利用具有重要意义。

四、中药分子鉴定技术

传统的中药鉴定方法主要包括基原鉴定、性状鉴定、显微鉴定和理化鉴定四大类，各种方法均有其特点和适用对象，通常不同种方法配合使用才能完成对一种中药材的准确鉴定。传统的中药鉴定方法对生药和炮制饮片实现了一定程度的质量控制，但是中药材是天然产物，随着环境生态的变化，物种表现出多样性。市面上的中药材仿冒品和替代品数量不断增多，不规范种植、掺杂造假等种种行为严重危害了患者的生命安全，损害了医药行业相关从业人员的信誉，而许多伪劣品与正品形态相似，用传统的中药鉴定方法鉴定有较大的难度。

随着分子生物学与植物基因学在中药学领域的渗透与发展，以DNA分子为标记的中药分子鉴定技术得到不断的发展与应用。其主要包括随机扩增多态性DNA、简单重复序列间扩增、限制性片段长度多态性、扩增片段长度多态性、单核苷酸多态性、DNA条形码序列分析等技术，用于中药材真伪鉴定、中药材正品与替代品鉴定、中药材多基原鉴定、中药材产地鉴别、中药材年限鉴别等。

五、生物技术在中药产地加工、炮制和分离提取中的应用

中药采收后，除少数供新鲜药用外，其他均需经过产地加工和炮制得到中药饮片，以做临床用药。产地加工是中药采收后的首个环节，包括清洗除杂、刮皮抽芯、鲜切、干燥、等级划分、分类包装等，其中干燥可防止中药材霉变腐烂，便于中药材储藏和运输，是影响中药材质量的关键环节。而炮制是影响中药饮片质量的关键环节，包括净制、切制和炒制等，其中炒制具有减弱、增强或改变药性和减毒的效果，炒制过程中关键参数（如温度、时间）的差异会导致饮片化学成分含量和生物活性的不同。

中药微生物制药技术是在传统的微生物中药研究的基础上，继承中药的发酵炮制方法，吸收微生态学的研究成果，结合现代生物工程的发酵技术而形成的中药制药新技术。其基

本原理是生物转化作用,即利用微生物产生的丰富的酶作为催化剂,对中药中的底物进行结构修饰,同时产生各种次级代谢产物。此外,在中药的分离提取过程中,可利用微生物发酵对中药材进行预处理,借助微生物在生长过程中分泌的各种酶分解植物细胞壁中的纤维素、半纤维素、果胶等成分,从而使细胞壁破裂,局部溶解、疏松,增大细胞间隙,减小细胞壁、细胞间质等传质屏障对有效成分从胞内向提取介质扩散的传质阻力,加快有效物质溶出的速度,提高活性成分的浓度。

第三节 展望

随着我国中药产业规模的逐年扩大,中药资源消耗也逐年增加,资源浪费、环境污染问题日益凸显。科技创新是减少中药资源浪费和环境污染、合理开发利用中药资源的重要手段。在传统中医药学理论的基础上运用中药生物技术手段,为中药的创新研究注入了新的活力。中药生物技术已广泛应用于中药研究和产品开发等方面,不仅可以保护濒危珍稀中药资源,大量生产高品质的道地药材和药用活性成分,提高药材活性成分的含量,而且可以稳定中药材和药品生产质量,增加新的药源。中药组织细胞培养技术、药用菌物生产转化技术、中药分子鉴定技术、功能基因研究技术和系统生物学、代谢工程学、合成生物学等是中药生物工程今后一段时期的研究热点,将进一步促进我国中药现代化和国际化。

思政元素

党的二十大报告提出:“推动绿色发展,促进人与自然和谐共生。”采用生物技术生产中药活性成分没有碳排放和农药残留等环境污染问题,是一种绿色的生产方式,符合我国的生物经济发展规划。

第二章　重要的药用植物活性成分

天然产物活性成分是发挥中药药效的物质基础，包括萜类、蒽醌类、黄酮类、苯丙素类、酚酸类、生物碱类等。本章主要介绍用生物技术生产的主要成分：萜类、生物碱类和酚酸类。

第一节　萜类成分

萜类化合物是具有(C_5H_8)$_n$通式的化合物及其含氧衍生物和不同饱和程度的衍生物，可以看成由异戊二烯或异戊烷以各种方式连接而成的一类天然化合物，在高等植物、微生物、昆虫和海洋生物中广泛存在。萜类化合物作为一类植物次级代谢产物，约占已知天然产物的 60%。除了作为天然香料应用于化妆品、食品等诸多领域，许多萜类化合物还具有广泛的药理活性，被广泛研究和应用于医药领域。典型天然药用成分(如青蒿素、紫杉醇、人参皂苷等)已被应用于治疗多种疾病，具有重大的研究意义和很高的应用价值。

一、青蒿素

青蒿素(artemisinin)为菊科蒿属植物黄花蒿(*Artemisia annua* Linn.)的有效药用成分之一。1971 年，我国科学家屠呦呦首次利用乙醚从植物黄花蒿中提取出青蒿素，并经过大量的临床试验证明其具有良好的抗疟活性，而且与原有抗疟药物无交叉耐药性。青蒿素作为治疗疟疾的特效药，拯救了全球尤其是发展中国家数百万人的生命。青蒿素类抗疟药物组成复方或联合用药，已被世界卫生组织(World Health Organization，WHO)确定为治疗疟疾的唯一用药方法。作为在青蒿素的发现中做出巨大贡献者，屠呦呦获得了 2015 年诺贝尔生理学或医学奖。近年来，随着研究的深入，青蒿素的其他作用被越来越多地发现和应用，如抗肿瘤、治疗肺动脉高压、抗糖尿病、抗胚胎毒性、抗真菌、免疫调节等。

(一)黄花蒿资源概况

青蒿素的植物来源比较单一，主要为菊科植物黄花蒿。虽然天然黄花蒿分布广泛，但资源问题仍未解决，主要原因有：第一，天然黄花蒿中青蒿素含量较低；第二，青蒿素主要存在于黄花蒿的茎叶中，而黄花蒿合成青蒿素的高峰期是形成花蕾的时候，所以要在开花期之前进行采收，由此导致天然黄花蒿资源日益匮乏；第三，一般黄花蒿植株具有自交不亲和性，所以人工栽培很难获得能够稳定遗传的高产植株。因此，科学家们一直致力于青蒿素的生物合成和化学合成，并在各个领域均取得了一定的突破和进展，但距离合成青蒿素作为商品上市还需要一段时间。

(二)青蒿素的化学结构

青蒿素为无色针状结晶，其分子式为 $C_{15}H_{22}O_5$，熔点为 156~157 ℃，易溶于氯仿、丙酮、乙酸乙酯和苯，可溶于乙醇、乙醚，微溶于冷石油醚，几乎不溶于水，属于倍半萜内酯类过氧化物。对青蒿素的化学结构进行改造，发现其衍生物双氢青蒿素（dihydroartemisinin）、青蒿琥酯（artesunate）和蒿甲醚（artemether）具有更高效、低毒等优点，青蒿素及其衍生物的化学结构式如图 2-1 所示。

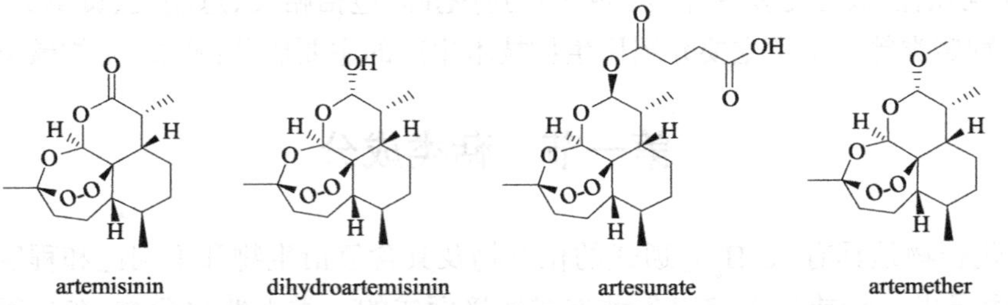

图 2-1　青蒿素及其衍生物的化学结构式

（三）青蒿素的药理活性

青蒿素疗法具有患者耐受性良好和价格低廉的特点，这使青蒿素成为一种特别值得开发其新功能的药物。

1. 抗疟作用

目前，疟疾在一些国家和地区依然流行，给人类的健康造成了很大的威胁。青蒿素在疟疾治疗中发挥着非常重要的作用，它可以扰乱疟原虫表膜和线粒体的功能，阻断宿主红细胞为疟原虫提供营养，从而破坏虫体结构起到抗疟作用。研究表明，肿瘤坏死因子 -α、巨噬细胞游走抑制因子、白细胞介素 -12 等多种促炎细胞因子与疟疾所致发热和肝损伤密切相关，而青蒿素类药物可以明显抑制促炎细胞因子的表达，并通过抑制一氧化氮合酶基因表达、烷化核因子 κB（nuclear factor-κB，NF-κB）或阻断其抑制蛋白降解、降低核因子 κB 的活性等发挥抗疟作用。在随后的深入研究中，研究者发现蒿甲醚的抗疟活性是青蒿素的 6~8 倍，因此蒿甲醚成为广泛应用于临床治疗疟疾的青蒿素衍生物之一。蒿甲醚具有水溶性差、脂溶性好的特点，因此肌肉注射是使用其进行抗疟治疗和相关研究的主要方式。Meta 分析结果显示，肌肉注射蒿甲醚治疗重症疟疾的效果优于口服奎宁，但劣于肌肉注射蒿甲醚联合静脉滴注奎尼酸。不过肌肉注射具有吸收效果差、可能发生酸中毒等缺点。有研究表明，静脉注射蒿甲醚纳米脂质体的抗疟效果优于静脉注射青蒿琥酯注射液，因此前者可能成为抗疟疾的更有效方式。

2. 抗癌作用

据报道，青蒿素能诱导线粒体凋亡和其他形式的癌细胞凋亡，如导致坏死、抑制肿瘤转移血管新生、阻滞癌细胞周期等。这些结果与氧化损伤、DNA 损伤和哺乳动物雷帕霉素靶蛋白（mammalian target of rapamycin，mTOR）、NF-κB、Wnt/β-catenin 等信号通路的相互作用密切相关。最近的研究也将青蒿素诱导的细胞毒性与氧化损伤、溶酶体功能紧密联系在一起，重点关注铁在导致铁依赖型细胞死亡中的作用，特别是在溶酶体介导的自噬条件下铁蛋白降解释放出的游离亚铁离子可以导致细胞铁死亡和铁介导的活性氧（reactive oxygen species，ROS）生成。据报道，自噬是一种能够被青蒿素激活的细胞过程，但对癌细胞存活和细胞毒性的影响尚不明确。显然，自噬、溶酶体活性、游离亚铁离子和铁依赖型细胞死亡之间的关系是青蒿素抗癌机制研究的未知领域。另外，鉴于免疫调节药物在癌症治疗中的复杂作用，青蒿素通过调节 T 淋巴细胞（简称 T 细胞）的活性和产生免疫抑制细胞因子而发挥免疫调节作用的潜在能力值得被关注。

3. 免疫调节作用

王艳君等在探讨青蒿素对试验性自身免疫性重症肌无力（experimental autoimmune myasthenia gravis，EAMG）大鼠的 R97-116 抗体和细胞因子的影响时发现青蒿素对 EAMG 大鼠具有免疫调节作用，其机制可能与青蒿素直接或间接降低血清 R97-116 抗体水平、抑制淋巴结单个核细胞分泌 γ 干扰素（IFN-γ）和白细胞介素 -17（IL-17）有关。李覃等在研究青蒿素对变应性接触性皮炎（allergic contact dermatitis，ACD）小鼠的 Treg/Th17 免疫平衡的影响时，以二硝基氟苯致敏和激发制备 ACD 小鼠模型，试验结果表明，青蒿素对二硝基氟苯诱导的 ACD 小鼠发挥免疫调节作用可能是通过调节 Treg/Th17 免疫平衡实现的。李覃等研究发现青蒿素能够明显抑制刀豆蛋白 A（concanavalin A，ConA）诱导的 T 细胞增殖，降低迟发型超敏反应（delayed type hypersensitivity，DTH）小鼠的免疫器官脏器指数和耳肿胀度，因而推测青蒿素是通过抑制机体细胞免疫应答发挥免疫抑制作用的。青蒿素及其衍生物对系统性红斑狼疮（systemic lupus erythematosus，SLE）具有较好的疗效，陈红波等研究发现双氢青蒿素通过上调 DNA 甲基转移酶 1（DNMT1）的表达和下调 DNA 损伤修复基因 GADD45A 的表达，提高系统性红斑狼疮小鼠 CD4+T 细胞基因组的 DNA 甲基化水平，从而减少自身免疫抗体的产生，进而发挥治疗 SLE 的作用。

4. 神经保护作用

青蒿素及其衍生物的分子质量比较小，且能通过血脑屏障，毒副作用小，因此在神经系统疾病治疗方面有很好的应用前景。近年来，有研究表明青蒿素对神经退行性疾病也有一定的神经保护作用。如青蒿素及其衍生物青蒿琥酯具有抗阿尔茨海默病的作用，它们对 Aβ42 异常堆积有更好的抑制作用，同时对细胞毒性和细胞凋亡无影响。此外，有学者发现，对硝普钠、双氧水诱导的神经细胞损伤，青蒿素具有神经保护作用，认为青蒿素可作为治疗与氧化应激损伤、细胞凋亡有关的神经性疾病的新型药物。

二、紫杉醇

紫杉醇（paclitaxel）是从裸子植物红豆杉的树皮中分离、提纯得到的天然次级代谢产物。紫杉醇是一种具有抗癌活性的二萜生物碱类化合物，新颖、复杂的化学结构，广泛、显著的生物活性，全新、独特的作用机制，奇缺的自然资源使其深受植物学家、化学家、药理学家、分子生物学家青睐，成为 20 世纪下半叶举世瞩目的抗癌明星和研究重点。经临床验证，紫杉醇具有良好的抗肿瘤作用，特别是对发病率较高的卵巢癌、子宫癌和乳腺癌等有特效。1991 年，百时美施贵宝（Bristol Myers Squibb，BMS）公司与美国国家癌症研究所（National Cancer Institute，NCI）达成协议，负责紫杉醇的商业化生产。1992 年，紫杉醇注射液获美国食品药品监督管理局(Food and Drug Administration, FDA)批准用于治疗晚期卵巢癌,商品名为 taxol,是获得 FDA 批准的第一个来自天然植物的化学药物。

(一)红豆杉资源概况

由于近年来全球人口癌症发病率快速上升,对紫杉醇的需求量明显增大。临床和科研所需的紫杉醇主要从红豆杉中直接提取。紫杉醇在植物体中的含量相当低(仅仅为干质量的 0.005%~0.07%),而且在不同的植物种属和不同的植物器官中紫杉醇的含量有较大的差异。大约 13.6 kg 红豆杉树皮才能提取出 1 g 紫杉醇,治疗一个卵巢癌患者就需要 3~12 棵百年以上的红豆杉,由此导致红豆杉被大量砍伐,濒临灭绝。红豆杉资源本来就很匮乏,而且红豆杉属植物生长缓慢,因此寻找获取紫杉醇的新途径具有十分重要的意义。

尽管紫杉醇可用化学方法合成,但由于需要的条件严格,产量低,经费高,因此化学合成方法尚不具有产业意义。目前紫杉醇的半合成方法已比较成熟,可以更大限度地利用植物资源,但与直接提取紫杉醇的办法并无本质区别,仍需要消耗大量红豆杉树木,不能从根本上解决植物资源匮乏的问题。因此,寻找新的植物资源、开发新技术以获得紫杉醇迫在眉睫。

迄今为止,在利用红豆杉资源方面已经探索出采用生物技术获得紫杉醇的多种方法,如离体培养法、内生菌培养法、微生物转化法等。此外,从红豆杉中提取紫杉醇的新技术已成为研究热点。

(二)紫杉醇的化学结构

1963 年,美国化学家瓦尼(Wani)和沃尔(Wall)首次从太平洋杉(Pacific yew)的树皮和木材中分离得到了紫杉醇的粗提物。1971 年,他们与杜克大学的化学教授麦克费尔(McPhail)合作,通过 X 射线分析确定了该活性成分的化学结构,并把它命名为紫杉醇(taxol)。紫杉醇为白色结晶性粉末,无臭,无味,难溶于水,易溶于甲醇、乙腈、氯仿、丙酮等有机溶剂,属于三环二萜化合物,其分子式为 $C_{47}H_{51}NO_{14}$,化学结构式如图 2-2 所示。

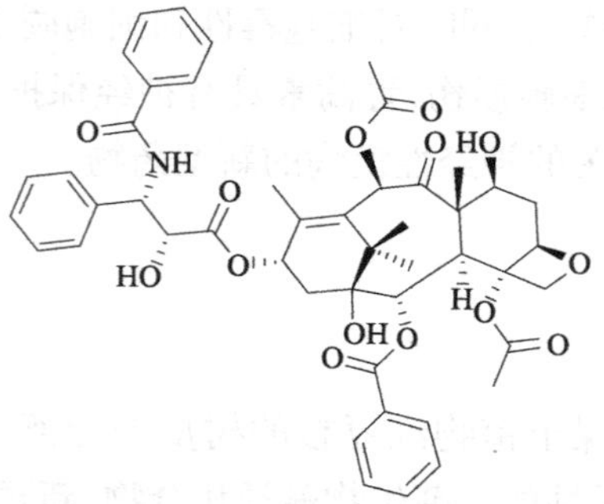

图 2-2 紫杉醇的化学结构式

(三)紫杉醇的作用机制和药理活性

紫杉醇的作用机制十分独特且复杂,现在人们普遍认同以下 3 种机制。

1. 微管解聚稳定机制

紫杉醇能抑制有丝分裂，通过结合游离微管蛋白而诱导和促使微管蛋白装配成稳定微管，同时抑制已形成的微管解聚，使维管束不能与微管组织中心连接，阻断细胞周期，破坏细胞有丝分裂所必需的微管系统动态再生，导致有丝分裂异常或中断，使肿瘤细胞因复制受到阻断而死亡。

2. 免疫机制

紫杉醇与细菌脂多糖（lipopolysaccharide，LPS）有相似的作用，都能激活巨噬细胞，导致TNF-α 受体的减少和 TNF-α 的释放，杀伤或抑制肿瘤细胞。目前国外对紫杉醇治疗银屑病的研究已进入Ⅱ期临床阶段，证实紫杉醇具有免疫活性，可调节体内免疫功能。

3. 诱导细胞凋亡机制

紫杉醇可作用于细胞凋亡受体途径的 Fas/FasL 通路，激活半胱氨酸 - 天冬氨酸蛋白酶家族，诱导细胞凋亡。

自紫杉醇独特的抗肿瘤机制被揭示以来，紫杉醇受到了世界各国研究人员的重视，他们相继证明紫杉醇可以治疗卵巢癌、乳腺癌、子宫癌、肺癌、食管癌、前列腺癌、直肠癌等十几种癌症。紫杉醇的临床常用剂型为紫杉醇注射液，其已获美国 FDA 批准用于治疗其他化疗药物难治的转移性卵巢癌和铂类化疗药物无效的晚期转移性乳腺癌。

三、丹参酮

丹参酮，又名总丹参酮，是从唇形科植物丹参（*Salvia miltiorrhiza* Bge.）的根中提取的脂溶性菲醌化合物，具有抗菌、消炎、活血化瘀、促进伤口愈合等多种作用。目前以丹参酮为有效成分的市售剂型多达 10 余种，有片剂、冲剂、注射液、颗粒剂、膏剂、口服液、粉针剂、气雾剂、丸剂、软胶囊剂、滴丸、合剂等。单体化合物丹参酮ⅡA 的磺化产物丹参酮ⅡA 磺酸钠能溶于水，经临床试用治疗心绞痛效果显著，副作用小，为治疗冠心病的新药。

（一）丹参资源概况

1997 年，天津天士力集团生产的复方丹参滴丸首次领取美国新药“绿卡”成为世界范围内通过美国 FDA 新药临床开发预审的唯一治疗心血管疾病的传统植物药，2000 年该药又成功通过俄罗斯卫生部处方药注册，获准在俄罗斯上市，成为俄罗斯卫生部批准的第一例治疗心血管疾病的复方天然植物制剂处方药。这些都表明丹参有广阔的国际市场前景和巨大的发展潜力。

但随着丹参市场的扩大、需求量的剧增，野生丹参资源已远远不能满足市场的需求，而栽培资源只种不选的状况又使各地产丹参质量参差不齐，品质退化严重，有效成分含量低，这是丹参作为高品质植物药大规模进军国际市场的最大障碍。

因此，有必要应用植物细胞工程和基因工程等现代生物工程技术，结合和利用前人的研究成果，采取寻找优良产地、筛选和推广优良品种、提高有效成分的含量等有效措施保证丹参药材质量的稳定性和优良性，解决丹参供求矛盾，提高我国丹参的市场份额，同时保护野生丹参资源，促进药用植物和地区经济的良好发展。

（二）丹参酮的化学结构

目前已从丹参酮中分离出丹参酮Ⅰ、丹参酮ⅡA、丹参酮ⅡB、隐丹参酮、异隐丹参酮等10余个丹参酮单体，其中丹参酮Ⅰ（tanshinone Ⅰ）、丹参酮ⅡA（tanshinone ⅡA）、丹参酮ⅡB（tanshinone ⅡB）、二氢丹参酮Ⅰ（dihydrotanshinone Ⅰ）、隐丹参酮（cryptotanshinone）5个单体被研究得最多，它们具有抗菌、抗炎等作用，化学结构式如图2-3所示。

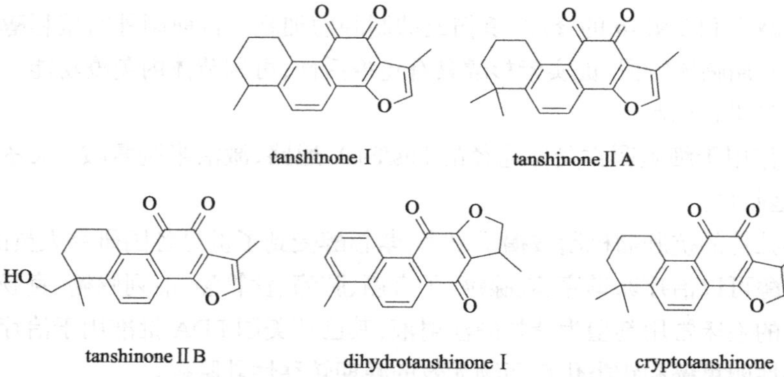

图2-3 丹参酮Ⅰ、丹参酮ⅡA、丹参酮ⅡB、二氢丹参酮Ⅰ、隐丹参酮的化学结构式

（三）丹参酮的药理活性

1. 抗炎作用

有研究证实，丹参酮ⅡA具有明显的抗炎作用，可以调节炎症因子IL-6、IL-10、IL-1β和TNF-α等的产生，抑制白细胞的激活。Huang等探讨了丹参酮ⅡA通过抑制炎症来减轻心功能障碍的可行性，发现丹参酮ⅡA预处理能明显减轻心功能障碍。此外，丹参酮ⅡA可抑制LPS诱导的TNF-α和IL-1β的上调，降低还原型烟酰胺腺嘌呤二核苷酸磷酸（nicotinamide adenine dinucleotide phosphate，NADPH）氧化酶的水平，减少细胞外调节蛋白激酶1/2（ERK1/2）和p38丝裂原活化蛋白激酶（mitogen-activated protein kinase，MAPK）磷酸化水平的表达。丹参酮ⅡA还能通过减少炎症因子的释放、抑制NADPH氧化酶的信号有效治疗内毒素血症。

隐丹参酮也有较良好的抗炎活性。Wang等通过试验性类风湿性关节炎模型发现，隐丹参酮可以通过下调p300介导的STAT3乙酰化缓解炎症反应。

2. 抑菌作用

体外试验表明，丹参酮对金黄色葡萄球菌的抑菌作用比小檗碱强，对结核分枝杆菌H37Rv株（最低抑菌浓度达1.5 mg/mL）和两种毛发癣菌也有抑制作用。

3. 对心血管系统的作用

1）抗心律失常、降低心肌耗氧量

丹参酮ⅡA能够降低引起心律失常的正常心肌钙离子水平，阻止钙超标，进而使患者心律恢复正常或改善；同时能够减小左心室壁张力和心肌体积，起到降低心肌耗氧量的作用。

2)抗动脉粥样硬化

丹参酮能够阻碍低密度脂蛋白氧化,降低脂质代谢酶活性,改善脂质代谢过程;丹参素能够抑制胆固醇合成,降低氧化脂蛋白中丙二酮的含量,进而避免因血管狭窄、组织缺血而引发血栓。

3)抑制心肌纤维化

丹参酮ⅡA能部分阻断TGF-β胞内信号传导,减少其诱导的下游细胞外基质的表达,从而抑制心肌纤维化。卜琳琳等研究发现,丹参酮可能通过下调肾血管性高血压患者CaM、CaMKⅡ mRNA(信使核糖核酸,messenger ribonucleic acid)表达,阻断Ca^{2+}/CaM-CaMKⅡ信号传导,抑制病理性Q波出现而减少心律失常的发生,对肾血管性高血压有明确的治疗作用。

4)抗肿瘤

研究证明,二氢丹参酮Ⅰ和隐丹参酮是有效的抗血管生成小分子抑制剂,可抑制肿瘤生长过程中血管的生成;丹参酮Ⅱ具有抗癌和诱导肿瘤细胞分化、凋亡的作用,能够抑制肺癌、肝癌、乳腺癌、胃癌等肿瘤细胞株生长。其作用机制可能是通过抑制ras癌基因和增殖细胞核抗原(proliferating cell nuclear antigen,PCNA)表达,影响DNA多聚酶δ活性,抑制DNA合成而抑制细胞增殖,诱导细胞分化;丹参酮ⅡA与顺铂联用可诱导抑制凋亡的Bcl-2表达下调,促进凋亡的Bax、Bid表达上调和细胞色素C释放至胞浆,对人肝癌细胞HepG2的生长具有抑制作用。

5)其他作用

丹参酮能提高小鼠在低压缺氧条件下的存活率或延长其生存时间。丹参酮有抗雄性激素作用,可减少皮脂产生;有抗痤疮丙酸杆菌作用,可减轻由细菌代谢加剧的炎症,用于治疗痤疮。丹参酮对伤寒菌苗致热的家兔有解热作用。小鼠试验表明丹参酮有较温和的通过卵巢起作用的雌性激素活性。

丹参酮主要有抗菌消炎、促进伤口愈合和活血化瘀的功效,在临床上用于治疗痤疮、骨髓炎、扁桃体炎、蜂窝组织炎、外耳道炎、乳腺炎,以及由外伤感染、烧伤感染等引起的细菌感染性疾病,通过口服进行治疗。

四、人参皂苷

人参皂苷(ginsenoside)是一类固醇类化合物,又称三萜皂苷,主要植物来源为五加科植物人参的干燥根,是人参中的活性成分。研究表明,人参皂苷具有抗癌、保护心脑血管系统、保护神经系统、减少肝损伤和抗病毒等药理活性。其有效成分主要包括人参皂苷Ra、Rb、Rc、Rd、Re、Rf、Rg等,其中皂苷单体Rg3、Rh2、Rh3、PPD、PPT等已被成功应用于抗癌领域。随着人参皂苷产品研发技术的不断提升,人们开发出了功效更强的多组分人参皂苷产品(如加拿大的瑞得生胶囊和瑞得生滴丸),提高了人参皂苷在治疗和保健中发挥的作用,为人参皂苷的推广带来了很大的助力。

目前人参皂苷主要用于抗癌领域,但是其功效远不止抗癌,在提高免疫力、抗疲劳、抗炎、促进睡眠、调节血糖、保护心脑血管、为神经提供营养等方面，人参皂苷同样有显著的作用。基于其广泛而强大的功效，人参皂苷无论是在医药领域还是在保健、美妆等领域都会有越来越广泛的应用。

（一）人参资源概况

人参（*Panax ginseng* C. A. Meyer）为五加科多年生草本植物，是我国应用历史最久、应用最广泛的重要中草药之一，有着“百草之王”的美誉。人参资源主要包括野生人参（山参）资源和栽培人参（栽培参、园参）资源。

野生人参的质量和生物活性物质含量较高，而栽培人参的品质相对而言较差。近年来随着健康产业的快速发展，国内和国际市场对名贵药用植物的需求量增大，野生人参被过度开发，加之其生境被破坏，野生人参资源已非常有限。人工栽培人参不仅周期长（5~7 年），而且人参在生长过程中容易受到土壤质量、气候条件、病原体污染和害虫侵害等多种环境因素的影响，难以控制质量。此外，人参重栽会导致重植病，即在同一块田地上再次栽种往往会失败。

为了解决人参资源短缺的问题，人参组织培养技术和方法（如人参不定根生产培养技术、内生菌培养法、微生物转化法、生物合成技术）被逐渐应用于人参及其生物活性成分的生产中，具有规模大、质量稳定、生产周期短、产率高等优点。

（二）人参皂苷的化学结构

人参皂苷具有相似的基本结构，都含有由 30 个碳原子排列成 4 个环的甾烷类固醇核。人参皂苷分为 3 种：原人参二醇（PPD）型、原人参三醇（PPT）型和齐墩果酸型。

1. 原人参二醇（PPD）型人参皂苷

原人参二醇型人参皂苷的基本化学结构式如图 2-4 所示，原人参二醇型人参皂苷类成分如表 2-1 所示。

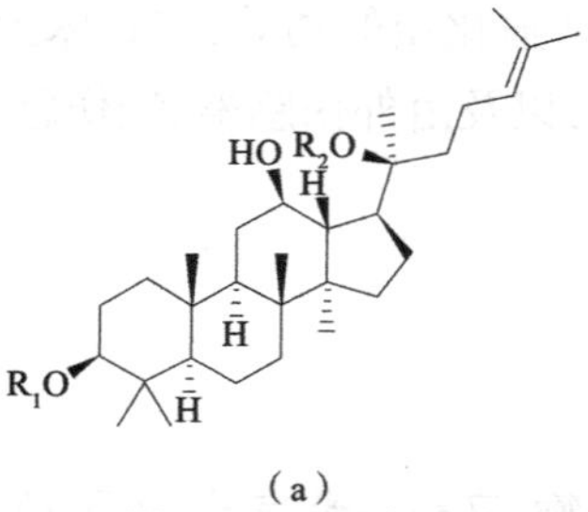

（a）

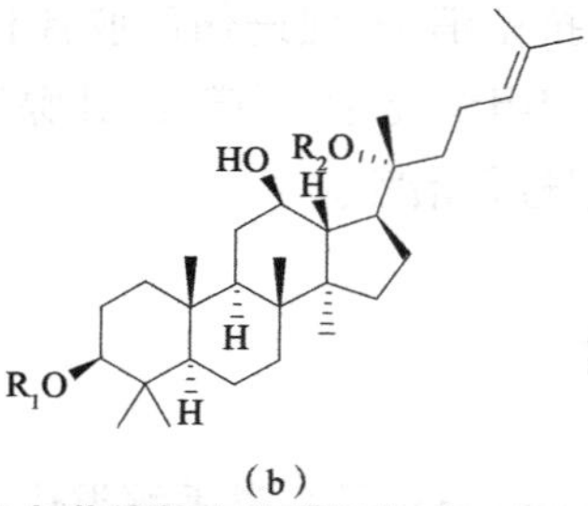

（b）

图 2-4　原人参二醇型人参皂苷的基本化学结构式

（a）*S* 型　（b）*R* 型

表 2-1　原人参二醇型人参皂苷类成分

人参皂苷	R_1	R_2	C_{20}	分子式
人参皂苷 Rb1	-glc（2-1）glc	-glc（6-1）glc	*S*	$C_{54}H_{94}O_{23}$
人参皂苷 Rb2	-glc（2-1）glc	-glc（6-1）ara（p）	*S*	$C_{53}H_{90}O_{22}$
人参皂苷 Rb3	-glc（2-1）glc	-glc（6-1）xyl	*S*	$C_{53}H_{90}O_{22}$

续表

人参皂苷	R_1	R_2	C_{20}	分子式
人参皂苷 Rc	-glc(2-1)glc	-glc(6-1)ara(f)	*S*	$C_{53}H_{90}O_{22}$
人参皂苷 Rd	-glc(2-1)glc	-glc	*S*	$C_{48}H_{82}O_{18}$
人参皂苷 F2	-glc	-glc	*S*	$C_{42}H_{72}O_{13}$
20-(*S*)- 人参皂苷 Rg3	-glc(2-1)glc	-H	*S*	$C_{42}H_{72}O_{13}$
20-(*R*)- 人参皂苷 Rg3	-glc(2-1)glc	-H	*R*	$C_{42}H_{72}O_{13}$
20-(*S*)- 人参皂苷 Rh2	-glc	-H	*S*	$C_{36}H_{62}O_{8}$
20-(*R*)- 人参皂苷 Rh2	-glc	-H	*R*	$C_{36}H_{62}O_{8}$
原人参二醇	-H	-H	*R*	$C_{30}H_{52}O_{3}$
三七皂苷 Re	-glc	-glc(6-1)ara(f)	*S*	$C_{47}H_{80}O_{17}$
绞股蓝皂苷XVⅡ	-glc	-glc(6-1)glc	*S*	$C_{48}H_{82}O_{18}$
绞股蓝皂苷Ⅸ	-glc	-glc(6-1)xyl	*S*	$C_{47}H_{80}O_{17}$

2. 原人参三醇(PPT)型人参皂苷

原人参三醇型人参皂苷的基本化学结构式如图 2-5 所示,原人参三醇型人参皂苷类成分如表 2-2 所示。

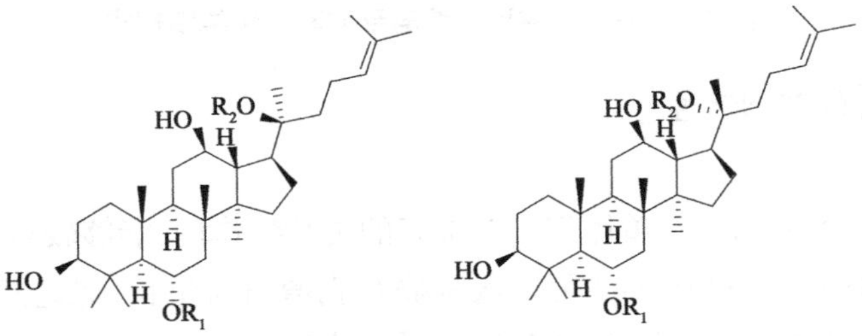

(a)　　(b)

图 2-5　原人参三醇型人参皂苷的基本化学结构式

(a)*S* 型　(b)*R* 型

表 2-2　原人参三醇型人参皂苷类成分

人参皂苷	R_1	R_2	C_{20}	分子式
人参皂苷 Re	-glc(2-1)rha-glc	-glc	*S*	$C_{48}H_{82}O_{18}$
人参皂苷 Rg1	-glc	-glc	*S*	$C_{42}H_{72}O_{14}$
20- 葡萄糖人参皂苷 Rf	-glc(2-1)glc	-glc	*S*	$C_{48}H_{82}O_{19}$
20-(*S*)- 人参皂苷 Rg2	-glc(2-1)rha	-H	*S*	$C_{42}H_{72}O_{13}$
20-(*R*)- 人参皂苷 Rg2	-glc(2-1)rha	-H	*R*	$C_{42}H_{72}O_{13}$
20-(*S*)- 人参皂苷 Rh1	-glc	-H	*S*	$C_{36}H_{62}O_{9}$
20-(*R*)- 人参皂苷 Rh1	-glc	-H	*R*	$C_{36}H_{62}O_{9}$
人参皂苷 F1	-H	-glc	*S*	$C_{36}H_{62}O_{9}$
人参皂苷 F3	-H	-glc(6-1)ara(p)	*S*	$C_{41}H_{70}O_{13}$

续表

人参皂苷	R_1	R_2	C_{20}	分子式
人参皂苷 F5	-H	-glc(6-1)ara(f)	*S*	$C_{41}H_{70}O_{13}$
三七皂苷 R1	-glc(2-1)xyl	-glc	*S*	$C_{47}H_{80}O_{18}$
原人参三醇	-H	-H	*R*	$C_{30}H_{52}O_4$

3. 齐墩果酸型人参皂苷

齐墩果酸型人参皂苷是以齐墩果酸为苷元形成的苷,属于五环三萜类皂苷,其基本化学结构式如图 2-6 所示。齐墩果酸型人参皂苷只在 C-3 和 C-28 位上与糖链结合成苷,在 C-3 位上通过苷键连接,在 C-28 位上通过酯键连接。

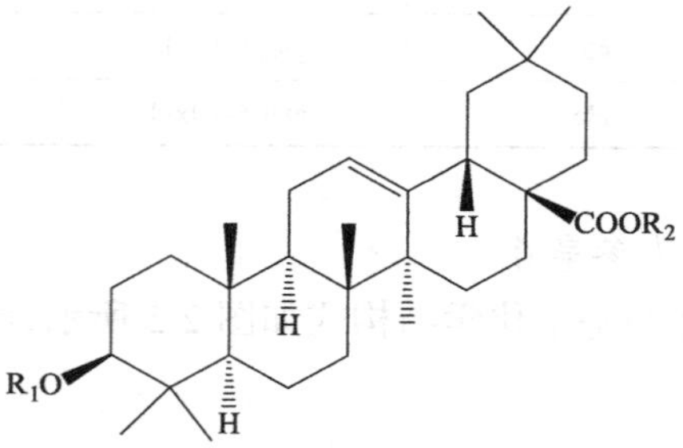

图 2-6 齐墩果酸型人参皂苷的基本化学结构式

(三)人参皂苷的药理活性

1. 抗肿瘤作用

研究表明,多种类型的皂苷单体都具有很好的抗肿瘤作用,能够较有效地抑制多种癌细胞增殖和转移。其中人参皂苷 Rh2 可以遏制癌细胞增殖与生长,促进其分化和凋亡;人参皂苷 Rg1 的热裂解产物能够提高 H22 荷瘤小鼠血清中 TNF-α、IFN-γ 和 IL-2 水平,促进肿瘤细胞凋亡和坏死;人参皂苷 Rg3 具有很强的抑制肿瘤细胞增殖的作用,可以将肿瘤细胞阻滞在 G1 期,并且诱导肿瘤细胞凋亡;人参皂苷 Rh2 对人结肠癌细胞 HCT-116 和 SW-480 显示出比 Rg3 更强的活性;人参皂苷 Rg5 可以使肿瘤组织发生细胞周期滞留,促进其凋亡,而且对人食管癌恶化具有显著的抑制作用。

2. 对神经系统的作用

人参皂苷 Rb1 和 Rg1 具有选择性的神经营养和神经保护活性。人参皂苷 Rg1 及其代谢产物 Rh1 都能够增强记忆受损模型小鼠的记忆功能。人参皂苷 Rg2 可以通过调控与细胞凋亡相关的蛋白的表达来增强缺血再灌注损伤模型小鼠的神经系统的性能和记忆能力。

3. 保护心脑血管系统作用

药理作用研究表明,人参皂苷 Rb3 在体外和体内环境中都可以明显抑制二磷酸腺苷诱导的血小板聚集。多次体内试验发现,人参中 Rb 组皂苷可以减轻心肌缺血和再灌注引起的心肌损伤;人参皂苷 Rg1 可以明显减小再灌注后的脑梗死面积并降低脑水肿程度,减轻线粒体损伤,提高包括超氧化物歧化酶(superoxide dismutase, SOD)、谷胱甘肽过氧化物酶

（GSH-Px）在内的多种酶的活性，降低丙二醛（malondialdehyde，MDA）含量，减轻脑缺血再灌注损伤。此外，人参皂苷 Rd 可以减少胆固醇的积累，阻止动脉粥样硬化。

4. 免疫调节作用

人参皂苷能很好地调节机体的免疫系统功能。人参皂苷 Rg1 可使患Ⅲ型前列腺炎的大鼠血清中 IL-8、TGF-β、IL-4、TNF-α 水平均有所降低，从而降低大鼠的免疫反应；能够促进血清剥夺诱导的 Raw 264.7 巨噬细胞自噬，发挥抗凋亡的保护作用；还能激活 T 细胞，维持 Th1/Th2 的平衡，改善系统性红斑狼疮患者的免疫功能。人参皂苷 Rg3 能增强正常小鼠的体液免疫功能，部分增强非特异性免疫功能，对细胞免疫无明显的影响；还能显著促进淋巴细胞的增殖，提高 NK 细胞和 T 细胞亚群的活性水平。

此外，人参皂苷还有强心、保护心肌、改善睡眠、保护肝脏、抗衰老、抗溃疡、抗炎、抗抑郁、抗应激等作用，主要适用于冠心病、心绞痛、心率过缓或过快、室性期前收缩、血压失调、神经衰弱、更年期综合征等疾病。

五、甘草酸

甘草（*Glycyrrhiza uralensis* Fisch.）是豆科甘草属植物。甘草以根、根茎入药，是常用的大宗药材之一，具有补脾益气、清热解毒、祛痰止咳、缓急止痛、调和诸药等作用，已被广泛用于治疗肝炎、支气管炎和疟疾，有“国老”“十方九草”之誉。

甘草酸是从甘草中提取出来的最重要的活性成分之一。甘草酸即 β- 嘧啶型三萜皂苷，又称甘草甜素，是一种高甜度、低热量的有效活性成分，常作为甜味剂被用于食品、医疗等行业。甘草酸是甘草甜味的主要来源，也是甘草的主要成分。甘草酸及其盐类被广泛应用于食品、饮料、烟草等行业，除了具有增甜、增香、增加风味的作用，还兼具抗氧化、抑菌等功能。甘草酸作为一种天然甜味剂，应用广泛，安全无毒，是比较理想的天然非营养性甜味剂。

（一）甘草资源概况

甘草具有耐热、耐旱的特性，因此多生长在干旱、半干旱的荒漠草原、沙漠边缘和黄土丘陵地带。甘草在亚洲、美洲、欧洲等地均有分布，在我国以西北地区分布最多。近几年，甘草由于越来越多地作为药材、食物、烟草添加品而需求量猛增，野生甘草资源被过量采挖，导致甘草的产量和质量急剧下降。目前野生甘草属于国家专控药材，不允许随意采挖。栽培甘草是甘草的最主要来源，但栽培甘草中甘草酸含量较低。不同产地的甘草黄酮含量差异也较大。因此，多年来甘草组织培养被广泛地研究。

（二）甘草酸的化学结构

甘草酸是一种白色结晶性粉末，无臭，有特殊甜味，甜度约为蔗糖的 200 倍。甘草酸属于三萜类化合物，其分子式为 $C_{42}H_{62}O_{16}$，化学结构式如图 2-7 所示。甘草酸难溶于冷水，易溶于热水，不溶于油脂，其热水溶液冷却后呈黏稠冻胶状。

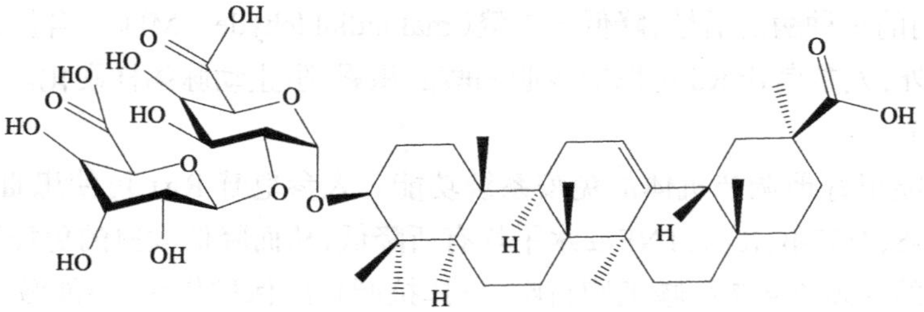

图 2-7　甘草酸的化学结构式

（三）甘草酸的药理活性

甘草酸作为最重要的甘草甜素类化合物，有显著的肾上腺皮质激素样作用，可用于抗衰老、抗炎、降压、增强机体免疫力、提高生理机能、抑制癌细胞生长等。

1. 抗肿瘤作用

体内外抗肿瘤药理模型研究表明，甘草酸对不同肿瘤细胞株均显示出较强的细胞毒作用，通过致细胞变异、诱导细胞凋亡等多种机制，抑制肿瘤细胞增殖，发挥细胞毒作用。利用细胞胞质溶胶混悬培养液和完整的结肠细胞培养物 2 种模型体系研究后发现，甘草酸可通过抑制人体结肠肿瘤细胞中 N- 乙酰基转移酶的活性和 DNA-2- 氨基芴的内敛结构产生抑制该肿瘤细胞株增殖的药理作用，显著降低乙酰转移酶在人体结肠肿瘤细胞清除系统中的 K_m 和 V_{max} 的有效值。在亚细胞毒性浓度下，甘草酸可显著抑制芳香胺 -N- 乙酰基转移酶对人体结肠肿瘤细胞株（COLO205）的活性，且这一抑制作用呈现出剂量依赖性。同时，DNA-2- 氨基芴的内敛结构也受到了有效抑制。该研究首次阐明甘草酸通过抑制乙酰转移酶的活性和 DNA 加合物的生成来抑制肿瘤恶化，为临床上甘草酸的应用提供了一个全新的思路。

2. 抗病毒作用

药理学研究证实，甘草酸作为甘草的主要化学成分，抗病毒作用显著。甘草酸可明显减轻肝细胞脂肪变、坏死，减轻肝细胞间质炎症反应，抑制肝细胞纤维增生，促进肝细胞再生，且副作用小，是一种值得重视与推广的药物。甘草酸除用于治疗肝炎外，在对抗其他炎症和病毒方面也有新的进展。有报道称，甘草酸的抗病毒作用还表现在上呼吸道感染的治疗上。将上呼吸道感染患者（体温均高于 38 ℃）随机分为 2 组，试验组静脉滴注甘草酸和乳酸钠林格溶液，对照组静脉滴注乳酸钠林格溶液。治疗结束后比较患者降温的程度、住院时间和住院费用，试验组优于对照组。此外，甘草酸还具有抗流感病毒、冠状病毒、单纯疱疹病毒和艾滋病毒等作用。因此，甘草酸因具有显著的抗病毒效果和丰富、独特的抗病毒机制而在临床应用中发挥着不可忽视的作用。

3. 抗血清作用

甘草酸可治疗血液疾病，可显著降低妇女血液中睾酮的含量，口服后血清中睾酮浓度减小，递进式增强促成睾酮向雄烯二酮转变的 17β- 羟基类固醇脱氢酶（hydroxysteroid dehydrogenase，HSD）的活性。对哈斯氏疾病，在 22~26 岁的健康妇女的黄体期，甘草酸可影响雄性激素的新陈代谢。甘草酸可抑制 17β-HSD、C17-C20 裂解酶的活性，减少血清睾酮，有效抑制 3α-HSD、20β-HSD，直接抑制酶作用结合物的竞争性拮抗作用，抑制 11β-HSD 和 15-PGDH（15- 羟基前列腺素脱氢酶）发挥抗血清作用。研究证实甘草酸极性较弱，吸收良好，体内分布合理，肝脏靶向性较强，抗炎效果良好，不良反应小，毒性较弱。

4. 免疫调节作用

甘草酸有明显的免疫调节作用。试验表明，甘草酸可消除抑制性 Mψ 的抑制活性，强化细胞吞噬功能，还可增强 T 细胞的活性。研究发现，使用甘草酸后，小鼠免疫系统腹膜内白细胞总数是使用前的 6 倍。对动物进行治疗时，在最大白细胞数可持续天数方面，使用甘草酸可维持 9 d 以上，而使用熊果酸、齐墩果酸等药物却只能维持在 6 d 左右；在免疫系统腹膜内白细胞总数方面，使用熊果酸、齐墩果酸分别增加（91.48 ± 4.6）%、（135.75 ± 6.4）%，而使用甘草酸增加（114.9 ± 18）%。在使用甘草酸后，骨髓细胞、α- 酯酶阳性细胞有所增加，甘草酸与抗原作用可增加脾内特异性抗体和空斑形成细胞，显著抑制迟发型超敏反应。以上试验结果均表明，甘草酸影响了机体的免疫调节活性。

此外，甘草酸还具有抗炎、抗菌、降血脂、抗动脉粥样硬化、抗氧化等作用。

六、黄芪甲苷

黄芪是常用中药之一，为豆科植物蒙古黄芪、膜荚黄芪的干燥根。黄芪味甘，性微温，归脾、肺经，为补气要药。黄芪临床应用时习惯分为生用、蜜炙、麸皮拌炒 3 种，其药效各有不同：生黄芪多用于固表、托疮、利水等；蜜炙黄芪多用于补中益气；炒黄芪多用于益气健脾。中医认为，黄芪能补一身之气，兼有升阳、固表止汗、排脓生肌、利水消肿、安胎益血的作用。黄芪不仅是常用中药，而且是经济实惠的滋补品和调味品，可用于炖肉、泡酒、做菜、调味、去腥。

黄芪中的主要活性成分为黄芪多糖、黄芪皂苷和黄芪异黄酮，黄芪皂苷又分为黄芪苷Ⅰ、黄芪苷Ⅱ、黄芪苷Ⅳ，其中生物活性最好的是黄芪苷Ⅳ（黄芪甲苷）。主要采用黄芪甲苷作为评价黄芪药材质量的标准。黄芪甲苷不仅具有黄芪多糖的作用，还有一些黄芪多糖无法比拟的作用，其药效强度是黄芪多糖的 2 倍多，抗病毒作用更是黄芪多糖的 30 倍。黄芪甲苷由于效果好，有“超级黄芪多糖”之称。

（一）黄芪资源概况

黄芪在全球范围内均有分布，且品类丰富。黄芪耐寒、耐旱且性喜凉爽，常生长于肥沃且透水性好的深厚沙壤土中。在我国黄芪主要分布于甘肃、山西、陕西、内蒙古和黑龙江等地，在四川、云南等地也有分布。近年来，随着“大健康”观念逐渐深入人心，国内外市场对黄芪的需求量不断增大，野生黄芪资源供不应求，几近枯竭，目前商品黄芪主要为栽培品。

（二）黄芪甲苷的化学结构

黄芪甲苷是一种白色结晶性粉末，为环阿尔廷型三萜皂苷类化合物，其分子式为 $C_{41}H_{68}O_{14}$，化学结构式如图 2-8 所示。

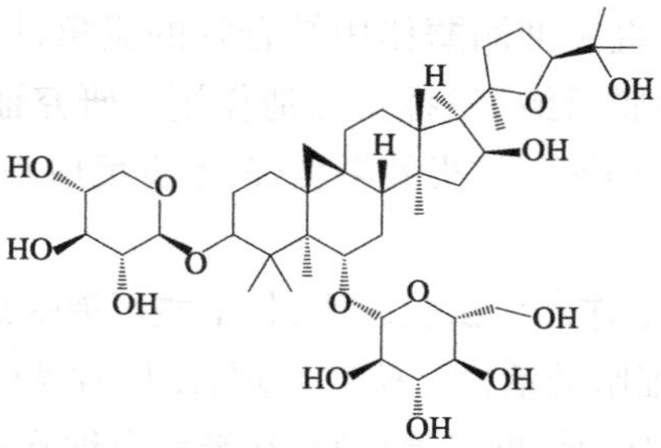

图 2-8　黄芪甲苷的化学结构式

（三）黄芪甲苷的药理活性

作为黄芪的主要活性成分，黄芪甲苷具有降低血糖、保护组织器官、增强机体免疫力、抗细胞凋亡、抗炎、抗病毒等多方面的药理作用。

1. 增强机体免疫力作用

黄芪甲苷可特异性、非特异性地排除侵入机体的异物，对特异性免疫和非特异性免疫均有促进作用，可以提高机体的抗病能力，促进机体抗体的生成，使抗体形成细胞数和溶血测定值显著增大。黄芪甲苷能显著提高球虫免疫鸡的淋巴细胞转化率和 E 花环形成率，是单核 - 巨噬细胞系统的有效激活剂。黄芪甲苷还可以促进氧化作用，提高免疫器官中 GSH-Px、SOD 的活性，增强免疫防御和免疫监视功能。

2. 抗病毒作用

流感病毒核蛋白（nuclear protein，NP）是流感病毒粒子的主要结构蛋白，由其第 5 节核糖核酸（ribonucleic acid，RNA）编码，属于高度保守序列。NP 在流感病毒复制中扮演着重要的角色，如参与 RNA 的复制和转录，双向转运核糖核蛋白（ribonucleoprotein，RNP）颗粒，即病毒脱壳后，病毒核糖核蛋白（virus ribonucleoprotein，vRNP）被释放到细胞质中，然后以主动运输方式被运送到细胞核内，进行病毒遗传信息的复制，新形成的子代 vRNP 再被转运回细胞质（Hagiwara et al.，2010）。周红霞等研究证实黄芪甲苷可在病毒的复制周期内显著地抑制 NP 的合成，从而抑制子代病毒的复制。黄芪甲苷抑制 NP 合成可能与其抑制 NF-κB 信号通路活化后抑制促凋亡因子 TRAIL 或 FasL 的过表达有关。

3. 脑保护作用

血脑屏障可以使脑组织免受循环血液中有害物质的损害，从而保持脑组织内环境的基本稳定，对维持中枢神经系统的正常生理状态具有重要的生物学意义。通过动物试验发现，黄芪甲苷能改善抗氧化酶活性，抑制细胞凋亡，对肝组织、脑组织和心肌缺血再灌注损伤均有保护作用。杨龙等研究发现，黄芪甲苷具有抑制局灶性脑缺血再灌注损伤大鼠氧化应激损伤的作用，作用机制可能与改善抗氧化酶活性、下调 NF-κB 蛋白质表达、抑制神经细胞凋亡有关。也有研究表明，黄芪甲苷对血脑屏障有潜在保护作用，能够显著抑制脑水肿和改善神经系统，可能与其调控基质金属蛋白酶 9（MMP-9）和水通道蛋白 4（AQP4）有关。

4. 心肌保护作用

黄芪甲苷有诸多药理作用，其中对心脏的保护作用最重要。黄芪甲苷有抑制心肌细胞氧化损伤、抗心肌细胞凋亡、改善心肌细胞能量代谢、抑制心肌纤维化、抑制心室重构、抑制心力衰竭等作用,还可以在缺血状态下对心肌细胞进行保护,提高心肌细胞中三磷酸腺苷(adenosine triphosphate, ATP)的含量,降低心肌细胞内游离钙离子的浓度,抑制L型钙离子通道,减少心肌细胞外的钙离子内流,促进胞内钙释放,使细胞内钙保持稳态,维持正常的生理功能。黄芪甲苷还可通过抑制细胞内ROS的产生和自身的抗氧化功能有效提升细胞的生存活力。

5. 免疫调节作用

机体的免疫功能常随着肿瘤的不断发展进行性下降,尤其是肿瘤晚期患者,其各种特异性和非特异性免疫功能均受到抑制。林琳等研究证实黄芪甲苷、β-榄香烯或二者联合应用可以增强小鼠树突状细胞(dendritic cell, DC)表面主要组织相容性复合体(major histocompatibility complex, MHC)分子和免疫共刺激因子的表达,并促进IL-12、IL-6等细胞因子的分泌,以发挥抗原提呈和诱导T细胞应答的功能,这为临床用黄芪和莪术配伍的益气活血法治疗消化道肿瘤提供了免疫学依据。

6. 抗细胞凋亡作用

随着社会人口的老龄化,骨质疏松发病率呈上升趋势,已成为世界性的公共卫生问题,骨质疏松带来的危害造成了严重的社会负担。黄海涛等通过应用过氧化氢制作成骨细胞凋亡模型,观察了黄芪甲苷拮抗过氧化氢引起的小鼠成骨细胞凋亡作用,结果表明黄芪甲苷对小鼠成骨细胞凋亡有明显的抑制作用,为骨质疏松的治疗提供了一个新的思路。

第二节 生物碱类成分

生物碱是一类通过复杂的生物合成途径合成的含氮化合物,主要来源于植物,也有来源于动物的。其对多种疾病具有治疗作用,如作为抗癌药物、抗疟药物和止痛药,治疗帕金森病、高血压和中枢神经系统疾病。

一、长春碱

(一)长春花资源概况

1958年,人们从长春花中分离出一种能够抗细胞增殖的天然生物碱长春碱(vinblastine),不久以后,又从长春花中分离出另外一种生物碱长春新碱(vincristine)。迄今为止,人们从长春花中分离得到了100余种生物碱,除长春碱和长春新碱外,还有长春花碱(catharanthine)、文多灵碱(vindolin)、异长春碱(leurosidine)、环氧长春碱(leurosine)、羟基长春碱(vincadioline)、去乙酰长春碱(desacetylvinblastine)等。分离得到的长春花属生物碱多数具有抗癌等生物活性,其中长春碱和长春新碱是目前应用最广泛的天然产物抗肿瘤药物中的两种。后来,在对长春碱的结构进行改造的过程中,人们开发出了长春地辛(vindesine)和长春瑞滨(vinorelbine),它们都已经成为上市的抗肿瘤药物。

长春花(*Catharanthus roseus*(L.)G. Don)为夹竹桃科长春花属植物,别名金盏草、四时春、日日新、三万花,原产于地中海沿岸、印度、美洲。我国栽培长春花的历史不长,主要在长江以南地区栽培,在广东、广西、云南等地栽培较普遍。作为一种传统的民间药用植物,长春花常被用来治疗疟疾、腹泻、糖尿病、高血压、皮肤病、何杰金氏病。其乳汁中所含的生物碱被提炼出来作为多种癌症(如白血病)、何杰金氏病的化学治疗药物。

(二)活性成分的化学结构

长春碱是一种双吲哚型生物碱,分子式为 $C_{46}H_{58}N_4O_9$。其在甲醇中重结晶时为针状结晶。长春碱的熔点为 211~216 ℃,比旋光度为 +42°(氯仿),溶于氯仿、丙酮和乙醇。其硫酸盐熔点为 284~285 ℃,盐酸盐熔点为 244~246 ℃(分解)。

长春新碱属于二聚吲哚类化合物,分子式为 $C_{46}H_{56}N_4O_{10}$。因抗肿瘤作用良好,其制剂作为临床抗肿瘤药物。长春新碱作用比长春碱强,抗瘤谱比长春碱广,疗效比长春碱好,且骨髓抑制、胃肠道反应较轻,但是其神经毒性是所有长春花属生物碱中最强的,为剂量限制型毒性。

长春花中的其他生物碱(如长春花碱、文多灵碱、异长春碱、环氧长春碱、羟基长春碱、去乙酰长春碱)多数具有抗癌等生物活性。

长春花中生物碱的化学结构式如图 2-9 所示。

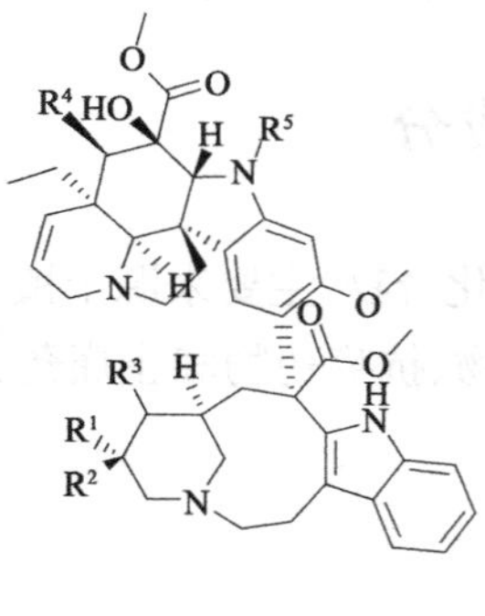

	R^1	R^2	R^3	R^4	R^5
长春碱	C_2H_5	OH	H	$OCOCH_3$	CH_3
长春新碱	C_2H_5	OH	H	$OCOCH_3$	CHO
环氧长春碱	OH	H	OH	$OCOCH_3$	CHO
长春罗定	OH	C_2H_5	H	$OCOCH_3$	CH_3
长春西碱	C_2H_5	OH	H	$OCOCH_3$	CH_3
去乙酰长春碱	C_2H_5	OH	H	OH	CH_3
N-去甲基长春碱	C_2H_5	OH	H	$OCOCH_3$	H
羟基长春碱	C_2H_5	OH	OH	$OCOCH_3$	CH_3
去乙酰氧基长春碱	C_2H_5	OH	H	H	CH_3

图 2-9 长春花中生物碱的化学结构式

(三)活性成分的药理活性

抗肿瘤作用是长春花属生物碱的主要作用,国内外发表了大量相关报道。其中长春碱主要用于治疗何杰金氏病和绒毛膜上皮癌,对何杰金氏病治疗有效率为 68%,完全缓解率为 30%;此外,对淋巴肉瘤、黑色素瘤、卵巢癌、白血病等也有一定的疗效。长春碱主要抑制微管蛋白的聚合,从而妨碍纺锤体微管的形成,使核分裂停止于中期。长春碱与秋水仙碱相似,可引起核崩溃,呈空泡式固缩。它也作用于细胞膜,干扰细胞膜对氨基酸的运转,使蛋白质的合成受到抑制。它还可通过抑制 RNA 聚合酶的活性而抑制 RNA 的合成，将细胞杀灭于 G1 期。刘玉梅等以聚氰基丙烯酸丁酯为载体、右旋糖苷 70000 为稳定剂，制备了长春碱聚氰基丙烯酸丁酯纳米颗粒。她发现与同浓度的原料药相比，该纳米颗粒有更强的抗肿瘤活性，为临床减少长春碱的使用剂量、降低毒副作用提供了新的思路。

长春新碱主要用于治疗急性淋巴细胞白血病，也可用于治疗食管癌、睾丸内胚窦瘤、血小板减少性紫癜、难治性多发性骨髓瘤等。汪忠等发现长春新碱对培养的人肝癌细胞株（SMMC-7721）有明显的抑制作用，长春新碱的浓度为 100 ng/mL 和 50 ng/mL 时，可使大部分癌细胞变圆，包膜变厚且脱落呈悬浮状态。长春新碱以 100 ng/mL 的浓度作用于细胞的第 2 d、以 50 ng/mL 的浓度作用于细胞的第 6 d，细胞增殖抑制效果就十分明显（抑制率达 50%），长春新碱以 100 ng/mL 的浓度作用于细胞的第 8 d，细胞增殖抑制率达 99.64%。随着长春新碱浓度的增大，蛋白质含量增至 75.21%（25 ng/mL）时，其对癌细胞的杀伤率亦提高。长春新碱对人视网膜母细胞瘤细胞系 HOX-Rb44 有较强的抑制作用，半抑制浓度 IC_{50} 为 0.31 μg/mL，长春新碱的浓度达 0.01 ng/mL 时，可显著诱导 K562 细胞的凋亡。Li Dengju 等用浓度为 2×10^{-4} g/L 的长春新碱作用于培养的白血病 K562 细胞 24 h 后，细胞增殖抑制率为 17%，细胞凋亡率为 23.28%，同时端粒酶的活性和磷酸化 ERK1/2 的表达受到抑制。长春新碱下调死亡结构域沉默子（silencer of death domains，SODD）蛋白的表达并启动外源性凋亡途径 caspases（含半胱氨酸的天冬氨酸蛋白水解酶）级联（caspase-8、caspase-3），最终诱导 Jurkat 细胞（急性 T 细胞白血病细胞）凋亡，值得注意的是，长春新碱下调 SODD 蛋白的表达无须激活 TNF/TNFR1 信号途径即可导致细胞凋亡。

张湘茹发现以去甲长春花碱为主的联合化疗治疗晚期非小细胞肺癌效率高，毒性可以耐受，是一种有前途的抗肿瘤治疗手段。研究表明，从长春花中分离出的生物碱的一部分 AC-875 对小鼠艾氏腹水癌和腹水型肝癌均有明显的抑制作用，对大鼠腹水型吉田肉瘤有较好的疗效，但对动物实体肿瘤无抑制作用。从长春花中分离得到的长春花胺（catharanthamine）在 P338 白血病试验体系中显示出了明显的活性。

二、雷公藤碱

（一）雷公藤资源概况

雷公藤（*Tripterygium wilfordii* Hook. f.）为卫矛科雷公藤属植物，主要分布于我国台湾、福建、江苏、浙江、安徽、湖北、湖南、广西，在朝鲜、日本也有分布。雷公藤喜较阴凉的山坡，以偏酸性、土层深厚的沙质土或黄壤土最宜生长。其根含雷公藤定碱、雷公藤晋碱、雷公藤春碱和雷公藤增碱等生物碱。此外，雷公藤还含南蛇藤醇、卫矛醇、雷公藤甲素、葡萄糖、鞣质等。

近年来，人们发现雷公藤对器官移植的排斥反应、自身免疫性疾病、肾病综合征、癌症等疗效显著，临床用于治疗风湿性关节炎、类风湿性关节炎、跌打损伤、肾小球肾炎、红斑狼疮、肾病综合征等疑难病症；此外，雷公藤还有抗炎、免疫抑制、抗生育、抗肿瘤、抗菌、止痛等活性。

（二）雷公藤碱的化学结构

自 1936 年首次报道从雷公藤根部分离得到萜类色素雷公藤红素至今，国内外学者已从雷公藤属植物中分离出 70 多种化学成分，主要为生物碱、二萜、三萜、倍半萜、多糖和木脂素类化合物。雷公藤中的主要活性成分为二萜类、三萜类和生物碱类，生物碱类主要有雷公藤碱（wilfordine）、雷公藤次碱（wilforine）、雷公藤碱乙（wilforgine）、雷公藤碱丁（wilfortrine）、雷公藤碱戊（wilforidine）、雷公藤碱已（wilformine）、雷公藤碱庚（wilforzine）、雷公藤碱辛（neowilforine），如图 2-10 所示。

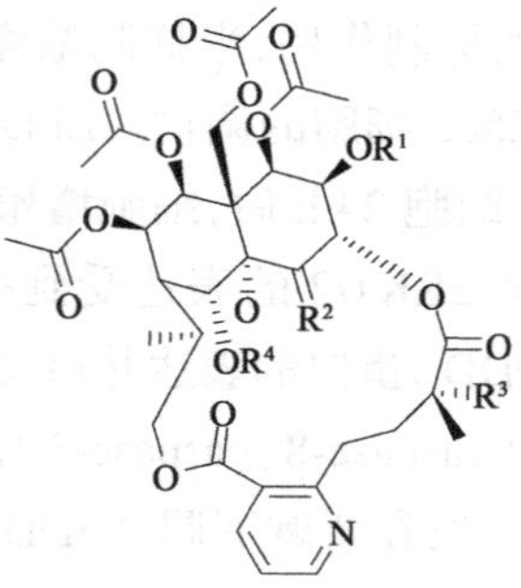

	R^1	R^2	R^3	R^4
雷公藤碱	C_6H_5CO	β-CH_3，α-OH	OH	CH_3CO
雷公藤次碱	C_6H_5CO	β-CH_3，α-OH	H	CH_3CO
雷公藤碱乙	C_4H_3OCO	β-CH_3，α-OH	H	CH_3CO
雷公藤碱丁	C_4H_3OCO	β-CH_3，α-OH	OH	CH_3CO
雷公藤碱戊	H	β-CH_3，α-OH	OH	CH_3CO
雷公藤碱已	CH_3CO	β-CH_3，α-OH	H	CH_3CO
雷公藤碱庚	C_6H_5CO	β-CH_3，α-OH	H	H
雷公藤碱辛	C_6H_5CO	β-CH_3，α-H	H	CH_3CO

图 2-10　雷公藤中生物碱的化学结构式

（三）雷公藤碱的药理活性

1. 免疫系统作用

雷公藤中的多数活性成分具有免疫抑制作用，少数具有免疫调节作用。Yang 等在大鼠急性毒性试验中给大鼠灌服雷公藤根皮煎剂，发现大鼠的脾脏、胸腺萎缩，全身淋巴组织内淋巴细胞减少和广泛坏死，且病变以脾小结等 B 淋巴细胞分布的部位最明显，证实了雷公藤能全面作用于淋巴细胞而抑制免疫，对体液免疫的作用较显著。

刘浩等研究发现，雷公藤内酯醇抑制免疫细胞中 NF-κB 的活力可以解释雷公藤内酯醇抑制 IL-2 等多种炎症因子的生成、抑制免疫细胞增殖、诱导细胞凋亡等多种免疫抑制效应。因此，他们认为雷公藤内酯醇抑制免疫细胞中 NF-κB 的活力是雷公藤免疫抑制效应的分子机制之一。

2. 抗排异作用

朱晓明等采用标准的犬异体肾移植模型来观察雷公藤中的有效成分之一——雷公藤红素单体对犬异体肾移植排斥反应的疗效，结果发现雷公藤红素对杂种异体肾移植的排斥反应无抑制作用。

雷公藤多苷可抑制家兔同种心脏移植冠状动脉硬化，其机理可能是通过抑制 T 细胞和

IL-2 的活性来抑制排斥反应。在抗器官移植的排斥反应中，雷公藤甲素表现出疗效良好、不良反应少、适用范围广等优点。

3. 抗肿瘤作用

现已查明约有 60 种肿瘤细胞可以被雷公藤甲素抑制，其中以人结肠癌细胞 HCT-116 和人乳腺癌细胞 MCF-7 最敏感，中枢神经系统的肿瘤细胞 SNB19 和 U251 次之。雷公藤甲素还可以诱导淋巴细胞凋亡。

雷公藤甲素可以敏化对 Apo2L（凋亡素 2 配体）/TRAIL 诱导凋亡不敏感的肿瘤细胞，而对人正常的支气管上皮细胞没有影响。因此 Apo2L/TRAIL 与雷公藤甲素合用可成为肺癌的一种新疗法。

4. 抗生育作用

Huynh 等研究了长期使用雷公藤甲素对生育、精子生成和附睾病理生理学的影响，并评价了停药后其作用的可逆性。受试雄性 SD 大鼠持续使用雷公藤甲素（100 mg/（kg · d））82 d 后均发生不育现象，附睾尾部精液的浓度降低 84.8%，附睾精子的活动力为零，且精子形态严重变异，头尾部分离，精核未成熟的染色体脱离而影响精子生成；停药 6 周后开始恢复，停药 14 周时有 46 只雄鼠能使雌鼠受孕，其中 34 只受孕雌鼠正常产仔。由此可推测雷公藤甲素主要作用于附睾精子，停药后其作用的可逆性使其可能成为一种男性抗生育药。

Wang 等研究雷公藤甲素抑制生殖系统的机制时发现，雷公藤甲素在低剂量时可导致半数受试小鼠不育，在高剂量时可导致全部受试小鼠不育；与空白对照组相比，雷公藤甲素组小鼠血浆中卵泡刺激素、黄体生成激素等的含量无明显差异，且小鼠用药后睾丸及其附件的质量、曲精小管的直径、支持细胞（sertoli cell）、间质细胞（leydig cell）、精原细胞（spermatogonia）和初级精母细胞（primary spermatocyte）均无明显变化，但Ⅶ ~ Ⅷ期的精子细胞却明显减少，附睾精子发生膜完全或部分缺失、精核未成熟的染色体脱离、许多含有空泡的线粒体崩解等巨大变化，睾丸的超微结构只受到轻微的损害。

5. 抗炎作用

雷公藤中的多种化合物都具有抗炎作用。10 mg/kg 的雷公藤总苷对正常大鼠甲醛性足跖肿胀有抑制作用，对佐剂性关节炎亦有明显的改善作用。雷公藤总苷对大鼠琼脂性关节肿、棉球肉芽肿和组胺所致毛细血管通透性增强均有明显的抑制作用。雷公藤总苷能阻断组胺和 5 - 羟色胺对离体肠的作用，但对大鼠肾上腺内维生素 C 的含量无影响，这说明雷公藤总苷的抗炎作用并非由兴奋垂体肾上腺皮质系统所致。

6. 其他作用

雷公藤可通过兴奋下丘脑—垂体—肾上腺轴发挥抗炎作用，且与强的松的药理作用互补。雷公藤还可以提高肾上腺细胞核 DNA 的活性，刺激肾上腺束状带细胞增生和类脂质分泌。近年来有报道称，从雷公藤中分离出了抗艾滋病病毒（又称人类免疫缺陷病毒，英文简写为 HIV）的活性成分——萨拉子酸，它能抑制 H9 淋巴细胞中 HIV-1 的复制和重组逆转录酶、协同逆转录酶的活性，有望使艾滋病的治疗取得突破。

三、喜树碱

（一）喜树资源概况

喜树碱（camptothecin，CPT）是从中药喜树中分离得到的单体成分，作为世界上第三大植物抗癌药，喜树碱及其衍生物是临床常用的广谱抗癌药物。自 20 世纪 70 年代发现喜树碱后，科学家们对喜树碱类化合物的构效关系、结构修饰、药效药理等开展了大量的研究工作，并开发出拓扑替康、伊立替康、贝洛替康等喜树碱类抗癌药物。直到今天，科学家们对喜树碱类药物的研究依然热情不减，对其生物合成、新剂型开发等十分关注。因此，喜树碱类化合物被视为 21 世纪最具前景的抗癌药物之一。

喜树（*Camptotheca acuminata* Decne.），别名旱莲、水栗、水桐树、天梓树、旱莲子、千丈树、野芭蕉、水漠子，是蓝果树科喜树属植物。喜树是我国特有的一种高大落叶乔木，是一种速生丰产的优良树种。喜树各部位都含有喜树碱，不同部位喜树碱含量不同，从高到低依次是枝顶端的 1~3 片叶、种子、根皮、枝顶端的 4~6 片叶、茎尖、枝皮、茎皮、木质部，果皮中含量最低。喜树种子是最适合提取喜树碱的生产原料。

在我国，野生喜树资源已经处于濒危状态，在某些地方甚至已经绝迹。根据张显强等的报道，我国的野生喜树资源现存 52 586.89 t，可以药用的叶片和种子总量分别为 2 158.09 t 和 134.99 t；在全国各地，胸径达 80~105 cm、高达 30~36 m 的野生喜树总量不超过 400 株。目前全世界喜树碱的年生产能力仅为 600 kg，远远不能满足市场的需要，喜树碱资源严重不足已经引起严重的供求矛盾。

（二）喜树碱的化学结构

喜树碱为单萜吲哚生物碱，其分子式为 $C_{20}H_{16}N_2O_4$，化学结构式如图 2-11 所示。

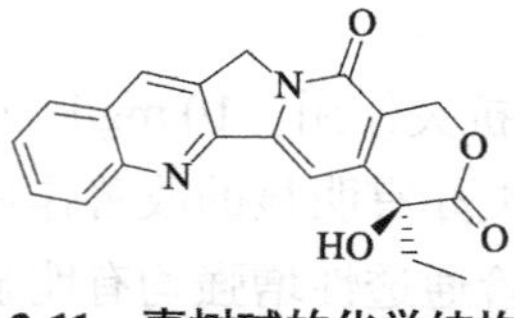

图 2-11　喜树碱的化学结构式

目前用于临床治疗的喜树碱类药物主要有伊立替康（Irinotecan，CPT-11）、拓扑替康（Topotecan，TPT）、贝洛替康（Belotecan，CKD-602）、10-羟基喜树碱（HCPT）等，其化学结构式如图 2-12 所示。

（三）喜树碱的药理活性

喜树碱不仅能从喜树中提取，还可以从以下 3 种植物的不同器官中分离得到，分别是海南狗牙花的木质部、茎皮和根，臭味假柴龙树（臭马比木）的根、茎、叶和树皮，硬毛蛇根草的根、茎、叶。喜树碱主要具有抗癌、抗病毒（潜在的治疗艾滋病功效）和治疗皮肤病等 3 个方面的功效。喜树碱也有一定的毒性，如肠胃毒性、血液学改变和胆、肝、肾等脏器的毒性，还易导致骨髓抑制、呕吐和血尿等。

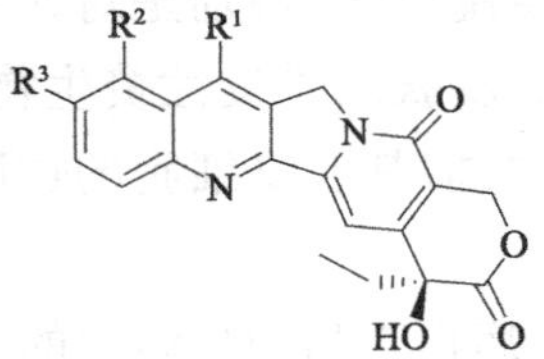

CPT-11	R^2=H	R^1=CH_2CH_3	R^3= 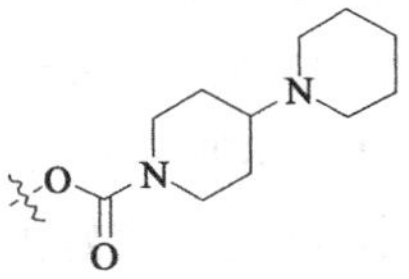
TPT	R^2=$CH_2N(CH_3)_2$	R^1=H	R^3=OH
CKD-602	R^2=H	R^1=$CH_2CH_2NHCH_2CH_3$	R^3=H
HCPT	R^2=H	R^1=H	R^3=OH

图 2-12 喜树碱类药物的化学结构式

1. 抗癌作用

在喜树碱被发现之前,很多抗癌药物都是通过抑制拓扑异构酶Ⅱ而发挥抗癌作用的。喜树碱能够独特地作用于拓扑异构酶Ⅰ,这一发现在当时很快便引起了药学界的轰动。同时,喜树碱类药物诱导细胞凋亡常伴有细胞周期阻滞。细胞周期阻滞是细胞的一种响应机制,主要是为了防止将错误的遗传信息传递给子细胞。如果 DNA 缺口过多,超过细胞自身的修复能力,凋亡程序就会启动。喜树碱类药物主要针对 S 期肿瘤细胞,对 G1、G2 和 M 期细胞有轻微杀伤力,对 G0 期细胞无明显的作用。1976 年,我国化学家高怡生等成功合成了消旋喜树碱。喜树碱对胃肠道癌和头颈癌等有较好的疗效,但对少数病人有尿血的副作用。10- 羟基喜树碱的抗癌活性高于喜树碱,对肝癌和头颈癌也有明显的疗效,而且副作用较少。

梁小婷等取对数生长期的人子宫颈鳞癌(SiHa)细胞,设置了对照组(常规培养组)和不同浓度喜树碱处理组。不同浓度喜树碱处理组是向常规培养基中分别加入 1、5、10、50 μmol/L 的喜树碱处理 24 h。采用四甲基偶氮唑盐微量酶反应比色法(MTT 法)检测细胞增殖的影响。用荧光显微镜观察经 4′, 6- 二脒基 -2- 苯基吲哚(DAPI)染色后细胞核形态的变化。采用流式细胞术检测细胞的凋亡率。用逆转录 - 聚合酶链反应(reverse transcription-polymerase chain reaction, RT-RCR)检测凋亡相关基因的表达水平。由此证明喜树碱可以通过诱导细胞凋亡来抑制 SiHa 细胞生长,其机制可能是通过线粒体通路发挥作用。

2. 抑制上皮细胞有丝分裂

Guo 等用抗代谢药物喜树碱作为青光眼滤过性手术中抗瘢痕形成的辅助药物,并设置了 5 - 氟尿嘧啶(5-FU)对照组与未注药对照组。结果发现:从近期疗效来看, 3 组无显著差异,但喜树碱组较 5-FU 组局部反应轻,术后并发症少;从远期疗效来看,喜树碱组与 5-FU 组无显著差异,与未注药对照组有显著差异。由此可知,喜树碱有希望成为一种较好的抑制青光眼滤过性手术后滤过泡瘢痕化的药物。

3. 抗病毒作用

喜树碱具有抗病毒(特别是艾滋病病毒)的作用。以色列学者发现, DNA 拓扑异构酶Ⅰ在 HIV 的复制中非常活跃,低剂量的喜树碱能阻断被感染细胞(急性和慢性)HIV-1 的复制。喜树碱类药物不仅对 HIV-1 有效，而且对其他与艾滋病有关的病毒也有效。虽然喜树碱和喜树碱类似物对 HIV 的抗性较大，但有研究表明，抗 HIV 所需的剂量小于治疗癌症所需的剂量。最近的研究表明，喜树碱对急性感染 HIV 患者细胞中 HIV 复制的抑制率可以达到 89%~93%，是治疗艾滋病的天然药物。喜树碱还能治疗尖锐湿疣，特别是对儿童尖锐湿疣有较好的治疗作用。尖锐湿疣是由人乳头瘤病毒引起的皮肤黏膜良性赘生物，喜树碱治疗尖锐湿疣的机制主要是促进尖锐湿疣上皮细胞的凋亡，抑制上皮细胞的过度增生。

Liu 等研究发现部分喜树碱类化合物的单体具有抗单纯疱疹病毒 2 型（HSV-2）的作用。根据初步的生物测试结果，C-20 羟基被 CPT 取代可能是合成更有效的抗病毒化合物的最佳选择，表明 CPT 有可能成为半合成抗病毒药物的先导结构。

4. 抗菌作用

Li 等研究了喜树碱对链格孢菌（*Alternaria alternata*）、黑附球菌（*Epicoccum nigrum*）和叶枯病菌（*Pestalotia guepinii*）等真菌的体外抑制活性，结果发现喜树碱对以上真菌菌丝体生长的半数有效抑制浓度为 10~30 μg/mL。

5. 其他作用

喜树碱还有抗早孕、治疗由急慢性白血病和血吸虫病引起的肝脾肿大等作用。喜树碱对脂多糖诱导的急性肺损伤（acute lung injury，ALI）具有显著的疗效。10- 羟基喜树碱对女性腺性膀胱炎也有一定的治疗作用，可明显改善患者的尿动力学水平、临床症状，降低复发率。牛皮癣的表皮增生过快和角化不全是产生皮损的重要原因，喜树碱可抑制上皮细胞有丝分裂，同时能够改变表皮细胞的角化过程，延缓细胞增殖而有效治疗牛皮癣。

第三节　酚酸类成分

酚酸类化合物的生物合成研究以丹酚酸的生物合成为代表。丹酚酸（salvianolic acid）是丹参中含量最丰富的水溶性物质，主要包括丹酚酸 A、丹酚酸 B 和丹酚酸 C，其中丹酚酸 B 是丹酚酸中含量最高、生物活性最强的成分。丹酚酸 A 用于治疗心绞痛、急性心肌梗死，对脑血栓的后遗症亦有效；此外，还可用于治疗血栓闭塞性脉管炎、硬皮病、视网膜中央动脉栓塞、神经性耳聋、白塞氏综合征、结节性红斑等。丹酚酸 B 是研究较多的丹酚酸之一，对心、脑、肝、肾等器官均有重要的药理作用，具有活血化瘀、通经活络之功效，主治瘀血阻滞经络所致缺血性中风，症见半身肢体麻木、虚弱无力、拘挛疼痛、运动不遂、口眼歪斜等。人们对丹酚酸 C 的研究较少，丹酚酸 C 具有一定的抗氧化、减轻脑组织细胞损伤、保护心脑血管系统和抗 HIV 的作用。

一、丹参资源概况

丹参分布于我国河北、山西、陕西、山东、河南、江苏、浙江、安徽、江西、湖南等地，在日本也有分布。由于对野生丹参的连年过度采挖，野生丹参已经濒临灭绝。随着野生资源的减少，从 20 世纪 70 年代起人们开始进行丹参的人工驯化栽培。由于丹参种子的发芽率较低，部分产区主要采取分根繁殖方法或以芦头进行繁殖，长期的无性繁殖导致种性退化，多数产区采用种子繁殖但不加选择，导致长期以来丹参处于混杂状态，因此严重影响了丹参药材产量和质量的稳定性。

二、丹酚酸的化学结构

丹酚酸 A 是淡黄色结晶，溶于乙醇、乙醚，其分子式为 $C_{26}H_{22}O_{10}$，熔点为 315~323 ℃。丹酚酸 B 的分子式为 $C_{36}H_{30}O_{16}$，相对分子质量为 718.62，为棕黄色干燥粉末，纯品为类白色粉末或淡黄色粉末；味微苦、涩，具引湿性，可溶于水。丹酚酸 C 是一种无定形黄色化合物，溶于甲醇、水，不溶于石油醚，其分子式为 $C_{26}H_{20}O_{10}$。丹酚酸 A、丹酚酸 B、丹酚酸 C 的化学结构式如图 2-13 所示。

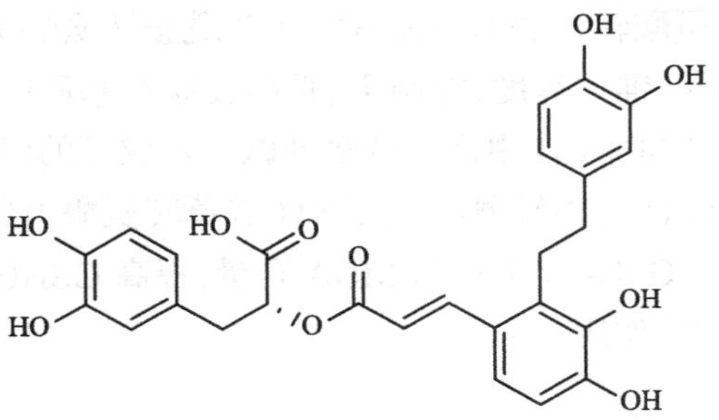

丹酚酸 A

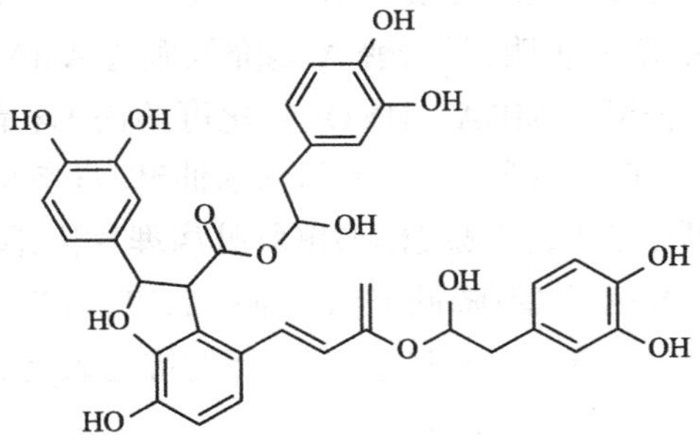

丹酚酸 B

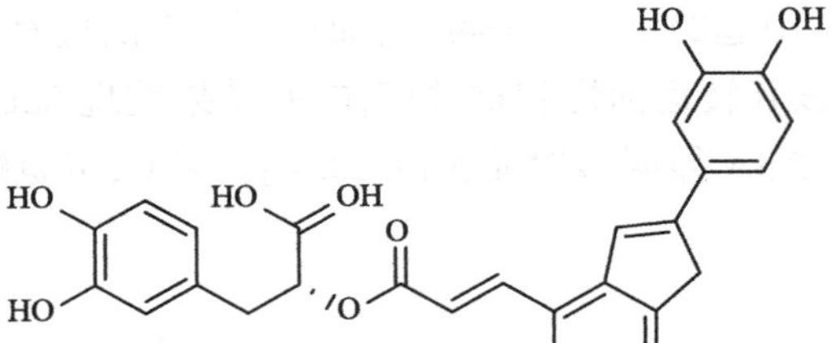

丹酚酸 C

图 2-13　丹酚酸 A、丹酚酸 B、丹酚酸 C 的化学结构式

三、丹酚酸的药理活性

（一）丹酚酸 A 的药理活性

近年的研究表明，丹酚酸 A（SalA）在保护心脏、减轻肝损伤、抗肿瘤等方面具有显著的活性。

1. 对心脏的保护作用

SalA 对心肌细胞的保护作用主要表现在减轻线粒体损伤和影响心肌细胞膜钾通道活动方面。林童俊等研究了 SalA 对氧自由基引起的大鼠心脏线粒体损伤的减轻作用。结果表明，SalA 可抑制铁 - 半胱氨酸引起的线粒体脂质过氧化和 ATP 酶活性的丧失。脂质过氧化引起的心脏线粒体肿胀可被丹酚酸 A 抑制。同时丹酚酸 A 对超氧阴离子和羟基自由基具有清除作用。鲍光宏等在研究氧自由基是否损害心肌细胞膜钾离子单通道的活动和丹参的有效成分之一 SalA 的作用时，应用膜片钳技术发现黄嘌呤 - 黄嘌呤氧化酶产生的氧自由基能明显抑制心肌细胞膜钾通道活动，SalA 能逆转被抑制的通道活动。

2. 抗肝损伤、抗纤维化作用

在动物试验中，SalA 对多种因素引起的肝损伤具有明显的减轻作用，如脂质过氧化引起的肝损伤、四氯化碳引起的肝损伤等。丹酚酸 A 对肝脏的保护作用表现在减轻肝细胞的形态损伤、抑制肝纤维化的发展等方面。一般认为，肝成纤维细胞（fibroblast）、肝星状细胞（hepatic stellate cell，HSC）的增生和肝细胞内胶原的沉积是肝纤维化的主要原因。胡义扬等的研究表明，丹酚酸 A 能降低血清 AlaAT（丙氨酸转氨酶）、AspAT（天冬酰胺转氨酶）水平，肝组织 MDA、HYD（氢化可的松）含量和肝纤维化程度，抑制Ⅰ、Ⅲ型胶原在基质中沉积。其抗肝纤维化水平与秋水仙碱、丹参相当，对 MDA 作用优于秋水仙碱。刘成等的研究表明，SalA 能减缓模型鼠肝脏病理变化，降低 ALT（谷丙转氨酶）、AST（谷草转氨酶）活性与 MDA 含量；降低损伤肝细胞 ALT、AST、SOD、GSH-Px 活性与 MDA 含量，提高 GSH（谷胱甘肽）含量。SalA 具有良好的抗过氧化肝损伤的作用。

3. 抗肿瘤作用

SalA 用于抗肿瘤，主要是与各种抗癌药物联合使用，起到增效减毒的作用。Lin 等研究发现，SalA 能减弱阿霉素引起的小鼠心脏毒性，而对阿霉素的抗癌活性无相反的作用。张胜华等观察 SalA 的抑制核苷转运活性和抗肿瘤作用，结果发现 SalA 能抑制艾氏腹水癌细胞的胸苷和尿苷的转运。SalA 能明显增强 5-FU、丝裂霉素 C、甲氨蝶呤对 KB 细胞、BEL-7402 细胞的毒性。

4. 对脑的保护作用

李莉等的研究表明，SalA 对氧应激引起的大鼠脑突触体和线粒体脂质过氧化损伤有明显的减轻作用。另有学者采用跳台和避暗试验法测定小鼠的记忆功能，研究 SalA 对小鼠脑缺血再灌注所致记忆功能损伤的减轻作用和该作用与 SalA 的抗氧化活性之间的关系，结果发现 SalA 对小鼠脑缺血再灌注所致记忆功能损伤的减轻作用可能与其抗氧化作用有关。

（二）丹酚酸 B 的药理活性

丹酚酸 B 是研究较多的丹酚酸，对心、脑、肝、肾等器官均具有重要的药理作用。其分子由 3 分子丹参素与 1 分子咖啡酸缩合而成。

1. 对心脏的保护作用

1）抗氧化作用

丹酚酸 B 具有很强的抗氧化作用，体内外试验证明，丹酚酸 B 能清除氧自由基，抑制脂质过氧化反应，其作用强度高于维生素C、维生素E、甘露醇，是目前已知的抗氧化作用最强的天然产物之一。Quan等发现丹酚酸B可以减轻大鼠组织病理学损害，防止血清肌酸激酶同工酶（CK-MB）、心肌肌钙蛋白（cTn）和乳酸脱氢酶（LDH）渗漏，还能显著提高过氧化氢酶（CAT）、谷胱甘肽过氧化物酶和还原型谷胱甘肽的活性。在体外试验中，丹酚酸B还降低了培养上清液中LDH的活性和心肌细胞ROS、MDA水平，对心肌细胞凋亡起到了一定的保护作用，也有助于提高心肌细胞的抗氧化性能。

2）抗心肌缺血再灌注损伤作用

急性心肌缺血后正常血液再灌注可导致缺血心肌被进一步损害，表现为再灌注后的早期可能出现严重的细胞损害、顽固性心律失常和明显的心功能减退，形成急性心肌缺血再灌注损伤。心肌缺血再灌注时，产生大量自由基，细胞膜脂质过氧化反应增强，膜的流动性和通透性发生变化，导致电生理活动异常，诱发和促进心律失常；心肌细胞脂质过氧化反应增强，致使心肌缺血区过氧化产物MDA含量增大，冠脉流出液中LDH、CPK（肌酸磷酸激酶）增加、心肌组织中SOD减少。动物试验研究显示，丹酚酸B能降低缺血再灌注损伤模型动物的心肌缺血程度，减小心肌梗死范围，减少LDH、CPK从胞体溢出，降低缺血心肌组织中MDA的含量，提高SOD的活力，对抗氧自由基对心肌细胞的毒害作用，保护心肌细胞。

2. 对脑的保护作用

1）对脑缺血损伤的保护作用

血管内皮生长因子（vascular endothelial growth factor, VEGF）是内皮细胞特异性的有丝分裂原，具有促进内皮细胞增殖、提高血管通透性等生物学特性。脑缺血后，低氧可激活VEGF及其受体VEGFR（vascular endothelial growth factor receptor，血管内皮生长因子受体），促使半影区VEGF表达，VEGF诱导大量新生血管形成，促进血管增生，增加受累组织的血流灌注量和供氧量，减少神经元的凋亡和死亡，减轻脑损伤程度。试验研究显示，丹酚酸B与冰片、三七等配伍可显著提高VEGF mRNA的表达，促进新生血管形成，并能较好地抑制VEGF提高血管通透性的作用，这对缺血性中风的治疗具有非常重要的积极意义。

丹酚酸B可通过血脑屏障，具有改善脑血流量而无窃血、抗血小板聚集、抗血栓、抑制细胞内钙含量增加、清除自由基、促进脑血管生成等作用，是一种比较理想的具有抗脑缺血作用的药物。

2）对学习记忆功能的影响

试验研究证明，丹酚酸B静脉注射对大鼠、小鼠脑缺血和缺血再灌注引起的脑损伤具有减轻作用，可缩小缺血区，降低脑组织中MDA的含量，缓解由脑缺血引起的行为学障碍，对由此引起的记忆功能障碍有明显的改善作用。该作用机制可能与丹酚酸B的抗氧化作用有关。

3. 抗纤维化作用

丹酚酸B可起到抗肝纤维化、抗肺纤维化、抗肾纤维化的作用。

各种慢性肝病向肝硬化发展都要经过肝纤维化这一阶段，这是所有肝脏疾病的常见病理特征。研究发现丹酚酸B可以抑制肝星状细胞的增殖与分化，抑制转化生长因子（transforming growth factor, TGF）在肝星状细胞中信号的传导。王育红等建立了大鼠的肝纤维化模型，经丹酚酸 B 治疗后大鼠血清 ALT、AST 活性降低，肝脏胶原纤维减少，肝组织 SOD 活性和 GSH 含量升高，MDA 和 TGF-β1 含量降低，表明丹酚酸 B 具有抗四氯化碳诱导大鼠肝纤维化和氧化损伤的作用。

肺纤维化是一类以间质性炎症和肺间质纤维化为主要病变的间质性肺疾病。TGF-β1 是一种多功能生长因子，会影响细胞增殖、分化等重要生理过程。Liu 等发现丹酚酸 B 是中药处方中重要的抗纤维化成分，其通过抑制炎性细胞浸润、抑制肺泡结构破坏、抑制体内和体外 TGF-β1 信号传导途径来减轻试验性肺纤维化。

肾纤维化是由各种病因引起的进行性肾病的重要病症，也是各种慢性肾病最终发展到肾衰竭的共同通路。蔡洲等发现经丹酚酸 B 治疗后，大鼠肾纤维化程度减轻、炎性细胞浸润减少，其作用机制可能与下调肾组织中 TGF-β1、CTGF（connective tissue growth factor，结缔组织生长因子）的表达，调节 TGF-β1/CTGF 信号通路相关。

此外，丹酚酸 B 还具有降血压、降血糖、抗肿瘤等作用。

（三）丹酚酸 C 的药理活性

目前对丹酚酸 C 的研究较少，丹酚酸 C 具有抗肿瘤、抗病毒等作用。

1. 抗肿瘤作用

宋俊科等通过研究发现，丹酚酸 C 能够抑制 MPP+（1-甲基-4-苯基吡啶离子）诱导的 SH-SY5Y 细胞氧化应激及其介导的细胞凋亡。丹酚酸 C 通过抑制 NOX2 的表达，减少线粒体超氧化物的生成，降低 MPP+ 诱导的细胞的总 ROS，改善 SH-SY5Y 细胞的氧化应激状态。且丹酚酸 C 能够维持 Bax/Bcl2 比值的平衡，减缓线粒体膜电位去极化，抑制 MPP+ 诱导的线粒体细胞色素 C 释放与胱天蛋白酶 3 活化，最终抑制细胞凋亡。

2. 抗病毒作用

有研究表明，丹酚酸 A、丹酚酸 B 和丹酚酸 C 联用可以起到抗病毒的作用。

第三章　药用植物次级代谢产物的生物合成

药用植物在自身体内物质代谢过程中发生着不同的生物合成反应，且由不同的生物合成途径生产出结构千差万别的代谢产物，这些代谢产物按照其生物合成途径可分为初级代谢产物和次级代谢产物。初级代谢过程阐明了所有生物体最基本的共性过程，涉及的化合物称为初级代谢产物，如叶绿素、糖类、蛋白质、脂类和核酸等，它们是维持有机体正常生存的必需物质。植物在自然系统中生存会面对许多竞争对手，这促使其进化出多种防御抗性机制，从而能够应对各种生物和非生物胁迫。植物通过产生一些具有不同化学性质的化合物来保护自己，这些化合物被称为次级代谢产物。植物次级代谢产物被认为是植物适应和防御所必需的化合物，但在植物生命延续的过程中没有起到至关重要的作用。

次级代谢产物是植物药用价值的主要体现，但它们的分布非常有限。由于日常生活的价值需求和对植物保健产品的追求，人们对植物次级代谢产物的研究在过去 50 年内有所增加。植物合成次级代谢产物的能力非常强大，然而自然界中次级代谢产物的产量不足以满足人们的需求。栽培药用植物和体外生产植物次级代谢产物是满足市场需求的两种可持续方法。用生物技术生产植物活性成分具有合成周期短、生产工艺标准化、质量可控等许多优势。（Wang et al., 2015; Yan et al., 2014）

了解次级代谢产物生物合成的有关知识，不仅对植物化学成分的分类和鉴定有所帮助，而且对植物分类学、仿生合成等学科的发展有重要的理论指导意义。

第一节　概述

一、次级代谢产物的概念

植物次级代谢的概念最早于 1891 年由科塞尔（Kossel）明确提出。植物次级代谢产物是植物在长期进化过程中与生物、非生物因素相互作用的结果。在对环境胁迫、植物与植物之间的竞争和协同进化、昆虫对植物的危害、草食性动物的采食、病原微生物的侵染等进行防御的过程中，次级代谢产物起着重要作用。次级代谢过程被认为是植物在长期进化中适应生态环境的结果，它在处理植物与生态环境的关系中充当着重要的角色。许多植物在受到病原微生物的侵染后，产生并大量积累次级代谢产物以增强自身的免疫力和抵抗力。植物次级代谢途径是高度分支的途径，这些途径在植物体内或细胞中并不全部开放，而是定位于某一器官、组织、细胞或细胞器并受到独立的调控。植物次级代谢产物是细胞生命活动或植物生长发育过程中非必需的小分子化合物，其产生和分布通常有种属、器官、组织和生长发育时期的特异性。

二、次级代谢产物的主要生物合成途径

植物化学成分大多数属于天然有机化合物，结构类型丰富，数量众多，然而其结构间却存在着一定的联系。许多化合物的分子结构中都包含某些基本组成单位，包括 C2 单位（如酚类、苯醌类、脂肪酸类等）、C5 单位（如萜类、甾体类等）、C9 单位（如香豆素、木脂素等苯丙素类）、氨基酸单位（如生物碱类等）和复合单位等。

植物次级代谢产物的主要生物合成途径包括乙酸 - 丙二酸（acetate-malonate，AA-MA）途径、甲羟戊酸（mevalonic acid，MVA）途径、莽草酸（shikimic acid）途径、氨基酸（amino acid）途径和复合途径。

（一）乙酸 - 丙二酸途径

通过这一途径合成的化合物包括脂肪酸类、酚类、醌类等化合物。

（二）甲羟戊酸途径

该途径从乙酰辅酶 A 出发，生成甲羟戊酸，再进一步生成焦磷酸二甲烯丙酯（DAPP）和焦磷酸异戊烯酯（IPP）等异戊烯基单位，经过互相连接和氧化、还原、脱羧、环合、重排等反应，最后生成具有 C5 单位（异戊烯基单位）的化合物。萜类和甾体类化合物是通过这一途径合成的。

（三）莽草酸途径

莽草酸途径可用来合成芳香类化合物，包括生物碱、黄酮、木脂素等，还包括一些简单的苯甲酸衍生物。

（四）氨基酸途径

有些氨基酸，如鸟氨酸、赖氨酸、苯丙氨酸、酪氨酸、色氨酸等，经脱羧成为胺类，再经过一系列化学反应（甲基化、氧化、还原、重排等）生成各种生物碱。天然产物中的大多数生物碱是通过此途径合成的。

（五）复合途径

有些成分不是由一条途径代谢而来的，一个典型的天然产物的不同部分可能来自不同的途径。

三、次级代谢产物生物合成的研究内容

对次级代谢产物生物合成的研究有助于对植物化学成分进行分类，推测植物化学成分的结构，其中对关键功能基因进行挖掘有助于通过合成生物学进行次级代谢产物的大规模生产。次级代谢产物生物合成的研究内容包括关键功能基因的获取、关键功能基因的功能验证、关键功能基因的调控、关键功能基因的编辑与改造等。

（一）关键功能基因的获取

次级代谢产物生物合成研究的第一步是获得关键功能基因片段。如何获得关键功能基因片段已成为次级代谢产物生物合成的关键问题。组学测序技术的发展和不同组学联合下大数据的挖掘为关键功能基因的筛选、获取提供了可靠的保证。未来借鉴化学生物学技术，建立生物活性导向的筛选、纯化方法，并设计合成特异性探针将有助于钓取具有特定功能的关键基因。

（二）关键功能基因的功能验证

对获得的关键功能基因，需要在通过成簇规律间隔短回文重复序列及其位点附近相关基因（clustered regularly interspaced short palindromic repeat/associated，CRISPR/Cas）等技术实现基因过表达或RNA干扰后对其功能进行验证，包括体内和体外验证。体内验证主要通过构建双元表达载体，采用农杆菌转化、基因枪等技术，使得携带关键功能基因的载体在植物悬浮细胞或毛状根等组织内稳定表达，进而对关键功能基因的功能进行验证。体外验证主要是在工程菌株体系内实现的，也需要构建相应的表达体系，通过筛选获得稳定表达体系，借助不同的表征方式对基因的功能进行验证。

（三）关键功能基因的编辑与改造

关键功能基因的表达受到自身的启动子、终止子和外界环境的影响，采用基因编辑技术等手段能够对关键功能基因的表达进行定向改造，在自身水平上实现关键功能基因的高效表达，进而提高次级代谢产物的含量。通过对罗汉果（*Siraitia grosvenorii*）中的三萜糖基转移酶基因UGT74AC1进行定向进化和基于结构/序列的工程优化，UGT74AC1的一个突变体在以罗汉果醇（mogrol）为底物时催化效率提高了 4.17×10^4 倍。

四、次级代谢产物生物合成的研究进展

（一）依托组学分析的基因库

随着科学技术的发展，基因组、转录组、蛋白质组、代谢组等组学的分析越来越快速、准确。近年来，许多药用植物的遗传密码被成功破译，如人参、三七、天麻、青蒿、苦荞、罂粟、穿心莲、黄芩等，基因组的发展将为药用植物的相关研究提供便利。药用植物有几千年的应用历史，但是大多数药用植物缺少基因组信息，转录组测序技术可以克服这一难关，特别适用于药用植物的研究。药用植物的药效成分大都是其次级代谢产物，通过转录组测序技术可以了解次级代谢产物生物合成途径的分子机制和合成所需的关键酶基因，为进一步研究次级代谢调控奠定基础，推动药用植物次级代谢工程的发展。截至2019年，已有约60种药用植物的转录组完成测序。总之，依托基因组和转录组分析，可以从分子水平发现和研究药用植物的基因，建立功能基因的基因库，寻找有效成分的功能基因，由此开展中药基因制药和转基因药物生产，发现、克隆、表达次级代谢产物的酶基因，利用代谢工程在实验室中生产中药的有效成分，改良、培育新的品种，保存重要的、常用的、珍稀濒危的植物。对药用植物进行分子育种，可以揭示道地药材的生物学本质，发掘中药分子标记，加速药用植物基因资源

的保护与利用，搭建传统药物和现代生命科学研究的桥梁，推进中药材现代化进程。

（二）关键合成基因的挖掘与验证

次级代谢产物的生物合成直接受到关键合成基因的影响，因此准确、高效地挖掘关键合成基因是次级代谢产物生物合成的关键，关键合成基因的功能验证亦是重要的研究内容。关键合成基因的挖掘建立在组学测序的基础上，采用系统进化分析、共表达分析、相关性分析等方法筛选出潜在的关键合成基因，然后对其功能进行系列验证，包括对体内体外催化功能和催化机制、催化底物的多样性、产物的新颖性的分析。功能明确的关键合成基因可以用于后续基因工程，构建高产的工程菌株或者转基因植物。

（三）工程菌/植物体系生产次级代谢产物

对关键合成基因的挖掘与验证有助于利用生物技术构建具有关键合成基因的工程菌株或者转基因植物，进而通过基因表达和培养优化在实验室中生产次级代谢产物。2019 年，《自然生物学技术》（*Nature Biotechnology*）报道了一种绕开组织培养等烦琐程序获得转基因、基因编辑植株的方法：通过 CRISPR/Cas、多拷贝等技术构建出工程载体，利用农杆菌侵染的方法侵染宿主植物的子叶，被侵染过的子叶会形成愈伤组织状的增殖体，其中小部分会分化形成分生组织生成茎、小叶，通过生根培养可以使这些芽状增殖体形成完整的植株；也可以通过农杆菌侵染或者基因枪技术获得转基因的悬浮细胞或毛状根体系，进一步诱导获得不定根系或完整的植株。此外，通过 CRISPR/Cas、多拷贝等技术构建出工程载体，也可以在工程大肠杆菌或酵母中实现高效表达。虽然通过构建工程菌/植物体系可以在实验室反应器水平上实现次级代谢产物的生产，但距离大规模的工业化生产还存在着一定的差距，如何实现次级代谢产物从小规模实验室生产向大规模工业化生产转变将会是一个很好的研究方向。

第二节　药用植物次级代谢产物生物合成研究方法

一、基于组学测序的基因挖掘

基于组学的研究为活性成分层面（如基因表达、蛋白水平与修饰、代谢水平）的探究提供了重要的视角。组学数据的组合借助数据挖掘和统计/计算工具，为研究不同生物成分间的关系提供了系统的平台。这些分析有助于人们在工程菌/植物体系中有针对性地设计和生产感兴趣的化合物。

（一）基因组学

基因组学是以分子生物学技术、电子计算机技术和信息网络技术为手段，以生物体内基因组的全部基因为研究对象，从整体水平上探索全基因组对生命活动的作用、内在规律和内外环境影响机制的科学。基因组学从全基因组的整体水平而不是单个基因水平上研究生命这个具有自组织和自装配特性的复杂系统，认识生命活动的规律，从而更接近生物的本质和全貌。近年来，许多重要的药用植物（如黄花蒿、天麻（*Gastrodia elata* Bl.）、甘草、洋常春藤（*Hedera helix* L.）、博落回（*Macleaya cordata*（Willd.）R. Br.）、三七（*Panax notoginseng*（Burkill）F. H. Chen ex C. H. Chow）、大花红景天（*Rhodiola crenulata*（Hook. f. & Thomson）H. Ohba））已完成组学测序，这有助于人们对植物进行系统的了解和可持续地生产活性化合物。三七基因组与相应转录组的测序和皂苷合成相关基因的挖掘让我们对三七的化学多样性和药品质量有了更深入的了解。

（二）转录组学

转录组测序（RNA-seq）技术是一种新兴的转录组学研究技术，是现今药用植物基因组研究中最活跃的手段之一。利用该技术可以研究不同时期、不同组织类型、不同环境条件、不同生理状态等条件下的基因表达差异和调控模式差异，从而快速、准确地提供药用植物的转录组信息，获得有效的基因编码序列。次级代谢产物是药用植物的重要组成部分，其种类繁多，主要有含氮有机物、生物碱类、萜类、酚类、黄酮类、有机酸等。药用植物具有作用靶点多、组分复杂的特点，通过转录组测序解析次级代谢产物的生物合成途径并挖掘关键酶基因，可为药用植物活性成分的积累和高效利用提供科学依据。朱孝轩等利用二代测序技术和三代测序技术同时对长春花的叶、花和根进行了转录组测序和分析，通过二代测序筛选出可能参与萜类吲哚生物碱（terpenoid indole alkaloid，TIA）合成的 8 个细胞色素 P450 候选基因和 5 个功能基因，通过三代测序发现了与 TIA 途径有关的转录因子和可能参与 TIA 途径的调控催化酶编码基因的可变剪切，克隆了所有环烯醚萜途径的催化酶基因并构建了 3 个基因的表达模块，为探索完整的 TIA 途径在酵母中的重建奠定了基础。Li 等研究了金钗石斛中石斛碱生物合成途径的关键基因，发现了可能参与倍半萜骨架合成的 30 个蛋白编码基因序列，其中 MF23 通过调节 MVA 途径中的基因表达影响石斛碱的生物合成，并推测后修饰酶在石斛碱的生物合成中发挥了重要作用。

目前，RNA-seq 技术已成功应用于动物、植物、微生物等生物。动物（如半番鸭、黄牛、山羊等）研究主要涉及疾病研究、关键基因挖掘、基因剪切等方面。而植物研究则显示出更加巨大的应用潜能，例如：Wang 等利用 Illumina HiSeq 2000 研究了枸橘的转录组序列特征，并筛选出参与冷调控途径的相关基因与转录因子；Zhang 等研究了东方百合的转录组信息，获得了 39 636 个 UniGene 序列并筛选出 156 个与类黄酮生物合成途径相关的关键酶基因，从而为花色形成的分子机理和分子标记辅助育种奠定了基础。自 2010 年以来，RNA-seq 技术在中药材中的应用越来越广泛，如人参、杜仲、铁皮石斛等传统中药材都进行了高通量转录组的测序和分析。

（三）蛋白质组学

药用植物蛋白质组学是研究药用植物功能基因挖掘、功能化合物代谢通路、功能机制等的有效工具。蛋白质是生命活动的最终执行者，蛋白质组学分析是基因表达的直接反映。蛋白质组学被定义为对细胞、组织、生物体中所有蛋白质的大规模表征。当前，作为系统生物学的重要组成部分，蛋白质组学在医疗诊断、药物开发和机制研究领域得到了广泛应用。由于生长时间和生长环境不同，同一生物体的基因表达情况并不完全相同，通过进行多器官、多时期、多维度和多水平的药用植物蛋白质组学研究，建立药用植物功能基因库，可为药用植物种质资源评价、新品种选育、中药材质量控制和活性成分合成等领域提供分子基础，从而推动药用植物产业的可持续发展。

药用植物长春花已成为生产次级代谢产物的最佳研究模型，其能产生一系列有用的抗肿瘤物质，其中长春碱和长春新碱属于生物碱类化合物。目前，悬浮细胞培养物中的生物碱产量通常太低而不能商业化。雅各布斯（Jacobs）等通过双向凝胶电泳对长春花进行生物碱生产的蛋白质组学研究，结果发现长春花中生物碱的累积受到植物激素玉米素和 2，4- 二氯苯氧乙酸的影响，其通过上调和下调生物碱合成途径中的关键酶和转运蛋白实现对生物碱合成的调控，且其中由玉米素正调控的 1 个分子质量为 28 kDa 的多肽与生物碱合成密切相关。通过质谱鉴定发现，长春花蛋白质组 88 个差异表达的蛋白质中有 2 个坚果素合酶，而坚果素是生物碱合成过程中一种重要的前体物质。

大麻属植物在医学上通常用于减轻慢性疼痛。大麻素主要存在于大麻属植物的花和叶片的腺体中，拉哈乔（Raharjo）等通过比较蛋白质组学鉴定大麻药用组织的表达蛋白质谱发现，一种聚酮合酶可能参与大麻素的合成代谢。人参是一种多年生草本植物，其有效活性成分人参皂苷是一类几乎只在人参属植物中存在的三萜类皂苷，用于治疗糖尿病、心脏病、癌症和神经退行性病变等疾病。因此，了解人参皂苷的生物合成途径至关重要。马瑟（Mathur）等利用蛋白质组学分析人参的代谢变化与其生长周期的关联性时发现，当人参进入缓慢生长期时，其根部才启动人参皂苷的生物合成，介导人参皂苷生物合成网络上游过程的酶和介导下游过程的酶均随着根龄增加而上调。蛋白质组学分析表明，人参皂苷的生物合成量随着人参生长年限的增加而增加。除传统使用的药用部位（根）外，有研究利用蛋白质组学评估不同品种人参果实的药用价值，揭示了 6- 磷酸葡萄糖酸脱氢酶家族蛋白的表达丰度与人参果实的自由基清除活性的相关性。张晗星等采用同位素标记相对和绝对定量（isobaric tags for relative and absolute quantification，iTRAQ）质谱分析不同发育时期冬虫夏草的蛋白质组，共鉴定出 1 809 个蛋白质。宿主幼虫（S1）、僵虫（S2）、子座初期（S3）、子座早期（S4）、成熟冬虫夏草（S5）、商品冬虫夏草菌核（S6）、商品冬虫夏草子座（S7）阶段较商品冬虫夏草样本（S8）阶段差异蛋白数分别为 104、102、34、35、49、46、136 个。该研究提供了冬虫夏草成熟过程中能量代谢通路的变化趋势和与真菌侵染昆虫、有性生殖相关的蛋白质信息。高川等研究确定了接种瘤菌根菌属（*Epulorhiza*）的福建金线莲的 22 个差异蛋白，其功能大多涉及植物的信号传导和代谢调节等，也有部分涉及光合作用和物质代谢中的功能蛋白、酶等。向秋等研究发现，不同生长时期的罗汉果受特定基因的表达调控。罗汉果生长 60 d 与 30 d 相比有 29 个新的蛋白质产生，30 个蛋白质消失，16 个蛋白质表达量提高 30%，15 个蛋白质表达量下降 50%。由此可见，蛋白质组学技术对发现药用植物活性成分合成通路的关键酶有非常重要的作用。

（四）代谢组学

代谢组学是继基因组学和蛋白质组学之后新兴的一门研究生物体内源代谢物的种类、数量及其在内外因素作用下的变化规律的组学技术，是以组群指标分析为基础，以高通量检测和数据处理为手段，以信息建模与系统整合为目标的系统生物学的一个分支。通过代谢组学研究不仅可以发现生物体在受到各种内外环境扰动后的不同应答，还可以区分不同个体之间的表型差异。

在整个代谢组学的研究中，植物代谢组学的研究占有重要的地位。它能较全面地研究植物的复杂代谢过程及其产物，为探察植物次级代谢的网络结构和限速步骤、解析细胞活动过程、寻找植物间的亲缘关系等提供了可能。此外，绝大多数药用植物的有效成分属于次级代谢产物，其种类和含量随品种、生长环境和采集季节等因素的变化而变化。因此探究这些代谢产物在药用植物体内的变化情况、合成积累机制及其影响因素，在提高活性物质含量，保证药材质量，稳定临床疗效，评估、开发和利用药材资源等方面具有重要的理论意义和很高的应用价值。

近年来，随着中药材的消耗量不断增大，其资源日趋枯竭，同时相较于野生株，人工繁育的药材质量发生了较大的改变。因此，对药用植物野生株、人工繁育株的代谢表型和不同生态环境中活性物质的代谢机制进行研究，将有利于解决遗传育种和品种改良中的问题，为中药资源的可持续发展提供科学依据。目前，代谢组学方法已经能全面地揭示人参属植物的药理机制、药代动力学和临床研究等方面的问题。此外，Ge 等通过转录组学和代谢组学分析发现了丹参中茉莉酸酮酯信号通路的 1 个 JAZ 阻遏物，说明代谢组学和转录组学整合能够有效地发现植物中的新基因，从而进行新基因的功能鉴定和调节机制的探究，为药用植物相关活性物质的研究提供理论指导。同时，基因组学和代谢组学整合能够挖掘次级代谢产物生物合成的相关基因，探索次级代谢途径及其调控机制，为药用植物相关活性物质的研究提供理论指导。

生物合成途径是药用植物次级代谢研究的核心内容，相较于初级代谢，次级代谢在植物进化过程中呈现出多样性的特点，在植物类群中呈特异性分布。植物次级代谢一般通过关键的环化酶或合酶形成基本骨架，如通过萜类环化酶形成二萜和三萜的基本骨架，然后通过各种修饰酶（如 P450 氧化还原酶、UGT 糖基转移酶、OMT 甲基转移酶、卤化酶等）增强基本骨架的极性，通过引入杂原子等活性基团使得终端产物呈现出结构多样性。由于极性的增强，终端产物可以积累在植物细胞中。丹参酮是丹参中活血化瘀的重要药效物质，属于不饱和的二萜类天然产物。高伟等首次克隆并鉴定了丹参酮生物合成途径中 2 个丹参酮特有的二萜关键环化酶 SmCPS 和 SmKSL，采用 RNA 干扰的方法抑制了 SmCPS 的表达，导致丹参酮类成分的含量在丹参毛状根中明显下降。不同于裸子植物，被子植物中的丹参酮二萜合酶为单功能酶，需要 SmCPS 和 SmKSL 协作将 GGPP（香叶基香叶基二磷酸）催化为丹参酮二烯。崔光红等对丹参基因组序列中的 7 个二萜合酶基因进行了系统的功能鉴定，综合利用基因表达谱和 RNA 干扰技术，阐明 SmCPS1 控制着根部丹参酮类化合物的生物合成。采用代谢组学技术（LC-MS 和 GC-MS）对比转基因 RNA 干扰植株与野生植株的代谢谱，通过主成分分析能够非常清楚地区分这两组植株。通过 LC-MS 代谢组学分析发现 40 个差异代谢物，通过比对自建的丹参次级代谢物数据库、精确匹配相对分子质量、MS/MS 分析、和对照品比对，鉴定出其中 20 个差异代谢物。通过 GC-MS 代谢组学分析得到 28 个差异代谢物，在美国国家标准与技术研究院（National Institute of Standards and Technology，NIST）

数据库中检索，相似度在 800 以上的有 12 个，通过对照品比对鉴定出其中 8 个。结果显示 SmCPS1 受到抑制后积累了大量二萜化合物底物，鉴定出的 20 个代谢物均为典型的松香烷型丹参酮，有 3 个为重排的松香烷型结构，分别为紫丹参萜醚（przewalskin）、沙维西里酮（salvisyrianone）、甘西鼠尾新酮（neoprzewaquinone）。通过代谢组学研究和 RNA 干扰发现，丹参酮类化合物的生物合成途径并非简单的直线模式，而是复杂的网络结构；通过 RNA 干扰还可以发现大量未知的二萜类化合物。

由于表型是基因与环境共同作用的结果，所以通过表型的改变判断基因表达水平存在一定的误差，但是基因的改变可以使药用植物的代谢产物发生显著的变化。通过对代谢产物的分析比较，可以揭示相关基因表达水平的变化，推断基因对代谢流的影响。文策尔（Winzer）等采用高通量代谢组学和 RNA-seq 方法对罂粟（*Papaver somniferum* L.）271 株 F2 群体（亲本由高产吗啡与高产诺斯卡品的罂粟杂交而成）进行检测，并对 2 组数据进行关联分析，验证出在高产诺斯卡品的亲本中有 5 个不同酶家族的基因形成了复合基因簇，还采用基因沉默技术验证了罂粟体内 6 个基因的生化功能。Chen 等利用 UPLC/Q-TOF 对菘蓝中的黄酮类成分进行检测，从而对菘蓝的转录组功能基因注释进行了验证。采用高通量代谢组学方法研究药用植物代谢产物，可以更好地确定植物基因的功能，在基因型和表型之间搭建了一座桥梁。

二、基因筛选

对候选基因的筛选通常采用系统进化的方法，也可结合基因表达与含量的相关性分析进行进一步筛选。从益母草（*L. japonicus*）的基因组中识别出 188 个糖基转移酶（UGT），采用进化树分析其中 71 个全长 UGT，聚为 15 组（A~O）。E 组有 12 个 UGT 分布在 UGT72 家族，为数量最大的家族。通过酶活试验发现 5 个重组 UGT（UGT72AD1、UGT72AF1、UGT72AH1、UGT72V3 和 UGT72Z2）能够催化黄酮醇（flavonol）、黄酮（flavone）和异黄酮（isoflavone）的糖基配体形成相应的糖苷化合物（Yin et al., 2017）。西洋参中的 Pq3-O-UGT2 氨基酸序列与人参中的 PgUGT94Q2、UGTPg29 有很高的相似性，分别为 99.55%、99.32%。进化树分析显示西洋参与人参有很近的进化关系。酶活试验证实 Pq3-O-UGT2 能够催化 Rh2 和 F2 生成 Rg3 和 Rd（Lu et al., 2017）。

目前，人参皂苷、甘草酸和青蒿素等活性化合物大部分还是从栽培根和组培材料中提取获得的（Sivakumar, 2005; Thanh et al., 2014; Xu et al., 2016; Zheng et al., 2017）。这些化合物的合成基因很多已经被发现和筛选（Kim et al., 2014; Deng et al., 2017; Lu et al., 2017; Yin et al., 2017; Zhao et al., 2017），但仍有很多关键基因没有被挖掘，如与三七皂苷合成相关的木糖转移酶未见报道。

三、基因功能验证

（一）基因体内外功能验证

基因功能验证分为体内验证和体外验证。过表达和 RNA 干扰是体内验证的常用方法。在西洋参毛状根中过表达 Pq3-O-UGT1 能够引起 Pq3-O-UGT1 mRNA 的积累和原人参二醇型人参皂苷（尤其是 Rh2 和 Rd）含量的提高，这一结果与体外酶活验证 Pq3-O-UGT1 能够催化原人参二醇生成 Rh2 相一致。体外验证通常借助模式植物（如拟南芥、烟草）或工程菌（如酿酒酵母、工程大肠杆菌）。在拟南芥中过表达人参的 PgHMGR1 基因，固醇和三萜产量提高。酿酒酵母用于验证罗勒（*Ocimum basilicum* L.）的 CYP716A252、CYP716A253 和 CYP716C50 基因的催化功能。通过基因功能验证，许多关键基因能够导入其他表达系统，以获得高产量的活性化合物。

（二）亚细胞定位

亚细胞定位通常用于揭示转录因子的表达和分布。从人参中分离的 MYB 家族转录因子 PgMYB1，亚细胞定位显示其分布在细胞核内。亚细胞定位揭示了 PgWRKY1 蛋白分布在洋葱和烟草的表皮细胞中。为了确定 UGT71C5 的亚细胞定位，构建 C 末端带有绿色荧光蛋白（green fluorescent protein，GFP）标记的重组 UGT71C5，并在拟南芥的原生质体中瞬时表达，发现带有 GFP 标记的 UGT71C5 分布在整个原生质体中，此现象表明 UGT71C5 是胞质 UGT。Wu 等通过试验验证了 PpUGT85A2 在体外能够催化合成芳樟基 -β-*D*- 葡萄糖苷（linalyl-β-*D*-glucoside），亚细胞定位显示 PpUGT85A2 定位于细胞质和细胞核中。

（三）瞬时表达

瞬时表达使得直观表现不同条件下的基因表达和细胞内基因作用位点成为可能。在烟草叶片中，通过使用或不使用 EsTT8 调节剂瞬时表达箭叶淫羊藿（*E. sagittatum*）中的 EsMYB9，以确认 bHLH 调节因子为 EsMYB9 的辅因子。通过定量聚合酶链式反应（polymerase chain reaction，PCR）分析发现 EsMYB9、EsTT8 和两者组合的大量表达。同时，在 EsMYB9 和 EsTT8 共转化体系中，花色素苷生物合成基因、NtAn1a 和 NtAn1b bHLH 调节因子显著上调。这些结果表明，EsMYB9 和 EsTT8 共转化可以强烈诱导瞬时转化的烟草叶片中花青素生物合成基因的表达。为了研究忍冬（*L. japonica*）和灰毡毛忍冬（*L. macranthoides*）中的 LjFNSII 和 LmFNSII 蛋白以哪些细胞位置为靶点，可进行 C 末端 GFP 融合构建体的瞬时共表达与内质网（endoplasmic reticulum，ER）标记的瞬时表达。结果表明，在该试验系统中，FNSII 蛋白的靶点在内质网上。总之，瞬时表达有助于对靶基因的挖掘和对基因作用机制的验证。

（四）酵母杂交

酵母杂交用于研究蛋白、特定 DNA 序列和蛋白之间的相互作用，有助于探索特定蛋白（如转录因子）潜在的靶点。酵母单杂交测定表明，青蒿的 AaGSW1 仅与 CYP71AV1 启动子中的 1 个 W-box motif 结合。AaGSW1 正向调节 CYP71AV1 和 AP2/ERF 转录因子 AaORA 的表达。AaGSW1 过表达显著提高了青蒿中双氢青蒿酸和青蒿素的含量。这些结果揭示了 AaGSW1 是青蒿素生物合成途径中的正调控因子。通过酵母双杂交筛选发现，SlMPK1 作为番茄中的丝裂原活化蛋白激酶可以与其下游的 SlSPRH1 靶标相互作用，并且 SlMPK1 可以直接磷酸化 SlSPRH1。SlSPRH1 异源表达引起拟南芥的耐热性降低。综合这些结果可知，SlMPK1 是番茄耐热性的负调控因子。

（五）染色质免疫沉淀

染色质免疫沉淀用于探究特定蛋白（如转录因子）是否能够结合到特定的基因区域（如启动子或其他 DNA 结合位点）。ChIP-qPCR 分析表明，来自睡茄（*W. somnifera*）的转录因子 WsWRKY1 与 SQS、SQE 的启动子结合由 WsWRKY1 直接调控。在 *W. somnifera* 叶片中过表达 WsWRKY1 引起角鲨烯的积累，这进一步验证了 WsWRKY1 的功能。以上这些结果综合证明了 WsWRKY1 直接调节三萜类途径。

四、关键酶催化机制

在功能验证过程中，关键酶催化机制是重要的一部分，它能促进对关键酶催化特定底物的关键位点的探索。关键酶催化机制的发现有助于调节生物活性化合物的生物合成，以进一步提高酶活性并增加生物活性化合物的产量。此外，通过转化的细胞系或工程菌株也可以大规模地生物合成生物活性化合物。

（一）关键酶催化部位

药用植物中最常见的关键酶有 CYP450 和 UGT，其中 UGT 催化的糖基供体为 UDP-葡萄糖，此外还有 UDP- 半乳糖、UDP- 鼠李糖、UDP- 木糖和 UDP- 葡萄糖醛酸等（UDP 表示二磷酸尿苷）。常见的糖基受体除了单糖、低聚糖和多糖外，还包括非碳水化合物，如蛋白质、脂质、抗生素、固醇、酚类物质、萜烯类物质、氰醇、植物激素、生物碱、植物毒素和外源物质（如除草剂和杀虫剂）等，其糖基化部位在受体分子的 O（—OH、—COOH）、N（—NH_2）、S（—SH）和 C（C—C）原子上生成相应的糖苷或糖脂。近期研究的 UGT 有着不同的植物来源和催化位点，如黄花蒿、人参、紫苜蓿（*Medicago sativa* L.）和乌拉尔甘草（*Glycyrrhiza uralensis* Fisch.）。不同 UGT 的催化位点包括 3-oxo、6-oxo、12-oxo、28-oxo、3-glc、20-glc、28-glc、3-gal。经验证西洋参中的 Pq3-O-UGT1 的葡萄糖基能够转移到人参皂苷 Rh2 的 C-3 位葡萄糖上。同时，一些与 UGT 有相似功能的酶能够催化相同的底物。UGTPg100 和 UGTPg101 均能特异性地催化 PPT 的 C6-OH 生成活性化合物人参皂苷 Rh1。

（二）关键酶催化关键位点

GuUGAT 是一种新型的葡萄糖醛酸转移酶，通过体外酶活测定验证其具有催化甘草次酸连续两步葡萄糖醛酸化以生成甘草甜素的功能。定点诱变揭示了 Gln-352 和 His-22、Trp-370、Glu-375、Gln-392 分别作为葡萄糖醛酸化起始和第二步的关键催化位点。在金钱松

（*Pseudolarix amabilis*，Pxa）中，土荆皮乙酸（pseudolaric acid B，PAB）有望应用于新的抗癌药物。二萜合酶（diTPS）萜烯合酶 8（PxaTPS8）催化 PAB 生物合成的第一个确定步骤。PxaTPS8 的定点诱变揭示了几种催化残基在通向 5，7- 反式稠合的双环假乳三烯支架的路径上导致独特的碳正离子驱动的反应机理。He 等研究发现来自枯草芽孢杆菌（*Bacillus subtilis*）168 的 YjiC 以 7∶3 的比例合成人参皂苷 F12 和 Rh2。他们采用包括结构导向的丙氨酸扫描和饱和突变在内的半定量设计，成功地提高了 YjiC 对 Rh2 合成的区域选择性。结果发现，突变体 M315F 可以有效合成 Rh2（约 99%）并阻断 C12-OH 进一步糖基化。分子建模和定点诱变表明，黄芩 Sb3GT1 中的 G15 和 P187 是供体多样性的关键催化残基，能够接收 5 个糖供体（UDP-Glc/-Gal/-GlcNAc/-Xyl/-Ara）催化黄酮 3 位发生糖基化。

（三）关键酶催化多底物新化产生

中国科学院天津工业生物技术研究所孙媛霞团队从枯草芽孢杆菌中筛选获得糖基转移酶 Bs-YjiC 并进行表达，该酶能高效催化原人参二醇型人参皂苷的 C3-OH 和 C12-OH 糖基化，从而合成稀有人参皂苷 Rh2、F2 和多种非天然存在的人参皂苷。该研究结果丰富了人参皂苷的种类，并为人参皂苷的高效合成提供了新的途径。叶敏课题组按比例放大黄芩 Sb3GT1 的酶催化作用获得了 5 个新的糖苷化合物，因此 Sb3GT1 可能成为提高类黄酮 3-O- 糖苷结构多样性的有前途的催化剂。

第三节　药用植物次级代谢产物生物合成的研究进展

药用植物次级代谢产物结构类型丰富，数量众多，然而其结构间却存在着一定的联系，生物合成途径也有一定的相似性。药用植物生物合成研究已经进行了很多年，也成功地合成了多种活性化合物（如人参皂苷 Rh2、紫杉醇、青蒿素等）并通过生物制造大大提高了产量，但是工业生产这些活性化合物仍然面临着巨大的挑战。对活性化合物的生物合成进行详细的探讨有助于挖掘关键的合成基因，有针对性地实施基因工程，实现大规模生产。

一、萜类化合物的生物合成

萜类化合物是中草药中一类比较重要的化合物，其中的许多化合物（如青蒿素、鼠尾草酚、丹参酮、紫杉醇、长春新碱、长春碱、人参皂苷和甘草酸等）已被发现是中草药中的有效成分。萜类化合物既是一类重要的天然香料，也是化妆品和食品工业不可缺少的原料。

药用植物中的三萜皂苷是被研究得最多的活性成分。在生物学上，三萜皂苷被认为是植物对草食动物和致病微生物的防御化合物。三萜皂苷因具有广泛的药理活性，对人类有着重要的意义。近期的研究主要集中在 P450 和 UGT 上。它们有着不同的植物来源，如黄花蒿、人参、紫苜蓿和乌拉尔甘草。P450 和 UGT 的不同催化位点也被研究，包括 3-oxo、6-oxo、12-oxo、28-oxo、3-glc、20-glc、28-glc 和 3-gal。在达玛烷型皂苷的合成过程中，CY-

P716A47 能够催化达玛烯二醇Ⅱ(dammarenediol Ⅱ)在 C-12 位氧化生成原人参二醇，CY-P716A53v2 进一步催化原人参二醇的 C-6 位生成原人参三醇。经验证西洋参中的 Pq3-O-UGT1 的葡萄糖基能够转移到人参皂苷 Rh2 的 C-3 位葡萄糖上。同时,一些与 UGT 有相似功能的酶能够催化相同的底物。UGTPg100 和 UGTPg101 均能特异性地催化 PPT 的 C6-OH 生成活性化合物人参皂苷 Rh1。

萜类化合物的生物合成途径主要由 3 个阶段组成:①异戊烯基焦磷酸(isopentenyl pyrophosphate，IPP)及其双键异构体二甲基烯丙基焦磷酸(dimethylallyl pyrophosphate，DMAPP)C5 前体的生成;②法尼基焦磷酸(farnesyl pyrophosphate，FPP)、香叶基焦磷酸(geranyl pyrophosphate，GPP)和香叶基香叶基焦磷酸(geranylgeranyl pyrophosphate，GGPP)等直接前体的生成;③萜类物质的生成和修饰。目前,前 2 个阶段已经研究得比较清楚。第三个阶段具有种属特异性,涉及多种不同的萜类合酶和修饰酶,决定了萜类化合物结构的多样性。

(一)C5 结构单元(IPP 和 DMAPP)的形成

通用前体 IPP 和 DMAPP 的合成是通过 2 条不同的途径进行的,分别是细胞质中以乙酰辅酶 A 为起始原料的 MVA 途径和质体中以丙酮酸、3- 磷酸甘油醛为原料的甲基赤藓醇 -4- 磷酸(methylerythritol phosphate，MEP)途径。在 MVA 途径中，2 分子乙酰辅酶 A 在乙酰辅酶 A 酰基转移酶(acetyl-CoA acetyltransferase，AACT)的作用下缩合形成乙酰乙酰辅酶 A,随后在 3- 羟基 -3- 甲基戊二酰辅酶 A(3-hydroxy-3-methylglutaryl-CoA，HMG-CoA)合成酶(3-hydroxy-3-methylglutaryl-CoA synthetase，HMGS)的作用下,乙酰乙酰辅酶 A 与乙酰辅酶 A 缩合形成 HMG-CoA，HMG-CoA 被 3- 羟基 -3- 甲基戊二酰辅酶 A 还原酶(3-hydroxy-3-methylglutaryl-CoA reductase，HMGR)还原生成甲羟戊酸,再经过两步磷酸化作用、一步脱羧反应最终生成 IPP。MEP 途径的第一个关键酶 1- 脱氧 -*D*- 木酮糖 -5- 磷酸(DXP)合成酶(1-deoxy-*D*-xylulose-5-phosphate synthaetse，DXS)催化丙酮酸与 3- 磷酸甘油醛生成 DXP,随后 DXP 在第二个关键酶 1- 脱氧 -*D*- 木酮糖 -5- 磷酸还原异构酶(1-deoxy-*D*-xylulose-5-phosphate reductoisomerase，DXR)的作用下生成 MEP,再经过一系列的酶促反应生成 IPP。在异戊烯基焦磷酸异构酶(isopentenyl diphosphate isomerase，IDI)的催化下,IPP 与 DMAPP 可相互转化。

(二)GPP、FPP、GGPP 等前体物质的生成

在不同异戊烯转移酶的催化下,不同分子数量的 IPP 与 1 分子 DMAPP 结合生成 GPP、FPP、GGPP 等前体。其中,1 分子 IPP 和 1 分子 DMAPP 在香叶基二磷酸合酶(geranyl diphosphate synthase，GPS)的催化下生成 GPP,作为单萜的前体;法尼基二磷酸合酶(farnesyl diphosphate synthase，FPS)催化 2 分子 IPP 和 1 分子 DMAPP 缩合生成 FPP,成为倍半萜和三萜的前体；3 分子 IPP 和 1 分子 DMAPP 经香叶基香叶基焦磷酸合酶(geranylgeranyl pyrophosphate synthase，GGPS)催化反应生成 GGPP,作为二萜和四萜的前体。

(三)萜类化合物的生成和次级修饰

GPP、FPP、GGPP 等直接前体在不同萜类合酶(terpene synthase，TPS)的催化下可形成单萜、倍半萜和二萜。TPS 位于类异戊二烯途径的分支点，是萜类物质合成的关键酶，且某些 TPS 结构上的改变可催化底物形成多种产物，但在 TPS 的作用下形成的直接产物多为挥发性物质，需经过修饰酶（如甲基转移酶、脱氢酶、细胞色素 P450 单氧化酶和还原酶等）进一步修饰才能形成终产物。

1. 青蒿素的生物合成

在青蒿素的生物合成途径（图 3-1）中，FPP 形成后，经紫穗槐 -4，11- 二烯合酶（amorpha-4，11-diene synthase，ADS）催化环化生成紫穗槐 -4，11- 二烯，在细胞色素 P450 单氧化酶（cytochrome P450 monooxygenase，CYP71AV1）的作用下，紫穗槐 -4，11- 二烯分别形成青蒿醇（artemisinic alcohol，AAOH）、青蒿醛（artemisinic aldehyde，AAA）和青蒿酸（artemisinic acid，AA）。青蒿醇可以被催化形成二氢青蒿醇，二氢青蒿醇在细胞色素 P450 单氧化酶和醛脱氢酶 1（aldehyde dehydrogenase 1，ALDH1）的催化下经二氢青蒿酸（dihydroartemisinic acid，DHAA）形成青蒿素。青蒿素是一种含过氧桥基团结构的倍半萜内酯类化合物，是我国发现的第一个被国际公认的抗疟首选天然药物。

1）青蒿素合成途径关键酶单基因过表达研究

HMGR 是 MVA 途径中的关键酶。过表达 HMGR 获得转基因青蒿植株，发现其中的青蒿素含量与非转基因对照组相比增加了 22.5%。将青蒿素代谢途径中的关键酶 FPS 导入青蒿，过表达 FPS 的转基因青蒿植株与非转基因对照组相比，青蒿素含量提高了 2.5 倍。在青蒿中过表达 4- 羟基 -3- 甲基 -2- 丁烯二磷酸还原酶 1（4-hydroxy-3-methylbut-2-enyl diphosphate reductase 1，HDR1），青蒿中青蒿素、青蒿素 B 和其他倍半萜的含量均有不同程度的增加。过表达 DXR 的转基因青蒿中青蒿素的含量比野生型提高了近 2 倍。

2）青蒿素合成途径关键酶多基因过表达研究

HDR 是 MEP 途径中的最后一个关键酶，ADS 催化青蒿素下游生物合成途径的第一个关键步骤。在青蒿中过表达 HDR 和 ADS，转基因株系 AH70 中青蒿素的含量为对照株系的 3.48 倍，表明 HDR 和 ADS 具有提高青蒿素含量的作用。在青蒿中过表达 HMGR 和 ADS，同时调控 MVA 途径和青蒿素下游生物合成途径，发现转基因株系中青蒿素的含量比非转基因株系高 7.65 倍。过表达 CYP71AV1 和细胞色素 P450 还原酶可使青蒿素的含量增加 38%。Lu 等首次在青蒿中同时过表达 ADS、CYP71AV1 和 CPR（细胞色素 P450 还原酶），高效液相色谱（high performance liquid chromatography，HPLC）分析表明 ACR 株系中青蒿素的含量比对照株系高 2.4 倍，达到 15.1 mg/g DW。Shi 等通过在青蒿中同时过表达 ADS、CYP71AV1、CPR 和 ALDH1 等 4 个关键酶基因使青蒿素的含量达到 27 mg/g DW，是野生型的 3.4 倍。

3）青蒿素合成途径关键酶基因抑制研究

Ma 等构建了 HDR1 基因的反义抑制载体，遗传转化青蒿植株，Anti-sense-HDR1 植株的叶片中青蒿素含量下降了 27%~33%，青蒿素 B 含量降低了 50%，多种其他萜类物质的含量也有不同程度的减少，表明 HDR1 既能促进青蒿素的积累，也对其他萜类物质的合成有重要作用。

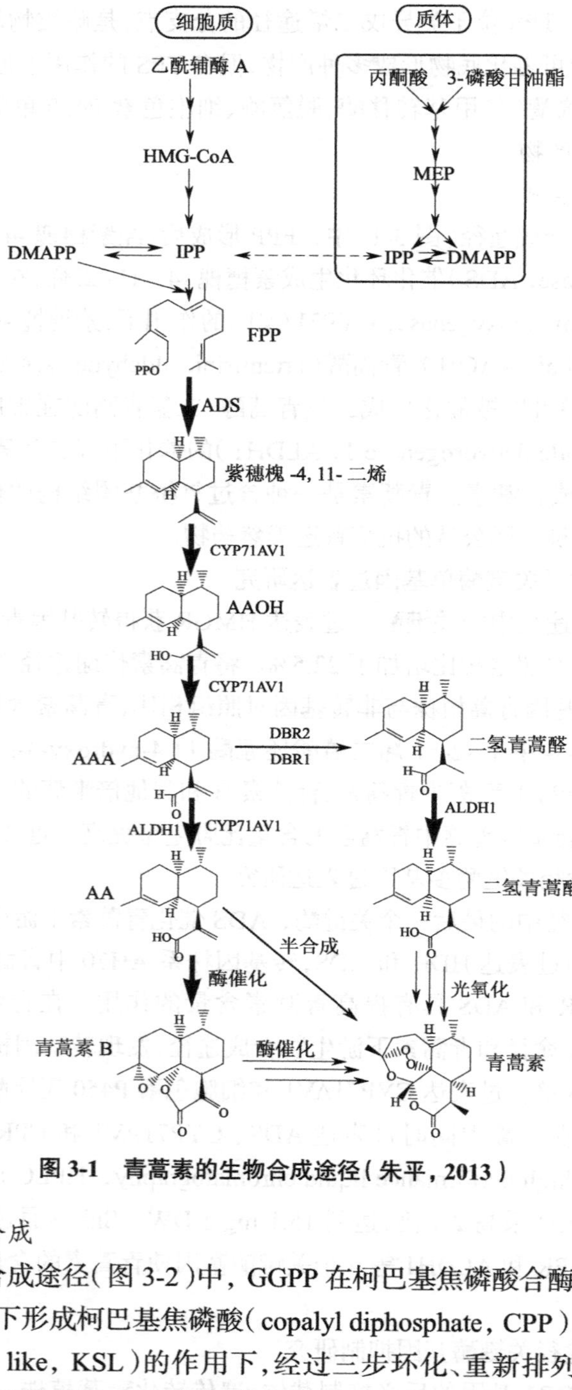

图 3-1 青蒿素的生物合成途径（朱平，2013）

2. 丹参酮的生物合成

在丹参酮的生物合成途径（图 3-2）中，GGPP 在柯巴基焦磷酸合酶（copalyl diphosphate synthase，CPS）的催化下形成柯巴基焦磷酸（copalyl diphosphate，CPP），CPP 在类贝壳杉烯合酶（kaurene synthase like，KSL）的作用下，经过三步环化、重新排列生成次丹参酮二烯（miltiradiene），随后在细胞色素 P450 单氧化酶（CYP76AH1）的催化下生成铁锈醇（ferruginol），再经过一系列反应生成终产物丹参酮。丹参酮是一类二萜醌类化合物，主要包括丹参酮Ⅰ、丹参酮ⅡA、隐丹参酮等，被广泛应用于治疗心脑血管疾病、月经不调、各种炎症等。

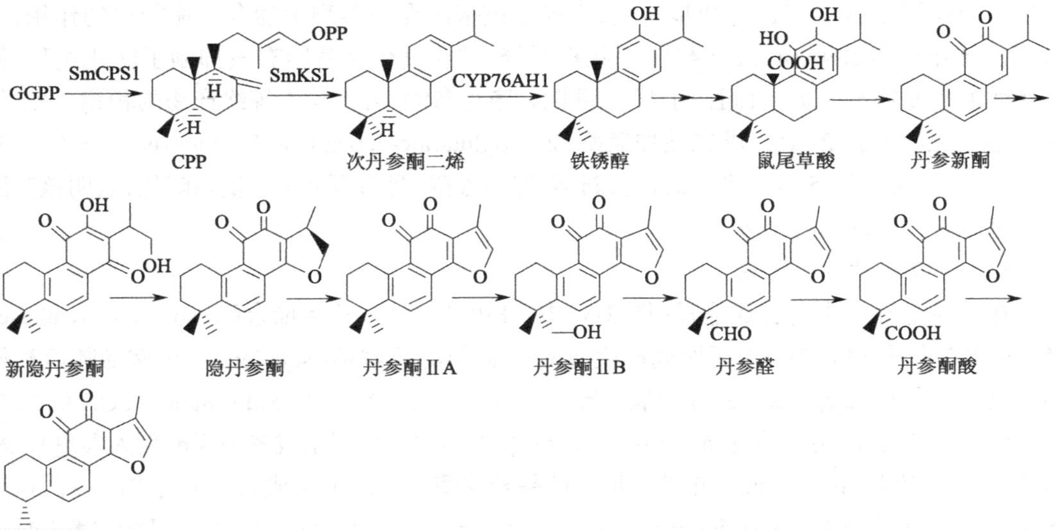

图 3-2　丹参酮的生物合成途径（高伟，2015）

1）丹参酮合成途径关键酶单基因过表达研究

丹参 HMGR 基因编码 565 个氨基酸，在丹参的根、茎、叶中均有不同程度的表达。在过表达 SmHMGR 的丹参毛状根中，丹参酮的含量比对照组高 2.2 倍，表明 SmHMGR 可有效促进丹参中丹参酮的积累。开国银研究组从丹参中克隆出 2 个丹参 DXS 成员，分别命名为 SmDXS1 和 SmDXS2，其中 SmDXS1 为组成型表达基因，SmDXS2 为非组成型表达基因。在丹参毛状根中过表达 SmDXS2，丹参酮含量明显增加。采取遗传工程策略，在丹参毛状根中过表达 SmGGPPS，可将丹参酮含量提高至 4.95 mg/g DW。

2）丹参酮合成途径关键酶多基因过表达研究

在丹参毛状根中过表达 SmHMGR 和 SmGGPPS，可产生协同促进作用。在 HG9 株系中，丹参酮含量为 2.727 mg/g DW，是对照组的 5.74 倍。Shi 等在丹参毛状根中过表达 SmHMGR 和 SmDXR，将丹参酮含量提高到 3.25 mg/g DW，并通过酵母抽提物（yeast extract，YE）和 Ag^+ 的诱导进一步提高毛状根中丹参酮的含量。将 SmGGPPS 和 SmDXS2 共同导入丹参可促进丹参酮的积累，其中 GDII10 株系的丹参酮含量提高至 12.93 mg/g DW；遗传转化拟南芥，胡萝卜素等萜类物质的含量也明显提高。

3）丹参酮合成途径关键酶基因抑制研究

黄璐琦研究组采用 cDNA（complementary DNA，互补脱氧核糖核酸）微阵列芯片筛选并克隆得到丹参异戊烯基焦磷酸异构酶（SmIPI）基因，通过构建 RNA 干扰载体遗传转化获得毛状根体系，发现 RNAi 株系的毛状根畸形老化比较严重，且几乎检测不到丹参酮。在大肠杆菌中异源过表达 SmIPI 可促进代谢流产生胡萝卜素，表明 SmIPI 在 MEP 途径中发挥的作用更大。SmCPS 是在 GGPP 形成后第一个发挥作用的关键酶，在丹参毛状根中干扰 SmCPS 的表达，二氢丹参酮和隐丹参酮的含量与对照组相比分别下降 53% 和 38%，且检测不到丹参酮ⅡA。利用酵母表达系统和以次丹参酮二烯为底物的体外酶促反应对丹参

CYP76AH1 基因的功能进行初步研究，为确定该基因在丹参酮生物合成途径中的作用，通过遗传转化获得 RNAi-CYP76AH1 毛状根系统，结果发现该基因有效抑制了转化过程，使铁锈醇的含量明显降低，且阻碍了丹参酮ⅡA、隐丹参酮、丹参酮Ⅰ等终产物的积累。Xu 等从丹参中克隆得到 2- 氧代戊二酸加氧酶（2-oxoglutarate-dependent dioxygenase，2OGD）基因，RNAi-2OGD 第 5 号株系中的丹参新酮、隐丹参酮、丹参酮ⅡA 含量均降低，表明该基因能促进丹参酮类物质的合成。

3. 人参皂苷的生物合成

在人参皂苷的生物合成途径（图 3-3）中，FPP 形成后，角鲨烯合酶（squalene synthase，SS）催化 2 分子 FPP 头 - 头还原偶联生成 C30 骨架的角鲨烯（squalene），角鲨烯随后被鲨烯环氧酶（squalene epoxidase，SE）催化形成 2，3- 氧化鲨烯（2，3-oxidosqualene，OS）。2，3-氧化鲨烯在 β- 香树脂合酶（β-amyrin synthase，β-AS）的催化下生成齐墩果酸型人参皂苷 Ro 的苷元 β- 香树脂（β-amyrin），并进一步在糖基转移酶的作用下生成人参皂苷 Ro。2，3- 氧化鲨烯还可在达玛烷合酶（dammarenediol synthase，DS）的催化下生成达玛烯二醇（dammarenediol），随后达玛烯二醇在细胞色素 P450 单氧化酶的催化下形成达玛烷型人参皂苷的三萜苷元原人参二醇（protopanaxadiol，PPD），原人参二醇在 P450 的催化下转变为原人参三醇（protopanaxatriol，PPT）。达玛烷型人参皂苷在含量与结构多样性上均优于齐墩果酸型人参皂苷。

目前，已从人参和三七等人参属植物中克隆得到 40 多个与人参皂苷生物合成相关的基因并进行了功能验证，为通过生物合成生产达玛烷型人参皂苷奠定了较好的基础。人参 SS 催化 2 分子 FPP 生成鲨烯，响应茉莉酸甲酯（methyl jasmonate，MeJA）诱导的 PgSS1 在转基因人参不定根中可激活人参皂苷下游合成途径中 SE、BAS 和 CAS 的表达，促进植物甾醇的合成和人参皂苷 Rb1、Rb2、Rd、Re、Rf、Rg1 等的积累。达玛烷合酶可催化 2，3- 氧化鲨烯生成达玛烯二醇，被认为是人参皂苷生物合成中最重要的关键酶。Han 等通过 RNAi 技术使 DS 基因沉默，导致人参根中皂苷含量降低至对照组的 84.5%。2012 年，Han 等鉴定了人参中 CYP716A47 的功能，发现其可以使达玛烯二醇生成 PPD，CYP716A53v2 可以催化 PPD 的 C-6 位羟基化进一步合成 PPT。此后不久，该课题组又鉴定了一个来自 CYP716A 家族的基因 CYP716A52v2，发现其可以编码 β- 香树脂的 C-28 位氧化形成齐墩果酸，并通过体外和体内试验验证了该基因的功能。2016 和 2017 年，研究者又发现 5 个 CYP716A 家族的基因 CYP716A179、CYP716A244、CYP716A252、CYP716A253、CYP716A140v2 可以编码 β- 香树脂的 C-28 位氧化形成齐墩果酸，并通过体外和体内试验验证了这些基因的功能。2014 年，Jung 等通过人参转录组测序鉴定了 2 个 GT 基因 PgUGT74AE2 和 PgUGT94Q2。PgUGT74AE2 催化 PPD 的 C-3 位糖基化形成 Rh2，PgUGT94Q2 则进一步催化 Rh2 合成 Rg3。2015 年，Wei 等报道了 UGTPg1 可以催化 Rg3 的 C-20 位糖基化合成 Rd。此外，他们还发现 UGTPg100 可以特异性地催化 PPT 的 C-6 位，使其糖基化生成 Rh1。2017 年，Lu 等报道了 Pq3-O-UGT2 可以催化 Rh2 合成 Rg3，催化 F2 合成 Rd。Lu 等也证明了 Pq3-O-UGT1 能够催化原人参二醇的糖基化反应产生人参皂苷 Rh2。2017 年，Nguyen 等发现系统发育接近 PgUGT71A27 的人参 PgUGT72AL1 与人参皂苷化合物 K 的生成有关。2018 年，

Tang 等通过转录组分析从姜状三七（*Panax zingiberensis*）中筛选出齐墩果酸葡萄糖醛酸糖基转移酶（OAGT），验证发现 OAGT 特异性地在齐墩果酸的 C-3 位转移葡萄糖醛酸形成齐墩果酸 -3-O-β- 葡萄糖醛酸。

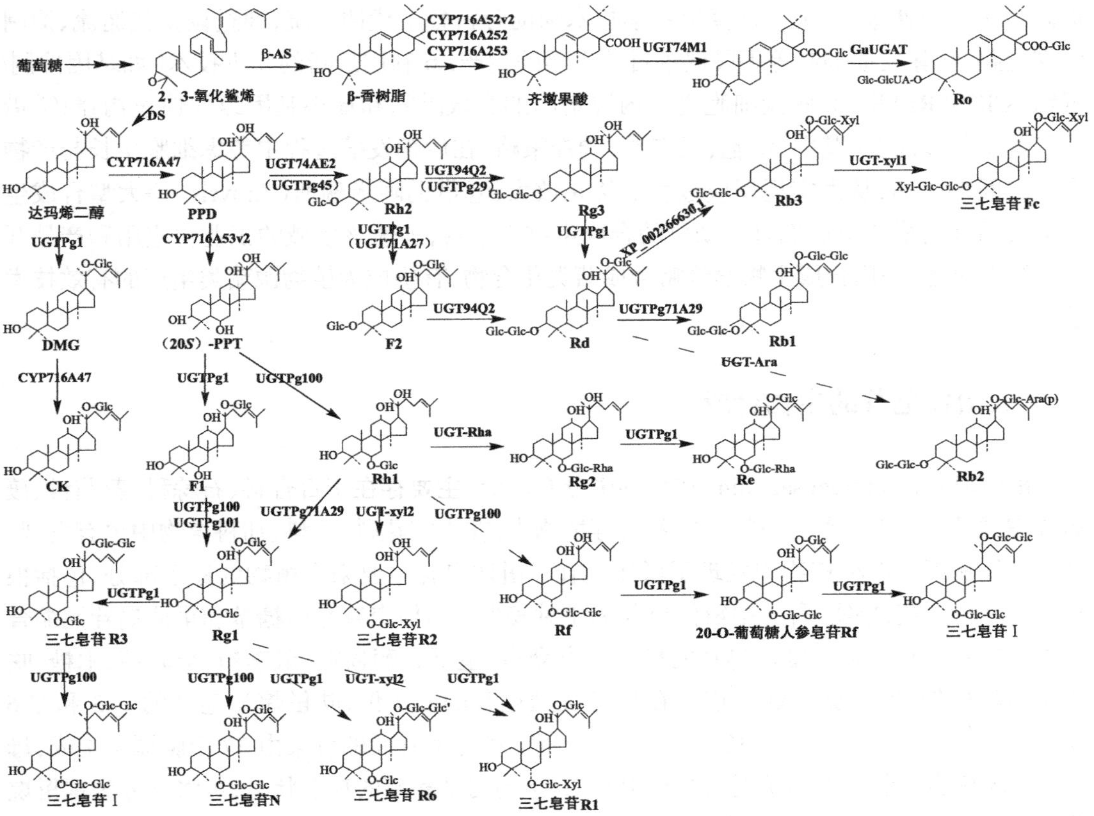

图 3-3　人参皂苷的生物合成途径

（四）小结

萜类化合物的生物功能和药物活性使其在食品、日化、医疗等领域具有广泛的应用价值，因此萜类化合物的高效合成具有广阔的市场前景。通过对萜类化合物的生物合成途径的研究，设计开发出一套组合调控萜类合成途径的功能模块，并在底盘细胞中创建合成工厂，可以实现萜类的体外合成。因此，合成生物学的发展为实现微生物发酵生产食用、药用萜类化合物提供了有力的支撑。

为提高萜类化合物的生物合成效率，在实际操作过程中应考虑以下几个关键因素：萜类前体的含量、引入的萜类合酶的亚细胞定位、萜类合酶的活性、萜类合成通路的旁支通路、萜类化合物的生物毒性。此外，在"模块途径工程策略"快速组装代谢途径的基础上，还可以通过优化前体供给、细胞色素还原酶匹配、宿主选择、发酵优化等操作构建高产酵母工程菌株，最终实现目标产物的高效生产。任何一门学科要实现迅猛发展都不能孤立、封闭，为快速推进合成生物学技术的发展，未来应加强以下学科和技术的应用：①结合转录组学、蛋白质组学、代谢组学等多种功能组学方法，对现有的生物系统和代谢网络进行更加全面的了解；②通过结构生物学对合成途径的关键元件进行结构解析，了解具体催化机制；③通过定向进化和理性设计等蛋白质工程对关键酶进行改造，包括提高关键酶的活性、增加酶的新功能等；④从生物反应动力学角度出发，对合成途径的元件模块进行复合体组装，以提高生物反应速率；⑤采用计算生物学技术辅助分析整个代谢系统，通过调整代谢流、抑制旁支通路、解除反馈抑制等手段促进目的产物的生产；⑥利用最新的先进技术（如基因抑制/沉默（CRISPRi）等）对底盘细胞进行内源基因的有效敲除和最小基因组的快速构建；⑦借鉴发酵工程多尺度（基因、细胞、反应器）调控策略，在后期发酵过程中考虑细胞生长与产物合成之间的平衡，从而实现反应过程的优化放大；⑧借助阿米瑞斯（Amyris）等大型合成生物学公司辅助搭建更成熟且自动化的合成生物学平台，加速该领域的工业化应用和产品开发。综上所述，采用合成生物学策略合成萜类化合物，有望成为植物源萜类生产的有效技术手段。

二、甾体皂苷的生物合成

甾体皂苷（steroidal saponin）在植物中分布广泛，主要存在于百合科、石蒜科、薯蓣科、蒺藜科、玄参科、龙舌兰科、葱科、天门冬科等植物中，在十字花科、豆科、茄科植物中也有发现，目前已经从近 200 种植物中发现了甾体皂苷。甾体皂苷主要来自植物的地下部分，包括根和根茎，而叶、茎、果实、种子中甾体皂苷则相对较少。甾体皂苷是由糖基和甾体皂苷元缩合而成的糖基皂苷。合成甾体皂苷的糖基种类众多，主要有葡萄糖、鼠李糖、半乳糖、木糖、呋喃糖和阿拉伯糖等，糖链通常连接在螺甾烷型皂苷的 C-3 位，呋甾烷型皂苷的 C-3 和 C-6 位，甾体皂苷的 C-1、C-6、C-12 和 C-24 等位置。甾体皂苷元的骨架由 27 个碳原子构成，母核为环戊烷多氢菲。根据螺甾烷结构中 C-25 位的构型和环的环合状态，可将其分为螺甾烷醇类（spirostanols）、异螺甾烷醇类（isospirostanols）、变形螺甾烷醇类（pseudo-spirostanols）和呋甾烷醇类（furostanols）皂苷，其中以螺甾烷醇类皂苷最常见，其结构的多样性也造就了其广泛的药理活性。甾体皂苷具有抗肿瘤、抗炎、抗真菌、抗病毒、抗氧化、抗抑郁、保肝、降血糖、镇静催眠等多种药理活性。

目前对甾体皂苷的研究主要集中在药理活性、化学组成和含量测定等方面，尤其是药理活性方面，其抗肿瘤活性受到了国内外学者的广泛关注。研究表明，虎眼万年青（*Ornithogalum saundersiae*）中的皂苷具有靶向抗癌作用，对多种肿瘤细胞增殖抑制作用极强，但对正常细胞毒性极弱。然而与甾体皂苷生物合成相关的研究相对较少，且主要集中在关键酶基因的克隆和功能鉴定方面，涉及具体催化过程、结构修饰和转录水平调控机制的研究尚处于初级阶段。

（一）甾体皂苷的生物合成途径

甾体皂苷的生物合成途径包括细胞质 MVA 途径和质体 MEP 途径，二者均会生成中间产物 IPP，其中 MVA 途径在甾体皂苷的生物合成中起主导作用。IPP 经 FPS 催化生成

FPP，之后经 SS 和 SE 催化生成 OS，OS 在环阿屯醇合酶（cycloartenol synthase，CAS）的催化下形成甾体类化合物的前体环阿屯醇（cycloartenol），该步骤是甾体类与萜类代谢的重要分支，是甾体类化合物下游代谢的总开关。环阿屯醇经过一系列的氧化、还原等修饰形成胆甾醇，胆甾醇经过侧链羟基化、羰基化等反应环化为半缩酮，半缩酮的 C-26 位羟基被葡萄糖基转移酶催化形成糖苷键，生成呋甾烷型甾体皂苷，呋甾烷型甾体皂苷经 26-β- 糖苷酶（F26G）催化 C-26 糖苷键水解生成螺甾烷型甾体皂苷。具体的合成途径如图 3-4 所示。

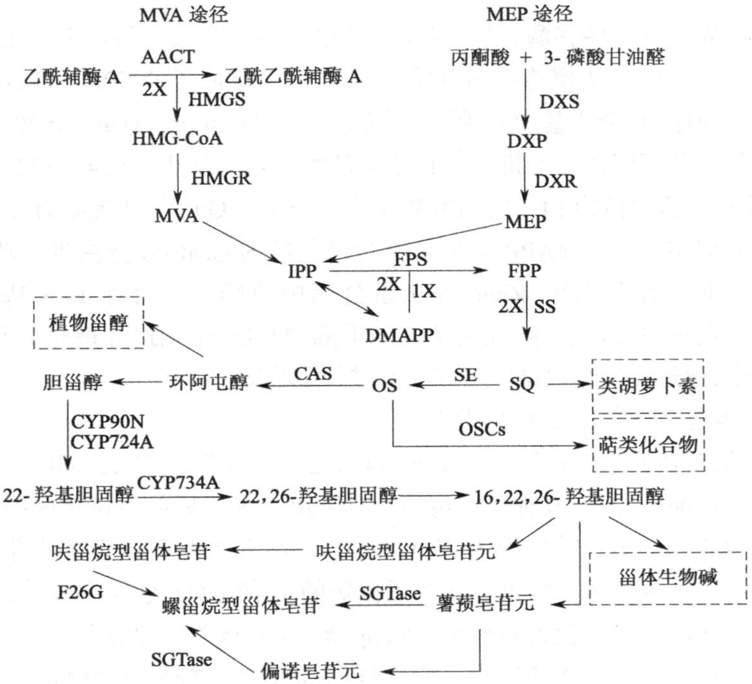

图 3-4 甾体皂苷的生物合成途径

（二）甾体皂苷生物合成中的关键酶及其作用

甾体皂苷的合成关键酶根据其合成途径可以分成 3 个部分：第一部分是 IPP 和 DMAPP 合成酶，为甾体皂苷与萜类生物合成共同途径的酶，包括 MVA 途径中的限速酶 HMGR 和 MEP 途径中的酶 DXS、DXR；第二部分是催化 IPP 和 DMAPP 形成 OS 的各种环化酶，如 FPS、SS 和 SE；第三部分是催化 OS 经过环化、氧化、还原、羟基化、糖基化等一系列修饰反应最终形成甾体皂苷的合成酶，包括 CAS、细胞色素 P450 酶（CYP450）和糖基转移酶（SGTase）。

1. HMGR 在甾体皂苷合成中的表达调控

MVA 途径是合成 IPP 的主要途径之一，HMGR 是该途径中的第一个关键酶，其催化 NADPH、HMG-CoA 生成 MVA，该反应是不可逆反应，是萜类合成的一个重要调控位点。目前已经从 16 种药用植物中克隆出了 HMGR 基因，由该基因编码的氨基酸序列长度为 523~602 aa，长度在 500 aa 左右的药用植物居多，分子质量约为 60 kDa。从杜仲（*Eucommia ulmoides*)中克隆出了 EuHMGR 基因,经过组织表达分析发现该基因在叶和茎中表达强烈,而在根中表达较弱,同时对该基因进行酵母互补试验验证,发现其能够介导酵母中甲羟戊酸的生物合成。Gu 等从泽泻(*Alisma orientalis*)中克隆出了 AoHMGR 基因,并在大肠埃希菌细胞中进行异源表达,经体外酶促反应试验和气相色谱 - 质谱(gas chromatograph-mass spectrometer, GC-MS)分析发现其能够催化 HMG-CoA 和 NADPH 生成 MVA,还发现 AoHMGR 在块茎中的表达量最高。

2. FPS 在甾体皂苷合成中的表达调控

FPS 是一种异戊烯基转移酶,是类异戊二烯途径的一个关键酶。它催化 5 个碳原子的 IPP 和 DMAPP 发生 1、4 头尾连续缩合反应形成 15 个碳原子的 FPP。典型的 FPS 有 2 个富含天冬氨酸的模序,每个亚基均有烯丙基焦磷酸(allyl pyrophosphate, APP)和 IPP 结合位点。目前已经从 6 种药用植物中获得了 FPS 氨基酸序列,其长度为 342~352 aa,分子质量约为 40 kDa。目前对药用植物 FPS 的研究集中在百合科。Guo 等从虎眼万年青中分离得到 OsaFPS 基因,并以 IPP 和 DMAPP 作为底物对纯化后的 OsaFPS 蛋白进行功能分析,通过 GC-MS 确定了其产物为 FPP。Zhao 等从雷公藤中克隆出了 2 个 FPS 基因 TwFPS1 和 TwFPS2,发现其在根中高度表达,在用茉莉酸甲酯(MeJA 或 MJ)处理时上调,并获得了该基因的重组蛋白,通过体外酶促试验对其功能进行了验证。

3. SS 在甾体皂苷合成中的表达调控

SS 可以催化 2 分子 FPP 首尾聚合生成鲨烯,是三萜皂苷、甾醇、胆固醇等萜烯类重要物质的共同前体。目前已经从 10 种药用植物中克隆出了 SS 基因,由该基因编码的氨基酸序列长度为 374~417 aa,分子质量约为 47 kDa。Liu 等从虎眼万年青中克隆出了 SS 基因 OcSQS1,并通过大肠埃希菌异源表达获得了截短的可溶性 OcSQS1 突变体,研究发现该突变体能够折叠并催化 FPP 转化为角鲨烯。Rong 等、Zhang 等和 Zha 等分别从丹参、雷公藤和厚朴(*Magnolia officinalis*)中克隆出了 SS 基因 SmSQS2、TwSQS 和 MoSQS,并对这些基因进行了重组表达和初步酶活性鉴定,经与 FPP 和 NADPH 一起温育,通过 GC-MS 检测发现体外反应混合物中有角鲨烯。此外, TwSQS 在根中高度表达,其次是在茎和叶中,并且在用 MeJA 处理后表达显著上调。

4. SE 在甾体皂苷合成中的表达调控

SE 存在于内质网的微粒体中,是鲨烯(角鲨烯)转变为环氧化鲨烯反应的生物催化剂。环氧化鲨烯是从鲨烯生成羊毛甾醇、环阿屯醇、香树素等过程的重要中间产物,因此 SE 被认为是甾体皂苷生物合成途径中的一个非常重要的调控酶。目前已经从 9 种药用植物中克隆出了 SE 基因,由该基因编码的氨基酸序列长度为 366~544 aa,长度在 500 aa 左右的药用植物居多,分子质量为 40~60 kDa。Guo 等从绞股蓝(*Gynostemma pentaphyllum*)中获得了一个 GpSE1 基因,通过免疫荧光检查发现,幼叶中 GpSE1 的荧光信号明显强于成熟叶和根茎,这与该基因的组织特异性表达相一致,且发现幼叶和成熟叶中的 GpSE1 基因在用 MeJA 处理后都显著上调表达,尤以幼叶更显著,但随着 MeJA 浓度的升高, GpSE1 的表达不会持续增强,表明 MeJA 对 GpSE1 的表达发挥着浓度依赖性作用。Zhou 等从雷公藤中克隆出了 5 个 SE 基因 TwSE1~TwSE5, TwSE1~TwSE4 用 MeJA 诱导后组织特异性表达没有变化,而 TwSE5 用 MeJA 诱导后显示出不同的组织表达模式，说明该基因不响应 MeJA 的诱导。使用 CRISPR/Cas9 基因编辑工具通过基因敲除来构建 ERG1 突变酵母鉴定 TwSE 的功能，发现只有 TwSE1~TwSE4 可以在功能上与 ERG1 突变酵母互补。

5. CAS 在甾体皂苷合成中的表达调控

CAS 能够催化 2，3- 氧化鲨烯向合成甾体的先导化合物环阿屯醇转化，是合成环阿屯醇的关键调控酶，也是很多植物甾醇、甾体类物质生物合成途径中的重要环化酶。CAS 与达玛烷合酶竞争 2，3- 氧化鲨烯这一共同前体物质合成甾醇、甾体类物质，而非三萜化合物，因此 CAS 会间接影响三萜皂苷的生物合成。目前已经从药用植物葫芦巴（*Trigonella foenum-graecum*）和吊兰（*Chlorophytum borivilianum*）中克隆出了 CAS 基因，由该基因编码的氨基酸序列长度分别为 756 aa 和 758 aa，分子质量约为 80 kDa。刘梦迪等利用酵母表达系统对 TfCAS 蛋白进行了功能验证，结果表明该蛋白能够催化环阿屯醇的合成；并利用葫芦巴发根遗传转化体系在葫芦巴中过表达 TfCAS，发现该基因的表达大幅增强，且促进了葫芦巴中 β- 谷甾醇和薯蓣皂素的生物合成。

6. CYP450 在甾体皂苷合成中的表达调控

CYP450 是广泛存在于动物、植物、细菌、真菌等细胞内的血红素 - 铁硫蛋白，由血红素蛋白、黄素蛋白、磷脂组成，分子质量约为 50 kDa，含有一个保守的血红素结构域，其标签序列为“F××G×R×C×G”，该标签序列是 CYP450 的主要特征。CYP450 是一种末端加氧酶，其从 NAD（P）H 那里获得电子后催化单加氧反应。目前已从 6 种药用植物中克隆出了 CYP450 基因，由该基因编码的氨基酸序列长度为 289~547 aa，分子质量为 30~60 kDa。Yin 等从重楼（*Paris polyphylla*）中获得了 CYP450 基因 PpCYP90B27，并通过酿酒酵母的异源表达证明该基因编码催化胆固醇形成 22（*R*）- 羟基胆固醇的酶。董栩等从滇重楼（*Paris polyphylla* var. *yunnanensis*）中克隆得到了一个 CYP450 基因，并构建了该基因的原核表达系统，通过 SDS-PAGE（十二烷基硫酸钠 - 聚丙烯酰胺凝胶电泳）试验验证蛋白表达结果，同时通过 RT-qPCR 发现该基因在根茎中的表达量最高，超过在茎和叶中的表达量的 2 倍，但茎和叶中的表达量相差不大。乔（Jo）等从刺五加（*Eleutherococcus senticosus*）中克隆获得了 CYP716A244 基因，并在酵母和烟草中共表达证实该蛋白参与齐墩果酸的合成。

7. SGTase 在甾体皂苷合成中的表达调控

SGTase 是生物体内一个种类众多、具有高度专一性的超基因家族，该家族中的基因具有相似的结构域，但没有明显的同源性。糖基转移酶能催化分子的糖基化修饰反应，可将活性糖基从尿嘧啶核苷二磷酸 - 葡萄糖转移至植物小分子化合物受体中，如次级代谢产物、植物内外源毒性物质等。目前已经从 9 种药用植物中克隆出了 SGTase 基因，由该基因编码的氨基酸序列长度为 348~564 aa，分子质量为 30~60 kDa。李红艳等研究发现，SmUF3GT 基因在紫花丹参中的表达量为花萼＞花瓣＞茎＞叶＞雌蕊＞雄蕊＞根，在白花丹参中的表达量为雄蕊＞叶＞花萼＞茎＞雌蕊＞花瓣＞根，推断该基因可能定位于细胞质膜，细胞核，细胞基质中的过氧化物酶体、高尔基体。

（三）小结

甾体皂苷作为植物的一类重要次级代谢产物，在部分药用植物中含量丰富。目前的相关研究主要集中在关键酶基因的克隆和功能鉴定方面，涉及具体催化过程、结构修饰和转录水平调控机制的研究较少，缺乏系统、完整的认知。甾体皂苷的结构多样性造就了其广泛的药用活性和生物学性质，因此甾体皂苷具有极大的药用开发潜力和广阔的应用前景。但由于产生甾体皂苷代谢物的植物生命周期通常较长，甾体皂苷含量较低，无法满足商业需求，因此找出甾体皂苷的新植物来源并鉴定已知药用植物中的新甾体皂苷，研究其生物合成途径，采用生物合成技术、体外培养等方法来生产甾体皂苷已成为现代研究的热点。

随着现代分子生物学、合成生物学、蛋白质组学和生物信息学在各个领域的广泛应用与渗透，在后续研究中，可利用 CRISPR/Cas9 基因编辑工具，采用基因组编辑技术，建立用于基因功能分析的突变体并与发根农杆菌介导的转化相结合，深入了解生物合成途径的关键步骤，明确甾体皂苷生物合成的调控机制和对外界因子刺激的响应机制。此外，可利用次级代谢工程技术，联合转录组测序，全面了解不同药用植物甾体皂苷代谢途径的差异，并筛选出其中的关键酶基因，完成克隆、定位和功能验证，还可通过沉默竞争途径关键酶基因的表达促进甾体皂苷的生物合成。亦可通过体外培养技术，采用植物细胞培养、组织培养、根培养、体细胞胚胎发生、添加激素或生长调节剂等方法对甾体皂苷的生物合成进行调控，从而实现药用植物有效成分的大量生产，有效解决药用植物资源匮乏的问题。

三、强心苷的生物合成

强心苷（cardiac glycoside）是生物界中存在的一类对心脏具有显著生理活性的甾体苷类，由强心苷元（cardiac aglycone）与糖缩合而成。它们主要分布于夹竹桃科、百合科、十字花科、毛茛科、桑科、萝藦科、玄参科等十几个科的 100 多种植物中。强心苷的合成过程包括 3 个阶段，以洋地黄植物为例，首先是胆固醇经孕烯醇酮（pregnenolone）、孕酮（progesterone）转化为 3β，14β，21- 三羟基 -5β-20- 孕酮，其次是 C-20 或 C-21 位的丁烯酸内酯环的生成，最后是 C-3 位的糖苷化。在第一个阶段孕烯酮醇在 Δ^5-3β- 羟类固醇脱氢酶（3β-HSD）的作用下生成孕酮，孕酮 -5β- 还原酶（progesterone-5β-reductase）作用于 Δ^4、Δ^5 位，形成 5β-3，20- 孕二酮，其中 A/B 环顺式稠合，3- 酮基在 3- 羟基类固醇 -5β- 氧化还原酶（3β-hydroxysteroid-5β-oxidoreductase）的作用下被还原成 3β- 羟基，继而 14β- 羟基化，C-21 位羟基化，生成 3β，14β，21- 三羟基 -5β-20- 孕酮。丁烯酸内酯环的生成过程是丙二酸单酰辅酶 A（malonyl-coenzyme A）与 C-21 位羟基结合生成丙二酰酯，继而发生羟醛加成和脱羧反应，生成洋地黄毒苷元（digitoxigenin）；而草酰乙酰辅酶 A 与 3β，14β，21- 三羟基 -5β-20- 孕酮作用发生类似的反应，生成六元不饱和内酯侧链，如蟾蜍灵（bufalin）。强心苷类化合物的具体生物合成途径如图 3-5 所示。

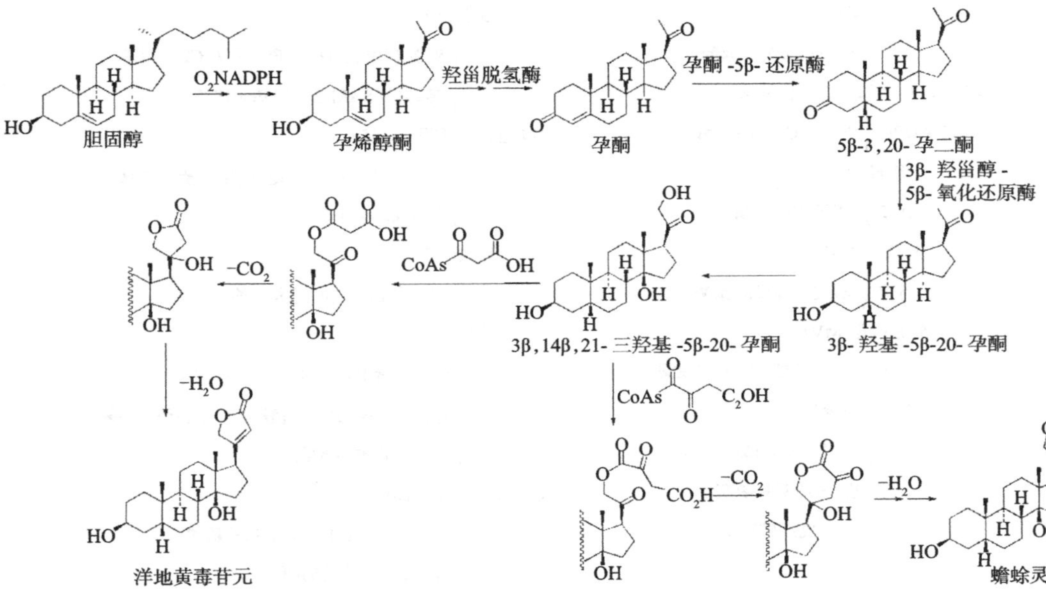

图 3-5 强心苷类化合物的生物合成途径

强心苷的 C-3 位连接糖链，糖基组成也会影响其活性，单糖分为 2 种：2- 羟基糖（如 *L*- 鼠李糖）和 2- 去氧糖（*D*- 洋地黄毒糖）。糖链合成过程由相应的糖基转移酶催化，包括 UDP- 葡萄糖依赖的洋地黄毒苷 16′-O- 葡糖基转移酶和强心苷特异性 β- 葡糖苷酶。

四、植物甾醇的生物合成

甾醇（又称固醇）是所有真核生物细胞的重要组成部分。生物体获得甾醇的途径只有 2 条：由乙酰辅酶 A（CoA）合成，从其他有机体那里获得。已经明确甾醇参加植物对外界胁迫所做的反应。在细胞内甾醇或者以携带自由羟基的形式存在，或者和蛋白质形成综合体以长链脂肪酸酯的形式存在。甾醇参加光合作用、生殖和免疫过程，某些甾醇还起植物激素的作用。

甾醇合成的第一个阶段是 CoA 在 HMGS 的作用下生成 HMG-CoA，随后在 HMGR 的作用下生成 MVA，之后经过一系列反应合成 IPP。第一次在植物中发现甲羟戊酸是在胡萝卜的块根中，含量为 2~4 μmol/（L · 100 g FW）。甾醇合成的第二个阶段是 IPP 和 DMAPP 经过 GPS 和 FPS 的催化转化为 GPP 和 FPP。之后 FPP 在 SS 的作用下缩合生成角鲨烯。应该指出，对植物、真菌和动物来说，甾醇生物合成途径中从乙酰辅酶 A 到角鲨烯的阶段是相同的。在动物和真菌中，角鲨烯分子环化形成羊毛甾醇（lanosterol），而在植物体内则形成环阿屯醇（9，19- 环 -24- 羊毛甾 -3β- 醇）的前体。最后，动物和真菌体内的羊毛甾醇形成胆甾醇。植物甾醇的生物合成途径如图 3-6 所示。

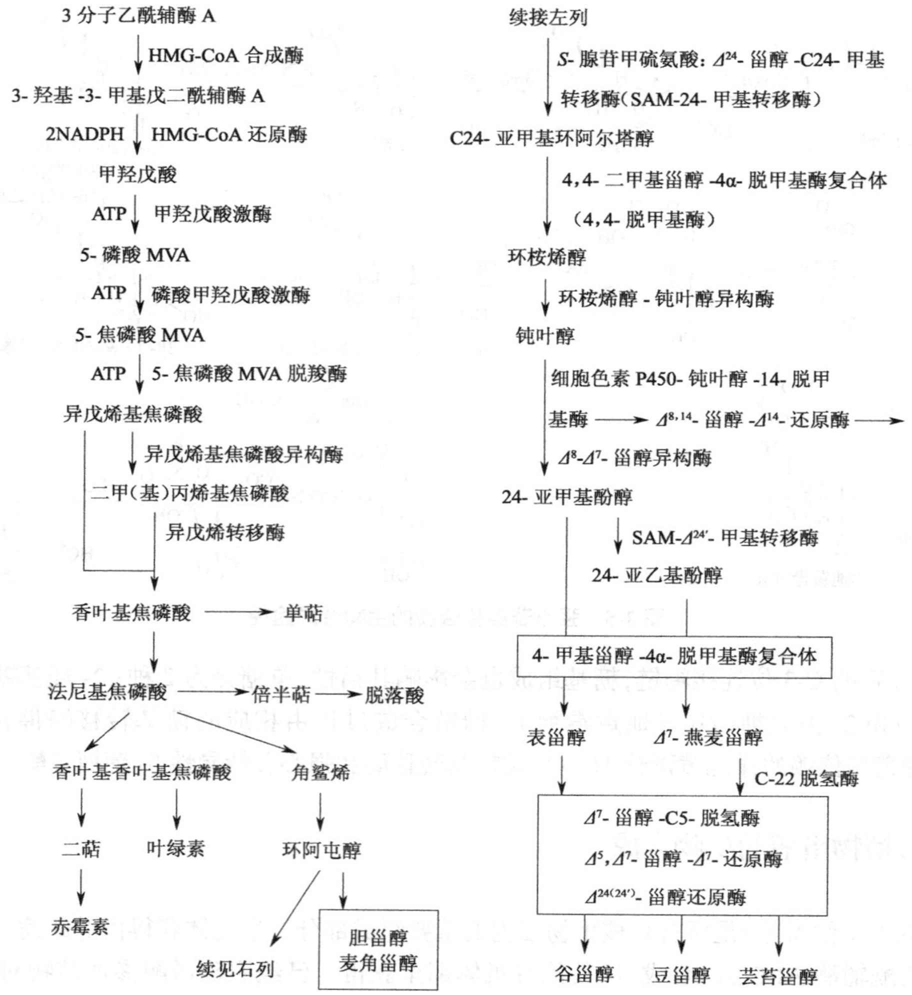

HMG-CoA—3- 羟基 -3- 甲基戊二酰辅酶 A；MVA—甲羟戊酸；SAM—S- 腺苷甲硫氨酸

图 3-6　植物甾醇的生物合成途径

植物体内的环阿屯醇经过环桉烯醇(cycloeucalenol)、钝叶醇(obtusifoliol),在一系列酶的作用下形成表甾醇、Δ^7- 燕麦甾醇(Δ^7-avenasterol)、谷甾醇、豆甾醇和芸苔甾醇。在植物体内乙酰辅酶 A 的形成有以下几条途径:①在糖酵解过程中丙酮酸盐分解形成乙酰辅酶 A 和 CO_2;②脂肪酸 β- 氧化;③乙酰辅酶 A 合成酶催化的自由醋酸激活途径。在植物体内具有 C24- 甾醇前体的烷基取代和 22, 23- 双键的引入机制,最终形成典型的 C28- 和 C29- 植物甾醇。将 22, 23- 双键和 C24- 烷基引入甾醇分子中能够提高侧链的总体强度,这种修饰作用可能是植物细胞的结构特点所必需的,同时也是细胞膜强度的需求。

对植物、真菌和动物来说,虽然甾醇合成从乙酰辅酶 A 到角鲨烯的阶段是相似的,但是这种相似仅仅局限于在酶的作用下形成的中间化合物,而催化这些反应的酶系统并不同。在植物甾醇的生物合成过程中有许多酶的参与。其中 HMGR 催化 HMG-CoA 形成 MVA。HMGR 是植物甾醇的生物合成中非常重要的关键酶。此外,HMGR 还能催化哺乳动物的胆甾醇等甾醇的形成和赤霉素（gibberellin）、类胡萝卜素（carotenoid）、脱落酸（abscisic acid，ABA）等的生物合成。因此，这种酶无论在植物还是动物有机体萜烯类物质合成速度的调节过程中都起到了不可替代的作用。

角鲨烯环化是光合和非光合有机体中甾醇生物合成途径分歧的第一阶段。植物甾醇生物合成的第一个转化反应是 2，3- 氧化鲨烯环化形成环阿屯醇。催化植物甾醇生物合成反应的酶有许多种，人们只对其中部分酶进行了研究。必须指出，对某种植物，在正常的生理生化条件下，其甾醇的生物合成途径是确定的。甾醇生物合成抑制剂会导致中间化合物的积累，使生物合成由主要途径向次要途径转化。

五、黄酮类和酚类化合物的生物合成

苯丙素类化合物的代谢有 2 条基本途径，即莽草酸途径和丙二酸（malonic acid）途径。莽草酸途径主要参与高等植物的苯丙烷类代谢，丙二酸途径则为真菌、细菌的合成途径。*L*- 苯丙氨酸（*L*-phenylalanine）和 *L*- 酪氨酸（*L*-tyrosine）是苯丙烷类化合物生物合成的起始分子。在莽草酸途径中莽草酸通过分支酸（chorismic acid）和预苯酸（prephenic acid）经转氨作用形成苯丙氨酸，苯丙氨酸解氨酶（phenylalanine ammonialyase，PAL）催化苯丙氨酸脱氨形成肉桂酸（cinnamic acid），酪氨酸则转化为 4- 香豆酸（4-coumaric acid）而进入苯丙烷类代谢途径，所有的植物均可通过 PAL 脱去苯丙氨酸上的氨基，但酪氨酸转化则主要限于禾本科（gramineae）植物。肉桂酸和香豆酸等酚类酸是中间产物，这些酸可进一步转化为香豆素和绿原酸，也可以形成咖啡酸，再进一步转化为类黄酮和木脂素等多酚类物质（图 3-7）。

此途径中包含了几个重要的酶，分别是苯丙氨酸解氨酶、肉桂酸 -4- 羟化酶（cinnamate-4-hydroxylase，C4H）、4- 香豆酸辅酶 A 连接酶（4CL）、查尔酮合成酶（chalcone synthase，CHS）和查尔酮异构酶（chalcone isomerase，CHI），它们都是苯丙烷类合成途径中的限速酶，位于代谢途径的分支点或者合成途径的下游，主要合成黄酮类和酚类物质的一般前体。

黄酮类化合物的合成以 *p*- 羟基肉桂酰辅酶 A 为起始单元，引入 3 分子丙二酸单酰辅酶 A 生成查尔酮类化合物。查尔酮的酚羟基进攻不饱和酮发生迈克尔（Michael）加成反应生成黄烷酮，此类化合物的骨架发生改变会生成很多其他的化合物，如黄酮、黄酮醇和异黄酮等（图 3-7）。黄烷酮、二氢黄酮醇的 2 个苯环上的羟基还可以甲基化、糖基化和二甲烯丙基化，从而产生多种多样的黄酮类化合物。

六、蒽醌类化合物的生物合成

蒽醌类（anthraquinones）化合物是一类广泛存在于自然界的重要天然色素，在细菌、真菌、地衣和高等植物中都有分布。在高等植物中，蒽醌类化合物主要分布在蓼科、茜草科、豆科等 30 余科植物中。蒽醌类成分包括蒽醌及其衍生物、还原产物，其中蒽醌又可分为大黄素型和茜草素型。大黄素型蒽醌包括大黄素、大黄酚、大黄素甲醚等，主要分布于蓼科与豆科等植物中，其分子中羟基分布在两侧的苯环上。茜草素型蒽醌主要分布于茜草科植物中，其分子中羟基分布在一侧的苯环上。蒽醌具有明目、降血脂、抑制动脉硬化与脂肪肝形成、降血压、缓泻和润肠通便、利尿、抗氧化和过氧化、抗诱变和保肝等多种功效。

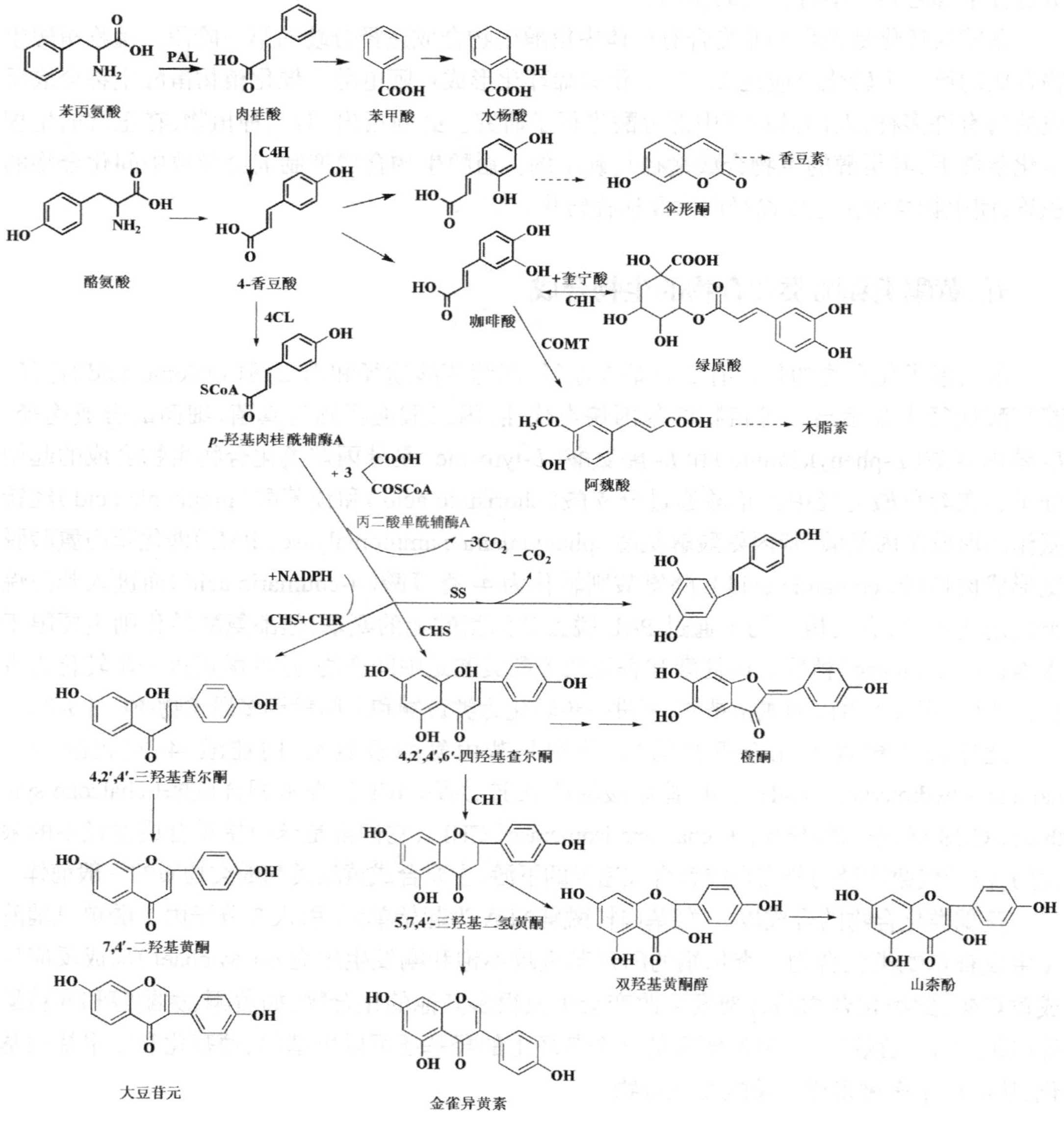

图 3-7　黄酮类和酚类化合物的生物合成途径

(一)蒽醌合成途径

1. 聚酮途径

大黄素型蒽醌的合成主要通过聚酮途径。聚酮途径大致分为 3 个阶段:①以乙酰 CoA 为起始单元,在查尔酮合成酶家族的作用下,连续与 8 个丙二酸单酰 CoA 发生缩合形成聚八酮化合物;②聚八酮化合物经过还原、脱羧、氧化等步骤形成大黄酚、芦荟大黄素、大黄酸等蒽醌类化合物;③聚八酮化合物经过水解、脱羧、脱水、甲基化等步骤形成大黄素、大黄素甲醚等蒽醌类化合物。

2. 莽草酸（分支酸）途径

茜草素型蒽醌的合成主要通过莽草酸（分支酸）途径（图 3-8），经由莽草酸、异分支酸和 α- 酮戊二酸，再经过一系列代谢分别形成蒽醌的 A 环与 B 环，C 环来源于异戊烯基焦磷酸。一般认为异戊烯基焦磷酸的形成是通过 MVA 途径或 MEP 途径。近期的研究表明，茜草素型蒽醌的 C 环可能主要来源于 MEP 途径。

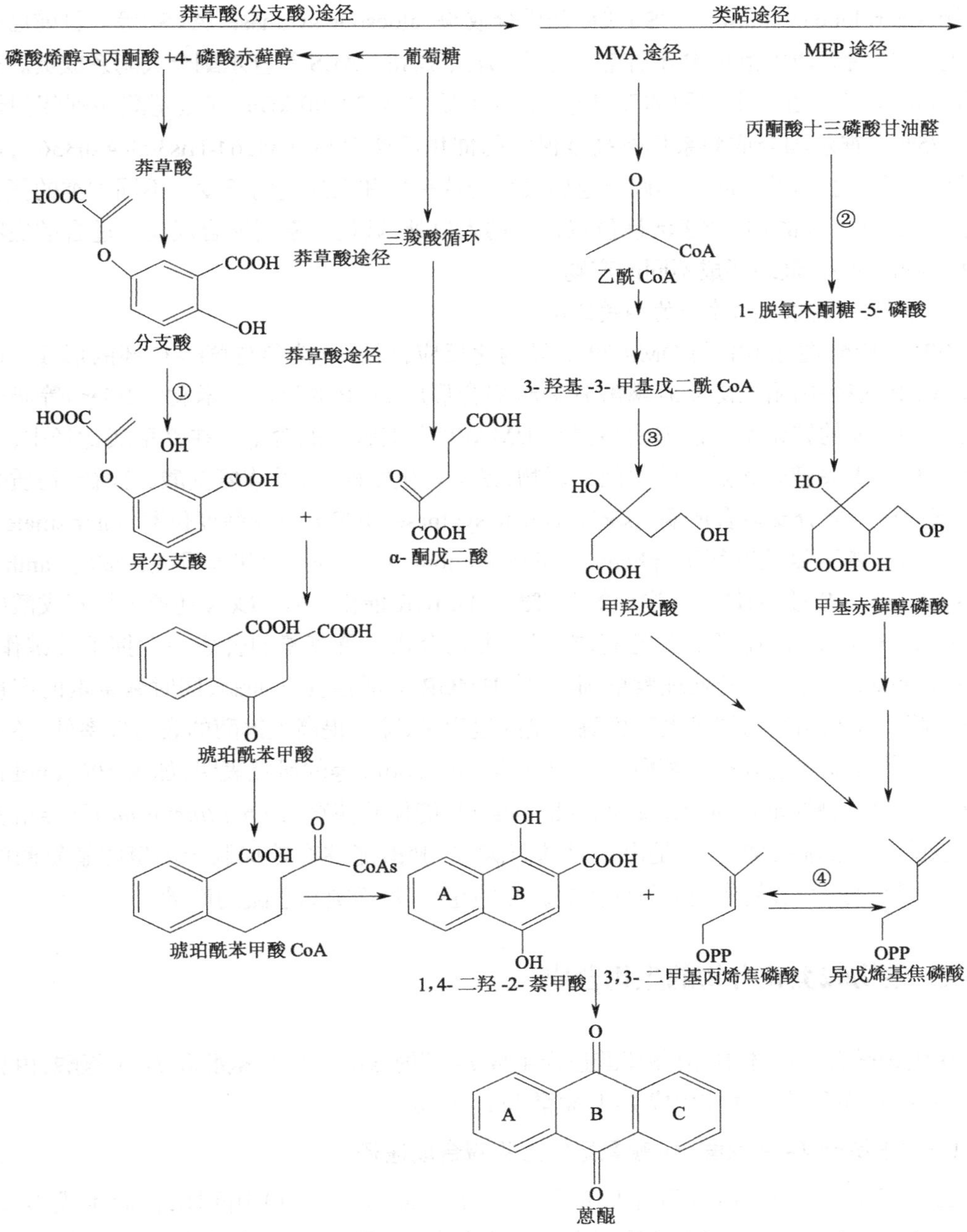

图 3-8　蒽醌合成的莽草酸（分支酸）途径与类萜途径

（二）蒽醌生物合成的相关酶类

1. 聚酮途径的相关酶类

在聚酮途径中，乙酰 CoA 与丙二酸单酰 CoA 缩合的反应是由植物的查尔酮合成酶系催化完成的。查尔酮合成酶系是植物的Ⅲ型聚酮合成酶（polyketide synthase，PKS）的一个家族酶系，包括查尔酮合成酶（chalcone synthase，CHS）、芪合成酶（stilbene synthase，STS）、吡喃酮合成酶（pyrone synthase，PS）、苯甲酮合成酶（benzalacetone synthase，BAS）、吖啶酮合成酶（acridone synthase，ACS）和芦荟松合成酶（aloesone synthase，ALS）等。目前已从大黄、虎杖、决明等药用植物中分别克隆出了 CHS、BAS、ALS 等查尔酮合成酶系成员。查尔酮合成酶系通常由 2 个相同的亚基组成，分子质量为 80~90 kDa，其氨基酸序列相似性达 60%~75%。查尔酮合成酶系具有高度保守的催化活性中心（Cyt164-His303-Asn336），通过调控活性中心腔内的空间大小调节起始底物的选择性和聚酮链的长度。不同种类的氨基酸残基（Phe215、Leu215）位于活性位点口袋的入口处，调控一系列缩合反应中适合的底物和中间产物的进入，最终形成不同的产物。

2. 莽草酸（分支酸）途径的相关酶类

IPP 异构酶催化 IPP 与 DMAPP 的异构化反应，后者直接参与蒽醌 C 环的形成。DXS 催化 MEP 途径中丙酮酸与 3- 磷酸甘油醛缩合形成 DXP 的反应。米勒（Miller）等研究发现，提高 DXS 的转录水平能够明显提高 DMAPP 在细胞中的含量。在莽草酸途径中，分支酸是一种位于关键分叉点上的中间代谢物，是多种生物碱、芳香族氨基酸、蒽醌等物质合成的共同前体。异分支酸合成酶（isochorismate synthase，ICS）、分支酸变位酶（chorismate mutase，CM）、苯丙氨酸解氨酶（phenylalanine ammonialyase，PAL）和苯甲酸合成酶（anthranilate synthase，AS）分别是各自途径的关键酶。HMGR 催化 HMG-CoA 还原为甲羟戊酸的反应。HMGR 是 MVA 途径的关键酶，在固醇类化合物与紫草素的合成中发挥了关键作用。兰格（Lange）等利用白光处理紫草细胞，使 HMGR 的活性受到抑制，同时紫草素的产量也急剧下降。在利用生物技术提高蒽醌产量的过程中，除了提高关键酶的表达效率外，还可以通过控制代谢流向达到提高蒽醌产量的目的。Perassolo 等的研究表明，加入 100 μmol/L 的氨基茚满 -2- 膦酸（amidoindan-2-phosphonicacid）能使欧茜草（*Rubia tinctorum*）悬浮培养物中的蒽醌产量提高 50%。这是由于氨基茚满 -2- 膦酸能够有效抑制苯丙氨酸解氨酶的活性，阻断苯丙酸途径，使代谢流偏向生成蒽醌的途径，从而提高蒽醌的产量。

七、生物碱类化合物的生物合成

在生物碱合成前体中，由莽草酸途径生成 *L*- 苯丙氨酸、*L*- 酪氨酸和 *L*- 色氨酸，由克雷布斯（Krebs）循环的中间体生成 *L*- 鸟氨酸和 *L*- 赖氨酸。

（一）来源于 *L*- 鸟氨酸、*L*- 赖氨酸的生物碱合成途径

乙酰辅酶 A 经 Krebs 循环生成草酰乙酸（ketosuccinic acid）中间体，由此生成 *L*- 鸟氨酸和 *L*- 赖氨酸，*L*- 鸟氨酸在动物体内会继续生成 *L*- 精氨酸。*L*- 鸟氨酸提供一个 C4 N 单

元，出现在吡咯烷中；而*L*-赖氨酸提供一个C5 N单元，出现在哌啶环中。

2条途径有很多相似的地方，以*L*-鸟氨酸为例，经过脱羧反应，在辅酶磷酸吡哆醛（pyridoxal phosphate，PLP）的作用下生成腐胺（putrescine），通过一步甲基化和二胺氧化酶的作用生成N-甲基-4-氨基-丁醛，经席夫碱生成N-甲基-*Δ*-吡咯啉阳离子。吡咯类生物碱中引入的碳原子来源于乙酰辅酶A的乙酸酯部分，分步加入2个乙酰辅酶A单元生成，此类生物碱易发生水解和脱羧反应，从而生成托品烷类生物碱。在莨菪碱（hyoscyamine）的合成过程中加入了*L*-苯丙氨酸，*L*-苯丙氨酸转化为苯乳酸（phenyllactic acid），再与托品成酯、重排得到莨菪碱。含有吡咯里西啶类生物碱的植物缺少将鸟氨酸转化成腐胺的脱羧酶，2分子腐胺结合最终生成吡咯里西啶骨架——吡咯里西啶醛，经氧化还原反应生成倒千里光裂碱（retronecine）。烟草中的生物碱尼古丁（nicotine）结构中的吡咯环来源于鸟氨酸，吡啶环来源于烟酸（nicotinic acid）（图3-9）。

L-赖氨酸比*L*-鸟氨酸多一个亚甲基，来源于赖氨酸的生物碱与来源于鸟氨酸的生物碱合成途径相似，生成的尸胺（cadaverine）作为中间体，得到*Δ*-哌啶阳离子，加入2分子乙酰辅酶A生成哌啶类生物碱。喹诺里西啶类生物碱由2分子哌啶阳离子发生偶联、水解、氧化反应生成席夫碱，席夫碱经两步还原生成羽扇豆碱。吲哚里西啶类生物碱的合成途径与前两者不同，*L*-赖氨酸形成*L*-哌可酸（*L*-pipecolic acid）作为中间体，与辅酶A成酯，再与乙酰辅酶A发生缩合反应生成*L*-吲哚里西啶酮，经过一系列的还原、羟基化反应和立体化学变化生成苦马豆碱（swainsonine），即吲哚里西啶类生物碱（图3-9）。

（二）来源于*L*-苯丙氨酸、*L*-酪氨酸、*L*-色氨酸的生物碱合成途径

来源于*L*-酪氨酸的生物碱类型丰富，*L*-苯丙氨酸途径通常与*L*-酪氨酸途径相结合，生成一类生物碱。*L*-酪氨酸和*L*-苯丙氨酸提供C6和C3单元，脱去羧基后产生C6 C2 N单元。*L*-酪氨酸经脱羧、氧化生成多巴胺（dopamine），另一路径经转氨基、脱羧生成4-羟基苯乙醛，两者发生类曼尼希反应，生成（*S*）-去甲乌药碱（norcoclaurine），这类化合物具有苄基四氢异喹啉生物碱的骨架。（*S*）-去甲乌药碱继续发生O-甲基化、N-甲基化等一系列反应，生成（*S*）-N-甲基乌药碱，2个苄基四氢异喹啉单元通过酚的氧化形成自由基，发生偶联，生成粉防己碱（tetrandrine），其为双苄基四氢异喹啉结构。（*S*）-N-甲基乌药碱继续甲基化，生成（*S*）-网状番荔枝碱（reticuline），它是合成其他类型的生物碱的重要前体。如（*S*）-网状番荔枝碱通过还原反应发生立体构型变化，生成（*R*）-网状番荔枝碱，酚羟基单电子氧化形成自由基，发生分子内的自由基偶联，再经过一系列的结构修饰形成吗啡烷类生物碱，如蒂巴因（thebaine）、吗啡（morphine）和可待因（codeine）等。（*S*）-网状番荔枝碱还可以通过小檗碱桥酶将叔胺氧化成亚胺离子，邻位酚羟基与亚胺离子发生类曼尼希反应，成环后再发生一系列的甲基化、氧化等反应生成小檗碱（berberine）。秋水仙碱（colchicine）为苯乙基四氢异喹啉类生物碱，石蒜碱（lycorine）为苄基苯乙胺类生物碱，这两类生物碱的生物合成途径中都有*L*-苯丙氨酸的加入。由*L*-苯丙氨酸生成的4-羟基二氢肉桂酸与多巴胺发生类曼尼希反应，生成苯乙基四氢异喹啉的基本结构，经过一系列的结构修饰，最终生成秋水仙碱。由*L*-苯丙氨酸生成的3，4-二羟基苯甲醛与来源于酪氨酸的酪胺反应，再经甲基化

生成4′-O-甲基降孤挺花啶，经对-邻偶联反应，N原子作为亲核基团环合，再经过修饰生成石蒜碱（图3-10）。

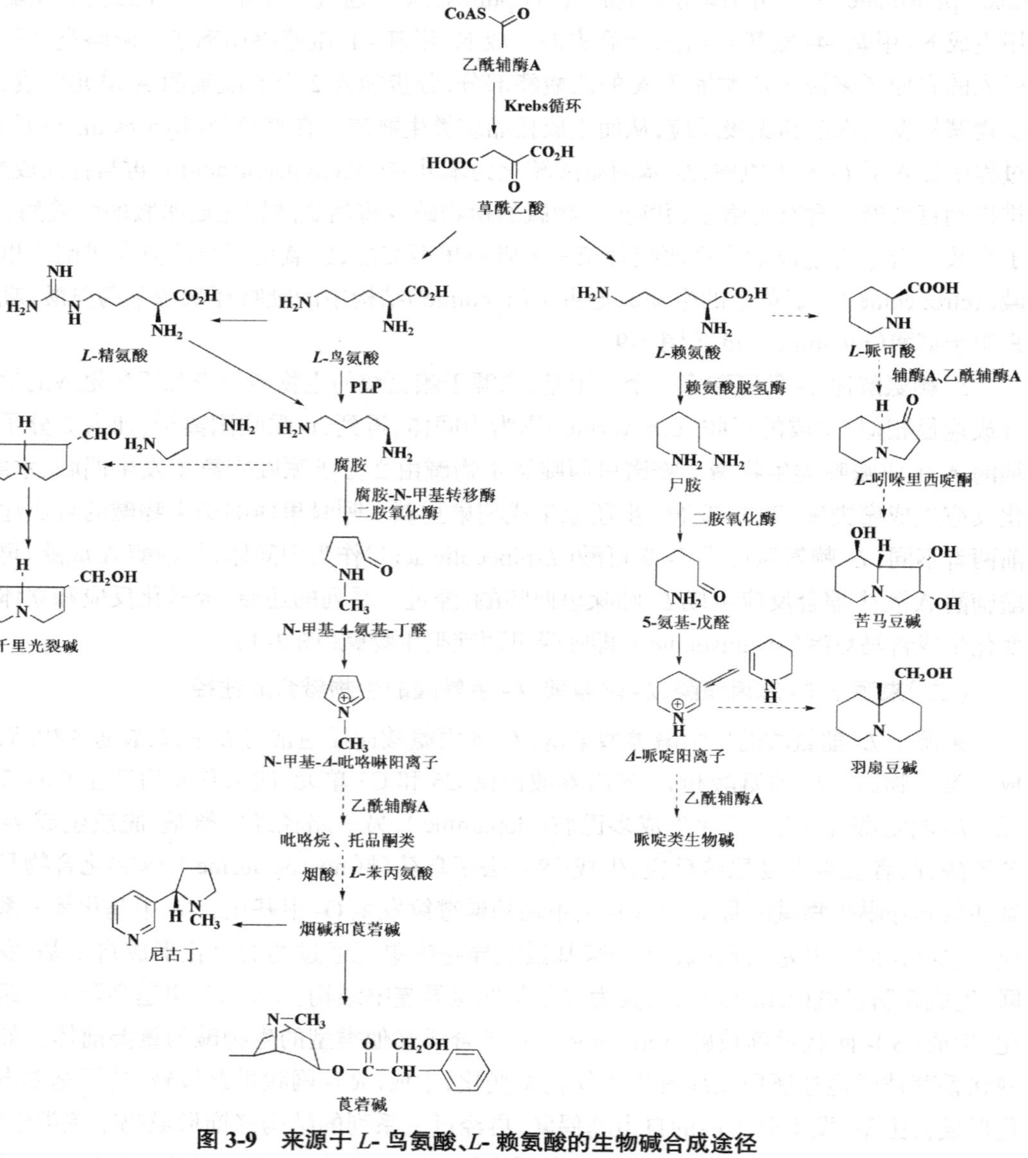

图3-9　来源于*L*-鸟氨酸、*L*-赖氨酸的生物碱合成途径

L-色氨酸是含有吲哚环结构的芳香氨基酸，其脱羧后提供吲哚C2 N单元。*L*-色氨酸是众多吲哚类生物碱合成的前体，其也可经过重排反应将吲哚环结构转化为喹啉环结构。萜类吲哚生物碱是一大类生物碱，具有重要的药用价值（图3-10）。

（三）来源于邻氨基苯甲酸和组氨酸的生物碱合成途径

邻氨基苯甲酸（anthranilic acid）是色氨酸生物合成的中间体，也是生物碱合成的前体。邻氨基苯甲酰辅酶A与丙二酸单酰辅酶A反应，通过形成酰胺生成氮杂环，氮杂环可以与二甲基烯丙基焦磷酸发生烃基化反应形成新的杂环,如白鲜碱(图 3-11)。组氨酸(hisidine)含有咪唑环,其脱羧后生成组胺。咪唑类生物碱可能来源于组氨酸。

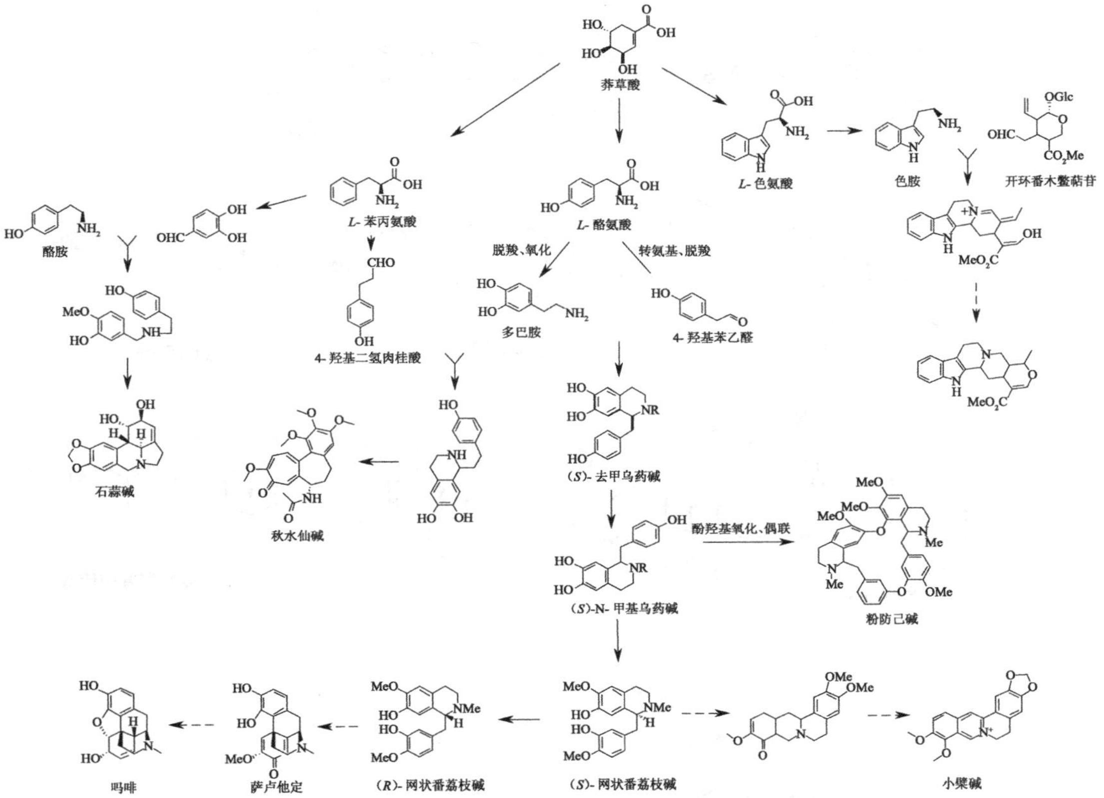

图 3-10　来源于 *L*-苯丙氨酸、*L*-酪氨酸和 *L*-色氨酸的生物碱合成途径

(四)萜类生物碱和甾体生物碱的合成途径

人们对萜类生物碱的合成途径研究得较少,单萜类生物碱主要与环烯醚萜有关,其含氧杂环被含氮原子的环结构取代。龙胆碱的生物合成以开环番木鳖苷作为生源合成前体。甾体生物碱是一类甾体皂苷的含氮类似物,其前体是胆固醇,侧链发生相应的变化,*L*-精氨酸使 C-26 位羟基胆固醇氨基化,氨基取代羟基,继而 C-22 位羟基化,发生亲核取代环化反应生成哌啶环,如果 C-16 位羟基化,亲核加成生成螺环结构,如果 C-16 位羟基被胺亲核取代,生成茄啶。白藜芦碱的骨架是由哌啶环再次环化形成的(图 3-11)。

虽然关于药用植物生物合成的研究已经进行了很多年,也成功地合成了几种三萜皂苷并通过生物制造大大提高了产量,但是三萜皂苷的工业化生产仍然面临着巨大的挑战。某些三萜皂苷(如三七皂苷 R1)的生物合成需要由尿苷二磷酸木糖基转移酶进行催化。当设计一种快速、廉价的生物方法来合成三萜皂苷时,UGT 的鉴定是成功的关键。对 UGT 的新颖功能的探索也是非常有用的。此外,三萜皂苷的生物合成途径尚不清楚,其调控机制也不十分清楚。上游和下游基因的发现有助于定向改善基因表达,以实现三萜皂苷的高产。对基因的调控也可以改善三萜皂苷的合成。未来的研究可以集中在阐明三萜皂苷的生物合成途径上，并发现其调控机制对其进行调节。通过合成生物学策略、基因突变和基因编辑技术重建的高产突变株对进一步增加三萜皂苷的产量具有重要意义。

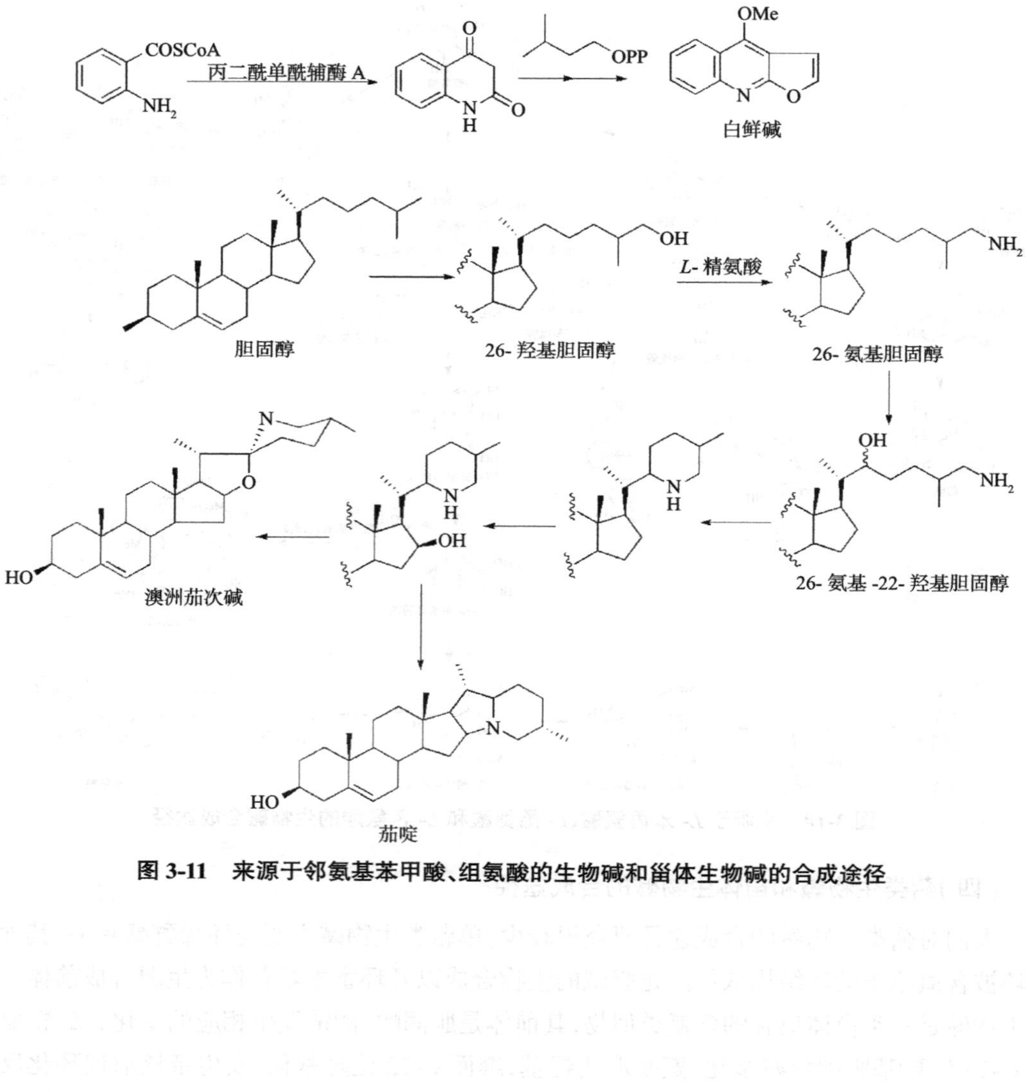

图 3-11 来源于邻氨基苯甲酸、组氨酸的生物碱和甾体生物碱的合成途径

第四章　药用植物次级代谢产物的代谢调控

第一节　概述

一、植物代谢调控的定义

植物代谢调控是一门运用现代生物技术、理论和方法研究植物代谢产物（尤其是次级代谢产物）、人为调控生产的科学，是一门以生物学和天然产物化学为基础的交叉应用学科，旨在对重要生物资源进行再生和利用。植物次级代谢是植物在长期繁衍进化过程中与环境相互作用的结果。理解和掌握植物次级代谢调控规律是解决当前植物次级代谢产物低产的难题和推动植物次级代谢产物产业化应用的核心科学问题。

研究基因表达的调控机制对我们了解细胞的生理过程、应激反应，生物生长发育，生物学功能和疾病的发生机制等起到了重要的作用。基因表达指基因经过一系列步骤将其存储的遗传信息表现为生物功能的过程，主要分为 2 个步骤：转录和翻译。转录是 DNA 携带的遗传信息转移到信使 RNA（mRNA）的过程，而翻译是根据 mRNA 合成蛋白质的过程。基因的表达受到严密的调控。基因表达调控对生物自我调节和适应环境变化起到了非常重要的作用。在真核生物中，基因表达调控是多层次的，相应的调控包括不同的水平，分别为基因水平调控、转录水平调控、转录后和翻译水平调控、表观遗传调控。基因水平调控主要指基因在外源环境刺激下的表达调控。转录水平调控大多数是通过顺式调控元件和反式调控因子复杂的相互作用实现的。转录后和翻译水平调控主要包括翻译后修饰、甲基化和磷酸化等。表观遗传调控主要包括 DNA 甲基化修饰、组蛋白修饰、ATP 依赖的染色质重塑、组蛋白变体的掺入与移除、非编码 RNA 的调控等。

代谢调控主要研究药用植物活性成分在不同水平上的调控机制，外源和内源刺激如何影响药用植物活性成分的生物合成，如何通过对调控机制的解析与改造提高药用植物活性成分的生物合成效率。借助当下先进的技术手段——基因编辑技术（如 CRISPR/Cas9）、靶标基因或蛋白互作验证技术、染色质免疫沉淀技术和免疫共沉淀技术等，可以对调控机制进行充分的解析。

二、植物代谢调控的研究意义

植物代谢调控的研究意义包括：①解决一些药用植物濒临灭绝的问题，对这些药用植物采用人工驯化、规范化种植等方法进行生产；②发展特殊生物资源的代谢调控生产技术，为工业化生产提供技术支持，如采用组织快速繁殖和细胞培养技术工业化生产紫草素；③寻找非传统意义上的天然产物活性成分的生产方式，如采用生物转化技术对一些植物活性物质的结构进行修饰，从而得到理想的药用化合物。

第二节　药用植物次级代谢产物代谢调控的影响因素

药用植物活性成分的生物合成受到诸多因素的影响，这些影响因素可分为生物因素和非生物因素。生物因素主要指来自动植物、微生物的伤害，而非生物因素包括水分、光、重金属盐和胁迫因子（干旱、温度、紫外线辐射等），如在干旱条件下甘草中甘草酸的含量显著提高，在紫外线辐射下黄连通过增强光合作用和磷酸戊糖途径（pentose phosphate pathway，PPP）提高小檗碱的含量。多种内源激素的前体物质由次级代谢途径合成，如赤霉素、生长素、脱落酸和油菜素内酯由类异戊二烯途径合成。当外界环境发生胁迫改变时，植物体内的稳态环境发生变化，植物通过调节激素应对环境变化带来的影响。

植物代谢调控与生长调控密不可分，植物生长调控在作物的生长发育过程中起着重要作用。掌握植物生长调控的机理，合理利用植物生长调控，能够为植物代谢调控提供物质基础，从而有效地加快作物发育进度、挖掘作物产量潜力、增强作物抗病性等。

一、生物因素对植物代谢调控的影响

在自然环境中，植物与其生长环境中的微生物有着密切的关系。微生物与植物间同时进行着物质交换和能量流动、信息传递。微生物对植物的影响是多方面的：有些菌在一定的生态条件下会对植物产生不良影响，被称为有害菌；另外一些菌对植物的生长起着间接的促进作用，这类菌称为植物促生菌（包括内生菌和丛枝菌根菌等）。内生菌生活在植物体内的特殊环境中，并与宿主植物长期协同进化，在漫长的共进化过程中彼此形成了稳定的生态关系。丛枝菌根菌从植物体内获取必要的碳水化合物和其他营养物质，而植物也从丛枝菌根菌那里得到所需的营养、水分等，从而达到互利互助、互通有无的高度统一。

袁媛等通过绘制第一个完全依赖菌根异养的植物天麻的高质量基因组图谱发现，天麻中核苷酸结合位点（nucleotide binding site，NBS）类抗病基因的缺失、钙调素依赖型蛋白激酶 DMI3 等基因的增加均有助于调控蜜环菌在天麻中定殖；此外，还发现独脚金内酯是天麻与蜜环菌共生关系建立的重要信号，独脚金内酯可以促进蜜环菌菌丝产生分支，有助于建立天麻和蜜环菌的共生关系。炭疽病菌（*Colletotrichum* spp.）中保守的真菌效应物 NIS1 通过靶向植物免疫激酶来抑制病原体相关分子模式（pathogen-associated molecular pattern，PAMP）触发的免疫，表明丝状真菌可以维持和利用核心效应物 NIS1 在宿主植物中建立感染，并可能产生有益的相互作用。*Epichloë* 内生真菌不仅能够分泌保护植物的真菌生物碱，还能通过促进由茉莉酸（JA）途径介导的内源性防御反应来增强宿主植物对咀嚼昆虫的免疫力。

随着对植物内生菌中活性物质的研究逐步加深，人们发现内生菌具有合成与宿主植物相同或相似的次级代谢产物的能力。内生菌产生的次级代谢产物（如萜类、黄酮类、生物碱

类、醌类和木脂素类等化合物）具有抗肿瘤、抗氧化、抗菌、抗病毒和降糖等作用。由于能够产生丰富的次级代谢产物，内生菌将成为医药研究的重点，是一类应用前景非常广阔的微生物资源。

（一）影响药用植物次级代谢产物

植物次级代谢产物并非植物生长所必需的，但对植物在复杂环境中的生存和发展有重要作用。近年来，已经从多种药用植物（如重楼、青蒿、姜黄和雷公藤等）中分离出大量不同种类的内生菌。药用植物内生菌与宿主植物之间存在着复杂的微生态关系。采用 16S rDNA 扩增子技术发现，西洋参、白参、党参、沙参和丹参等药材具有不同的酶切条带，证明宿主植物不同，其内生菌的种类也具有明显的差异。各地区菌群的分布和结构受气候和土壤的影响很大，外部因素与内生菌共同影响药用植物的生长发育，从而改变活性成分及其含量，使得不同地区的药材呈现出不同的治疗功效，形成了植物药材的道地性。环境因子除了包括光、温度、水分、土壤、气候等非生物因子外，还包括生物因子。生物因子主要包括植物、动物、微生物和生物之间的关系。内生菌定居在植物这一特殊的环境中，与宿主协同进化，构成植物微生态系统。在微生态系统中，内生菌不仅可以改变药用植物的生物学特性、促进药用植物生长、提高药用植物抵御不良环境的能力，还可以促进药用植物有效成分的合成和积累。不同的内生菌产生不同种类的代谢产物，影响该种群的结构差异，从而产生功能多样性，以不同的方式影响药材性状、生长发育、活性成分的积累等。

从南蛇藤根部分离得到的内生细菌巨大芽孢杆菌（*Bacillus megaterium*）有效促进了南蛇藤不定根中的抗肿瘤物质——三萜类物质的生成。将从栽培人参根部分离得到的内生细菌高地芽孢杆菌（*Bacillus altitudinis*）培养 7 d 后加入人参不定根中，考察人参皂苷的积累情况。结果发现，与未处理组比，试验组中总皂苷含量提高了 4 倍，达 2.026 mg/g。Xie 等发现内生细菌短小芽孢杆菌（*Bacillus pumilus*）对甘草的代谢物有显著影响，结果表明与未定殖短小芽孢杆菌的植物相比，定殖植物根系中黄酮、多糖和甘草酸的含量显著提高。使用内生真菌镰刀菌属（*Fusarium* sp.）处理明党参细胞，发现细胞生长量和多糖量分别比对照组提高了 31.86% 和 38.01%。由此可知，内生菌可直接或者间接影响植物的生长和代谢物的积累。

（二）产生与宿主植物相同或相似的活性成分

内生菌除参与宿主植物次级代谢产物的合成外，也可合成与宿主植物相同或相似的活性成分。在内生菌与宿主植物长期共同进化的过程中，存在一系列信号物质的识别与活性成分的转换，发生基因重组，内生菌可获得宿主植物的基因来完成代谢物的合成。美国蒙大拿州立大学的加里·A. 斯特罗贝尔（Gary A. Strobel）教授从红豆杉（*Taxus brevifolia* Nutt.）的韧皮部得到一株可产紫杉醇的内生真菌——安德氏紫杉菌（*Taxomyces andreanae*），该发现为人类提供了生产紫杉醇的新途径。

普瑞（Puri）教授从盾叶鬼臼（*Podophyllum hexandrum* Royale）根茎中分离出一株内生真菌——毛栓菌（*Trametes hirsuta*），其可产芳基四氢萘木脂素、鬼臼、鬼臼毒素糖苷类衍生物，具有抗癌、抗氧化、抗辐射活性。从金银花（*Lonicera japonica* Thunb.）肉座菌目内生真菌中分离得到的倍半萜类化合物布雷非德菌素 A（Brefeldin A）对人类口腔表皮癌、乳腺癌

（BC-1）和小叶肺癌（NCI-H187）有较强的抑制活性。从乌拉尔甘草中分离出的内生真菌灰黄青霉菌（*Penicillium griseofulvum*）dG9-1 的发酵液具有抗肿瘤活性，能显著抑制宫颈癌细胞 HeLa-60 的增殖，抑制率最高达 35.9%。杨正强等从华重楼（*Paris polyphylla* var. *chinensis*（Franch.）Hara）地下块茎中分离出 4 株可产生薯蓣皂苷及其类似物等甾体皂苷的内生菌，归属于芽孢杆菌属、动性球菌属（*Planococcus* sp.）、德克斯氏菌属（*Derxia* sp.）和肠杆菌属（*Enterobacter* sp.）。

2012 年，Wu 等考察了龙牙楤木（*Aralia elata*）内生菌的多样性和生产皂苷的能力，从其中分离出的内生菌 G22、P11 和 P18 生产皂苷的能力较强，其中 G22 中皂苷含量最高，达 2.049 mg/mL，经 28S rDNA 的 D1/D2 测序鉴定，G22 属青霉属（*Penicillium*）。肖等用 HPLC 法对人参内生菌的 10 种人参皂苷单体的含量进行量化，发现内生菌 G22 中 Rg1、Re 和 Rb1 的含量符合 2010 年版《中华人民共和国药典》的含量要求。此外，不同人参属植物内生菌能产生不同类型的化合物。从宁夏野生甘草中共得到 108 株内生菌，采用 1，1- 二苯基 -2- 三硝基苯肼（DPPH）自由基清除法测定清除率。产甘草苷、异甘草苷、查尔酮 A 和甘草查尔酮 A 的菌株均有较强的抗氧化活性，其中产甘草苷和异甘草苷的菌株 8-5-Y-2 活性最强（96.70%），与甘草总黄酮相当（97.63%），强于甘草查尔酮 A（71.75%）。

（三）转化合成活性成分

内生菌的微生物转化是微生物代谢产生的酶与外源底物发生的一系列催化反应。从滇重楼中分离出的 2 个内生真菌菌株 G01 和 G03 分别为产黄青霉菌（*Penicillium chrysogenum*）和镰刀菌（*Fusarium nematophilum*），它们能够将万古霉素转化成新化合物。其作用机制可能是内生真菌或者其代谢酶导致万古霉素等化合物发生生物转化，产生新化合物，这为万古霉素等抗生素衍生物的发现与筛选提供了新途径。滇重楼的内生真菌 YNCAl219——稻恶苗霉（*Fusarium moniliforme* Sheld.）可将孕酮转化为 11α- 羟基孕酮（Ⅰ）和 1α，15β- 二羟基孕酮（Ⅱ）。从霉变三七中分离出的内生菌黑曲霉能够将三七总皂苷转化为人参皂苷 Rh1、原人参三醇、人参皂苷 CK 和原人参二醇。李等从野山参中分离得到一种内生菌伯克霍尔德氏菌（*Burkholderia* sp.）GE17-7，其不具有内部糖基水解特性，但能够特异性地水解原人参二醇型人参皂苷的 C-20 糖基，得到的转化产物经鉴定为 Rg3。Ye 等分离得到的拟青霉属（*Paecilomyces variotii* Dainier）229-7 可将人参皂苷 Rb1 转化成 Rd，生物转化率高达 94.9%，当培养液增加到 10 L 时，转化率也可达 89%，这为医药行业工业化生产 Rd 提供了理论基础。

二、非生物因素对植物代谢调控的影响

影响药用植物次级代谢产物代谢调控的非生物因素主要有光、温度、金属离子和激素等。这些非生物因素通过诱导植物体内的应激反应引起信号分子等的变化，进而刺激转录调控因子（如转录因子、microRNA 等）的差异表达，随之引起次级代谢产物关键合成基因的表达，最终对次级代谢产物的含量和种类造成影响。

(一)光

植物的生长发育由环境和内部发育程序共同调控。在控制植物生长发育的多种环境因素中,光对植物的光生物合成、光周期、发育模式转换诱导等起到重要作用。光敏素控制的生长发育过程包括茎干伸长、子叶钩状展开、叶片伸展、种子萌发和花萌动。蓝光受体参与植物的向光性生长,可调节茎干伸长、气孔扩张和叶绿体发育。许多研究发现光质对植物种子萌发、幼苗生长、茎干伸长、成花等生理过程的影响与植物内源激素的变化关系密切。光质对植物内源激素水平的调节可通过调控激素生物合成相关酶的活性、关键基因的表达实现。蓝光和紫外线 B(UV-B)能提高吲哚乙酸氧化酶的活性,促进吲哚乙酸(indoleacetic acid,IAA)分解,从而抑制植物生长。

青蒿是一种抗疟疾植物,是富含萜烯和类黄酮的物种。植物中的 UV-B 辐射胁迫通常与类黄酮的生物合成正相关。在许多植物(如拟南芥、番茄、罗勒叶和青蒿)中,已发现诱导类黄酮的生物合成是植物抵抗 UV-B 胁迫的重要策略之一。潘迪(Pandey)等通过启动子中转录因子结合位点的胞嘧啶脱甲基作用,对 UV-B 诱导的类黄酮生物合成的第一个重要基因 AaPAL1 过表达的表观遗传调控进行研究,并认为这种表观遗传调控可能是黄花蒿中类黄酮大量积累的原因,为根据 DNA 甲基化和相关表观遗传进一步剖析类黄酮生物合成途径的潜在线索。

长春花中的文多灵碱经研究发现是通过 GATA 和植物色素相互作用因子转录因子的调控并经光诱导产生的。试验阐明了光通过 CrGATA1 和 CrPIF1 影响长春花碱的生物合成的机制。CrPIF1 在黑暗中抑制 CrGATA1 和长春花碱途径基因的表达,从而减少长春花碱的积累。CrPIF1 在光下可能被 26S/泛素蛋白酶体系统降解,从而导致 CrGATA1 的抑制。CrGATA1 的激活会导致长春花碱途径基因的上调和长春花幼苗中长春碱的积累。

(二)温度

低温是对药用植物生长和产量产生不利影响的最重要的环境因素之一。长时间暴露于低温下可以增强植物的抗冻性。低温也是限制药用植物生长、存活和地理分布的最关键的环境决定因素之一。青蒿在温暖的亚热带和炎热的热带地区都有商业种植。有趣的是,当青蒿暴露于低温下时,青蒿素的生物合成和生产大大增强。廖志华教授团队采用多学科研究手段从青蒿中分离鉴定了 bHLH 家族转录因子 AabHLH112,该基因在青蒿分泌型腺毛体中高表达,且受 4 ℃低温诱导,能够与 AaERF1 启动子结合,从而间接激活青蒿素生物合成基因表达,过表达 AabHLH112 能够大幅度提高青蒿素含量,为进一步促进青蒿素生物合成提供了一种可行的方法。

(三)金属离子

金属离子对药用植物的正常生命活动起着关键作用,其含量很重要,低于或高于一定限度均会影响药用植物的正常新陈代谢,而某些植物体不能代谢的重金属离子则一点都不能含有,如果有所积累容易引起植物病变。砷是一种众所周知的致癌物质,其在土壤和植物中的生物毒性取决于其浓度和化学形式。硅通常可以缓解生物和非生物胁迫,包括砷胁迫。研究表明,添加硅降低了土壤中砷的生物利用度,但增加了三七对砷的吸收。硅的添加减少了三七根中硅的积累，但增加了砷（Ⅲ）的积累，这可能是由于硅和砷（Ⅲ）竞争，导致膜转运蛋白进入根中。在磷酸盐饥饿的条件下，铁离子和铝离子触发转录因子 STOP1 在拟南芥根细胞核中的积累，进而激活 ALMT1 基因的表达，对生长和代谢产生一系列影响。

（四）机械及其他损伤

白木香树需受伤害才能诱导形成沉香，针对沉香的形成机制，研究揭示了伤害诱导白木香树的防御反应形成沉香的生理和分子机理；明确了木间韧皮部是树脂主要的形成和积累部位，从伤口到健康白木层的分层结构有利于阻碍伤害扩展；发现 H_2O_2 是白木香树受伤害早期诱导倍半萜合成的重要信号，茉莉酸合成途径参与调控沉香倍半萜合成，WRKY44 抑制 ASS1 表达，可解除伤害。

（五）激素

植物在生长发育的各个阶段都需要通过调节自身的激素来适应环境的变化，植物激素作为植物自身合成的痕量小分子物质，参与调控植物的整个生命周期。植物激素除传统的 6 种植物内源激素外，还包括水杨酸和茉莉酸甲酯等，它们被证明有类似激素的作用。植物次级代谢产物可帮助机体有效对抗环境胁迫，诱导植物产生次级代谢产物进行防御，这一过程受到多种植物内源激素共同调控。研究植物激素调控次级代谢产物的分子机制，可更好地了解植物激素在次级代谢过程中发挥的作用，以获取植物激素与次级代谢产物之间的更多联系。

1. 生长素对次级代谢产物的调控机制

添加吲哚丁酸（indolebutyric acid，IBA）和萘乙酸（naphthylacetic acid，NAA）可促进人参悬浮细胞中皂苷的积累。向培养的桑树愈伤组织或者不定根中添加 IAA 不仅可以促进生长，还可以增加芦丁的含量。SSS 基因和 TDC 基因可编码吲哚生物碱生物合成必需的酶，在长春花悬浮细胞的培养中，这两种基因的表达被生长素快速下调。

2. 细胞分裂素对次级代谢产物的调控机制

在红豆杉植株、银杏的愈伤组织、狭叶柴胡的愈伤组织等一系列植物组织的培养中，激动素（kinetin，KT）均起到关键诱导作用。外源细胞分裂素与乙烯相互作用，可以使长春花细胞中的阿马碱得到积累，促进活性物质的产生。

3. 赤霉素对次级代谢产物的调控机制

外源赤霉素诱导葡萄植株时，可促进浆果中 *L*- 脯氨酸和其他组织中单萜、倍半萜合成，同时抑制多酚合成。赤霉素由 MEP 途径合成，抑制黄花蒿 MEP 途径中的关键酶 DXR，可在抑制赤霉素生成的同时使青蒿素在营养期和开花期的产量降低。用赤霉素处理丹参毛状根，可提高 PAL、TAT（tyrosine aminotransferase，酪氨酸转氨酶）的活性和酚酸的含量。

4. 脱落酸对次级代谢产物的调控机制

在次级代谢过程中，脱落酸依靠自身合成途径、信号传导和激素间的相互作用等多种因素调控次级代谢产物的产生。在次级代谢过程中，用 ABA 诱导黄花蒿，青蒿素得到积累，并且 HMGR、FPS、CYP71AV1 和 CPR 的活性显著提高。亮氨酸拉链家族转录因子 AabZIP1 参与 ABA 调控青蒿素生物合成的机制。AabZIP1 在花序中的表达水平高于在其他组织中，用ABA处理、干旱和盐胁迫强烈诱导AabZIP1表达。酵母单杂交和电泳迁移率试验表明，AabZIP1与紫穗槐-4，11-二烯合酶、CYP71AV1的启动子区（ABRE）结合，后两者是合成青蒿素的关键结构基因。用ABA处理可促进ADS和CYP71AV1启动子的活化。C1域缺失的AabZIP1变体失去了激活ADS和CYP71AV1启动子的能力，过表达AabZIP1会显著增加有效成分的积累。喷洒ABA外源处理甘草植株，可在一段时间后明显提高有效成分甘草酸和甘草苷的含量；在干旱条件下NCED家族基因表达量上调，促进内源ABA合成，甘草中的活性成分同步积累。

5. 乙烯对次级代谢产物的调控机制

胁迫可以导致乙烯含量增加，并提高代谢产物的含量。如烟草受到生物胁迫时，乙烯含量增加，ACS活性增强，生物碱尼古丁得到显著积累。AP2/ERF家族的B3亚族蛋白ORCA3通过诱导吲哚生物碱合成酶的表达促进吲哚生物碱的合成和积累，经信息学分析，人们推测ORA59与ORCA3共同参与调控紫草宁的生物合成，促进紫草次级代谢产物的合成。

6. 油菜素内酯对次级代谢产物的调控机制

油菜素内酯（brassinolide，BR）已被证明可以通过增强植物的抗氧化防御来提高抵抗能力，在盐胁迫下，薄荷中精油含量降低，通过外源施用BR可提高叶片中SOD、CAT和APX（aseorbateperoxidase，抗坏血酸过氧化物酶）的活性，显著提高总精油含量。

7. 茉莉酸甲酯对次级代谢产物的调控机制

茉莉酸甲酯（MeJA）可广泛调控多种次级代谢产物的合成。MeJA能够对丹参中的萜类化合物进行诱导，对用MeJA处理过的丹参进行表型-代谢-转录组分析，新发现的SmJAZ8参与酚酸的生物合成，被证明是JA路径上的转录因子。MeJA外源诱导青蒿悬浮细胞，使青蒿素含量上升，CYP71AV1上调。MeJA还可上调黄花柴胡中角鲨烯合酶基因的表达量，刺激β-杏仁核合酶（β-AS）mRNA的积累，提高柴胡皂苷的含量。

思政元素

顺境出产量，逆境促品质

药用植物在生长发育过程中面临着多种逆境胁迫，如干旱、高盐、极端温度和病害等，这些胁迫对中药材的产量和质量产生了严重影响。顺境出产量，逆境促品质，植物如此，人亦如此。顺与逆是相对的，逆境能帮助我们思考、反思。人生不可能都是顺境，有时经历逆境并不是坏事，既可以磨炼自己的性格，也将成就更好的自己。

第三节　药用植物次级代谢产物代谢调控的内容和方法

一、代谢调控的研究内容

(一)生长调控

药用植物的生长发育是一个极其复杂的过程,它在各种物质(包括次级代谢产物)代谢的基础上,表现为种子发芽、生根、长叶、植物体长大成熟、开花、结果,最后衰老、死亡。在整个生长发育过程中,基因(转录因子、microRNA 和其他关键合成基因)调控起到不可或缺的作用。通过对蒺藜苜蓿(*Medicago truncatula*)脱落酸外运蛋白 MtABCG20 的研究发现,MtABCG20 会影响蒺藜苜蓿的根系形态和种子萌发。Xu 等发现,在半夏块茎中 miR319 和 miR171 分别高表达和低表达,暗示这两种 miRNA 可能在半夏块茎中有着重要的调控作用。Perez-Quintero 等发现,黄花蒿中 miR390 可能靶向毛状体发育的相关基因,而毛状体是合成青蒿素的重要部位。对金鱼草花发育的 mRNA 表达分析表明,月桂烯和罗勒烯合酶基因的 mRNA 首先出现在成熟的花蕾中并且其水平一直升高直到开花第 4 d 达到顶峰,此后下降。此外,月桂烯和罗勒烯合酶基因的 mRNA 水平展现出有节律的表达,与相关单萜释放有着很大关系。这些表明了月桂烯和罗勒烯的生物合成受到了发育阶段和昼夜节律的共同调控。Hu 等验证 WOX11/12 在 WOX5/7 的遗传上游起作用,并且 WOX11/12 蛋白直接与 WOX5/7 的启动子结合以激活它们的转录,表明从 WOX11/12 到 WOX5/7 的表达转换在根器官发生期间对根原基的起始是至关重要的。

(二)代谢调控

1. 基因水平调控

基因的表达受到严密的调控。在真核生物中,基因表达调控是多层次的,相应的调控也包括不同水平,其中基因水平调控主要指外源环境刺激下,植物 MAPK 级联信号调控基因表达。植物 MAPK 级联信号在植物抗病过程中的重要调控作用很早就被认识,MPK3、MPK6、MPK4 3 个核心成员调控了多个与抗病相关的过程,包括乙烯合成、植保素合成、具抗病活性的次级代谢物质合成、气孔免疫、过敏反应和抗病基因表达等。同时,MAPK 级联信号对植物生长发育的多个过程也是不可或缺的,包括合子的第一次不对称分裂、胚胎发育、气孔分化、植物分枝、花序形态建成、花粉发育、花粉管导向等。

MPK3、MPK6、MPK4 3 个核心成员调控的生物过程,还涉及植物合成次级代谢产物的关键合成基因(如 OSC、CYP 和 UGT 等)。甾醇 C-24 甲基转移酶(SMT)在植物生长和发育中起着重要作用。Guan 等从雷公藤中克隆并验证了 TwSMT1(GenBank access number KU885950)基因。在陆地棉(*Gossypium hirsutum*)中漆酶 GhLac1 通过操纵苯丙烷途径和茉莉酸合成调节广谱生物胁迫耐受性。在欧洲油菜(*Brassica napus* L.)中过表达来自乌桕(*Sapium sebiferum*(L.)Roxb.)的硬脂酰 - 酰基载体蛋白脱饱和酶(stearoyl-acyl carrier protein desaturase, SAD）基因可提高其冷冻耐受性。

2. 转录水平调控

1）转录因子

真核生物转录水平的调控大多数是通过顺式调控元件和反式调控因子复杂的相互作用实现的。顺式调控元件是调控的场所，包括启动子、增强子和沉寂子等。与顺式调控元件相互作用作为调控工具的就是反式调控因子，它们是能直接或间接识别顺式调控元件并参与调控转录的蛋白质。一般反式调控因子也称为转录因子（transcription factor, TF）。广义的反式调控因子也包括 RNA 聚合酶等其他蛋白。转录因子是一类具有特定功能的蛋白质，它通过结合到 DNA 分子上的特定区域，将 RNA 聚合酶吸引到相应基因的启动子区域，从而开启转录。被转录因子识别的特定区域称为转录因子结合位点（transcription factor binding site, TFBS），它们大多数位于基因上游的启动子区域内，其 DNA 双链与特定的转录因子的蛋白表面相吻合，具有序列特异性。转录因子的调控作用如图 4-1 所示。一个转录因子可以调控多个基因。研究发现，被同一个转录因子调控的基因显著共表达，同时具有相似的生物功能。

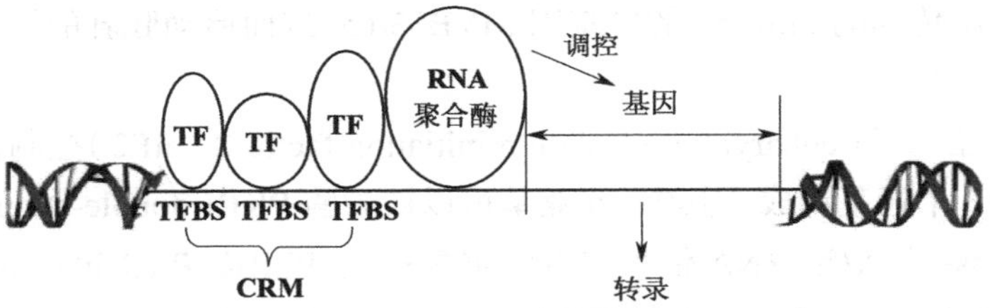

图 4-1　转录因子的调控作用

Yu 等克隆的 2 个响应 JA 诱导并在花序中高表达的 AP2 转录因子 AaERF1 和 AaERF2，可通过与 AaADS 和 AaCYP71AV1 启动子中的 CBF2（CRTDREHVCBF2）和 RAA（RAV1AAT）元件结合，调控 AaADS 和 AaCYP71AV1 基因的表达，促进青蒿素的积累。与此同时，在 RNAi-AaERF1 和 RNAi-AaERF2 转基因株系中，青蒿素积累减少。Zhou 等从丹参中克隆得到 SmMYC2a 和 SmMYC2b 转录因子，此两条基因受 JA 诱导；在 SmMYC2a/b-RNAi 毛状根株系中，SmCPS、SmKSL 和 SmDXR 等基因的表达明显受到抑制，降低了丹参酮的含量，表明 SmMYC2a 和 SmMYC2b 是丹参酮合成途径中的正调控因子。Afrin 等从人参中克隆得到的 PgMYB1 属于 R2R3 型 MYB 转录因子，其定位于细胞核，并在根、叶中高通量表达；受 ABA、SA、NaCl 和冷处理后 PgMYB1 表达上升，MeJA 处理后表达量下调，表明 PgMYB1 可能参与不同的压力、信号通路。三七转录因子 PnbHLH1 通过识别关键合成基因 DS、SS 和 SE 启动子区域含有的 E-box 顺式元件对其进行调控，从而影响皂苷的合成。

2）microRNA

近年来，研究发现另一类重要的基因调控元件——microRNA（简写为 miRNA），它是一种非编码 RNA（non-coding RNA, ncRNA），不参与编码蛋白质。非编码 RNA 包括多种类型。小干扰 RNA（small interfering RNA，siRNA）是一类外源性双链 RNA，它在 RNA 干扰途径中降解目标基因的 mRNA，抑制基因表达。核小 RNA（small nuclear RNA，snRNA）在初级 mRNA 的拼接中起到重要作用。核仁小 RNA（small nllcleolar RNA，snoRNA）可以指导 rRNA、tRNA 和其他 RNA 特异位点的化学修饰。长非编码 RNA（long non-coding RNA，lncRNA）是长度在 200 个碱基以上的非编码 RNA 的总称，它在染色质修饰、转录调控和转录后调控等过程中都起到了重要的作用。

在非编码 RNA 中，近年来生物学家尤为关注的热点是 miRNA。miRNA 是一类长度约为 22 个碱基的内源性非编码 RNA。研究发现，它参与了动植物的转录后调控。它通过与 mRNA 结合，抑制 mRNA 的翻译或使 mRNA 降解。由于 miRNA 很小，在很长时间里没有被人发现。直到 1993 年，第一个 miRNA lin-4 才被 Ambors 等发现。直到 2000 年第二个 miRNA 分子 let-7 才在线虫中被鉴定出来，它与 lin-4 有相似的调控机制。从此之后，miRNA 的研究得到了广泛的关注，大量的 miRNA 被发现。朱健康研究组发现，调低 microRNA166 导致水稻形态发生变化、气孔导度降低、蒸腾速率下降和抗旱性增强，表明 miRNA 可以介导水稻的抗旱性（Zhang et al.，2018 d）。此外，郑丙莲研究组揭示植物精子携带的 miRNA 参与早期胚胎发育，证明具有高丰度 miR159 的精细胞与中央细胞融合后能快速抑制中央细胞传递的 miR159 的靶基因 MYB33/65，进而启动胚乳的第一次核分裂。

3. 翻译水平调控

真核翻译起始因子（eukaryotic translation initiation factor 2，eIF2）控制体内蛋白翻译的起始，由 α、β、γ 3 个亚基组成。其中，α 亚基可以被激酶 PKR（double-stranded RNA-dependent，protein kinase，即双链 RNA 依赖的蛋白质激酶）、PERK（PKR-like endoplasmic reticulum kinase，PKR 样内质网激酶）、HRI（heme-regulated inhibitor，血红素调节抑制剂）和 GCN2（general control non-derepressible-2，一般性控制非抑制性蛋白 2）磷酸化。磷酸化的 eIF2 与 GDP 和 eIF2B 结合形成 P-eIF2-GDP-eIF2B 稳定结构，eIF2B 不能将其转换为 eIF2-GTP 起始翻译。由于 eIF2B 含量较少，只有 eIF2 的 1/10 左右，eIF2 磷酸化后占据了绝大多数的 eIF2B，导致蛋白质的合成受到抑制。同时，eIF2α 磷酸化使体内 TC（eIF2-GTP-aminoacyl-tRNAiMet/ternary complex）含量减少，促进 GCN4 的翻译，使分子伴侣、氨基酸合成等相关基因的表达启动，帮助生物体适应逆境胁迫。雷帕霉素靶蛋白（target of rapamycin，TOR）是一个进化上保守的丝氨酸或苏氨酸激酶，普遍存在于哺乳动物、酵母细胞、植物中。TOR 通过磷酸化 S6K1（40S ribosomal protein S6 kinase 1，40S 核糖体蛋白 S6 激酶 1）和 4E-BP1（4E-binding protein 1，4E- 结合蛋白 1）参与蛋白翻译的启动，TOR 也参与细胞的生长、增殖、细胞自噬和新陈代谢等过程，对细胞正常的生长发育有重要的作用。

拟南芥中 ERF 转录因子通过 MPK3、MPK6 实现磷酸化来调节植物防御基因诱导和真菌抗性。

4. 表观遗传调控

在生物学中，表观遗传学（epigenetics）这个名词指的是基因表达中的多种变化。这种变化在细胞分裂的过程中，有时甚至在隔代遗传中保持稳定，但是不涉及基本 DNA 的改变。表观遗传即非 DNA 序列改变导致的生物体遗传性状的变化。表观遗传调控机制主要包括DNA甲基化修饰、组蛋白修饰、ATP依赖的染色质重塑、组蛋白变体的掺入与移除、非编码RNA的调控等。这些机制尽管不能改变DNA序列，但能通过改变染色质的结构影响基因的表达，进而调控生物个体的生长发育。表观遗传的现象很多，已知的有DNA甲基化（DNA methylation）、基因组印记（genomic imprinting）、母体效应（maternal effect）、基因沉默（gene silencing）、核仁显性（nucleolar dominance）、RNA编辑（RNA editing）和休眠转座子激活等。

1）DNA甲基化

DNA甲基化是一种保守的表观遗传修饰，对基因调控和基因组稳定性很重要。DNA甲基化的异常模式可导致植物发育异常。特定的DNA甲基化状态是通过从头甲基化、维持甲基化和活性去甲基化的动态调节结果，其由不同的调节途径靶向的各种酶催化。所谓DNA甲基化主要指在DNA甲基转移酶的作用下，将供体*S*-腺苷甲硫氨酸上的甲基转移至DNA受体碱基上的过程。基因组全局性DNA甲基化水平需要通过DNA甲基化和去甲基化的动态平衡调节。钱伟强研究组揭示了拟南芥中两种碱基切除修复蛋白APE2（apurinic/apyrimidinic endonuclease 2，脱嘌呤嘧啶核酸内切酶2）和ZDP（zinc finger DNA 3′-phosphoesterase，锌指DNA 3′-磷酸酯酶）在DNA损伤修复和环境胁迫中的生物学功能。全基因组胞嘧啶甲基化（5mC）分析表明，缺失APE2和ZDP基因的双突变体中存在与单突变体不同的2 000余个DNA高甲基化位点，且双突变体表现出生长发育缺陷和对DNA烷基化试剂超敏感。该研究证明APE2和ZDP在维持植物表观基因组和基因组稳定性中的重要作用。

表观遗传变异可促进植物对环境变化的适应，但目前尚缺乏天然的表观遗传等位基因有益于适应性进化的证据。朱健康和张庆祝研究组鉴定了一个名为NMR19（天然存在的DNA甲基化变异区域19）的逆转录转座子。研究表明，NMR19-4的甲基化可抑制PPH（原发肺高血压）基因的表达，进而控制植物叶片衰老。NMR19-4的甲基化修饰水平与旱季的温度负相关，暗示NMR19-4可能通过调节PPH的表达帮助拟南芥适应环境的改变。6mA（N6-甲基腺嘌呤）是原核生物基因组DNA最常见的修饰，近年来6mA修饰在真核生物中的作用也被陆续报道。谷晓峰研究组与相关单位合作发现6mA修饰在拟南芥基因组中广泛存在，其水平与活跃基因的表达呈现出相关性。

2）基因组印记

基因组印记又称遗传印记，是通过生化途径在一个基因或基因组域上标记其双亲来源信息的遗传学过程，这类基因被称作印记基因。印记基因表达与否取决于它们所在染色体的来源（父系或母系）和在其来源的染色体上该基因是否发生沉默。有些印记基因只在母源染色体上表达，而有些则只在父源染色体上表达。

3）母体效应

由母本基因决定子代性状的效应被称为母体效应。母体效应基因的获得和确定需同时结合表型观察和遗传分析，导致目前已确定的通过母体效应发挥功能控制胚胎发育的基因非常少。

被子植物的种子是由种皮、胚乳和胚胎3个部分组成，三者之间的相互协作使种子得以正常发育。在这 3 个部分当中,种皮部分的遗传物质完全由母体提供。通过遗传分析,研究人员发现当种皮的基因型为 MIR167 A+/+ 和 MIR167 A+/- 时,不论胚胎、胚乳的基因型是何种组成(即便胚胎的基因组成是 MIR167 A-/-,胚乳的基因组成是 MIR167 A-/-/-),胚胎、种子均可正常发育;当种皮的基因型为 MIR167 A-/- 时,胚胎发育便会出现明显缺陷,无法形成正常种子。这些试验数据显示 MIR167 A 在母体组织(种皮)的表达对胚胎的正常发育是必需的,证明 MIR167 A 作为一个母体效应基因参与胚胎、种子发育。

4)基因沉默

基因沉默发生在两种水平上,一种是由于 DNA 甲基化、异染色质化、位置效应等引起的转录水平上的基因沉默(transcriptional gene silencing, TGS),另一种是转录后基因沉默(post-transcriptional gene silencing, PTGS),即在基因转录后的水平上通过对靶标 RNA 进行特异性降解而使基因失活。在这两种水平上引起的基因沉默都与基因的同源性有关,称为同源依赖性的基因沉默(homology-dependent gene silencing, HDGS)。

5)核仁显性

核仁显性是表观遗传现象之一,指在动植物杂合体中,核糖体位点基因受抑制,染色体遗传自父母中的一方表现出显性。核仁显性的分子基础是:来自父/母方的 RNA 聚合酶Ⅰ,在核糖体 RNA 转录过程中,呈现可逆沉默。这些基因跨越几百万碱基对成簇存在,如核仁组织区(nucleolus organizer region, NOR),这使核仁显性成为染色体沉默中最主要的一种机制。当一套核糖体 RNA 染色质由于化学修饰沉默时,就会体现出明显的核仁显性。

6)RNA 编辑

RNA 编辑是新发现的在 mRNA 水平上遗传信息改变的过程。RNA 编辑指转录后的 RNA 在编码区发生碱基的加入、丢失或转换等现象。RNA 编辑产生的基因可称为隐蔽基因(crytogene),其产物的结构不能从基因组 DNA 序列中推导获得。RNA 编辑使 mRNA 中的编码序列与它的基因中的编码序列不一致。研究证明, mRNA 中个别碱基的取代和加减,造成 mRNA 的碱基序列与它的基因的碱基序列不一致,使其仍能参与翻译,所有这一系列的改变不是发生在基因水平上,也不是发生在拼接水平上,而是发生在成熟的 mRNA 水平上。

7)组蛋白修饰

染色质的基本单位为核小体,核小体核心组蛋白的 N 端存在多种共价修饰,这些修饰在植物生长发育过程中不可或缺。Polycomb 家族蛋白所建立的 H3K27-me3 修饰在基因沉默过程中行使重要功能。何跃辉研究组利用酵母双杂交技术鉴定出拟南芥胚花蛋白 1(EMF1)的互作蛋白——短寿蛋白(SHL)和短时间内早抽苔蛋白(EBS)。SHL、EBS 的 BAH 结构域能够特异性地识别 H3K27me3,影响全基因组范围 H3K27me3 的建立,进而抑制基因的表达。同时,杜嘉木研究组与相关单位合作证明了 EBS 的 BAH 和 PHD 结构域分别识别 H3K27me3 和 H3K4me3 修饰。EBS 通过一种特殊的自动抑制调控方式来平衡与两种拮抗型修饰的结合,破坏 BAH-H3K27me3 或 PHD-H3K4-me3 的结合均会导致拟南芥出现早花表型。该研究揭示了识别蛋白通过识别两种不同类型甲基化修饰调控植物开花的新机制。此外,该研究组还与曹晓风研究组合作解析了拟南芥 KDM5 亚家族组蛋白去甲基化酶 JMJ14、H3K4me3 复合物的晶体结构。JMJ14 蛋白与底物复合物结构的解析，为了解 JMJ14 在开花等生理过程中发挥作用的分子基础提供了理论依据。

8）染色质重塑

染色质重塑参与调控 DNA 复制、转录、修复等多个生物学过程。染色质重塑因子可导致核小体位置和结构的改变，引起染色质空间变化、相关组蛋白修饰和 DNA 甲基化修饰变化，但其是否参与植物 DNA 复制胁迫尚不清楚。刘建祥研究组针对该问题对拟南芥染色质重塑因子 CHR18 进行了研究，发现其功能缺失可导致拟南芥对 DNA 复制胁迫高度敏感。进一步分析发现，CHR18 与 DNA 复制蛋白 RPA1 A 在细胞核存在互作，说明 DNA 复制相关蛋白 RPA1 A 可招募染色质重塑因子 CHR18 到复制叉，参与减轻 DNA 复制过程中遇到的逆境胁迫。此外，周道绣研究组对水稻染色质重塑因子 DDM1（decrease in DNA methylation 1）进行了研究，揭示了 OsDDM1 在抑制非编码 RNA 表达和在 RNA 介导的 DNA 甲基化途径中的作用机制。

叶片是植物最基本的器官，其发育过程受到多重信号调控。崔素娟和赵红桃研究组发现，转录因子 AS2 可以招募 LFR、SWI/SNF 复合体到 BP（brevipedicellus）基因位点，通过调节核小体占位抑制 BP 基因的表达从而影响叶片发育。该研究首次将 AS2 与染色质重塑复合体联系起来，揭示了调控 BP 基因表达的染色质重塑机制。刘西岗研究组则利用染色质构象俘获技术（chromosome conformation capture，3C）和染色质免疫共沉淀 -3C 技术，发现花器官和花分生组织决定的关键基因 AG（agamous）通过招募 PcG（polycomb group）复合体蛋白 TFL2（terminal flower 2）到 WUS（Wuschel）基因旁侧序列，形成一个染色质环来调控 WUS 基因的表达。

9）非编码 RNA

非编码 RNA 是生物体内一类不具有编码功能的 RNA，包括 microRNA、lncRNA 等。它们对基因表达有调控作用，主要通过调节 mRNA 的稳定性或者参与 DNA 甲基化等过程影响个体的生长发育。麻锦彪研究组与相关单位合作解析了 SDN1 的 N 端结构域、催化结构域与 RNA 底物复合物的晶体结构，阐明了 SDN1 识别并剪切多种 RNA 底物的工作机制，并提出了 SDN1 在生物体内修剪小非编码 RNA 的分子模型，为设计和优化用于实验室研究的更加稳定的小非编码 RNA 奠定基础。

lncRNA 是生物体中一类长度大于 200 bp 的非编码 RNA，其通过多种方式参与基因表达调控等重要生命活动。戚益军和李景睿研究组系统鉴定并分析了拟南芥中大量的 lncRNA，发现可以调节开花时间的 NAT-lncRNA，并阐明了其正向调控正义链基因转录的作用机制。杨金水和苏伟研究组则在水稻中鉴定到一例与产量性状相关且起转录激活作用的 lncRNA，过表达 lncRNA 会改变 LRK1 基因组位点的组蛋白修饰状态从而实现水稻增产。

思政元素

表观遗传即生物的基因序列未发生变化，但由于环境因素，生物的表型发生了变化。可见环境对个人品格塑造的重要性。我们要向优秀的榜样学习，向优秀的集体靠拢，为自己营造良好的环境。

二、代谢调控的研究方法

（一）组学测序

近年来，许多重要的药用植物完成的组学测序，如黄花蒿（*Artemisia annua*）、乌天麻（*Gastrodia elata*）、乌拉尔甘草（*Glycyrrhiza uralensis*）、洋常春藤（*Hedera helix* L.）、博落回（*Macleaya cordata*）、三七（*Panax notoginseng*）和大花红景天（*Rhodiola crenulata*），有助于人们对植物系统性的了解和活性化合物的可持续生产。三七基因组与相应转录组的测序，挖掘出皂苷合成相关基因，有助于人们对三七化学多样性和药品质量有更深入的了解。

（二）功能验证

主要对调控关键基因的调控作用进行验证。

1. 过表达

过表达是研究某一基因是否能够调控特定产物的常规方法。为了验证丹参中 SmERF1L1 在丹参酮和酚酸生物合成中的调节作用，构建了过表达载体 pCAMBIA2300-SmERF1L1 并将其转化到丹参的毛状根中。结果发现在丹参毛状根中过表达 SmERF1L1 使丹参酮含量增加到 6.488 mg/g DW，是对照组的 1.58 倍。在三七悬浮细胞中分别过表达 3- 羟基 -3- 甲基戊二酰辅酶 A 还原酶基因 HMGR 和角鲨烯合成酶基因 SS 能够促进三萜皂苷生物合成，同时过表达 HMGR 和 SS 能进一步提高皂苷含量，证明了 HMGR 和 SS 在三萜皂苷合成过程中的调节作用。

2. RNAi

RNAi 也是一种验证关键基因的方法。在三七悬浮细胞中，通过 RNA 干扰三环素合成酶基因 CAS，阻断了合成植物甾醇分支的代谢通量，并同时对 FPS 过表达，使得皂苷含量显著提高，验证了 CAS 和 FPS 在皂苷合成途径上的作用。拟南芥中，通过 RNAi 验证了 WRKY 转录因子对自噬和衰老中 SA 合成和信号传导的调控作用。

3. 突变

随着基因工程的发展，有可能通过基因突变改变特定的功能基因。探寻催化酶的关键氨基酸，并根据人们的期望改善酶活。定点突变发现甘草 UDP 依赖性葡萄糖醛酸转移酶（UGAT）关键的催化位点 Gln-352，对其进行突变后，UGAT 活性降低，表明关键的催化位点 Gln-352 对 UGAT 催化调控甘草甜素生物合成的关键作用。木聚糖酶 XynCDBFV 的热稳定性可以通过 C 末端置换来改善，这将有助于改变工业酶的活性，并减轻对嗜热木聚糖酶的巨大需求。

4. 模拟靶序列

模拟靶序列（target mimicry）具有与 miRNA 靶基因相似的可被 miRNA 识别并结合的序列。一旦 miRNA 与模拟靶序列结合，miRNA 本身就失去对其靶基因的调控作用。MicroRNA319（miR319）被认为是植物非生物逆境抗性的重要参与者，通过过表达 Osa-MIR319b 和模拟靶序列 miR319 处理，证明 miR319 可以正面调节柳枝中乙烯的生物合成、信号传导和盐胁迫响应。

5. 基因编辑技术

基因编辑是对基因组进行定点修饰的一项新技术。利用该技术，可以精确地定位到基因组的某一位点上，在这个位点上剪断靶标 DNA 片段并插入新的基因片段。此过程既模拟了基因的自然突变，又编辑了原有的基因组，真正实现了“基因编辑”。在基因编辑技术中，以锌指核酸内切酶（zinc-finger nuclease，ZFN）和类转录激活因子效应物核酸酶（transcription activator-like effector nuclease，TALEN）为代表的序列特异性核酸酶技术能够高效率地进行定点基因组编辑，在基因研究、基因治疗和遗传改良等方面展示出了巨大的潜力。CRISPR/Cas9 是继 ZFN、TALEN 之后出现的第三代基因组定点编辑技术。与前两代技术相比，它具有成本低、制作简便和快捷高效的优点，因此迅速风靡于世界各地的实验室，成为科研和医疗等领域的有效工具。CRISPR/Cas9 技术被认为可以在活细胞中最有效、最便捷地“编辑”任何基因。

CRISPR/Cas9 技术可以实现以下功能。

（1）基因敲除：如果想使某个基因的功能丧失，可以在这个基因上产生双链 DNA 断裂（DSB）。在非同源末端连接（NHEJ）修复的过程中往往会产生 DNA 的插入或删除（InDel），造成移码突变，从而实现基因敲除。

（2）特异突变引入：如果想把某个特异的突变引入基因组，需要通过同源重组来实现，这时候要提供一个含有特异突变的同源模板。在正常情况下同源重组效率非常低，而在这个位点产生 DSB 会极大地提高重组效率，从而实现特异突变的引入。

（3）定点转基因：与特异突变引入的原理一样，在同源模板中间加入一个转基因，这个转基因在 DSB 修复过程中会被拷贝到基因组中，从而实现定点转基因。

利用 CRISPR 技术对水稻 OsSF3B1 基因及其保守结构域 HR15-17 进行突变，经过除草剂的筛选，最终获得了 21 株抗除草剂的水稻植株。此外，研究发现，相对于随机定点的突变而言，针对 HR15-17 保守结构域的定向突变获得抗除草剂的水稻的效率更高。针对雷公藤中无羁萜（friedelin）的生物合成，通过 CRISPR/Cas9 技术在工程酵母中重建了无羁萜生物合成途径，并进行了蛋白质修饰和培养基优化，从而在摇瓶培养中异源地生产了无羁萜，产量达到 37.07 mg/L。

（三）靶点基因验证

1. 酵母单杂交

酵母单杂交是一种研究蛋白质和特定 DNA 序列相互作用的技术，主要包括 4 个流程：①筛选含有报告基因的酵母单细胞株；②构建表达文库；③重组质粒转化至酵母细胞；④筛选阳性克隆菌株。启动子是基因的重要组成部分，它的主要功能是控制基因表达（转录）的起始时间和表达的程度。转录因子是能直接或间接地识别顺式调控元件（包括启动子），参与调控转录的蛋白质。

酵母单杂交试验表明丹参中转录因子 SmERF115 能够与 SmRAS1 的启动子 GCC-box 序列结合进而调控酚酸类化合物的合成。拟南芥中 WRKY40、WRKY46、WRKY51、

WRKY60、WRKY63和WRKY75均能与水杨酸诱导缺陷2(salicylic acid induction deficient 2)的启动子结合,进而对自噬和衰老中SA合成和信号传导进行调控。

2. 电泳迁移率试验

电泳迁移率试验(EMSA)又称凝胶迁移试验,是在体外研究DNA或RNA与蛋白质相互作用常用的一种特殊的凝胶电泳技术。在凝胶电泳中,由于电场的作用,裸露的DNA分子向正电极移动的距离同其分子质量的对数成反比。如果该DNA分子可以和目标蛋白质结合,那么由于分子质量的加大,它在凝胶中的迁移作用便会受到阻滞,于是朝正极移动的距离也就相应地缩短,因而在凝胶中出现滞后的条带,这就是凝胶阻滞试验的基本原理。

EMSA证明PnERF1蛋白质可与顺式元件GCC-box结合,表明PnERF1可能与含有GCC-box的启动子区域结合。水稻(*Oryza sativa*)生长调节因子家族中的OsGRF3和OsGRF10结合Oskn2的启动子被EMSA证实可调控不定根或不定芽的生成。

3. 染色质免疫沉淀技术

染色质免疫沉淀技术(chromatin immunoprecipitation assay, ChIP)是目前研究体内DNA与蛋白质相互作用的唯一方法。ChIP的一般流程为:①用甲醛处理细胞;②收集细胞,超声破碎;③加入目的蛋白的抗体,与靶蛋白-DNA复合物相互结合;④加入蛋白质A,结合抗体-靶蛋白-DNA复合物并沉淀;⑤对沉淀下来的复合物进行清洗,除去一些非特异性结合;⑥洗脱,得到富集的靶蛋白-DNA复合物;⑦解交联,纯化富集的DNA-片段;⑧进行PCR分析。

ChIP与其他方法的结合,扩大了其应用范围:ChIP与基因芯片相结合建立的ChIP-on-chip方法已广泛用于特定反式因子靶基因的高通量筛选,ChIP-on-chip有时也称ChIP-chip(要注意其中的大小写,因为它们代表的意义不同,其中前面的ChIP表示染色质免疫沉淀技术,后面的chip表示基因芯片技术)。与普通的染色质免疫沉淀技术的最大区别在于:染色质免疫沉淀技术主要用于在蛋白质和DNA两者都已经明确的情况下,研究蛋白质A和目标基因B之间的结合关系;而ChIP-on-chip则只用于为给定的蛋白质A寻找可能结合的靶基因,可以得到与蛋白质A结合的DNA片段集合,一般用于筛选一个蛋白的下游靶基因。RNA-ChIP也称RIP,是用ChIP的方法研究细胞内蛋白与RNA的相互结合,具体方法与ChIP相似,只是在试验过程中要注意防止核糖核酸酶(RNase),最后分析的时候要先将RNA逆转录为cDNA。

染色质免疫共沉淀测序(ChIP-Seq)采用高效的染色质免疫共沉淀(ChIP)方法和下一代测序(NGS)技术相结合分析蛋白质与DNA的相互作用。对正常发育和疾病进展中涉及的大量生物进程,如基因调节、细胞周期检查点调控、DNA修复和DNA合成,这些相互作用发挥非常重要的功能。ChIP-Seq可有效分辨和量化结合蛋白质或存在表观遗传修饰的特定DNA序列。通过高通量测序,可以一次性得到目的蛋白在整个基因组上的结合分布,得到目的蛋白精确的结合位点、结合基序等信息。ChIP-Seq的原理:首先通过ChIP特异性地富集目的蛋白结合的DNA片段,并对其进行纯化与文库构建,然后对富集得到的DNA片段进行高通量测序,将获得的数百万条序列标签精确定位到基因组上,从而获得全基因组范围内与组蛋白、转录因子等相互作用的DNA区段信息。

在拟南芥中，ChIP 试验显示 WRKY75 直接结合开花控制基因（flowering locus T，FT）的启动子，正向调控花期（Zhang et al.，2018）。在拟南芥中异源表达盐芥（*Eutrema salsugineum*）的 EsNAC1 和 RD26，全基因组 ChIP- 芯片分析显示：与 RD26 相比，EsNAC1 靶向不同基因的启动子，能够提高宿主的非生物胁迫抗性。Hu 等通过 ChIP 试验发现 WOX11/12 蛋白质与 WOX5 和 WOX7 启动子上预测的 WOX 结合顺式元件（TTAATGG）直接结合。

（四）靶点蛋白验证

1. 酵母双杂交

酵母双杂交是在真核模式生物酵母中进行的，研究活细胞内蛋白质相互作用，对蛋白质之间微弱的、瞬间的作用也能够通过报告基因的表达产物敏感地检测得到，它是一种具有很高灵敏度的研究蛋白质之间关系的技术。大量的研究文献表明，酵母双杂交技术既可以用来研究哺乳动物基因组编码的蛋白质之间的互作，也可以用来研究高等植物基因组编码的蛋白质之间的互作。

通过酵母双杂交方法，Barth 等检测到 HIPP26 与已知在脱水应激反应中起作用的锌指同源域（zinc finger homeodomain）转录因子 ATHB29 有强相互作用。通过酵母双杂交系统研究发现拟南芥中 ZoCDPK1 和 ZoIMPα 蛋白的直接相互作用。

2. GST pull-down 技术

GST pull-down 试验是一种行之有效的验证酵母双杂交系统的体外试验技术，近年来越来越受到广大学者的青睐。其基本原理是将靶蛋白 - 谷胱甘肽巯基转移酶（Glutathione-S-transferase，GST）融合蛋白亲和固化在谷胱甘肽亲和树脂上，作为与目的蛋白亲和的支撑物，充当一种“诱饵蛋白”，目的蛋白溶液过柱，可从中捕获与之相互作用的“捕获蛋白”（目的蛋白），洗脱结合物后通过 SDS-PAGE 电泳分析，从而证实两种蛋白间的相互作用或筛选相应的目的蛋白，“诱饵蛋白”和“捕获蛋白”均可通过细胞裂解物、纯化的蛋白、表达系统、体外转录翻译系统等方法获得。此方法简单易行，操作方便。Li 等通过 GST pulldown 试验发现拟南芥脱落酸（ABA）受体 RCAR1/PYL9 与转录因子 AtMYB44 在体外存在相互作用，表明 AtMYB44 在 ABA 信号通路上有调控作用。

3. 双荧光素酶报告基因检测

双荧光素酶报告基因检测（dual-luciferase assay，Dual-LUC）测定上游刺激对下游靶基因转录水平的影响，即对靶基因 mRNA 表达水平的影响，可以通过实时荧光定量 PCR 来验证。Hu 等通过 Dual-LUC 试验方法使用烟草叶片中的瞬时表达系统测试了 WOX11/12 对 WOX5/7 的直接活化。在烟草原生质体瞬时表达系统中，Dual-LUC 试验发现 ProUGT73F3 被 TSAR1 和 TSAR2 强烈反式激活。

4. 免疫共沉淀

免疫共沉淀（co-immunoprecipitation，CoIP）是以抗体和抗原之间的专一性作用为基础的用于研究蛋白质相互作用的经典方法，是确定两种蛋白质在完整细胞内生理性相互作用的有效方法。当细胞在非变性条件下被裂解时，完整细胞内存在的许多蛋白质与蛋白质间的相互作用被保留了下来。当用预先固化在琼脂糖凝珠（agarose bead）上的蛋白质A的抗体免疫沉淀蛋白质A，那么与蛋白质A在体内结合的蛋白质B也能一起沉淀下来。再通过蛋白变性分离，对蛋白质B进行检测，进而证明两者间的相互作用。这种方法得到的目的蛋白是在细胞内与兴趣蛋白天然结合的，符合体内实际情况，得到的结果可信度高。这种方法常用于测定两种目标蛋白质是否在体内结合，也可用于确定一种特定蛋白质的新的作用搭档。Zhang等在拟南芥中通过共免疫沉淀（CoIP）证实WRKY75与RGL1和GAI的相互作用。

5. 双分子荧光互补技术

双分子荧光互补（bimolecular fluorescence complementation，BiFC）是一项可直观、快速判断目标蛋白在活细胞中的定位和相互作用的新技术。该技术利用在荧光蛋白特定位点插入外源片段而不影响GFP荧光活性的特性，将其分割为2个无荧光活性的蛋白片段，即N端片段（N-fragment）和C端片段（C-fragment），当能够发生相互作用的2个蛋白分别与N端片段和C端片段连接形成融合蛋白并在活细胞中共同表达时，荧光蛋白的N端片段与C端片段就能够相互靠近，重新形成活性的荧光基团而发出荧光。Li等分别构建BiFC/含AtMYB44和RCAR1的表达质粒，结果发现AtMYB44与拟南芥细胞核中的RCAR1/PYL9相互作用。在拟南芥中，通过BiFC试验验证WRKY75与RGL1和GAI的相互作用。

思政元素

在环境中学习，在付出中收获

道地药材可以通过表观遗传修饰从后天环境中获得性状，并且这种性状可以遗传给后代。在学习的过程中，勤能补拙也可以看作一种表观遗传现象。尽管每个人的智力存在差异，但环境能够为人的身心发展提供现实性，在良好的学习环境的影响下，只要勤奋付出就能得到回报。因此，我们要向好的榜样靠拢，在改造环境的实践中发展自身。

第四节　药用植物次级代谢产物代谢调控的研究进展

一、萜类化合物代谢调控的研究进展

植物萜类化合物通过2个途径独立合成，即位于细胞质中的甲羟戊酸（MVA）途径和位于质体中的1-脱氧-*D*-木酮糖-5-磷酸（DXP）途径。MVA途径生成异戊烯基焦磷酸（IPP），IPP可在异戊烯基焦磷酸异构酶作用下生成二甲基烯丙基焦磷酸（DMAPP），而DXP途径同时生成IPP和DMAPP。IPP和DMAPP在牻牛儿基焦磷酸合成酶（GPS）作用下形成牻牛儿基焦磷酸（GPP），接着利用FPS转化成法尼基焦磷酸（FPP），又在SS的作用下合成鲨烯，然后经SE催化转变为2，3-氧化鲨烯。接着氧化鲨烯环化酶家族（OSC）（包括达玛烷二醇合成酶（DS）、β-香树素合成酶（β-AS）、环阿屯醇合成酶（CAS）和羽扇豆醇合成酶（LS）等）催化2，3-氧化鲨烯环化生成结构和功能各异的植物甾醇和三萜类骨架，被认为是植物甾醇和三萜化合物生物合成的关键分支点。三萜碳环骨架合成后，还必须经

过复杂的修饰作用才能形成三萜皂苷，目前对这一过程的具体步骤还不是十分清楚。CYP450 和糖基转移酶（GT）被认为参与了这一过程。

三萜皂苷是植物中广泛存在的次级代谢产物，由三萜皂苷元、糖、糖醛酸和其他有机酸组成，已发现 30 余种类型，主要分为四环三萜和五环三萜两大类。三萜皂苷是很多药用植物（如人参、柴胡、西洋参、三七、甘草、柴胡、黄芪、桔梗、远志、灵芝、川楝皮、酸枣仁和贝母等）的主要活性成分，具有抗癌、抗炎、抗过敏、降血糖、防治心脑血管疾病等作用，有广阔的应用前景和可观的经济效益。2008 年全球传统医学产品市场大约为 830 亿美元，并以每年 5%~18% 的增长率增长，全球草药贸易金额有可能在 2050 年达到 7 万亿美元。三萜皂苷结构复杂，目前皂苷主要从栽培植物中提取。由于栽培植物易受到周围环境（如栽种区域、季节变化、光、潮湿度、温度、土壤肥沃度等）和栽培技术的影响，因此三萜皂苷的含量也会相应地发生变化。

（一）人参皂苷

1. 诱导子调控

利用诱导子来提高次级代谢产物的量是目前在药用植物细胞培养中常用的方法。诱导子可分为生物诱导子（病原菌、植物细胞成分等）和非生物诱导子（MeJA、水杨酸、重金属、稀土元素等）。MeJA 是诱导三萜皂苷合成最有效的诱导子。

从土壤中筛选得到一株人参的优势菌——球毛壳菌。它能够作为人参的生物诱导子。用固定化球毛壳菌孢子诱导 24 h 可使人参总皂苷含量达到 56.29 mg/g，比诱导前提高 3.2 倍，且最优共培养条件是液固比为 10 :1（mL/g），初始 pH= 6.5。当用 200 mg/L 黑斑病菌匀浆液处理 8 d 时，人参不定根中皂苷含量最高，是未处理的 3.78 倍。200 mg/L 青霉菌（*Penicillium* sp.）YJM-2013 可以显著提高人参不定根中人参皂苷含量（达到 48.95 mg/g），为对照组的 2.59 倍。在 10 ℃下低温处理人参不定根 7 d 后，人参皂苷的含量达到（34.10 ± 0.37）mg/g，是在 25 ℃下培养的 2.4 倍；固定化黑曲霉孢子悬浮液与人参不定根在孢子悬浮液与培养基体积比为 4%、悬浮液每毫升含 102 个孢子的条件下共培养 7 d 后，人参总皂苷的含量达到（26.43 ± 0.49）mg/g，是对照组的 3.09 倍；经 20 mg/L 乳酸处理的人参不定根的总皂苷含量达到（19.66 ± 0.16）mg/g，是对照组的 2.38 倍。200 mg/L 黑曲霉菌体粗提物可以显著提高不定根中人参皂苷的含量（达到（29.90 ± 4.67）mg/g），是对照组的 3.52 倍。

2. 功能基因调控

Han 等研究编码人参 SE 的 2 个基因 SE1 和 SE2 时发现，人参 SE1 基因主要作用于人参皂苷的生物合成，且在一定程度上可以决定甾醇和三萜皂苷生物合成的走向，沉默人参 SE1 基因可导致人参中三萜皂苷含量急剧下降，同时基因 SE2 和 CAS 的表达上调，甾醇的积累增加。

赵寿经等构建了人参 β-AS 基因的 RNAi 植物表达载体，经发根农杆菌介导转化人参根外植体获得了表达反义 β-AS 基因的人参发根系；表达反义 β-AS 的 5 个人参发根系在液体培养条件下生长 30 d 后，齐墩果烷型人参皂苷含量比对照组均有所降低（幅度达 13%~40%），达玛烷型人参皂苷的含量呈逐渐增大的趋势，β-AS 酶活性下降，DS 酶活性升高，这表明抑制人参 β-AS 基因的表达可使代谢能量主要流向达玛烷型皂苷合成支路，提高了达玛烷型人参皂苷的含量。

在人参中，不定根培养物中不同的三萜途径基因（如 HMGR 或 SQS）的过表达导致总人参皂苷的含量提高了 2~3 倍。PAH1 编码磷脂酸磷酸酶，该酶调控酵母中的磷脂酸生成中性甘油三酸酯。PAH1 的 KOs 表现出严重的形态变化，如外核膜和内质网急剧增殖，已被成功地用于生产 ER 定位的功能性蛋白质。Philipp Arendt 等利用 CRISP/Cas9 技术敲除了人参编码磷脂酸磷酸酶的 PAH1 基因，导致 ER 急剧扩增，从而刺激了重组三萜生物合成酶的产生，最终促进了三萜和三萜皂苷的积累。

3. 转录因子调控

转录因子（TF）是一种具有特殊结构、能调控基因表达功能的蛋白质分子，也称为反式作用因子。转录因子通过识别和结合基因启动子区的顺式作用元件，启动和调控基因表达。植物中的转录因子分为 2 种：一种是非特异性转录因子，它能够非选择性地调控基因的转录表达；另一种是特异性转录因子，它能够选择性地调控某种或某些基因的转录表达。对后一种转录因子研究得较多。典型的转录因子含有 DNA 结合区、转录调控区、寡聚化位点区、核定位信号区等功能区域，这些功能区域决定了转录因子的功能和特性。

在西洋参（*Panax quinquefolius* L.）转基因毛状根中，Pq3-O-UGT1 基因的过表达导致原花粉二醇型人参皂苷水平升高。通过转录组测序和氨基酸序列的系统发育分析得到了几种与人参皂苷合成相关的转录因子 PgWRKY1-9、PgWRKY1、PgLOX6、PgMYB1、PgMYB1-5、PnERF1、PqWRKY1 和 WsWRKY1。过表达 PgLOX6 的转基因人参根中，人参皂苷含量增加了约 1.4 倍，并且人参皂苷生物合成相关基因（包括 PgSS1、PgSE1 和丹烯二醇合酶（PgDDS））的表达上调。PgLOX6 编码 JA 生物合成所需的脂氧合酶，并促进人参中人参皂苷生物合成基因的表达，为促进人参皂苷的生产提供了一种新方法。利用绿色荧光蛋白和 DAPI 染色分析了 PgWRKY1 和 PgMYB1 的亚细胞定位，发现这 2 个蛋白都是核蛋白，并在人参中的组成型基础表达呈组织和发育依赖性。与野生细胞系相比，PnERF1 转基因细胞系中 DS 和 SS 的最高转录水平分别是非转基因细胞系中的 1.6 和 1.9 倍，总皂苷的含量和 6 种主要皂苷单体（Rg3、Rh1、Rd、Rg1、F1 和 Re）的含量也增加了。与对照品系相比，在 PqWRKY1 转基因品系中涉及三萜生物合成的基因表达高 1~5 倍。

（二）青蒿素

1. 诱导子调控

青蒿素是从传统中草药植物黄花蒿中提取的一种倍半萜内酯化合物，以青蒿素为基础的联合疗法被世界卫生组织推荐为治疗疟疾的最佳方案。目前，黄花蒿是青蒿素的唯一植物来源，但是黄花蒿中青蒿素含量很低，利用植物代谢工程策略提高黄花蒿中青蒿素的含量，对改良青蒿品种具有重要意义。

ABA 是一种倍半萜烯类植物激素，在非生物胁迫应答中起重要作用。研究表明，用 ABA 处理青蒿悬浮细胞，可使青蒿素合成途径关键基因 HMGR、FPS、CYP71AV1 的表达量显著升高，继而增加青蒿素产量。Zhang 等在黄花蒿中克隆出了 ABA 受体 AaPYL9，并证明在黄花蒿中过表达 AaPYL9 能提高青蒿素合成途径基因 FPS、ADS 和 CYP71AV1 的转录水平，提高黄花蒿中青蒿素和二氢青蒿酸的含量。Zhang 等又在黄花蒿中克隆获得 ABA 途径的 ABF 类转录因子——AabZIP1，该基因能直接结合青蒿素合成途径基因 ADS 和 CYP71AV1 的启动子，提高青蒿素的生物合成能力。

SA 是一种酚类化合物，也能影响植物中次级代谢产物的合成。研究表明，向青蒿植株喷洒 SA 时，青蒿素生物合成途径关键基因 ADS 的表达量增加，青蒿素和二氢青蒿酸的含量增加。SA 在青蒿中可能通过 2 种途径增加青蒿素的含量：一是提高活性氧（ROS）的含量，促进二氢青蒿酸向青蒿素转化；二是影响青蒿素生物合成相关的酶基因。但 SA 增加青蒿素含量的分子机制还有待进一步研究。

GA 属于二萜类酸，是目前发现的能促进青蒿素生物合成的最重要的植物激素。内源性 GA 可诱导 AA 向青蒿素转化；GA 能提高青蒿素生物合成途径中 FDS、ADS 和 CYP71AV1 基因的表达量。早期的研究表明，当用内源性 GA 处理青蒿后，青蒿素的含量增加了 3~4 倍，同时腺毛数量增加。但目前关于 GA 调控青蒿素生物合成和腺毛数量的分子机制的研究还未见报道。

研究表明：寒冷可以增加青蒿素的产量，这主要是通过增加青蒿素合成途径基因 ADS、CYP71AV1 和 DXS 的表达量实现的；夜雾和干旱也能提高青蒿素的产量。高盐对青蒿素产量的影响具有两面性，在植物生长早期主要通过增加氧化应激促进 AA 向青蒿素转化，提高青蒿素的产量，在植物生长后期高盐却抑制青蒿素的合成。另外，与营养丰富的生长环境相比，低钾环境更有利于青蒿素的合成。相比之下，适当浓度的硼、砷、镉胁迫可促进青蒿素的积累，而过高浓度的金属元素胁迫则会抑制青蒿素的合成。生物胁迫也能促进青蒿素的产生，大果球囊霉（*Glomus macrocarpum*）可增大腺毛密度和提高青蒿素产量。

研究证明，向青蒿不定根中引入内生真菌炭疽病菌，青蒿素的含量提高到 13 mg/L。另有报道指出，印度梨形孢（DSM11827）和固氮菌（W-5）通过增大青蒿植株高度、干质量和叶子生物量实现总生物量的增加，最终影响青蒿素的产量。寡糖和寡半乳糖醛酸诱导因子促使根产生大量 NO 和 ROS，提高青蒿素的产量；葡萄糖能促进青蒿素的合成，但果糖能抑制青蒿素的合成。

二甲基亚砜（DMSO）是由海洋微生物产生的，可通过增加根苗中 ROS 和 H_2O_2 浓度促进青蒿素的合成。青蒿素的合成与光合作用有关。将拟南芥中调节光信号的蓝光受体（CRY1）转入青蒿中，青蒿素合成途径关键基因 FPS、ADS 和 CYP71AV1 的表达量均增加，青蒿素量也提高 30%~40%。此外，还有研究表明，白光能增加青蒿不定根培养过程中青蒿素的形成；进一步试验证明，在白光、红光、蓝光、黄光和绿光中，红光更能促进青蒿不定根培养过程中青蒿素的合成。

2. 功能基因调控

转录因子在植物次级代谢调控中具有不可替代的作用，目前已经报道的在青蒿中表达的转录因子有 10 个左右，一些重要的更有潜力的转录因子可发掘作为青蒿代谢调控的靶标基因。

青蒿 AaHY5 转录因子调控光诱导青蒿素的生物合成。AaHY5 属于 bZIP（basic Leucine Zipper，碱性亮氨酸拉链）转录因子家族，在青蒿光暗转录组测序发现，AaHY5 与青蒿素生物合成基因一样，在黑暗中的表达水平比光照条件下显著降低。AaHY5 可以恢复拟南芥 hy5 突变体的表型，而且 AaHY5 可以与青蒿中的 E3 泛素连接酶 AaCOP1 发生蛋白相互作用。此外，AaHY5 与青蒿素生物合成基因在青蒿中的组织表达模式也是类似的；通过 AaHY5 过表达和 RNAi 转基因青蒿的比较研究，发现 AaHY5 是参与青蒿素生物合成的正调控因子。通过酵母单杂交和双荧光素酶检测发现，AaHY5 可以直接调控青蒿分泌型腺毛特异表达的 AaGSW1 转录因子，从而间接调控分泌型腺毛中青蒿素的生物合成。

1）青蒿素合成途径关键酶单基因过表达研究

HMGR 是 MVA 途径中的关键酶。过表达 HMGR 获得转基因青蒿植株，发现其中的青蒿素含量与非转基因对照组相比增加了 22.5%。将青蒿素代谢途径中的关键酶 FPS 导入青蒿，过表达 FPS 的转基因青蒿植株与非转基因对照组相比，青蒿素含量提高了 2.5 倍。在青蒿中过表达 HDR1，青蒿中青蒿素、青蒿素 B 和其他倍半萜的含量均有不同程度的增加。过表达 DXR 的转基因青蒿中青蒿素的含量比野生型提高了近 2 倍。

2）青蒿素合成途径关键酶多基因过表达研究

HDR 是 MEP 途径中的最后一个关键酶，ADS 催化青蒿素下游生物合成途径的第一个关键步骤。在青蒿中过表达 HDR 和 ADS，转基因株系 AH70 中青蒿素的含量为对照株系的 3.48 倍，表明 HDR 和 ADS 具有提高青蒿素含量的作用。在青蒿中过表达 HMGR 和 ADS，同时调控 MVA 途径和青蒿素下游生物合成途径，发现转基因株系中青蒿素的含量比非转基因株系高 7.65 倍。过表达 CYP71AV1 和细胞色素 P450 还原酶可使青蒿素的含量增加 38%。Lu 等首次在青蒿中同时过表达 ADS、CYP71AV1 和 CPR，高效液相色谱分析表明 ACR 株系中青蒿素的含量比对照株系高 2.4 倍，达到 15.1 mg/g DW。Shi 等通过在青蒿中同时过表达 ADS、CYP71AV1、CPR 和 ALDH1 等 4 个关键酶基因使青蒿素的含量达到 27 mg/g DW，是野生型的 3.4 倍。

3）青蒿素合成途径关键酶基因抑制研究

Ma 等构建了 HDR1 基因的反义抑制载体，遗传转化青蒿植株，Anti-sense-HDR1 植株的叶片中青蒿素含量下降了 27%~33%，青蒿素 B 含量降低了 50%，多种其他萜类物质的含量也有不同程度的减少，表明 HDR1 既能促进青蒿素的积累，也对其他萜类物质的合成有重要作用。

3. 转录因子调控

WRKY 是植物特有的转录因子家族，AaWRKY1 是最早在青蒿中发现的转录因子，研究表明该基因可与 ADS 和 CYP71AV1 启动子区域的 W-box 结合，WRKY1 过表达可提高转基因植株中 HMGR、DBR2、ADS 和 CYP71AV1 基因的表达水平，促进青蒿素的积累。

NAC 类转录因子是植物中最大类转录因子之一，该家族的转录因子 AaNAC1 受水杨酸（SA）、茉莉酸（JA）和干旱诱导，在青蒿中过表达该基因，导致青蒿素合成途径基因 ADS 的表达量升高，青蒿素量增加。

AabHLH1 和 AaMYC2 属于碱性螺旋 - 环 - 螺旋（basic helix-loop-helix，bHLH）类转录因子。AabHLH1 从青蒿分泌型腺毛的 cDNA 文库中分离获得，研究证明该基因可与 ADS

和 CYP71AV1 启动子区域的 E-box 顺式作用元件结合，在青蒿中过表达 AabHLH1 可提高 HMGR、ADS 和 CYP71AV1 基因的表达水平。Shen 等在青蒿中克隆获得 AaMYC2 转录因子，证明该基因受 JA 诱导，可与 CYP71AV1 和 DBR2 启动子中的 G-box like 结构域结合，过表达 AaMYC2 基因上调了 CYP71AV1 和 DBR2 基因的转录水平，增加了青蒿素的含量；另有研究表明，在青蒿倍半萜合成中，JA 与 GA 之间的信号传导依赖 AaMYC2-DELLA 蛋白的相互作用。

AabZIP1 和 AaHD1 同属于 bZIP 类转录因子家族，具有基本的 DNA 结合区域和亮氨酸拉链结构。研究证明，AabZIP1 基因通过与 ADS 和 CYP71AV1 启动子区域的 ABA 反应元件（ABRE）结合，上调了 ADS、CYP71AV1、DBR2 和 ALDH1 基因的转录水平，影响青蒿素的生物合成，将 ABA 信号通路与青蒿素生物合成联系起来。而 AaHD1 与 JA 信号传导相关，该基因通过结合 AaJAZ8（jasmonate ZIM-domain 8，茉莉酸 ZIM 结构域蛋白 8）影响 JA 的活性，调控青蒿中腺毛的形成，AaHD1 过表达可显著增大青蒿分泌型腺毛的密度，最终提高青蒿中青蒿素的含量。

AP2/ERF 转录因子家族在青蒿转录调控中研究较多，目前已经报道的 AaERF1、AaERF2、AaORA 和 AaTAR1 均属于该家族。Yu 等的研究表明 AaERF1 和 AaERF2 为乙烯和 JA 响应的 AP2 转录因子，与 ADS 和 CYP71AV1 启动子区域的 CBF2 和 RAA 结合，调控 ADS 和 CYP71AV1 基因的表达，提高了青蒿素的含量。Lu 等通过试验证明，AaORA 可调控腺毛的形成，通过防御标志基因 PDF1.2、HEL 和 B-CHI 影响青蒿对灰霉菌（*Botryris cinerea*）的抵抗作用，正向调节 DBR2、ADS、CYP71AV1 和 AaERF1 的转录水平，增加青蒿素的含量。高胜课题组克隆了另一个 AP2/ERF 转录因子——AaTAR1，证明该基因可影响青蒿腺毛发育和蜡质合成，还可通过与 ADS 和 CYP71AV1 启动子区域的 CBF2 和 RAA 结合，调控青蒿素的生物合成。另外，Wang 等通过对 ALDH1 启动子的克隆证明 AaORA 和 AaERF2 也可与 RAA 结构域相互作用，影响青蒿素的合成。

bZIP 类转录因子参与了 ABA 依赖性基因表达途径的转录调控，而植物激素脱落酸（ABA）在提高青蒿素含量方面发挥着重要作用。酵母单杂交试验和凝胶迁移试验表明 AaABF3 能直接结合 ALDH1 的启动子，并激活青蒿素合成途径结构酶基因 ALDH1 的表达，从而参与调控青蒿素合成。高效液相色谱分析结果表明，AaABF3 过表达与 RNA 干扰的转基因青蒿植株中青蒿素的含量明显高于野生型青蒿植株中青蒿素的含量。

4. 转录后修饰调控

转录后调控（post-transcriptional control）是在转录后水平（RNA）上对基因表达的调控，包括对真核生物基因的转录产物进行的一系列修饰和加工。转录后调控主要表现为对 mRNA 前体 hnRNA 的剪接和加工、mRNA 由细胞核转至细胞质的过程和定位、mRNA 的稳定性和降解过程等多个环节的调控，还有像 RNA 编辑和 RNA 干扰等现象也属于转录后调控的范畴。

青蒿素被广泛用于治疗疟疾，青蒿中相对较低的青蒿素含量是其大规模生产的限制因素。为更好地了解青蒿中 miRNA 对青蒿素合成的影响，Pérez-Quintero 等预测 miR390 靶向参与毛状体发育的基因可能成为增加青蒿素含量的遗传转化候选基因。他们使用黄花蒿

UniGene 数据库来搜索黄花蒿 miRNA,发现在预测得到的 11 条 premiRNA 中，miR390 靶标基因参与毛状体的发育,而毛状体是合成青蒿素的重要位点,推测 miR390 可能影响青蒿素的生物合成。由上述研究可推测,黄花蒿中 miRNA 是青蒿素生物合成的重要调控者,而且，miRNA 不但可能通过调控相关酶来直接影响青蒿素的生物合成,还可能通过调控青蒿素合成过程中的相关位点间接影响青蒿素的生物合成。

（三）丹参酮

1. 诱导子调控

植物源烟水（plant-derived smoke water，SW）是植物焖烧产烟入水所得的水溶液，KAR1 被认为是烟水中的主要活性成分。SW、KAR1 对毛状根中丹参酮的含量具有提升作用。经 SW（1∶500，*V*/*V*）处理后毛状根中丹参酮Ⅰ含量在第 1、3、5、9 d 分别是对照组的 1.4、2.6、1.2、1.2 倍,经 SW（1∶1 000，*V*/*V*）处理后毛状根中丹参酮Ⅰ含量在第 1、3、5、9 d 分别是对照组的 2.9、3.1、1.3、1.2 倍;相较于对照组,经 KAR1 处理后第 1 d 和第 3 d,毛状根中丹参酮Ⅰ含量显著增加;经不同浓度 SW 和 KAR1 处理后丹参酮ⅡA 的含量略有增加,其中经 SW（1∶1 000，*V*/*V*）处理 1 d 后丹参酮ⅡA 含量显著提高（P<0.05）,达到 143.36 mg/g,经 KAR1 处理 1 d 后丹参酮ⅡA 含量显著提高（P<0.05）,达到 117.89 mg/g;隐丹参酮含量随 SW 浓度增大而增加，KAR1 处理第 5 d 隐丹参酮含量显著增加;与对照组相比,经 SW 和 KAR1 处理后第 1 d 和第 3 d,毛状根中二氢丹参酮含量显著增加（P<0.05）。

翟欣等从道地产区陕西商洛的栽培丹参中分离出一株优势内生真菌深绿木霉（*Trichoderma atroviride*）D16,该内生真菌不仅可以显著促进丹参毛状根生长,而且能大幅提高丹参毛状根中丹参酮类活性物质的含量,其效果远远好于其他已有的化学或生物诱导子,并且确定了 D16 的活性部位是多糖部位（polysaccharide fraction，PSF）。

丹参种子内生真菌草茎点霉（*Phoma herbarum*）D603 具有产 IAA、溶磷和产铁载体等活性,可以定殖于丹参根部细胞间隙或表面,促进其生长和根系发育,并通过刺激 DXS、HMGR、GGPPS、CPS、KSL 和 CYP76AH1 等关键基因的上调表达,促进丹参酮的合成,提高丹参药用成分的含量。

夏静等利用环糊精（β-CD）和硝酸银成功合成了平均粒径在 51 nm 的球形 β-CD-Ag 纳米粒子（Ag NPs）,发现 Ag NPs 可以有效提高丹参酮的产量,通过筛选处理时间和浓度确定了最佳处理条件是丹参发根培养 18 d 时加入 30 mg/L 的 Ag NPs 处理 7 d,此时丹参酮的产量达到 10.76 mg/L,是对照组的 1.8 倍。通过一系列试验探讨 Ag NPs 对丹参酮生物合成的影响机制,发现 Ag NPs 的诱导作用主要来自纳米颗粒自身,将溶液中游离的 Ag 螯合以后丹参酮的产量依旧高于对照组。同时，Ag NPs 可以促进活性氧的迸发,提高丹参酮合成途径上关键酶基因的表达（包括 SmHMGR、SmDXR、SmDXS、SmGGPPS、SmCPS 和 SmKSL）,进而影响丹参酮的生物合成。

2. 功能基因调控

丹参 HMGR 基因编码 565 个氨基酸,在丹参的根、茎、叶中均有不同程度的表达。在过表达 SmHMGR 的丹参毛状根中,丹参酮的含量比对照组高 2.2 倍,表明 SmHMGR 可有效促进丹参中丹参酮的积累。开国银研究组从丹参中克隆出 2 个丹参 DXS 成员，分别命名为 SmDXS1 和 SmDXS2，其中 SmDXS1 为组成型表达基因，SmDXS2 为非组成型表达基因。在丹参毛状根中过表达 SmDXS2，丹参酮含量明显增加。采取遗传工程策略，在丹参毛状根中过表达 SmGGPPS，可将丹参酮含量提高至 4.95 mg/g DW。

在丹参毛状根中过表达 SmHMGR 和 SmGGPPS，可产生协同促进作用。在 HG9 株系中，丹参酮含量为 2.727 mg/g DW，是对照组的 5.74 倍。Shi 等在丹参毛状根中过表达 SmHMGR 和 SmDXR，将丹参酮含量提高到 3.25 mg/g DW，并通过 YE 和 Ag^+ 的诱导进一步提高毛状根中丹参酮的含量。将 SmGGPPS 和 SmDXS2 共同导入丹参可促进丹参酮的积累，其中 GDII10 株系的丹参酮含量提高至 12.93 mg/g DW；遗传转化拟南芥，胡萝卜素等萜类物质的含量也明显提高。

黄璐琦研究组采用 cDNA 微阵列芯片筛选并克隆得到 SmIPI 基因，通过构建 RNA 干扰载体遗传转化获得毛状根体系，发现 RNAi 株系的毛状根畸形老化比较严重，且几乎检测不到丹参酮。在大肠杆菌中异源过表达 SmIPI 可促进代谢流产生胡萝卜素，表明 SmIPI 在 MEP 途径中发挥的作用更大。SmCPS 是在 GGPP 形成后第一个发挥作用的关键酶，在丹参毛状根中干扰 SmCPS 的表达，二氢丹参酮和隐丹参酮的含量与对照组相比分别下降 53% 和 38%，且检测不到丹参酮ⅡA。利用酵母表达系统和以次丹参酮二烯为底物的体外酶促反应对丹参 CYP76AH1 基因的功能进行初步研究，为确定该基因在丹参酮生物合成途径中的作用，通过遗传转化获得 RNAi-CYP76AH1 毛状根系统，结果发现该基因有效抑制了转化过程，使铁锈醇的含量明显降低，且阻碍了丹参酮ⅡA、隐丹参酮和丹参酮Ⅰ等终产物的积累。Xu 等从丹参中克隆得到 2OGD 基因，RNAi-2OGD 第 5 号株系中的丹参新酮、隐丹参酮、丹参酮ⅡA 含量均降低，表明该基因能促进丹参酮类物质的合成。

3. 转录后修饰调控

为了探知 miRNA 对丹参酮含量的影响，扩增了第一年种植丹参根 miRNAs（FPR）和连作丹参根 miRNAs（SPR），通过分析推测 miR164a 极可能参与了丹参连作障碍的应答和对丹参酚酸、丹参酮的调控，之后构建了 miR164a 的过表达载体并获得了 miR164a 过表达转基因毛状根。与野生型毛状根相比，miR164a 过表达转基因植株对连作障碍具有显著的耐受性；miR164a 过表达的毛状根中丹参酮ⅡA（T-ⅡA）的含量降为野生型的 53%~66%。进一步检测生长素吲哚乙酸（IAA）、茉莉酸（JA）和水杨酸（SA）含量，结果显示，过表达转基因毛状根中 IAA 含量增加，而 JA 和 SA 含量降低，推测 miR160a 也许通过影响植物激素含量而负调控了丹参酮的生物合成。

（四）紫杉醇

1. 诱导子调控

紫杉醇是一种高效的抗癌药物，目前主要从红豆杉中提取，但红豆杉资源匮乏导致其药源紧缺。高产细胞愈伤组织经继代后进行悬浮培养研究发现，向培养基中添加椰汁、马铃薯汁和苹果汁对东北红豆杉悬浮细胞鲜重增殖倍数和紫杉醇产量都有不同程度的促进作用，其中以椰汁对东北红豆杉悬浮细胞的影响最大，当添加椰汁浓度为 10 mL/L 时，紫杉醇产量达到最大值（1.534 mg/L），与空白对照组相比提高了1.23倍，悬浮细胞鲜重增殖可达1.64倍，同时能够使悬浮细胞较快地进入对数生长周期。另外，当茉莉酸甲酯浓度为105.98 μmol/L、水杨酸浓度为21.01 mg/L、苯丙氨酸浓度为392.16 mg/L、甘氨酸浓度为8.93 mg/L时，悬浮细胞鲜重增殖倍数达到最大值（2.74倍）；当茉莉酸甲酯浓度为108.61 μmol/L、水杨酸浓度为16.47 mg/L、苯丙氨酸浓度为381.12 mg/L、甘氨酸浓度为10.67 mg/L时，紫杉醇产量达到最大值（1.959 mg/L），与空白对照组相比提高了1.58倍。

除了化学诱导子，有研究分析了在不同紫外线B（UV-B，280~320 nm）辐射强度下南方红豆杉细胞中紫杉烷类化合物含量和合成路径关键基因表达变化发现：用UV-B处理提高了紫杉烷类化合物（10-去乙酰巴卡亭Ⅲ、巴卡亭Ⅲ和紫杉醇）含量；用不同辐射强度的UV-B处理24 h，单株紫杉醇产量与对照组相比，分别增加了70.3%（3.25 μW/cm^2）、89%（6.51 μW/cm^2）、76.3%（9.76 μW/cm^2）。增加环境UV-B辐射，可迅速调节南方红豆杉紫杉醇合成路径关键基因表达，有效提高紫杉醇含量。

2. 功能基因调控

利用内生真菌发酵生产紫杉醇是最有前景的替代途径之一。然而，目前发现的产紫杉醇内生真菌的紫杉醇产量较低，均不具备大规模生产的价值。因此，分别过表达了从产紫杉醇内生真菌枝状枝孢霉MD2中的候选基因A10182和A10251，得到突变菌株。与过表达A10182的突变株中紫杉醇（(5.033 ± 0.132)μg/g）、10-去乙酰巴卡亭Ⅲ（(15.062 ± 0.304)μg/g）、10-去乙酰紫杉醇（(4.044 ± 0.089)μg/g）、7-木糖-10-去乙酰紫杉醇（(2.387 ± 0.059) μg/g）产量相比，A10182-转基因菌株AC的紫杉醇（(5.187 ± 0.016)μg/g）、10-去乙酰巴卡亭Ⅲ（(20.411 ± 0.335)μg/g）、10-去乙酰紫杉醇（(4.518 ± 0.091)μg/g）、7-木糖-10去乙酰紫杉醇（(3.434 ± 0.061)μg/g）的产量均有所提高，并且A10182-转基因菌株AC中检测到多烯紫杉醇，产量约为（2.709 ± 0.106）μg/g；与过表达A10251的突变株中紫杉醇（(5.033 ± 0.132)μg/g）、10-去乙酰巴卡亭Ⅲ（(15.062 ± 0.304)μg/g）、10-去乙酰紫杉醇（(4.044 ± 0.089)μg/g）、7-木糖-10-去乙酰紫杉醇（(2.387 ± 0.059)μg/g）产量相比，A10251-转基因菌株AC的紫杉醇（(6.022 ± 0.116)μg/g）、10-去乙酰巴卡亭Ⅲ（(22.304 ± 0.442)μg/g）、10-去乙酰紫杉醇（(4.209 ± 0.097)μg/g）、7-木糖-10去乙酰紫杉醇（(3.378 ± 0.074)μg/g）的产量均有所提高，并且A10251-转基因菌株AC中检测到了多烯紫杉醇，产量约为（1.983 ± 0.094）μg/g。

3. 转录后修饰调控

Hao等在通过高通量测序和降解组分析鉴定红豆杉miRNA及其靶基因时发现，miR164和miR171分别通过靶向调控紫杉烷13α-羟基化酶基因和紫杉烷2α-O-苯甲酰转移酶基因，调控紫杉醇生物合成。Fan等通过对苍耳腺毛状体和幼叶的miRNA分析，揭示了miRNA在调节萜类生物合成中的作用，推测miR7539、miR5021和miR1134可能通过靶向上游萜类通路基因参与调节萜类生物合成。

（五）甘草酸和甘草次酸

用毕赤酵母分离纯化的响应蛋白LSP1处理后，甘草中甘草酸含量（0.41 mg/g）和甘草次酸含量（0.41 mg/g）为对照组的 3.4 和 2.4 倍。茉莉酸甲酯（MeJA）和苯丙氨酸（PHE）混合诱导可以显著提高甘草不定根中甘草酸（0.36 mg/g）和甘草次酸（0.22 mg/g）含量，分别是对照组的 2.99 和 1.29 倍。大肠杆菌细胞中分子片段大于 10 kDa 的蛋白可以显著增加甘草代谢物甘草酸（0.29 mg/g）和甘草次酸（0.27 mg/g）的含量，分别是对照组的 2.64 和 2.70 倍；毕赤酵母处理的甘草中甘草酸含量和甘草次酸含量分别增加 6.3 和 4.6 倍。在严峻的干旱胁迫条件下，在甘草植物的茎中甘草甜素的产量可以提高 1.7 倍，SQS、BAS 和 SAS 基因的表达量提高。

（六）黄芪皂苷

水分是影响黄芪次级代谢产物形成的重要生态因子之一，适度的水分调控可促进黄芪药效成分的积累。渐近干旱组黄芪甲苷和总皂苷含量在第 15 d 达到最大值，比水分充沛组分别提高了 16.8% 和 23.6%，此时渐近干旱组中黄芪甲苷和总皂苷积累量达到最大值，是水分充沛组的 1.37 和 1.45 倍。水分亏缺组黄芪甲苷和总皂苷含量在 7 月和 8 月分别达到最大值，比水分充沛组分别提高了 15.92% 和 49.42%；7 月中旬黄芪甲苷积累量最大，是水分充沛组的 2.14 倍。其机制可能为：水分调控改变了土壤速效养分含量，进而影响了膜荚黄芪对速效养分的吸收和利用，为应对外部环境变化，其体内皂苷合成关键酶基因（AACT、HMGS、IDI、FPS、SS、SE 和 CAS）表达快速响应，最终表现出黄芪皂苷含量的差异。

利用 CCD 试验设计得到 MJ 诱导黄芪毛状根的最佳处理浓度和处理时间为 157.4 μmol/L 诱导黄芪不定根 18.4 h。在此条件下总皂苷得率为（5.547 ± 0.133）mg/g DW，是未处理空白对照组中总皂苷得率（（2.685 ± 0.051）mg/g DW）的 2.07 倍；在 30 ℃、pH= 7.0 的条件下，海藻酸钙固定化的变灰青霉菌（*P. canescens*）孢子小球（105 个/瓶）与黄芪毛状根共培养 60 h 后，黄芪皂苷Ⅰ、黄芪皂苷Ⅱ和异黄芪皂苷Ⅱ几乎能够完全转化为黄芪甲苷，黄芪甲苷得率（（2.816 ± 0.052）mg/g DW）相较于未处理空白对照组（（0.193 ± 0.007）mg/g DW）增加了 14.59 倍。

Qing Yangai 采取紫外线辐射（UV-A、UV-B 和 UV-C）诱导策略促进黄芪毛状根培养物（AMHRCs）中黄芪苷的产生。用 54 kJ/m^2 剂量的 UV-B 辐射处理 32 d 大的 AMHRC 能够达到最大的 AG 产量，即（3.431 ± 0.092）mg/g DW，是未处理对照组（（2.645 ± 0.073）mg/g DW）的 1.30 倍。通过实时定量 PCR（qRT-PCR）监测参与 AG 生物合成途径的 11 个基因的表达，转录结果显示，只有 HMGR 基因在响应 UV-B 诱导时显著上调。研究表明，UV-B 激发是促进 AMHRC 中 AG 产生的可行策略，而 HMGR 代表 AG 生物合成途径中的潜在关键基因。

二、生物碱类化合物代谢调控的研究进展

（一）长春碱

1. 诱导子调控

在植物的生长发育过程中有很多环境因素是起到关键性作用的，其中之一便是光环境。

光调节植物的生长和发育有很多方面，其中有光的形态建成、光合作用，还有光周期。朱孟炎考察了不同光强对长春碱含量的影响，结果发现，在长春花叶子中文多灵、长春碱和它波宁在中光下的含量都达到了最高值；长春新碱的含量随着光强减弱有升高的趋势，到达弱光时含量最高，但升高幅度开始减弱；蛇根碱在高光时含量最高，随后随着光强的减弱，含量逐渐降低，在低光时含量处于最低值，和长春新碱的趋势恰恰相反。而在长春花根中，长春碱、长春新碱和它波宁的含量在中光下均达到了最高值。其中长春碱的含量随着光强的减弱有升高的趋势，但到达某一点后开始迅速降低，这与过氧化物酶（PRX）细胞色素 P450 还原酶的响应有一定的联系。作为长春碱的生成物，长春新碱的变化趋势则恰恰相反，它波宁在低光时含量最低，与根中关键酶基因异胡豆苷合酶（strictosidine synthase，STR）与异胡豆苷 β-*D*- 葡萄糖苷酶（SGD）的表达量成正比，说明 STR 与 SGD 参与并促进了它波宁的合成。长春花中基因表达量的一系列复杂变化对生物碱的合成都有着一定的促进或抑制的作用。脱乙酰氧基文多灵 -4- 羟化酶（D4H）的含量随着光强变化有很大的波动，光强减弱时，D4H 的表达含量随之降低，合成的文多灵的含量也有很大的变化。T16H 有着类似的变化趋势，也是在强光中有着最高的表达量，说明强光有益于它们的表达；而在下游的那些基因中，当光强减弱时，DAT 却有着明显的升高趋势，说明弱光条件有利于基因的表达。CPR 和 DXS 对光照的影响都有着十分明显的响应，它们的表达量也有一定规律的变化，这些都说明它们对光照都能够积极地响应，并且参与了植株中生物碱的合成。

用外源铜和乙烯处理长春花幼苗可以促进长春花吲哚生物碱含量的提高，同时提高长春花生物合成途径中多个关键酶基因的表达，从而更好地促进文多灵的合成，并且促进文多灵和长春质碱合成长春碱，其中长春碱含量的提高最显著。

张楠等考察了不同的干旱条件和氮素水平对长春花叶片中 4 种生物碱（文多灵、长春质碱、长春碱和长春新碱）含量的影响。结果发现，干旱胁迫和施加氮素对长春花叶片中过氧化物酶、色氨酸脱羧酶（tryptophan decarboxylase，TDC）的活性和 4 种生物碱的含量均能产生影响，轻度干旱条件下施加氮素（LN）对文多灵、长春质碱、长春碱和长春新碱含量的提高最显著。

2. 功能基因调控

长春花单萜吲哚生物碱代谢途径中与 STR 和 TDC 成簇的多药和有毒化合物排出转运蛋白 CrMATE1 是长春花单萜吲哚生物碱合成途径中重要的膜定位转运蛋白，其对色胺具有一定的转运功能，并且能够影响长春花叶片中长春质碱的积累。利用分子生物学手段成功克隆转运基因 CrMATE1 并构建 VIGS 载体 pTRV2-CrMATE1，并通过根瘤农杆菌 GV3101 介导的瞬时转化技术沉默 CrMATE1 基因的表达。结果表明，叶片中文多灵和长春质碱的积累量分别下降了 49% 和 47%。

以长春花单萜吲哚生物碱合成途径上特异性表达的酶基因为诱饵基因，进行共表达分析（co-expression analysis），获得与这些代谢途径酶基因具有共表达特征的候选转运基因 CrTP1、CrTP2、CrTP3、CrTP4、CrTP5、CrTP6、CrTP7、CrTP8 并进行功能的初步鉴定。结果发现，CrTP3 基因和 CrTP6 基因被成功沉默后，长春花中长春质碱的积累量显著降低；CrTP4 基因被成功沉默后，长春花中长春质碱的积累量显著上升。

三磷酸腺苷结合盒（ATP-binding cassette，ABC）转运蛋白是一种广泛存在于生物界的古老的超家族跨膜蛋白。在植物次级代谢产物的转运与积累过程中，隶属于ABC家族的转运蛋白的作用举足轻重。用病毒诱导的基因沉默（VIGS）技术沉默CrMDR1后，长春质碱的含量提高了7倍左右；而沉默CrMDR2后，长春质碱的含量增长高达15倍。CrMDR1、CrMDR3的转运蛋白可能参与了信号分子的转运，所以沉默目的基因后，关键酶基因出现过表达。

3. 转录因子调控

长春花次级代谢生物碱的产生受到一系列转录因子的调控。这些转录因子，有的对多个基因具有激活功能（ORCAs），有的只针对一个基因具有激活作用（CrBPF），有的具有抑制作用（ZCT），有的转录因子本身的转录还被其他的转录因子所调控（AT钩蛋白调控ORCA3），而这些转录因子发挥作用，不仅受到外界环境因素的作用（如JA），还受到植物体内部严密的控制。

长春花中转录因子ORCA3受甲基茉莉酸诱导，同时ORCA3又可以增强生物碱生物合成代谢途径上多个基因（包括DXS、ASA、TDC、STR和D4H）的表达，增加生物碱含量的积累。并且ORCA3基因的表达具有时空性，在嫩叶片中的表达量较高，在长春花成熟期的表达量较高。

4. 转录后修饰调控

有些miRNA虽然不直接靶向药用植物重要次级代谢产物生物合成的关键酶或位点，但也可能作用于其他基因，参与药用植物的次级代谢过程。Pani等采用比较基因组学方法预测得到2条长春花miRNA，同属miR5021家族，在其发现的12个靶点中，有许多靶基因为编码调控萜类吲哚生物碱（TIA）生物合成的酶，包括UDP-葡萄糖环烯醚萜苷葡糖基转移酶、STR、GCPE（羟甲基-4-丁烯基二磷酸合成酶）蛋白和A型响应调节子，它们通过调控TIA前体STR或关键酶的合成等机制影响TIA的生物合成，而长春花的抗肿瘤有效成分长春花碱和长春新碱为重要的TIA化合物，表明miR5021很有可能参与长春花碱和长春新碱的生物合成。

（二）颠茄生物碱

1. 诱导子调控

颠茄（*Atropa belladonna* L.）是茄科颠茄属多年生草本植物，全草可入药，是民间传统的药用植物。颠茄是我国药典规定的托品烷类生物碱（TA）的唯一药源植物，其主要药用成分为莨菪碱和东莨菪碱。

吴能表课题组研究了外源茉莉酸甲酯对UV-B胁迫下颠茄生物碱积累的影响。结果发现，UV-B胁迫显著降低了颠茄莨菪碱和东莨菪碱的含量，对TA合成途径前体物质的积累产生抑制作用，不利于TA合成代谢。经适宜浓度的MeJA处理后，颠茄TA含量有一定程度的提高，次级代谢途径中前体氨基酸（鸟氨酸和精氨酸）、多胺含量和腐胺合成关键酶活性也均有不同程度的上升；信号分子NO的浓度随MeJA浓度的升高呈先升后降的趋势，在MeJA浓度为250 μmol/L时达到最高。对TA合成途径关键酶基因表达量的检测发现，在外源 MeJA 的诱导下，颠茄叶片和根部托品酮还原酶Ⅰ（TRⅠ）、苯丙酮酸还原酶（PPAR）和莨宕碱 6-β- 羟化酶（H6H）表达量均有不同程度的上调，表明外源 MeJA 通过诱导颠茄 TA 合成上游产物含量的升高，刺激 NO 的迸发，为 TA 合成途径提供更多的前体物质，同时通过调控 TA 代谢途径中关键酶基因 TRI、PPAR 与 H6H 的高效表达，有效缓解 UV-B 胁迫对颠茄 TA 的抑制作用，提高颠茄莨菪碱和东莨菪碱的含量。

刘佳等分析了 4 种诱导子茉莉酸甲酯（MeJA）、硝酸银（$AgNO_3$）、水杨酸（SA）和酵母提取物（YE）对颠茄毛状根生长和托品烷类生物碱含量的影响，结果发现：MJ 抑制了颠茄毛状根的生长，降低了托品烷类生物碱的含量，而 $AgNO_3$ 虽然抑制了颠茄毛状根的生长，但却显著地提高了托品烷类生物碱的含量，托品烷类生物碱的产量在 100 μmol/L 时最大。SA 较小程度地抑制了毛状根的生长，提高了东莨菪碱的含量。YE 随试验浓度的升高，对毛状根生长和次级代谢产物积累的促进作用也增强。以上结果说明诱导子对颠茄毛状根的生长和托品烷类生物碱的积累具有选择性，$AgNO_3$ 是提高毛状根中托品烷类生物碱含量的最佳诱导子，而 YE 对颠茄毛状根生长和托品烷类生物碱产量提高均有效果。

氮素是植物生长和代谢过程中重要的影响因子之一，不同形态的氮素对植物有不同的影响，氮素形态和生物碱的合成、积累也有着重要的联系。设置不同和铵硝配比（0∶100、25∶75、50∶50、75∶25、100∶0），研究生物碱的变化，结果发现：氮素形态显著影响了颠茄 TA 的积累，同时也影响了莨菪碱向东莨菪碱的转化，铵硝比为 50∶50 时更有利于颠茄生物碱的积累和莨菪碱向东莨菪碱的转化。为明确氮素形态对颠茄生物碱合成的调控机制，以处理 28 d 的颠茄苗为材料研究不同形态的氮素对 TA 合成前体腐胺（Put）、信号分子一氧化氮（NO）、TA 合成途径关键酶基因 PMT、TRI 和 H6H 表达量的影响。对 Put 及其合成关键酶的检测发现，腐胺的含量与腐胺合成关键酶的活性变化基本一致，它们都随铵态氮比例的增大而升高，在铵硝比为 75∶25 时达到最高；对信号分子 NO 的检测发现，NO 浓度随处理液中硝态氮比例的减小而减小；对 PMT、TRI 和 H6H 表达量的检测发现，少量铵态氮增加了根部 PMT 与 H6H 的基因表达量，当铵硝比为 50∶50 时叶片和根部 PMT、TRI 和 H6H 基因都有较高的表达水平。由此可以推测，氮素形态对颠茄莨菪碱和东莨菪碱合成的调控主要通过影响关键酶基因的表达量起作用，铵硝等比供氮条件提高了颠茄叶片中 TRI 和根部 PMT 与 H6H 的表达量，促进了腐胺向莨菪碱的合成和莨菪碱向东莨菪碱的转化。综上所述，硝态氮有利于颠茄的初级生长，一定比例的铵态氮则能促进颠茄的次级代谢。

2. 功能基因调控

龙世平等在颠茄发根中同时过表达 PMT 和 H6H，4 个转基因发根系（PH2、PH32、PH14 和 PH20）中东莨菪碱的含量都有提高，其中 PH2 中东莨菪碱含量比对照组提高了 8.2 倍。

三、酚类化合物代谢调控的研究进展

主要介绍丹参酚酸。

1. 诱导子调控

丹参的水溶性酚酸类化合物是其主要药用成分之一。在继代培养的丹参毛状根中分别添加不同诱导子——酵母提取物（YE）、茉莉酸甲酯（MeJA）、水杨酸（SA）、银离子（Ag^+）及其组合，用 HPLC 法测定各类丹参毛状根中丹酚酸含量，结果发现：在试验浓度条件下，4 种诱导子对丹参毛状根的生长均无显著影响；MeJA 和 SA 能提高丹酚酸含量，YE 会降低丹酚酸含量，Ag^+ 无显著影响，YE+MeJA+Ag^+ 对毛状根中丹酚酸类成分积累有明显的抑制作用；而在丹参毛状根中添加适当浓度的 MeJA 和 SA 诱导子会提高丹酚酸类化合物含量，且不会影响毛状根生长。GA 处理野生型丹参毛状根后，毛状根的干鲜重、丹参酮类、酚酸类物质含量均显著升高。研究发现利用 SA 诱导可提高酚酸类成分的合成积累量，同时伴有胞质钙离子迸发的现象，Ca 可能是介导 SA 诱导丹参酚酸类化合物生物合成的重要信号分子。

Xiao 等克隆并且研究了与迷迭香酸合成有关的 4- 羟苯基丙酮酸双加氧酶（HPPD），用酵母提取物诱导丹参毛状根，丹参毛状根中 RA 和总酚酸量增加，而 HPPD 的表达量降低，结果表明酵母诱导迷迭香酸的积累与 HPPD 无关。明乾良等研究了丹参内生真菌 D16 菌丝及其诱导子溶液对丹参毛状根生长和次级代谢的影响，结果发现 D16 诱导子溶液能够显著促进丹参毛状根生长，但在一定程度上会抑制丹酚酸类成分的生物合成。张顺仓等研究了真菌诱导子对丹参毛状根有效成分积累的影响，真菌处理后第 1 d 总酚酸的量是对照组的 1.2 倍，随着诱导时间的延长，真菌诱导子表现出对总酚酸积累的抑制作用。迷迭香酸在真菌诱导后的第 1 d 和第 2 d 积累量有了一定程度的提高，分别是对照组的 1.2 倍和 1.5 倍，但从第 5 d 开始积累受到抑制，丹酚酸 B 的积累则一直处于受抑制状态。

Zhang 等将 MeJA 作为丹参毛状根中合成酚酸类化合物的诱导剂，发现 RA 合成途径中 2 条平行支路上的关键酶表现出不同反应，相较于苯丙氨酸支路上的关键酶（PAL、C4H、4CL），酪氨酸途径中的 TAT 和羟脯氨酸合成酶（HPPR）表现出更显著的基因表达和酶活性水平，同时伴随目标次级代谢产物的积累，由此推论酪氨酸途径关键酶与丹参中 RA 和 SAB 的合成联系更紧密。Dong 等用 SA 诱导丹参细胞培养物，对酶活力和酚酸类物质的量进行检测，结果表明，在 PAL 和 TAT 酶活性增强的同时，酚酸类物质积累增多。Hao 等用 80 μmol/L 的 ABA 处理白花丹参毛状根，结果发现处理组中丹酚酸 B 和丹酚酸 A 的量分别达到对照组的 2.0 倍和 3.3 倍。李东等研究热胁迫下丹参迷迭香酸代谢途径关键酶基因的表达，构建迷迭香酸合成途径中 7 个关键酶基因 PAL、C4H、4CL、TAT、HPPD、HPPR 和 RAS 热胁迫 0~48 h 的代谢途径，其中 PAL、C4H 和 RAS 受热胁迫影响表达量下降；TAT、4CL 和 HPPD 表达量呈先上升后下降的趋势；HPPR 表达量前期变化不大，后期呈下降趋势。以上结果表明，热胁迫对迷迭香酸合成途径关键酶基因表达有极显著影响。

2. 功能基因调控

膜联蛋白（annexin）是钙依赖的磷脂膜结合蛋白，在钙介导的信号传导途径中发挥重要作用。丹参中克隆 SmANN1，研究表明它是一种非跨膜蛋白分子，具有 2~4 个重复的膜联蛋白保守结构域，功能位点包括钙离子结合位点、GTP 结合位点、过氧化物酶残基和肌动蛋白残基，在根、茎、叶和花不同组织中均有表达，且 SmANN1 在叶中的转录水平表达量最高，在根中最少。进一步通过诱导得到过表达 SmANN1 的丹参毛状根，对比野生型毛状根，过表达 SmANN1 使苯丙烷途径中 SmC4H1 和酪氨酸衍生途径中 SmTAT1 基因的转录水平表达量上调，其中 TAT 酶活显著增强，从而促进丹酚酸 B 积累。深入研究发现，SmANN1 的表达直接或者间接受到胞内钙离子和 ROS 的影响。使用 NMT 系统检测用钙离子处理剂（$LaCl_3$、2-APB、EGTA）处理后丹参毛状根分生区钙离子流向和流速，结果发现丹参毛状根钙离子的内流大于外排。同时，采用 RT-qPCR 分析用处理剂处理后 SmANN1 表达量的变化，结果发现在 $LaCl_3$、2-APB、EGTA 处理下 SmANN1 表达量显著提高，在 NADPH 氧化酶抑制剂（DPI）处理下 SmANN1 表达量下降，说明 SmANN1 表达直接或者间接受到胞内钙离子和 ROS 的影响。

对 SmPAL1 基因的靶位点进行体外靶点效率检测并构建 CRISPR/Cas9 载体，通过农杆菌介导的遗传转化方法将构建好的 VK005-03 表达载体转入丹参愈伤组织中，在获得的新的转基因植株中丹参酚酸的含量有小幅降低。

Song 等利用 RNAi 沉默抑制了丹参中 PAL 基因的表达，使基因转化株系中总酚量降低 20%~70%，PAL 酶活性降低的同时，迷迭香酸生源途径上其他关键酶基因 C4H、4CL2 和 TAT 的表达上调，说明迷迭香酸途径相关酶基因的表达可以相互影响。邸鹏等研究发现抑制 SmRAS、SmCYP98A14 表达能够明显降低丹参毛状根中迷迭香酸和丹酚酸 B 的量，同时抑制这 2 个基因的表达均导致酚酸类合成途径上其他基因表达明显下调。

3. 转录因子调控

苏娇等克隆得到 bHLH 类转录因子基因 SmbHLH53，该基因全长为 1 799 bp，包含 1 个 11 bp 的内含子，cDNA 长度为 1 788 bp，编码 595 个氨基酸残基。系统进化树分析表明，其属于Ⅲ d 亚家族，与拟南芥中的 JAM1（bHLH17）相似度最高。PlantCARE 分析显示，其启动子区域包含光响应元件、胁迫应答元件、激素应答元件和蛋白结合元件。WOLFPSORT 预测显示，SmbHLH53 主要定位在核上，其次在质膜上。实时（real-time）PCR 结果表明，SmbHLH53 基因在叶和根中表达量最高，是外源 ABA 和机械伤害的快速响应基因。酵母双杂交和 BiFC 试验结果显示，SmbHLH53 蛋白可以形成同源二聚体，与 JA 信号途径上的 SmJAZ1、SmJAZ3 和 SmJAZ8 均能发生相互作用。运用 GATEWAY 技术构建 SmbHLH53 的过表达载体，通过根癌农杆菌介导的叶盘转化法获得了 SmbHLH5 过表达丹参阳性株系。经分子水平检测，共筛选出 5 株 SmbHLH53 表达量显著上调的转基因株系，即 OE-1、OE-2、OE-3、OE-4 和 OE-6，其中株系 OE-1 和 OE-6 的变化最明显，SmbHLH53 的表达量分别是对照组的约 22 倍和 14 倍，相较于对照株系，总酚酸含量提高了 1.29 倍和 1.28 倍。

除了 SmbHLH53，曹文治等从本地丹参转录组库中筛选出 131 条 bHLH 基因，并根据 MeJA 和 YE 诱导数据库，选择一条受 MeJA 诱导最明显的 bHLH 转录因子，并将其命名为 SmbHLH7。研究发现 SmbHLH7 在主根、须根和叶柄中表达量较低，在茎中表达量较高，在叶中表达量最高，这与丹参酮途径关键酶基因 SmHMGS、SmHMGR、SmDXR 等在组织表达部位上具有一致性。随后构建了植物过表达载体，利用农杆菌 C58C1 介导遗传转化丹参无菌苗获得丹参毛状根，发现过表达 SmbHLH7 能够明显下调丹酚酸含量。酵母单杂交试验结果表明 SmbHLH7 可以明显地与 SmRAS1 关键酶启动子相互作用。双荧光酶分析（dual-luciferase assay）试验表明 SmbHLH7 能够直接抑制丹酚酸合成途径基因 SmRAS1 与 SmTAT1 的表达，说明其可能直接参与丹参中丹酚酸的生物合成调控，并起到负调控的作用。

酵母双杂和双分子荧光互补试验证明 SmbHLH7 可以明显地与丹参中的 SmJAZ3 L 发生相互作用。

SmEIN3 蛋白可作为丹参酚酸合成过程中的转录因子定位在细胞核中。通过系统进化树分析，发现 SmEIN3 与 SiEIN3 亲缘关系最相近，其次与 SmEIL1、AtEIN3 和 AtEIL1 相近。组织表达谱分析表明，SmEIN3 基因在叶中表达量最高，其次是在叶柄中，最低的是在主根和须根中。分别用 ABA、GA、SA、MeJA、H_2O、乙醇、YE、ET 等诱导子处理之后，通过诱导表达谱分析发现 SmEIN3 响应 MeJA 和 SA 的诱导。在 MeJA 和 SA 处理下，基因的表达量均在 12 h 达到最高水平。在过表达 SmEIN3 株系中，丹酚酸途径中的 Sm4CL1、SmCYP98A14、SmHPPR、SmRAS 表达上调，SmPAL、SmC4H、SmTAT 表达下调，导致丹酚酸的含量增加，其机制为：SmEIN3 与 SmHPPR 和 SmKSL 基因的启动子 EBS box 元件结合，并正调控 SmDXS2 和 SmHMGR 基因的启动子，负调控 SmTAT 基因的启动子。

王浩如等发现了一个 bHLH 类转录因子 SmMYC，利用农杆菌转化法将 SmMYC 特异性沉默的 amiRNA 植物表达载体导入丹参后发现，阳性株系中 SmMYC 的 mRNA 表达水平均呈现下降趋势，酚酸类代谢途径中相关酶基因的表达水平也表现出相应的下降趋势，因此初步认为丹参中 SmMYC 可能作为一个重要的转录因子参与酚酸类活性物质的代谢调控。刘芬等将拟南芥中的 PAP2 转录因子在丹参中异位表达，发现其可有效激活苯丙烷类代谢途径，调节该途径终产物丹酚酸 B 的合成和积累。

四、黄酮类化合物代谢调控的研究进展

（一）银杏黄酮

1. 诱导子调控

染料木素（GNT）是大豆中天然存在的异黄酮，近年来的研究表明，GNT 能够促进植物的次级代谢。不同浓度的 GNT 对银杏类黄酮合成的效果也不同，研究表明 50、100 和 150 μmol/L 的 GNT 均能促进银杏类黄酮的合成，类黄酮含量随着 GNT 浓度的增加而升高，在 150 μmol/L 的 GNT 处理下类黄酮含量达到最高值。

5- 氨基乙酰丙酸（5-ALA）是植物体内卟啉化合物生物合成的关键前体，能够诱导苯丙烷代谢并促进黄酮类化合物积累。许锋等发现采用低浓度的 ALA 对银杏叶片进行处理能够有效地提高银杏叶片中黄酮类化合物的含量，是改善银杏叶药理特性的有效手段。总之，低浓度的 ALA 对植物黄酮类化合物的合成有促进作用。

矿物质元素中的微量元素对银杏悬浮细胞中黄酮类化合物的含量也有重要影响，研究发现无机盐和稀土离子也是调控银杏类黄酮合成的较有力的工具。利用不同浓度梯度的 NaCl 溶液处理银杏悬浮细胞，发现低浓度的盐可促进黄酮类化合物的合成，但高浓度的盐对黄酮类化合物的积累作用更大。用 50 mmol/L 和 150 mmol/L 的 NaCl 溶液处理的悬浮细胞分别在第 12 d 和第 8 d 收获，类黄酮的产量较高。一定浓度的 Ce（稀土铈）有利于银杏悬浮细胞生长，从而有利于银杏细胞类黄酮的积累，提高类黄酮的含量。

叶面联合喷施有机硒与矮壮素能有效促进银杏叶黄酮合成关键基因的提前表达，并维持较高水平，进而促进银杏叶总黄酮含量的提升。黄酮合成相关基因的转录组数据分析结果显示，喷施有机硒（T1）后银杏叶片中苯丙氨酸解氨酶（PAL）、肉桂酸 4- 羟化酶（C4H）、4- 香豆酸辅酶 A 连接酶（4CL）、查尔酮合成酶（CHS）、查尔酮异构酶（CHI）、异黄酮合成酶（IFS）、黄酮合成酶（FS）、黄烷酮 3- 羟化酶（F3H）、黄酮醇合成酶（FLS）、柚皮素 2- 氧戊二酸 3- 双加氧酶（FL3H）、槲皮素 O- 甲基转移酶（OMT）、类黄酮 3′，5′ 羟化酶（F3′ 5′ H）等基因的表达量明显提升，其中 PAL、C4H、OMT 和 CHI 等基因的表达高峰提前到达，4CL、CHS 和 FLS 等基因则一直保持较高表达水平。

2. 功能基因调控

二氢黄酮醇 4- 还原酶（dihydroflavonol 4-reductase，DFR）是参与植物黄酮合成途径下游花青素合成的关键酶。DFR 不仅影响植物花和果实的颜色，而且对植物不同黄酮组分的分配具有一定的调控作用。克隆并构建了 3 个银杏的 GbDFR 基因（GbDFR4、GbDFR5 和 GbDFR6）的 35S 超表达载体，结果发现转基因烟草的花青素含量比野生型高，花的颜色更深，这进一步验证了 DFR 的功能。

（二）甘草黄酮

1. 诱导子调控

光照是影响次级代谢产物积累的一个重要的环境因素。采用 6 个梯度 X 射线辐照处理乌拉尔甘草种子，栽培一年后，利用 HPLC 法对获得的 188 株甘草样品中 4 种主要黄酮类化合物（甘草苷、异甘草苷、甘草素、异甘草素）进行含量分析，结果发现，大部分辐照甘草样品中甘草苷、异甘草苷的含量和产量均显著高于空白对照组，且随着辐照剂量的提高其含量和产量总体呈现先上升再下降再上升的趋势。综合比较，50 Gy 辐照剂量组的黄酮类成分产量最高。

2. 功能基因调控

查尔酮异构酶（chalcone isomerase，CHI，EC5.5.1.6）是甘草黄酮类有效成分生物合成途径中的第二个限速酶，发挥着重要的调控作用。刘颖课题组筛选出黄酮高含量甘草特异对应的 CHI 基因型，通过基因融合法构建了过表达 CHI 基因的植物双元表达载体，并通过电转法将其转化到发根农杆菌 ACCC10060 中用于侵染甘草子叶和胚轴，从而获得过表达 CHI 基因的甘草毛状根系。结果显示获得了拷贝数分别为 1 和 5 的过表达 CHI 基因甘草毛状根系，且其总黄酮、甘草苷、甘草素和异甘草素的含量均显著高于野生型毛状根，表明过表达 CHI 基因能显著提高甘草毛状根中黄酮类化合物的含量。

3. 转录因子调控

李雪霜等克隆得到 1 个 R2R3 型 MYB 转录因子，命名为 GlMYB84 并获得过表达 GlMYB84 的甘草细胞系。分析成分发现，转基因组中总黄酮含量均高于对照组，转基因 GlMYB84 细胞系中总黄酮含量为对照组的 1.63 倍，同时 C4H 和 CHS 的表达也得到增强。C4H 和 CHS 作为黄酮类化合物合成途径中的关键酶，在甘草黄酮的生物合成过程中起到重要的作用。

五、其他化合物代谢调控的研究进展

DNA甲基化作为一种重要的表观遗传修饰方式可影响植物功能基因的表达。基因的启动子区域对基因转录调控至关重要，当植物功能基因启动子区域的DNA发生甲基化后，可阻止转录因子结合到启动子的甲基化区域，抑制基因的转录，导致基因表达的降低或沉默，成为植物转录调控的有效机制之一。

中药材金银花的来源植物忍冬和其自然诱变产生的变种红白忍冬，在合成其主要药用成分绿原酸过程中的各关键酶氨基酸序列完全一致，但基因表达量和绿原酸量在两者之间差异显著，分析结果表明红白忍冬苯丙氨酸裂解酶2基因侧翼区域的启动子-109 bp至-279 bp处DNA甲基化程度要高于忍冬，且两者间CG位点的DNA甲基化程度显著不同。这说明DNA甲基化确实能在一定程度上影响植物次级代谢产物的积累。

利用广靶向代谢组学的技术，对刺五加低DNA甲基化组与高DNA甲基化组所产生的代谢物进行分析发现，总皂苷与甲羟戊酸途径有关的6-甲基香豆素呈现显著上调，与甲羟戊酸途径有关的代谢产物中刺五加低DNA甲基化组多数含量高于高DNA甲基化组，而这些与甲羟戊酸途径有关的代谢产物恰恰间接或直接参与刺五加皂苷的合成。这证明了刺五加DNA甲基化比率与刺五加皂苷含量和FPS、SS、SE 3种关键酶基因表达量呈负相关的关系。对低温依赖性的植物，环境低温通过诱导植物表观遗传的变化调节基因的表达以适应低温环境，许多研究表明在这种环境与基因互作的过程中DNA甲基化的改变发挥着核心作用。

西洋参的DNA甲基化水平随着季节温度的变化呈现周期性可逆的动态变化，即秋末降温引起西洋参芦头的DNA甲基化水平升高，而春初升温引起西洋参芦头的DNA甲基化水平下降，在西洋参的整个苗期（由春至夏至秋），其叶片和毛状根中的DNA甲基化水平呈现上升的趋势；尤其值得注意的是，唯有足够的冬季自然低温经历，西洋参春季苗期嫩叶的DNA甲基化水平才显著下降，并伴随着开花基因PqFT在开花期的高表达和皂苷合成基因PqDDS在绿果期的高表达，皂苷最终在其根中的积累也大幅增加。就西洋参而言，低温诱导的DNA甲基化的改变极有可能引起皂苷的生物合成基因表达水平的改变，这可能是低温环境引起西洋参品质差异的一个重要原因。

腺毛的发育受转录因子调控，在拟南芥中WD40重复蛋白（TTG1）、R2R3-MYB蛋白（GL1）和bHLH蛋白（GL3或EGL3）组成了一个有活性的MYB-bHLH-WD40复合体，该复合体能够诱导毛状体形成。过表达GL1导致腺毛数量减少，说明GL1在腺毛形成过程中起到负调控作用。GL2和GL3在腺毛的形态建成方面起调控作用，对GL3进行过表达可使腺毛数目增加。Payne等研究发现AtMYC1是调控腺毛和根毛形成的一个重要转录因子，且AtMYC1与GL3/EGL3存在部分同源序列，此同源序列对MYB蛋白相互作用并发挥相应功能是必不可少的。因此，通过调节转录因子的活性来增加腺毛的密度，进而增加腺毛中活性物质的产量，从而大幅度提高中药中有效成分的量是可行、有效的。

第五章　药用植物活性成分合成生物学

第一节　概述

合成生物学利用工程理念理性地合成具有生物意义的不同层次的生物系统，即从单个生物分子到整个细胞、组织、器官，而这些合成的生物系统能执行自然界所没有的功能。

微生物合成为天然植物药物、香料、营养素和着色剂的生产提供了新的途径。尽管该领域尚处于起步阶段并面临许多挑战，但近年来取得的巨大成功巩固了微生物合成的地位，使其成为替代天然产物提取和全化学合成的可行方法。同时，以植物为底盘生产天然产物具有天然的优势，如植物仅以二氧化碳和水为原料，经光合作用就可以合成各类复杂的天然产物，而不需要高耗能、高耗氧的发酵过程。与单细胞的微生物相比，多细胞的植物体系富含内膜系统和各种细胞器，从而为不同类型的酶和代谢物的合成提供了所需的最适环境。

目前对天然产物的合成生物学研究主要是在深入研究活性成分代谢途径的基础上，开展活性成分生物途径的设计构建与人工细胞的创建，并通过代谢工程手段提高目标产物的产率。目前萜类是通过合成生物学获得的最多的一类活性成分，包括人参皂苷、甘草酸、甜茶素、甜菊苷、山楂酸、丹参酮、雷公藤甲素、紫杉烯等。如中国科学院上海生命科学研究院植物生理生态研究所与中国科学院上海药物研究所合作，首先从人参中克隆和鉴定了合成稀有人参皂苷 CK、Rh2、Rg3、Rh1 和 F1 所需要的关键糖基转移酶和 P450 还原酶 PgCPR1。在此基础上通过“人参酵母”细胞工厂的构建和优化，实现了利用单糖发酵生产稀有人参皂苷 CK、Rh2、Rg3、Rh1 和 F1 的工艺，目前产量均超过 2 g/L。黄璐琦院士团队、首都医科大学高伟课题组利用 PacBio、10X Genomics 和 HiC 数据拼装得到了 348 Mb 大小的雷公藤基因组（Contig N50 = 4.36 Mb），鉴定出雷公藤甲素生物合成途径中关键的细胞色素 P450（CYP728B70），并在工程酵母中进行了生产。

第二节　以微生物为底盘生产药用活性成分

广义的次级代谢产物是由生物体合成、对维持生长和生命非必需的天然产物。由植物合成的超过 20 万种化合物大多数来自特殊的新陈代谢。这些化合物在物种间竞争和防御中发挥着重要作用。许多植物天然产物已被开发为药物、香料、营养素、驱虫剂和着色剂。

次级代谢产物有很强的化学多样性，但在植物中的浓度非常低，而且这些特殊代谢物的结构和立体化学的复杂性阻碍了人们利用化学合成方法获得这些化合物。虽然可以设计天然植物来积累目标途径代谢物（Zhou et al.，2009；Glenn et al.，2013；Lange and Ahkami，2013；Wilson and Roberts，2014；Tatsis and O’Connor，2016），但植物代谢工程技术比微生物代谢工程技术更具挑战性。

合成生物学的进步将植物的次级途径与核心宿主代谢连接起来，实现了在微生物中合成有价值的天然产物。微生物合成克服了传统化学合成和植物代谢工程的许多障碍，为探索植物的特殊合成途径提供了一个新的思路。

一、阐明植物代谢途径

（一）植物体内的代谢途径

源植物中代谢途径的阐明一直是微生物生物合成的驱动力和限制因素。由于植物代谢的复杂性，特别是在介导功能化产物形成的下游反应中，合成途径的解析是至关重要的。微生物合成背景下的途径缺口一般指缺乏酶的鉴定，尽管酶缺口阻碍了许多天然产物合成途径的重构，但已经完成了几种重要天然产物合成途径的重构。2012 年 Geu-Flores 等发现了单萜吲哚生物碱（MIA）途径中参与 10-oxogeranial 还原环化的 nepetalactol 骨架的合成酶（Geu-Flores et al.，2012）。这一成功的关键是寻找到与 MIA 途径转录物共表达的氧化还原酶的源植物转录组。2014 年 Miettinen 等发现了早期 MIA 途径中的其他关键酶，促进了酵母中关键分支点 MIA 异胡豆苷的合成（Brown et al.， 2015）。长春碱合成的 MIA 途径已被完全阐明，因此，在微生物系统中全合成有效的抗癌药物只是时间问题。同样，麻黄碱和伪麻黄碱的合成途径（Hagel et al.， 2012）也被确定（Morris et al.， 2018），这为它们在微生物系统中的合成奠定了基础。鸦片罂粟中负责（*S*）- 到（*R*）- 网纹的立体化学转化的酶多年来未能被识别，限制了吗啡通路上游 [Glc- 到（*S*）- 网纹] 和下游 [（*R*）- 网纹到吗啡] 模块的重构。Farrow、Galanie 和 Winzer 3 个研究小组最终对该融合酶进行了鉴定，从而重建了微生物宿主体内的新吗啡素通路（Galanie et al.，2015）。使用转录组数据库挖掘鉴定候选差向异构酶基因，并将候选基因在罂粟植物中沉默，或克隆到酿酒酵母中用于功能分析（Farrow et al.，2015；Galanie et al.，2015；Winzer et al.，2015）。作为甘草酸生物合成的最后一步，UDP- 糖基转移酶（UGT73P12）催化第二次葡萄糖醛酸化作用。UGT73P12 通过将 UDP- 葡萄糖醛酸的一部分葡萄糖醛酸转移到甘草次酸 3-O- 单葡萄糖醛酸上，生成甘草酸。此外，人们还鉴定出 Arg32 是 UGT73P12 的基本残基，对 UDP- 葡萄糖醛酸具有较强的特异性。带电荷的 Arg32 与氨基葡萄糖醛酸羧基之间存在静电相互作用。UGT73P 亚家族中的 UGT73P12 具有独特的功能性精氨酸残基和由此产生的对 UDP- 葡萄糖醛酸的特异性。

除利用多组学技术挖掘生物合成途径中的候选基因以外，近年来，随着化学生物学的发展，蛋白钓取技术逐渐被应用到天然产物生物合成途径的解析中。北京大学联合中国医学科学院和中国中医科学院的科学家通过活性导向蛋白分离、基于生物合成中间体探针（biosynthetic intermediate probe，BIP）的靶点垂钓和转录组分析相结合的策略成功地在桑树愈伤组织中鉴定了 2 个黄素腺嘌呤二核苷酸（FAD）依赖的蛋白。本研究所提出的基于天然产物生物合成中间体探针（BIP）靶点发现的化学生物学研究手段将为阐明天然产物生物合成途径、发现新颖的生物合成酶提供新的研究方法与思路。

（二）微生物体内的代谢途径

由于DNA合成成本下降，生物信息学工具迅速发展，组学数据库不断扩大，这些都为解决异源微生物宿主内的单酶和多酶缺口的问题提供了可能。利用这些合成生物学方法，通过查询植物转录组数据库（如1 000 plants）（Matasci et al.，2014）或PhytoMetaSyn（Xiao et al.，2013）编制候选酶库，然后对实验室中微生物相应的基因进行密码子的优化、合成和表达。该工作流程有助于解决植物代谢途径中的酶缺口，并且无须获得植物材料或cDNA（Narcross et al.，2016）。因此，合成生物学家不需要从天然来源中分离和表征酶来重建微生物物种中的靶路径，如通过这些方法将合成基因整合到含有蒂巴因合成下游模块的酵母菌株中（Galanie et al.，2015）。在另一项研究（Casini et al.，2018）中，虽然研究人员无法阐明长春碱MIA这一复杂的途径，但他们成功构建了74个菌株，每个菌株都拥有7个候选基因的独特组合。这项研究展示了合成生物学在阐明和重建微生物系统中复杂的生化途径方面的巨大潜力。

二、宿主的选择

宿主选择是微生物合成的一个基本方面，也是途径性能的关键决定因素。在实践中不可能预测合成目标代谢物的理想宿主，所以必须权衡许多因素，包括获得完整的基因组序列和遗传工具的可用性。前体可用性可能是宿主选择的最重要标准，因为丰富的前体库（如乙酰辅酶A、莽草酸）可以避开重新连接核心代谢的需求。由于在特定物种中存在表型上截然不同的菌株，如大肠杆菌K和B系、酿酒酵母S288C和CEN.PK菌株，使宿主的选择变得更加复杂。例如相较于其他相关菌株，使用大肠杆菌DH1将紫穗槐二烯的产率提高了1 000倍。用于聚酮化合物合成的大肠杆菌谱系的筛选不仅揭示了聚酮化合物生产中菌株的特异性差异，而且揭示了其对相同遗传操作的响应差异。由于酿酒酵母之间氨基酸生物合成的差异，菌株S288C中香草醛-β-葡萄糖苷的产量显著高于菌株CEN.PK。在聚酮化合物-三乙酸内酯的合成中，也观察到类似的酵母特异性差异。这些研究突出了一个经常被忽视的方面，即在全面设计一个生产菌株之前筛选菌株以确定最佳生产宿主。

绝大多数微生物合成使用了大肠杆菌或酿酒酵母，因为它们易于遗传和代谢，人们对它们的遗传、代谢和生理学有全面的了解，并且它们的中枢代谢途径非常活跃。这些经过工业验证的宿主之间的几个关键差异为许多微生物合成提供了重要信息。

最近，用于合成植物天然产物的微生物宿主的多样性已经急剧增强。一些微生物天然合成芳香族氨基酸的水平远高于大肠杆菌和酿酒酵母，表明这些宿主具有生产生物碱和苯丙素的潜力。特别重要的有谷氨酸棒杆菌（*Corynebacterium glutamicum*，一种具有强大的合成葡萄糖、赖氨酸、芳香族氨基酸能力的工业细菌）和乳酸乳球菌（*Lactococcus lactis*，另一种经过工业验证的合成植物萜类化合物和苯丙烷类的细菌）。斯氏舍弗氏菌（*Scheffersomyces stipitis*）酵母因其利用C5糖的能力而引起了人们的兴趣，表明该生物具有比酿酒酵母更活跃的戊糖磷酸途径。实际上，在迄今为止的报道中斯氏舍弗氏菌实现了最高的莽草酸滴度。在聚酮化合物天然产物中，链霉菌属（*Streptomyces* sp.）细菌是主要的天然生产者，这为通过合成生物学生产聚酮化合物提供了理论基础。产油酵母（*Yarrowia lipolytica*）也已被证明是萜类化合物、聚酮化合物和其他乙酰辅酶 A 的衍生化合物的理想宿主。还有一些宿主因具有优越的生长特性而受到欢迎，如毕赤酵母（*Pichia pastoris*）是一种比酿酒酵母细胞密度更大的酵母。

三、微生物系统中植物代谢途径的重建和优化

（一）植物基因在微生物物种中的表达

植物基因在微生物物种中的功能表达面临着技术挑战。许多植物酶具有靶向特定细胞器（如叶绿体）的定位信号，但这些酶在微生物中适配性不强。大多数萜烯合酶是质体定位的，截短 N- 末端是改善活性的有效策略。截短去甲乌药碱（norcoclaurine）合酶的 N- 末端有利于生成苄基异喹啉生物碱（BIAs）。目前已有预测最佳信号肽切割位点的软件工具。

在微生物宿主中合成植物次级代谢产物最具挑战性的方面是细胞色素 P450（CYP）酶的功能性表达。这一局限促进了真核表达系统在细菌中的应用。CYP 是膜结合酶，在次级代谢途径中执行许多复杂的功能，包括羟基化、双键环氧化和脱烷基化。CYP 介导氧化反应，而 NADPH 的还原又需要细胞色素 P450 还原酶（CPR）在 NADPH 和 CYP 之间传递电子，从而催化 NADPH 的还原偶联。此外，还涉及像细胞色素 b5 和细胞色素 b5 还原酶等其他组分。

一些植物物种含有数百种 CYP 和多种 CPR，导致优化异源 CYP-CPR 配对面临巨大挑战。尽管酵母含有天然 CPR，但大多数植物 CYP 在与来自相同植物物种的 CPR 配对时表现出更高的活性。高度功能化的次级代谢产物（如紫杉醇和氢可酮）的产生涉及许多 CYP 催化的反应，需要多个 CPR 基因的协调表达。为了克服这一障碍，大多数微生物合成研究采用“一刀切”的策略，将多个 CYP 与单个 CPR 配对。CYP 和 CPR 表达必须谨慎地保持平衡，以确保有效地穿梭电子和避免有毒活性氧的产生。CYP-CPR 配对的优化对半合成青蒿素工艺的成功至关重要，并且能够在大肠杆菌中生产 500 mg/L 含氧紫杉二烯。

最有效的天然 CYP 是来自巨大芽孢杆菌的原始细菌 CYP-CPR 融合物。该结构已被用于大肠杆菌中植物 CYP 的表达，其 N 端膜结合域被切割或修饰，以便更有效地插入细菌膜中。然而也有研究表明，在大肠杆菌中，CYP、CPR 直接融合对氧化紫丁香二烯合成的活性不如两种成分平衡表达的活性。Biggs 等提出，由于植物 CYP 和 CPR 并不以 1∶1 的比例相互作用，因此不适合采用直接融合的方法。

（二）路径组装和递送

通路组装是重建微生物异源途径所需的遗传部分的设计和组织。这项工作首先要选择和合成负责介导靶产物合成的基因变体，将其置于含有启动子和终止子的转录单元内。一般来说，异源基因和代谢途径已经从质粒中递送和表达。虽然这种技术具有便于快速筛选预期宿主和容易评估途径模块性能的优点，但基因组编辑工具已经激活了染色体表达系统。

此外，质粒的表达导致细胞间基因表达和拷贝数的显著变化。

对转录控制，大多数途径是按照将所有基因置于组成型启动子中的方式组装的。例如利用 Gal 诱导构建的生产紫穗槐二烯和青蒿酸的菌株，在不影响产量和适应度的情况下转化为组成型表达。因为即使是组成型启动子也表现出不同的转录谱，其基于碳源或培养基配方而变化，所以主要工作集中于全面表征启动子和终止子元件。这些工具包有助于探索由大量可能的基因和表达组合组成的广阔的途径设计空间。

初始途径重建后的产品滴度、速率和产量通常非常不理想，需要许多个设计—构建—测试工程周期才能达到商业上可行的水平。这个过程通常会持续 6~8 年，花费超过 5 000 万美元。由于合成生物学的标准化和高通量应变工程设施（biofoundries）的出现，时间正在急剧缩短，花费正在急剧减少，工作流程也趋向小型化和自动化。

（三）前体供应

解除宿主前体途径被认为是产生异源代谢物的主要障碍。酵母莽草酸和芳香族氨基酸途径受到多层转录和转录后控制。涉及 E4P 和 PEP 缩合的莽草酸途径起始点由 3- 脱氧 -*D*- 阿拉伯 - 庚糖酸 -7- 磷酸合酶催化，酵母中存在两种同工酶（ARO3 和 ARO4）。使用突变可以克服两种酶中酪氨酸的变构抑制。同样，分支酸变位酶（chorismate mutase）ARO7 被 Tyr 反馈抑制，这促使 ARO7G141S 等位基因被发现，以解除对 Tyr 生物合成的控制（Luttik et al.，2008）。在同一个宿主中，ARO4K229L 和 ARO7G141S 的使用会使芳香化合物的胞外水平增加 200 倍。

用于生产苯丙烷和大多数生物碱的工程微生物系统需要大量的芳香族氨基酸前体。目前在生产高水平 Tyr、Phe、Trp 及其衍生物的工程平台菌株方面取得了巨大进展。

次级代谢的萜类分支也是工程前体供应的焦点。HMG-CoA 还原酶（HMGR）催化的甲羟戊酸途径的限速步骤可以通过截短的突变体（tHMGR）来改善。由于该酶促步骤的重要性，对高水平萜类化合物、MIA 生产的研究已经整合了多达 4 个 tHMGR 基因的拷贝。生产 GPP 衍生的单萜类化合物对酵母 Erg20 蛋白的双重性提出了独特的工程挑战。该酶催化 IPP 和焦磷酸二甲基烯丙基酯合成 GPP，随后 GPP 和另一个 IPP 单元缩合生成 FPP。由于 FPP 在麦角固醇生物合成中的核心作用，Erg20 是一种必需酶，表明其 FPP 合酶活性不能被消除。此外，有人已经报道了具有降低 GPP 结合特性的 Erg20 变体，并将其用于生产各种单萜类化合物和 MIA。与此相关的是，角鲨烯合酶（Erg9）催化 2 个 FPP 单元生成角鲨烯，限制了从 FPP 衍生的所有萜类化合物的生产。

绕过宿主调控最基本的方法是用外源的前体途径替代原生前体途径。这种方法早期被用于在大肠杆菌中生产紫穗槐二烯，其中原生的 MEP 途径被酵母菌甲羟戊酸途径所取代。在细菌操纵子内重建酵母途径消除了大肠杆菌和酿酒酵母的调节模式，促进了萜类化合物的组成型生产。

（四）扩大微生物系统中的植物次级代谢空间

一种改变生产细胞亚细胞形态而不是优化代谢通量的新模式成功地提高了酵母氧化萜类化合物的生产效价。Kim 等过表达 INO_2 和 ER 大小调节因子，导致 ER 生源、ER 蛋白质丰度、蛋白质折叠容量和细胞生物量增加，同时限制了ER压力响应。与对照组比较，这导致角鲨烯产量增加了71倍，而CYP介导的角鲨烯产量增加了8倍。敲除PAH1也达到了类似的目的，由磷脂酸生成中性甘油三酯。该策略还扩大了内质网络，使β-香树脂、药物酸（氧化衍生物）和药物28-O-葡萄糖苷（糖基衍生物）的产量分别比对照菌株增加了8倍、6倍和16倍。这个策略被证明是十分有效的，并可能适用于任何酵母底盘工程，以最大限度地生物合成萜类衍生物。

四、以微生物为底盘合成植物代谢产物的应用

（一）萜类

合成生物学用于合成有价值天然产物的最著名的应用是半合成青蒿素，这是一种天然产生的抗疟萜类化合物。在过去10多年的时间里，青蒿酸在酵母中的产量已达到25 g/L，而大肠杆菌已经能生产27 g/L的紫穗槐二烯前体。生产青蒿酸的酵母菌株已被重新用作倍半萜合成平台，促进了超过130 g/L法尼烯的工业化生产。

紫杉醇是另一种萜类药物，广泛地应用于临床中，具有广谱的抗癌活性，在植物中的含量极低。目前已经通过微生物产生高达1 g/L的紫杉二烯骨架。

雷公藤甲素是卫矛科雷公藤属草本药物雷公藤的微量天然产物（干重的0.000 1%~0.002%）。它属于松香烷类二萜类化合物，具有抗肿瘤活性，特别是针对胰腺癌细胞。鉴定和阐明雷公藤甲素生物合成途径的关键基因是进行异源生物生产合成的前提。黄璐琦院士团队、首都医科大学高伟课题组利用PacBio、10X Genomics和HiC数据拼装得到了348 Mb大小的雷公藤基因组（Contig N50=4.36 Mb），鉴定出雷公藤甲素生物合成途径中关键的细胞色素P450（CYP728B70），并在工程酵母中进行了生产。

三七是我国传统名贵中药材，也是我国中成药大品种（复方丹参滴丸、云南白药、血塞通和片仔癀等）的主要原料。利用合成生物学技术创建"人工细胞工厂"进行三七皂苷成分生产被认为是一种非常有潜力的方式。三七的活性皂苷成分，特别是由UDP-木糖、UDP-鼠李糖等UDP-糖参与的糖基化产物的生物合成途径复杂，目前人们主要认为是糖基转移酶中的Family 1家族基因参与催化。为了实现三七主要皂苷成分的生物合成途径解析和异源生产，中国科学院天津工业生物技术研究所与中国中医科学院等单位合作，结合转录组和生物信息学分析构建了一个源于三七的候选UGT基因元件库，并通过"即插即用"的策略，成功实现了三七皂苷R1，人参皂苷Rg1、Rb1和Rd等主要三七活性皂苷成分的生物合成途径高效、低成本解析。为了进一步测试其应用潜力，研究还以人参皂苷CK为目标成分，在酿酒酵母底盘菌中对超过30个基因进行整合和调控，最终获得产量>1 g/L的高效细胞工厂。

酪醇及其糖基化产物红景天苷是许多医药、保健品和化妆品的重要成分。罗云孜等对酪醇生产途径中的5个模块进行了优化。首先，作者介绍了ARO4K229L和ARO7G141S位点（它们分别编码了对反馈抑制不敏感的DAHP合成酶和分支酸变位酶），并在菌株

CEN.PK2-1C 中对这 2 个位点进行了突变，使酪醇的产生从反馈抑制中解除出来。随后，作者过表达了 RKI1 和 TKL1，以调节前体途径的通量。此外，为了引导碳流进入酪醇，作者还筛选了不同物种的莽草酸途径和 *L*- 酪氨酸分支的基因，并通过缺失 PHA2 和 PDC1 来阻断竞争途径。最后，作者将 ARO4K229L、ARO3K222L 和 ARO7G141S 整合到基因组的 308a 位点上，使酪醇得以优先生产。由于红景天苷是由酪氨酸在其 8-OH 基团上糖基化产生的，因此为了生产红景天苷，作者还对来自不同物种的 3 种 UDP 糖基转移酶进行了测试，其中密码子优化后的 RrU8GT33opt 最适合酪醇的糖基化。最终，改造后菌株可以分别获得（9.90 ± 0.06）g/L 的酪醇和（26.55 ± 0.43）g/L 的红景天苷，酪醇的滴度比初始菌株提高了 26 倍，是这两种产物迄今为止报道的最高滴度。该文章为酪醇和红景天苷的进一步工业化生产铺平了道路。

其他值得注意的萜类化合物途径重建包括柠檬烯、松萜、香叶醇、桉树脑、胡杨烯、β- 石竹烯、广藿香醇、檀香萜和没药烯等。

（二）黄酮类

葡萄糖在滴度超过 200 mg/L 时产生了类黄酮柚苷。在大肠杆菌和酵母中，类黄酮途径已经多样化，产生了二氢查尔酮根皮素及其衍生物、甘草黄酮醇、山柰黄酮醇、槲皮素和非瑟酮等。这条途径已经被扩展到使用大肠杆菌混合培养物和单一工程酵母菌株产生花青素色素的过程中。此外，通过比较分析各种类别的 P450，来自拟南芥的 AtCPR 被发现是最有效的生产黄芩苷元（8.5 mg/L）的 P450 还原酶。

灯盏花用于治疗小儿疳积、小儿麻痹、脑膜炎的后遗症、牙痛、小儿头疮等症。研究者在确定了灯盏花基因组生物合成途径中的 2 个关键酶（黄酮 -7-O- 葡萄糖醛酸转移酶和黄酮 -6- 羟化酶）的基础上，采用工程酵母由葡萄糖生产灯盏花素。经过代谢工程和补料分批发酵优化，灯盏花素的主要活性成分黄芩苷和芹菜素 -7-O- 葡糖苷，分别达到 108 和 185 mg/L。

（三）生物碱类

采用生物催化方法，利用亚胺还原酶和 N- 甲基转移酶（NMT）从二氢异喹啉（DHIQ）前体中合成植物四氢异喹啉生物碱（THIQA）。设计的亚胺还原酶显著增加了底物特异性，使二氢异喹啉高效立体选择性转化为相应的（*S*）- 四氢异喹啉类化合物（*S*-THIQ）。乌药碱（coclaurine）N- 甲基转移酶（CNMT）能够进一步有效地将这些（*S*）-THIQ 中间体转化为（*S*）-THIQA。这种高效的（DHIQ 的 100% 产量）和易于裁剪的（添加其他基因）生物合成方法将有助于生产各种植物四氢异喹啉生物碱。

2020 年发表在《自然》（*Nature*）杂志上的托品烷生物碱全生物合成，是迄今合成生物学和代谢工程中最前沿的发现之一。该方法实现了来自 4 个界 10 个不同物种的 26 个基因的功能性表达与整合和 8 个基因的删除。由此，以全细胞系统表达多个酶和转运体，充分利用了酵母中的每个细胞器，真正重新构想了细胞作为一个高效组装复杂分子的工厂。

（四）木脂素类

Yang 等分别构建了一株产紫杉醇叶素和一株产松柏醇的酿酒酵母菌株（YT1035 和

YC1053）。其中 YC1053 是第一个一步生产松柏醇的微生物平台。为了构建这 2 个菌株，他们在酿酒酵母中测试了 21 个外源基因，并对在相关生物合成途径中具有双重作用的内源基因（如 ZWF1、TYR1 和 ARO8）进行了选择性优化，以提高辅因子（NADPH 和 α- 酮戊二酸）的利用率和细胞对有毒中间体针叶醛的耐受性。YT1035 过表达 7 种异源酶和 5 种天然酶，YC1053 过表达 7 种异源酶和 4 种天然酶。通过补料分批发酵，分别生产 336.8 mg/L 紫杉叶素和 201.1 mg/L 松柏醇。紫杉叶素和松柏醇经大孔树脂柱快速纯化后，在表达 APX1T 的大肠杆菌细胞裂解液催化下合成水飞蓟素和异水飞蓟素，产率为 62.5%。因此，该研究为水飞蓟素和异水飞蓟素的生产提供了一条绿色途径。此外，YC1053 的构建也为延伸产生重要木脂素（如松脂醇、鬼臼毒素和依托泊苷等）的途径铺平了道路。诸如此类的研究突出了微生物系统中生产植物代谢产物的广泛应用。

第三节　以植物为底盘生产药用活性成分

一、研究历史

人工培育植物始于保存具有理想性状的植物种子，并将其用于以后的播种。后来，它发展成有意的繁殖，雷戈尔·孟德尔的著作和他的遗传法则证明了这一观点。

1908 年发现了杂种优势，即某些杂交后代的表现优于双亲之一。1933 年发现了细胞质雄性不育的特点，使杂交更加容易，产量也得到巨大的提高。具有矮小等特征的植物不易倒伏。1970 年，美国农学家诺曼·博洛格（Norman Borlaug）因应用上述研究成果将印度和巴基斯坦的小麦产量提高了 60% 而获得诺贝尔和平奖。

20 世纪上半叶遗传学领域的进展带来进一步增产的希望。诱变（利用辐射和化学诱变剂）通常被用来尝试生产新的商业植物品种。例如世界上大部分薄荷油是由抗病品种“Todd’s Mitcham”（托德的米切姆）生产的，该品种是从 1955 年布鲁克海文国家实验室开始的 γ 辐射育种程序中开发出来的。然而从长远来看，这些方法在培育新的观赏植物方面最成功，如牵牛花和樱花。

20 世纪 80 年代转基因方法的出现是一个阶段性的进步。它允许引入物种基因库中可能不存在的新特征，如对特定疾病的抵抗力，传统育种根本无法做到这一点。植物科学领导了转基因的研究。研究观察到根癌农杆菌可以在植物中诱导冠瘿瘤，这种细胞增殖是由于根癌农杆菌 Ti 质粒转移并整合到植物基因组中而产生的。转移的 T-DNA 两侧有明确的左右边界。研究人员发现，位于这些边界之间的外来基因可以被植入植物基因组中，并消除能够转移 DNA 而不会导致肿瘤形成的 Ti 质粒，因此 T-DNA 转化迅速成为植物研究的常用方法。

但是，并非所有植物都对农杆菌转化同样敏感。例如只有少数品种的大麦可以通过这种方法转化，然后进行各种修饰通过多代回交引入优良品种。基因枪是一种替代的转化方法。涂有 DNA 的重金属（通常是金或钨）颗粒被发射到细胞中，其中一些有效载荷被整合到基因组中。该方法已被用于许多转基因作物(如抗虫玉米和棉花)的生产中,它们表达来自土壤细菌苏云金杆菌的内毒素。这些研究为植物合成生物学奠定了基础。

二、模式植物生产活性成分

这类研究主要将一些关键基因导入烟草、拟南芥或番茄等模式植物中,使其产生本身生产之外的次级代谢产物。烟草是一种高生物量的非粮食作物,价格低廉,生长速度快,系统完善。而拟南芥生命周期短,表型明显且基因组简单。因此,拟南芥和烟草作为植物平台生产活性成分有很大的优势。番茄具有简单的二倍体基因,基因组大小约为 950 Mb,生命周期短,便于瞬时和稳定转化,具有不同的成熟表型和丰富的生物信息资源。虽然新兴的纳米转化技术更高效,但目前常用的方法仍然是通过农杆菌介导将各种基因转到模式植物中。模式植物生产的活性成分如表 5-1 所示。

表 5-1 模式植物的生产活性成分

模式植物	成分	基因
烟草	原人参二醇、原人参三醇和达马烯二醇Ⅱ(DD)	PgDDS、CYP716A47 和 CYP716A53v2
	(*E*)-4,8- 二甲基壬二烯 -1,3,7- 三烯(DMNT)	GhTPS14 和 GhCYP82L2
	4- 羟基异亮氨酸	异亮氨酸双加氧酶基因(IDO)
	覆盆子酮	AS 和 RZS1
	木脂素	AtCPC
	单萜	香叶基二磷酸合酶小亚基 1
	紫杉烯和 5α- 羟基紫杉烯	紫杉烯合成酶、紫杉烯 -5α- 羟化酶和细胞色素 P450 还原酶基因
拟南芥	叶黄素和 β- 胡萝卜素	番茄红素 ε- 环化酶(LCY-ε)基因
	叶绿素 a、b	MdHMGR5
	叶黄素和 β- 胡萝卜素	AtL1
番茄	左旋多巴(*L*-DOPA)	CYP76AD1 和 CYP76AD6
	总花青素	SlMYB14

(一)烟草生产活性成分

通过农杆菌介导的转化,人们得到了能够生产多种具有重要药用价值的活性成分(如人参皂苷、紫杉醇、青蒿素等)的转基因烟草。一种普遍的利用方法是向烟草中导入功能基因。如共过表达人参 PgDDS、CYP716A47 和 CYP716A53v2 基因后,转基因烟草的叶子分别含有 2.8 μg/g DW、7.3 μg/g DW 和 11.6 μg/g DW 的原人参二醇(PPD)、原人参三醇(PPT)和达马烯二醇Ⅱ。野生型烟草植物没有 DMNT 的代谢途径。通过农杆菌转化,将 GhTPS14 和 GhCYP82L2 在烟草中共表达。前者催化法尼基二磷酸(FPP)形成(*E*)- 橙花醇,后者将(*E*)- 橙花醇降解形成 DMNT,首次实现 DMNT 的从头生物合成。结合转录组学、代谢逻辑和路径重构，人们阐明了在不了解生物合成基因、测序基因组或原生宿主基因工具的情况下，一个接近完整的秋水仙碱的生物合成途径。从苯丙氨酸和酪氨酸出发，人们在烟草中构建了一条由 16 种酶组成的生物合成途径，为植物利用简单氨基酸生成复杂的生物活性代谢物提供了可能。异亮氨酸双加氧酶基因（IDO）是 4- 羟基异亮氨酸（4-HIL）生产的关键基因。利用根癌农杆菌将 IDO 在烟草中异源表达，在转基因烟草植物中实现了 4-HIL 的异源生产。AS 和 RZS1 的过表达能够在转基因烟草中从头生产覆盆子酮及其糖苷。通过 RNA 干扰技术抑制了查尔酮合酶的功能，截断了生产花青素的途径，以促进中间体物质对香豆酰辅酶 A 的合成，最终得到的转基因体系能生产 0.45 μg/g 的覆盆子酮和 4.5 μg/g 覆盆子糖苷。香叶基二磷酸合酶小亚基 1（LcGPPS.SSU1）的过表达增强了烟草中参与 MVA 和 MEP 途径的 1- 脱氧 -*D*- 木酮糖 -5- 磷酸合酶（DXS）的活性，从而促进单萜的产生。携带 AtCPC 基因的烟草呈现纯白色花朵且木脂素的积累增加，这可能是因为 AtCPC 作为单一的 MYB 型转录因子参与调节木脂素生物合成。

另一种方法是应用细胞器工程高效合成天然产物。人们利用叶绿体代谢工程在烟草中高效地合成了紫杉醇中间体紫杉烯和 5α- 羟基紫杉烯。该研究在烟草中表达了紫杉烯合成酶（taxadienesynthase，TS）、紫杉烯 -5α- 羟化酶（taxadiene-5α-hydroxylase，T5αH）和细胞色素 P450 还原酶（CPR），并成功获得了紫杉醇中间体。提高异戊二烯前体的含量，利用叶绿体代谢工程策略，人们获得了紫杉醇的中间体紫杉烯和 5α- 羟基紫杉烯，产量分别为 56.6 μg/g FW 和 1.3 μg/g FW，实现了在烟草中大量生产紫杉醇中间体。将黄花蒿中合成青蒿酸相关的多个基因转入烟草叶绿体基因组中，使烟草叶片中青蒿酸的产量高达 120 mg/kg。利用烟草叶绿体有助于提高青蒿素产量，进而可以低成本、大批量地生产抗疟疾药物。

（二）拟南芥生产活性成分

通过农杆菌介导将关键的功能基因转化至拟南芥中，使得拟南芥能够生产多种活性成分，如胡萝卜素，叶绿素 a、b 和咖啡因等。番茄红素 ε- 环化酶（LCY-ε）是类胡萝卜素生物合成途径中的关键分支点酶。将芹菜中的 LCY-ε 在拟南芥中过表达，结果表明，与野生型（WT）植物相比，携带 AgLCY-ε 基因的转基因拟南芥中叶黄素和 β- 胡萝卜素的积累显著增加。参与类胡萝卜素生物合成的 AtPSY 和 AtCRTISO 基因的转录水平也在转基因品系中提高。MdHMGR5 的过表达可以维持转基因拟南芥植物中的光合作用和清除 ROS 来增强对氧化应激的耐受性，使转基因植物有更高的叶绿素 a、b 的含量。拟南芥转基因体系 AtL1 中叶黄素和 β- 胡萝卜素的含量最高，分别是 WT 植株的 1.30 和 1.13 倍。与野生型植物相比，AtPDS、AtZISO、AtZEP、AtNCED3 和 AtCCD4 这 5 个基因的表达水平上调。将 6 个苯并噁嗪类化合物生物合成基因（Bx1 到 Bx5 和 Bx8）转移到拟南芥中，得到的 2，4-dihydroxy-1 和 4-benzoxazin-3-one glucoside（GDIBOA）浓度高达 143 nmol/g DW。除了关键基因过表达，还可以通过基因沉默的手段，使转基因植株中活性成分的含量提高。如利用 amiRNA 使 JAZ1 基因沉默，得到的转基因拟南芥愈伤组织中咖啡因含量增加到 30 μg/g DW。

（三）番茄生产活性成分

番茄是一种具有肉质果实和完整特征基因组的作物模型，加上番茄是世界上最常食用的作物之一，在人类饮食中具有很高的营养价值，使番茄成为代谢工程的首选底盘之一。通过农杆菌介导将转录因子转化至番茄植株中，使其过表达，最终番茄能够生产多种活性成分，如槲皮素、山柰酚和左旋多巴等。CYP76AD1 和 CYP76AD6 是 2 个催化酪氨酸羟基化为左旋多巴（*L*-DOPA）的基因。其中，后者生成 *L*-DOPA 的能力更强，能够在番茄中生产 1.85 mg/g DW 的 *L*-DOPA，与转录因子 MYB12 共表达后番茄果实中 *L*-DOPA 的水平翻了一番。SlMYB14 过表达的转基因番茄体系中总花青素含量比对照植物高 4~5 倍，黄酮醇（槲皮素和山柰酚）含量也略有升高。

三、植物本体生产活性成分

由于微生物底盘的局限性，如对植物来源的细胞色素 P450 酶系具有表达性差、对活性产物的耐受性差、转运肽不能水解等原因，多数体系不能获得最终的活性产物或产量很低。以植物为底盘生产天然产物具有天然的优势，如植物仅以二氧化碳和水为原料，经光合作用就可以合成各类复杂的天然产物，而不需要高耗能、高耗氧的发酵过程。与单细胞的微生物相比，多细胞的植物体系富含内膜系统和各种细胞器，从而为不同类型的酶和代谢物的合成提供了所需的最适环境。非模式植物的植物本体生产的活性成分如表 5-2 所示。

表 5-2　非模式植物生产的活性成分

类别	植物	成分	倍数	基因
酚类和黄酮类	金荞麦	芦丁	3.77	转录因子 MYB4
		总黄酮	2.14	转录因子 MYB4
	丹参	黄酮和酚类		转录因子 SmMYB97
	黄芩	花青素	4~5	转录因子 SlMYB14
		黄芩素和汉黄芩素		转录因子 PAP1
叶绿素和类胡萝卜素	芹菜	叶绿素 a	1.68	番茄红素 ε- 环化酶基因
		叶绿素 b	2.12	番茄红素 ε- 环化酶基因
	甘薯	类胡萝卜素	3~4	ORANGE 蛋白和八氢番茄红素合成酶（PSY）基因
生物碱	颠茄	天仙子胺和山莨菪碱		鸟氨酸脱羧酶（ODC）基因
		莨菪碱		莨菪醛脱氢酶（HDH）基因
单萜	橙薄荷	挥发性单萜		烟草脂质转移蛋白（NtLTP1）
	丹参	丹参酮	1.8	转录因子 SmWRKY2
		丹参酮和丹参酚酸	5.45，3.3	转录因子 AtMYC2

续表

类别	植物	成分	倍数	基因
其他	油菜	氯化吲哚-3-乙腈		黄素依赖性色氨酸卤化酶基因
	烟草	木脂素和松柏醇	2.5	4-香豆酸-辅酶A连接酶基因
	紫金花	广藿香醇	3	PTS和FPS
	葫芦巴	4-羟基异亮氨酸（4-HIL）		细菌异亮氨酸双加氧酶基因
	颠茄	姜黄素	4.92	二酮-CoA合酶和姜黄素合酶基因
		豆甾醇和荷叶醇内酯		WsCYP710A11

（一）酚类和黄酮类

转录因子（如MYB、PAP转录因子家族）过表达的转基因植物中酚类和黄酮类的含量往往会得到显著提高。表达MYB4的金荞麦（*F. cymosum*）转基因发根中总黄酮和芦丁的浓度均高于野生组，分别为2.14和3.77倍。其中参与芦丁和槲皮素生物合成途径的关键基因表达水平显著上调。在丹参的研究中发现，SmMYB97定位于细胞核中，具有很强的转录激活活性。酵母单杂交和瞬时转录活性表明SmMYB97结合PAL1、TAT1、CPS1和KSL1启动子区域，转基因丹参根中总黄酮和酚类含量高于野生型。分离并表征了R2R3-MYB转录因子基因SlMYB14。过表达的黄芩转基因体系中总花青素含量比对照组高4~5倍，黄酮醇含量（槲皮素和山柰酚）也略有升高。通过蛋白质组和代谢组分析，发现过表达来源于玉米和拟南芥的转录因子PAP1，它可以提高黄芩毛状根中黄芩素和汉黄芩素的含量，产生高达（80.5 ± 6.15）mg/g的总黄酮。这是因为Lc会上调类黄酮生物合成途径基因（SbPAL1、SbC4H和Sb4CL）和黄芩素7-O-葡萄糖醛酸基转移酶（UBGAT）的表达量。

（二）类胡萝卜素和叶绿素

目前，类胡萝卜素和叶绿素含量的提高主要通过两种方法实现。第一种是通过功能基因的过表达提高类胡萝卜素和叶黄素含量。番茄红素ε-环化酶（LCY-ε）通过α-分支类胡萝卜素生物合成途径催化番茄红素转化为叶黄素。过表达的LCY-ε芹菜转基因体系AgL5中叶绿素a和b的含量分别是CK植株的1.68倍和2.12倍。AgL5转基因芹菜中类胡萝卜素生物合成途径中大多数基因（如AgPDS、AgCRTISO1和AgZISO）的相对表达水平在转基因芹菜植物中上调，继而在LCY-ε的作用下转化为叶黄素。ORANGE蛋白（OR）是一种在植物中高度保守的折叠酶（Holdase）伴侣蛋白，可以定位于叶绿体和细胞核中，因为其在促进类胡萝卜素的积累中的积极作用而受到特别重视。八氢番茄红素合成酶（PSY）是类胡萝卜素生物合成途径中的第一个特异性酶，被认为是类胡萝卜素生物合成的限速酶。Jaramillo等在甘薯中共同过表达OR和PSY，得到的转基因甘薯中的类胡萝卜素的含量增加了3~4倍。第二种是利用RNA干扰沉默技术提高类胡萝卜素的含量。Kwak等从另一方面入手，通过RNAi技术下调了IbLCY-ε的含量，使转基因甘薯愈伤组织中类胡萝卜素得到了更多的积累。

（三）生物碱类

研究表明，在颠茄中过表达鸟氨酸脱羧酶（ODC）、CsHB1 转录因子和莨菪醛脱氢酶（HDH）能显著提高生物碱（如天仙子、山莨菪碱和莨菪碱）的含量。

ODC 在多种生物过程中发挥着重要作用。然而，其在植物次级代谢中的作用，特别是在药物天仙子胺、山莨菪碱和东莨菪碱等莨菪碱生物合成中的作用目前还不清楚。研究揭示了 ODC 在莨菪生物碱合成中的功能，酶学分析表明，AbODC 能够将鸟氨酸转化为腐胺，在 pH=8.0 和 30 ℃时，AbODC 的活性最高。此外，以鸟氨酸为底物的 AbODC 的 K_m、V_{max} 和 K_{cat} 值也表明 AbODC 的催化效率高于其他植物 ODC。转基因颠茄植株过表达 AbODC 后，其天仙子胺和山莨菪碱的产量显著高于对照植株。Qiu 等进一步采用多学科研究方法，发现并鉴定了莨菪醛脱氢酶（HDH），该酶又名莨菪醛还原酶（HAR）。HDH 是一个能够催化莨菪醛和莨菪碱双向转化的氧化还原酶，但在生理条件下 HDH 主要发挥将莨菪醛还原为莨菪碱的催化功能；蛋白质晶体研究结果发现 HDH 仅能够利用 [4R-2H] NADPH 进行氧化还原反应，较低的催化活性表明 HDH 是限速酶；在颠茄发根中过表达 HDH 能够大幅度提高莨菪碱产量。

（四）萜类

通过农杆菌介导转化，过表达转录因子和功能基因后的转基因植物内的挥发性单萜、丹参酮和丹参酚酸的含量得到显著提高。薄荷属（唇形科）的植物产生挥发油，这些挥发油积聚在植物地上部分的盾状腺毛中。烟草脂质转移蛋白（NtLTP1）基因在转基因橙薄荷中的过度表达导致腺毛状体头部细胞腔中挥发性单萜的积累增强，从而导致转基因橙薄荷中单萜的释放增强。AtMYC2 激活了包括 SmDXS2 和 SmTAT 在内的生物合成基因的表达，因此，过表达 AtMYC2 的转基因丹参毛状根产生含量更高的丹参酮（14.06 mg/g DW，5.45 倍）和丹参酚酸（95.9 mg/g DW，3.3 倍）。Kai 等分离出一种名为 SmWRKY2 的 WRKY 家族亚组 I 的转录因子。分析表明，SmWRKY2 与位于 SmCPS 启动子区的 W-box 直接结合，提高 SmDXS2 和 SmCPS 的表达水平，使转基因 SmWRKY2 丹参毛状根中丹参酮的含量增加了 1.8 倍。

思政元素

以现代科技发掘中医药宝库

习近平对中医药工作做出重要指示强调：传承精华，守正创新，为建设健康中国贡献力量。中医药研究要遵循“传承不泥古，创新不离宗”的原则。我国著名药学家屠呦呦研究员发现了用于治疗疟疾的药物青蒿素，因而荣获了 2015 年诺贝尔生理学或医学奖。为了提高青蒿素产量，国内外科学界做出了不懈努力，在全面解析青蒿素生物合成途径的基础上，通过合成生物学在微生物中重建青蒿素合成路径，建立高效合成青蒿酸的酿酒酵母细胞工厂，并结合化学合成方法将青蒿酸转化为青蒿素，实现了商业化生产。中药种质资源的发掘与利用将在治疗人类疾病、维护人类健康方面发挥积极作用。

第六章　微生物生产和转化药用植物活性成分

药用植物体内和其周围环境中的微生物（分为内生菌和根际微生物）是植物微生态系统的重要组成部分，它与植物的生长发育密切相关，并对植物群落结构的演替起着重要作用。药用植物与微生物在长期的侵染和抗侵染过程中逐渐形成了复杂的互作关系，两者能相互利用、协同进化。

陆地植物生长在土壤中，植物的根直接接触丰富的微生物。植物和微生物在长期的共存状态下适应了它们之间的密切关系，大多数植物的生长状况与其根际复杂的微生物群落密切相关。土壤微生物在土壤生物地球化学过程中发挥关键作用，包括元素循环和能量流动。至少有 20 000 个植物物种需要与土壤微生物共生才能存活，土壤微生物可以通过增加现有营养物质的多样性间接促进植物的多样性。研究表明，共生和致病土壤微生物可以改变土壤中的优势植物。

大多数植物与其根际微生物之间是互利共生的关系，例如土壤中的矿物是以植物不能直接利用的形式存在的，在植物吸收关键营养物质之前，根际微生物会将其转化为更好利用的形式。反过来，植物通过地下部的碳输入（包括根、叶等凋落物的分解物和根系分泌物）为根际微生物提供碳源，同时微生物可以作为植物根系的保护剂，通过生产植物激素，帮助植物耐受热、盐等不利条件。不同植物物种、同一植物物种的不同基因型茎叶中和根际的微生物群落结构通常不同。最近有关模式系统（在受控条件下在天然土壤中培育拟南芥）的研究表明，宿主基因型对根际微生物群落结构具有一定的作用。

第一节　药用植物根际微生物的研究

根际微生物是围绕植物根系存在的大量微生物，根系所在土壤区域复杂多变，因此根际微生物种类繁多，它们可增强植株抗逆性，促进植株生长发育，并影响土壤群落组成和植株生物量。根际微生物具有庞大的数量，主要包括原核微生物（如细菌和放线菌等）和真核生物（如真菌和除蓝藻外的藻类等）。

根际微生物主要包括 3 类：有益微生物，该类微生物占大多数，对植物的生长发育起到有益作用；病原微生物，该类微生物占少数，能够寄居在植物根部，侵入并感染植株从而引起植株微生物病；机会性人类病原菌，这类菌存在于植物组织中并可引起人类疾病。根际有益微生物主要包括生防菌、产生植物生长激素的细菌和固氮菌等，这些菌大部分与植物形成共生关系，在植株的生长发育、养分吸收、抗逆、免疫反应和生理代谢等方面发挥作用，有助于减少化肥和农药使用、促进植株生长、减轻环境污染，最大限度地实现农业的可持续发展。土壤中某些真菌可与植物根形成共生体，即菌根（分为外生菌根和内生菌根），与植物建立起互惠互利的生理整体，某些菌根真菌所形成的子实体，能为人类提供食用和药用的菌类资源。根际微生物生活于植株根部，与植株和周围土壤之间发生着各种关系，了解其在土壤和植株根部的生态功能能够为生防菌的有效使用提供理论依据和技术指导。根际微生物以细菌为主,其中革兰氏阴性菌占优势地位。常见的有假单胞菌、黄杆菌、产碱杆菌、土壤杆菌和色杆菌等。根际革兰氏阳性短杆菌、球菌、芽孢杆菌反而比根际以外少。真菌、放线菌的根际效应一般不明显。

土壤微生物,作为陆地生态系统的一个重要组成部分,参与复杂的生化反应过程。药用植物与微生物在长期侵染和抗侵染的过程中慢慢形成复杂的互作关系,两者相互利用、协同进化。土壤微生物可分解土壤有机质,促进根系对有效养分的吸收,如碳氮吸收、循环和储存,也可以合成生长素、维生素,促进植物生长,如结瘤固氮、形成菌根,有效治理土壤有机物和重金属。根际微生物可直接作用于植物,促进或抑制其生长,影响药用植物产量、质量、有效成分的变化,而药用植物则可通过根系分泌物作用于根周围环境、产生根际效应来影响微生物的体系等。

药用植物根际微生物主要有以下 3 个作用。

一、促进药用植物对养分的吸收

植物生长不仅需要二氧化碳、氧气和阳光,还需要根部从土壤中吸收大量元素和微量元素。根际是植物与外界环境进行物质与能量交换的主要场所。栖于植物根系的土壤微生物,有的能够将空气中的分子氮转化为有机氮,为植物生长提供氮元素;有的可以通过释放有机酸或分泌胞外磷酸酶,溶解土壤中不溶性磷,从而使磷被有效地吸收和利用。天麻(兰科天麻属)的种子细小、无胚乳,营养物质有限,只能为种子萌发提供很少的营养物质,因此在其整个生长发育时期均需要和不同真菌共生来获得外源营养物质:种子需要从紫萁小菇(*Mycena osmundicola*)中摄取营养而萌发;发芽后,原球茎分化的营养繁殖茎只有经过蜜环菌(*Armillariella mellea* Karst.)侵染才能正常生长。在当归根际发现硝化杆菌和固氮菌菌株,根际微生物的数量变化与其生长发育进程正相关,植株新陈代谢活动旺盛,根系不断生长,微生物数量也随之增加。在天山雪莲、麦冬根际发现根瘤菌属为优势菌群。在丹参根际发现有机磷分解菌、无机磷分解菌、铁细菌和硫化细菌等微生物,丹参根系分泌物为其生长提供营养,同时,含氮分泌物被降解,加快土壤的氮循环,对改善植物的氮素营养起到相当重要的作用。反硝化细菌比例较高,说明氮素循环较快,严重损失土壤中氮元素。栽培丹参有助于土壤中的钾矿石转化为有效钾被丹参利用。可筛选栽培丹参根际土壤中的微生物,以破坏原有的种群结构,为丹参退化修复和连作障碍防治提供科学、客观的依据和制定有效措施。用 16S rDNA 鉴定从红豆杉根际土壤中分离出的荧光假单胞菌(*Pseudomonas fluorescens*)、地衣芽孢杆菌(*Bacillus licheniformis*)、蜡样芽孢杆菌(*Bacillus cereus*)和草木樨中华根瘤菌(*Sinorhizobium meliloti*),这 4 株细菌属于溶无机磷细菌,能够促进磷灰石($Ca_3(PO_4)_2$)等难溶成分释放出磷,具有溶无机磷的能力,可提高土壤中可溶性磷的营养水平,增加植物对磷元素的吸收,从而促进植物生长。不同种植年限的宁夏枸杞的根际土壤 pH 值、速效磷、速效钾、硝态氮存在显著差异,丛枝菌根真菌物种丰度与速效钾、硝态氮显著正相关,与土壤 pH 值显著负相关;均匀度指数与 pH 值正相关,与速效磷、铵态氮显著负相关。接种摩西球囊霉和地表球囊霉均显著增加了丹参地上和根部的生物量，但对根际土壤中全氮、速效磷、速效钾含量影响较小，可能是因为丛枝菌根真菌的菌丝伸展到根系以外，传递矿物质养分，因而其对根际土壤养分的影响较小，也可能是因为丛枝菌根真菌改善根际微环境，促进土壤养分溶解，使土壤中有效氮、速效磷富集，从而更容易被植物根吸收利用，因此在丹参生长期内土壤养分变化较小。

二、促进药用植物生长

根际微生物可产生植物激素，植物激素能够促进植物的生长发育，对植物体开花、结实、休眠等其他生命活动进行调控，从而影响其产量和有效成分的含量。植物促生细菌可以通过自身代谢产生植物激素，如植物生长素、赤霉素、细胞分裂素、脱落酸、乙烯等。研究表明，80% 的固氮菌和荧光假单胞菌均能产生生长素，如肠杆菌、根瘤菌、固氮醋酸杆菌（*Acetobacter diazotrophicus*）能产生植物生长素，巴西固氮螺菌（*Azospirillum brasilence*）能产生脱落酸和生长素，生脂固氮螺菌（*Azospirillum lipoferum*）能产生赤霉素等。在南方红豆杉根际发现荧光假单胞菌，在长鞭红景天根际还发现肠杆菌，这些菌都能产生相应的植物激素，从而促进植物生长。

三、抑制有害微生物生长

根际微生物可以通过自身的快速繁殖优势，在与病原菌的营养竞争中处于优势地位，从而使病原菌得不到营养物质而死亡。改变根际微生物群落结构，可能引起药用植物品质的变化。在生物防治方面，根际微生物常用直接和间接两种方式来产生效果。直接方式有产生抗生素、水解酶等，间接方式是产生特定物质以增强竞争菌。改变青蒿根际微生物（细菌和放线菌）的数量可影响植株中青蒿素的积累。例如，荧光假单胞菌能够产生抑制致病真菌生长的 2，4- 二乙酰基间苯三酚、氰化氢和藤黄绿脓菌素等。从健康的药用白菊根际土壤中分离获得一株生防菌——解淀粉芽孢杆菌，用菌发酵液处理药菊，使得生物量提高 4.47 倍（干重），促进药菊生长，显著提高药菊产量。木霉菌（*Trichoderma*）能通过抗真菌的物质来抑制植物病原菌的生长。在地黄（*Rehmannia glutinosa* Libosch.）根际的 4 种有益真菌（黄绿木霉、绿色木霉、拟康氏木霉、哈茨木霉）主要通过竞争作用来抑制病原菌的生长，从而提高地黄次级代谢产物的产量。

第二节　药用植物内生菌的研究

药用植物内生菌是在宿主植物体内长期寄生但不会引起植物病变的一类微生物，主要包括内生细菌、内生真菌和内生放线菌。内生菌与宿主植物存在共生关系，即内生菌可从宿主植物中获得稳定生长环境和养分，反过来，宿主植物又可利用内生菌产生的次级代谢产物促进自身生长发育，防止外部环境和病虫害的破坏等。

1966 年,人们从红豆杉中分离得到一株能产抗癌药物紫杉醇的内生真菌,从此研究者开始了对内生菌的深入研究。大量的研究表明,不管是陆生植物还是水生植物,植物组织中都普遍存在内生菌。针对内生菌定殖特征及其动态的研究表明,根际微生物可通过根被皮(rhizodermis)、伤口、气孔、根状突起等结构进入宿主根中,随后当根际微生物到达根皮质(cortex)后,内皮层(endodermis)结构会阻碍其继续向内部移动,最终只有少数细菌或者真菌可通过分泌细胞壁水解酶继续向木质部定殖,成为内生菌。此外,根部定殖的内生菌还可以通过木质部向宿主不同组织器官(茎、叶等部位)转移,最终定殖。内生菌在植物体内具有重要作用,可以合成植物激素,促进植物生长,增强植物的抗胁迫能力,提高植物抗虫害和抗病菌能力,促进植物光合作用等。随着对植物内生菌中活性物质的研究逐步深入,人们发现内生菌具有合成与宿主植物相同或相似的次级代谢产物的能力。内生菌产生的次级代谢产物(如萜类、黄酮类、生物碱类、醌类、木脂素类等化合物)具有抗肿瘤、抗氧化、抗菌、抗病毒、降糖等作用。由于内生菌能够产生丰富的次级代谢产物,将成为医药研究的重点,所以内生菌是一类应用前景非常广阔的微生物资源。因此,对药用植物与微生物间共生互作机理的研究,将有利于调控药用植物体内和周围环境中的微生物体系,促进药用植物优质高产目标的实现。

药用植物内生菌主要有以下 3 个作用。

一、影响药用植物次级代谢产物

植物次级代谢产物并非植物生长所必需的,但对植物在复杂环境中的生存和发展有重要作用。近年来,已经从多种药用植物(如重楼、青蒿、姜黄和雷公藤等)中分离出大量不同种类的内生菌。药用植物内生菌与宿主植物之间存在着复杂的微生态关系。采用 16S rDNA 扩增子技术发现,西洋参、白参、党参、沙参和丹参等药材具有不同的酶切条带,证明宿主植物不同,其内生菌的种类也具有明显的差异。各地区菌群的分布和结构受气候和土壤的影响很大,外部因素与内生菌共同影响药用植物的生长发育,从而改变活性成分及其含量,使得不同地区的药材呈现出不同的治疗功效,形成了植物药材的道地性。环境因子除了包括光、温度、水分、土壤、气候等非生物因子外,还包括生物因子。生物因子主要包括植物、动物、微生物和生物之间的关系。内生菌定居在植物这一特殊的环境中,与宿主协同进化,构成植物微生态系统。在微生态系统中,内生菌不仅可以改变药用植物的生物学特性、促进药用植物生长、提高药用植物抵御不良环境的能力,还可以促进药用植物有效成分的合成和积累。不同的内生菌产生不同种类的代谢产物,影响该种群的结构差异,从而产生功能多样性,以不同的方式影响药材性状、生长发育、活性成分的积累等。

从南蛇藤根部分离得到的内生细菌巨大芽孢杆菌(*Bacillus megaterium*)有效促进了南蛇藤不定根中的抗肿瘤物质——三萜类物质的生成。将从栽培人参根部分离得到的内生细菌高地芽孢杆菌(*Bacillus altitudinis*)培养 7 d 后加入人参不定根中,考察人参皂苷的积累情况。结果发现,与未处理组比,试验组中总皂苷含量提高了 4 倍,达 2.026 mg/g。Xie 等发现内生细菌短小芽孢杆菌(*Bacillus pumilus*)对甘草的代谢物有显著影响,结果表明与未定殖短小芽孢杆菌的植物相比，定殖植物根系中黄酮、多糖和甘草酸的含量显著提高。使用内生真菌镰刀菌属（*Fusarium* sp.）处理明党参细胞，发现细胞生长量和多糖量分别比对照组提高了 31.86% 和 38.01%。由此可知，内生菌可直接或者间接影响植物的生长和代谢物的积累。

二、产生与宿主植物相同或相似的活性成分

内生菌除参与宿主植物次级代谢产物的合成外，也可合成与宿主植物相同或相似的活性成分。在内生菌与宿主植物长期共同进化的过程中，存在一系列信号物质的识别与活性成分的转换，发生基因重组，内生菌可获得宿主植物的基因来完成代谢物的合成。美国蒙大拿州立大学的加里·A. 斯特罗贝尔（Gary A. Strobel）教授从红豆杉（*Taxus brevifolia* Nutt.）的韧皮部得到一株可产紫杉醇的内生真菌——安德氏紫杉菌（*Taxomyces andreanae*），该发现为人类提供了生产紫杉醇的新途径。

普瑞（Puri）教授从盾叶鬼臼（*Podophyllum hexandrum* Royale）根茎中分离出一株内生真菌——毛栓菌（*Trametes hirsuta*），其可产芳基四氢萘木脂素、鬼臼、鬼臼毒素糖苷类衍生物，具有抗癌、抗氧化、抗辐射活性。从金银花（*Lonicera japonica* Thunb.）肉座菌目内生真菌中分离得到的倍半萜类化合物布雷菲德菌素 A（Brefeldin A）对人类口腔表皮癌、乳腺癌（BC-1）和小叶肺癌（NCI-H187）有较强的抑制活性。从乌拉尔甘草中分离出的内生真菌灰黄青霉菌（*Penicillium griseofulvum*）dG9-1 的发酵液具有抗肿瘤活性，能显著抑制宫颈癌细胞 HeLa-60 的增殖，抑制率最高达 35.9%。杨正强等从华重楼（*Paris polyphylla* var. *chinensis*（Franch.）Hara）地下块茎中分离出 4 株可产生薯蓣皂苷及其类似物等甾体皂苷的内生菌，归属于芽孢杆菌属、动性球菌属（*Planococcus* sp.）、德克斯氏菌属（*Derxia* sp.）和肠杆菌属（*Enterobacter* sp.）。

2012 年，Wu 等考察了龙牙楤木（*Aralia elata*）内生菌的多样性和生产皂苷的能力，从其中分离出的内生菌 G22、P11 和 P18 生产皂苷的能力较强，其中 G22 中皂苷含量最高，达 2.049 mg/mL，经 28S rDNA 的 D1/D2 测序鉴定，G22 属青霉属（*Penicillium*）。肖等用 HPLC 法对人参内生菌的 10 种人参皂苷单体的含量进行量化，发现内生菌 G22 中 Rg1、Re 和 Rb1 的含量符合 2010 年版《中华人民共和国药典》的含量要求。此外，不同人参属植物内生菌能产生不同类型的化合物。从宁夏野生甘草中共得到 108 株内生菌，采用 1，1- 二苯基 -2- 三硝基苯肼（DPPH）自由基清除法测定清除率。产甘草苷、异甘草苷、查尔酮 A 和甘草查尔酮 A 的菌株均有较强的抗氧化活性，其中产甘草苷和异甘草苷的菌株 8-5-Y-2 活性最强（96.70%），与甘草总黄酮相当（97.63%），强于甘草查尔酮 A（71.75%）。

三、转化合成活性成分

内生菌的微生物转化是微生物代谢产生的酶与外源底物发生的一系列催化反应。从滇重楼中分离出的 2 个内生真菌菌株 G01 和 G03 分别为产黄青霉菌（*Penicillium chrysogenum*）和镰刀菌（*Fusarium nematophilum*），它们能够将万古霉素转化成新化合物。其作用机

制可能是内生真菌或者其代谢酶导致万古霉素等化合物发生生物转化，产生新化合物，这为万古霉素等抗生素衍生物的发现与筛选提供了新途径。滇重楼的内生真菌 YNCAl219——稻恶苗霉（*Fusarium moniliforme* Sheld.）可将孕酮转化为 11α- 羟基孕酮（Ⅰ）和 1α，15β- 二羟基孕酮（Ⅱ）。从霉变三七中分离出的内生菌黑曲霉能够将三七总皂苷转化为人参皂苷 Rh1、原人参三醇、人参皂苷 CK 和原人参二醇。李等从野山参中分离得到一种内生菌伯克霍尔德氏菌（*Burkholderia* sp.）GE17-7，其不具有内部糖基水解特性，但能够特异性地水解原人参二醇型人参皂苷的 C-20 糖基，得到的转化产物经鉴定为 Rg3。Ye 等分离得到的拟青霉属（*Paecilomyces variotii* Dainier）229-7 可将人参皂苷 Rb1 转化成 Rd，生物转化率高达 94.9%，当培养液增加到 10 L 时，转化率也可达 89%，这为医药行业工业化生产 Rd 提供了理论基础。

第三节　药用植物微生物培养基本技术

从远古时期人类不自觉地利用微生物酿酒、酿醋、制酱等，到近代人类有意识地选择特种微生物进行代谢产物的工业化生产，微生物技术的应用，自人类社会开始至今从来没有中断过，尤其是 20 世纪 40 年代青霉素、链霉素等抗生素的出现，将微生物技术的应用从传统的作坊形式发展到目前大规模的现代化生产的形式。不仅如此，随着微生物学和相关学科基础理论与技术的发展（尤其是 20 世纪 70 年代以重组 DNA 技术为标志的现代生物技术的诞生），社会对微生物产品需求的不断攀升，人们更加积极地对生态环境中的各种微生物资源进行广泛采集、研究和开发，因此微生物技术在工业、农业、海洋、医药、环保、新兴能源等领域展现出越来越诱人的前景。

一、药用植物微生物的分离与鉴定

药用植物微生物的分离主要采用组织块表面消毒分离法。

（一）植物材料的采集与前处理

从植物根组织上进行菌种分离需要采用幼嫩、新鲜的根段，尽量随采随用，若不能马上分离，需将样品暂时放于 4 ℃低温环境中保存。选择健康、无病虫害植株的根等部位作为研究对象，采样要具有代表性和典型性。例如，兰科植物菌根真菌定殖于根的皮层细胞内，并形成典型的菌丝团结构。首先用流水冲洗植物材料，小心地除去植物表面的菌丝、孢子、土壤颗粒，尽量减小对植物材料的损害。为保证清洗效果，清洗时加入表面活性剂（如洗洁精）或用流水清洗时以超声波进行处理。

（二）植物材料的表面消毒

目前，应用最广泛的消毒剂为乙醇、次氯酸钠和氯化汞。其中，乙醇具有一定的脂溶性，能够促进蛋白质凝固并具有脱水的作用，但因乙醇消毒的局限性，它必须与其他消毒剂配合使用。次氯酸钠的使用浓度为 5%~10%，一般使用浓度为 5%。氯化汞的使用浓度为

0.1%~1.0%，但因其毒性较强，在内生真菌的分离过程中越来越受到限制。研究发现，药用植物内生真菌在分离、纯化过程中用乙醇浸渍表面消毒技术对植物组织进行处理，植物材料的表面消毒通常采用乙醇与次氯酸钠配合的方式，消毒程序因植物的种类、器官、生长年限、生长阶段、质地不同而不同。

（三）药用植物微生物培养基的种类、培养条件和选择性分离培养基的选择

1. 真菌培养基的种类

培养基的选择要考虑目标内生真菌的性质。国内植物真菌分离最常用的培养基有PDA（马铃薯葡萄糖琼脂）培养基、察氏培养基和马丁氏培养基等；在国外，最常用的是麦芽浸膏（1%~2%）培养基、PDA 培养基。有时上述 3 种培养基可与酵母浸膏（0.1%~0.2%）结合使用。分离真菌所用的培养基是按照各种真菌所必需的营养物质来选择配制的，不同内生真菌所需营养物质有所不同，因而针对不同的内生真菌需要选用不同的培养基。培养基分天然培养基和合成培养基两大类，天然培养基是在马铃薯、麦芽、蔬菜等多种植物过滤后的滤液中加入其他无机盐类等配制而成的，合成培养基是由不同氯源、碳源、无机盐和一些生长素等化学药品配制而成的。

（1）PDA 培养基：马铃薯 200 g，葡萄糖 18~20 g，琼脂 12~20 g，蒸馏水 1 000 mL。该培养基最常用。在培养基中可加入青霉素、链霉素以抑制细菌和放线菌的生长。

（2）麦麸琼脂（WBA）培养基：麦麸 30 g，葡萄糖 20 g，琼脂 12 g，蒸馏水 1 000 mL。

（3）马铃薯麦芽汁葡萄糖琼脂培养基：20% 马铃薯汁 500 mL，麦芽汁 500 mL，琼脂 15~20 g，维生素 B_1 0.05 g，pH=6.5。

（4）综合马铃薯汁培养基：20% 马铃薯汁 1 000 mL，葡萄糖 20 g，$MgSO_4 \cdot 7H_2O$ 1.5 g，维生素微量，KH_2PO_4 3 g，琼脂 20 g，pH=6。

（5）MMN 培养基：$CaCl_2 \cdot H_2O$ 0.05 g，麦芽粉 3 g，NaCl 0.025 g，葡萄糖 10 g，KH_2PO_4 0.5 g，牛肉汁 + 蛋白胨 15 g，$(NH_4)_2HPO_4$ 0.25 g，维生素 B_1 0.1 mg，$MgSO_4 \cdot 7H_2O$ 0.15 g，$FeCl_3$（1% 溶液）1.2 mL，琼脂 20 g，蒸馏水 1 000 mL。

（6）PACH 培养基：KH_2PO_4 1 g，$Na_2SO_4 \cdot 2H_2O$ 0.27 mg，$MnC1_2 \cdot 2H_2O$ 0.005 g，琼脂 10 g，$ZnSO_4 \cdot 7H_2O$ 0.11 mg，pH=5.4，FeEDTA 0.02 g，蒸馏水 1 000 mL。

（7）FDA 培养基：NH_4Cl 0.5 g，麦芽粉 5 g，NaH_2PO_4 0.5 g，琼脂 10 g，$MgSO_4 \cdot 7H_2O$ 0.05 g，pH=5.0，葡萄糖 20 g，蒸馏水 1 000 mL。

（8）甘博格（Gamborg）培养基：$(NH_4)_2SO_4$ 1.625 g，KH_2PO_4 163 mg，$MgSO_4 \cdot 7H_2O$ 246 mg，$CaCl_2 \cdot 2H_2O$ 147 mg，FeEDTA 37.3 mg，$FeSO_4 \cdot 7H_2O$ 28 mg，$MnSO_4 \cdot H_2O$ 0.1 mg，$ZnSO_4 \cdot 7H_2O$ 2 mg，$CuSO_4$ 0.025 mg，$Na_2SO_4 \cdot 2H_2O$ 0.025 mg，$CoC1_2 \cdot 2H_2O$ 0.025 mg，KI 0.75 mg，右旋葡萄糖 5 g，维生素 10 mg，琼脂 8 g，pH=5.5，蒸馏水 1 000 mL。

2. 细菌培养基的种类

（1）牛肉膏蛋白胨培养基：牛肉膏 3 g，蛋白胨 10 g，NaCl 15 g，琼脂 18 g，蒸馏水 1 000 mL，pH=7.0~7.2。

（2）LB 培养基：蛋白胨 10 g，牛肉膏 5 g，氯化钠 5 g，琼脂 15 g，蒸馏水 1 000 mL。

（3）YE 培养基：酵母膏 4 g，葡萄糖 4 g，琼脂 15 g，麦芽浸提物 6 g，pH=7.4。

（4）淀粉培养基：牛肉膏 0.5 g，蛋白胨 1 g，氯化钠 0.5 g，可溶性淀粉 0.2 g，水 100 mL，pH=7.0~7.2，琼脂 2 g。

（5）蛋白胨培养基：蛋白胨 10 g，蛋白胨 5 g，蒸馏水 1 000 mL，pH=7.0~7.2。

（6）纤维素琼脂培养基：$NaNO_3$ 2.0 g，KH_2PO_4 1.0 g，$MgSO_4$ 0.5 g，KCl 0.5 g，羧甲基纤维钠 2.0 g，蛋白胨 0.2 g，琼脂 18.0 g，蒸馏水 1 000 mL。

（7）水琼脂培养基：水琼脂 20 g，蒸馏水 1 000 mL。

3. 选择性分离培养基和培养条件的选择

由于生长快的真菌常常会阻止或掩盖生长缓慢的菌种的生长与存在，因此在最初分离时常使用营养贫乏的培养基以阻止其过度生长。虽然许多真菌在营养贫乏的培养基中易扩散而生成不易识别的菌落，但是若以减少污染、选择性地分离目标菌株为目的，许多工作者在分离时习惯用水琼脂培养基进行分离。在培养基中添加选择性生长抑制剂和抗生素也能延缓和抑制某些菌的生长。在营养丰富的培养基中加入选择性生长抑制剂，如邻苯基苯酚，对从植物组织中分离出特定微生物非常重要。此外，应用抗生素（如链霉素）来抑制一些细菌的生长对某些植物组织来说是非常必要的。有时表面活性剂（苄基三甲胺、氢氧化物、SDS）和有机酸（丹宁酸、乳酸）也在培养基中用作选择性试剂。例如，Teles 等（2006）分离来自芳香木瓣树（*Xylopia aromatica*）叶子的内生真菌时，使用 PDA 培养基培养，加庆大霉素（0.5 mg/mL），在 25 ℃下培养 10 d，得到活性内生真菌 *Periconia atropurpurea*。Bills 研究分离培养基对物种多样性的影响，发现从美国尖叶扁柏（*Chamaecyparis thyoides*）枝条和叶中分离内生菌时，在 1% 麦芽浸膏和 0.2% 酵母浸膏混合培养基中加入 50 mg/L 链霉素和 50 mg/L 金霉素，培养得到的菌种最丰富；当在培养基中加入真菌生长抑制剂时，能从鹅耳枥属（*Carpinus caroliniana*）树皮中分离得到更丰富的菌种。应将生长在选择性培养基中的真菌尽可能快地转移到无抑制剂的培养基中进行二次培养，增加正常孢子形成的机会，以便更好地鉴定。

培养条件的选择对内生真菌的分离也是非常重要的，一般根据宿主组织的起源选择合适的培养条件。培养温度应反映自然条件下的温度情况，典型温度为 18~25 ℃。培养湿度和光照周期对内生菌的影响仍然未知，但它们能够影响孢子的形成。由于某些内生真菌生长缓慢，有时需要培养很长时间，培养基可能出现干燥情况。用薄膜密封平板能防止培养基脱水干燥，但也会抑制孢子形成。缓慢地脱水干燥常促进孢子形成，对腔孢纲尤其如此。在具有湿度调节功能的培养室或塑料盒中培养平板能防止水分的快速蒸发。

（四）药用植物微生物的鉴定

药用植物微生物通常根据主要的群体和个体形态特点进行归类与鉴定，同时辅以生理生化、分子生物学、化学方法等加以鉴别。

1. 形态学鉴定方法

传统微生物的鉴定方法是通过离体培养宿主组织，分离得到该组织的内生真菌，之后对得到的微生物进行培养、形态观察和鉴定。依靠离体培养方法研究微生物的多样性，局限于对生长速度快、分布广泛的微生物的分离和鉴定，而一些竞争势弱、对生长有特殊要求的微生物往往被忽略。

微生物多样性形态鉴定的主要依据有营养体的形态、繁殖方式、繁殖体的类型和形状、繁殖孢子的类型和形状等。因此，丝状真菌的群体形态（菌落形态）特征，如菌落的大小、颜色、表面特征，气生菌丝的质地和生长速率，有无孢子团、子囊壳或菌核产生，有无分泌物（如黏液）等特征是识别它们的重要依据。菌落形态特征虽然受环境影响很大，不能作为一个相对稳定的分类特征，但是可以作为一个辅助特征，尤其是对一些不产生繁殖结构（如孢子、子实体等）的菌株，菌落形态特征对划分形态型具有重要的参考价值。此外，真菌微生物的显微特征（内生真菌个体形态特征）也是鉴定微生物的重要依据。具体的操作方法如下：用解剖针挑起菌丝置于10% KOH溶液中，压片进行显微观察；或用透明胶带粘取菌丝置于涂有10% KOH溶液的载玻片上，在复式相差显微镜下进行观察、测量和拍照。主要观察内容包括孢子的形态（包括大小、形状、颜色、表面纹饰等）、分生子梗的形本和产孢方式、菌丝的特征。

为了观察自然生长的菌丝形态，也可以用插片法进行培养，具体方法是将真菌微生物接种到PDA培养基上，然后插入无菌的盖玻片1片或2片，25 ℃恒温暗培养，待菌丝在盖玻片上面生长后，将盖玻片取出，滴加10% KOH溶液，在显微镜下进行观察和拍照。

2. 分子生物学鉴定技术

随着分子生物学的发展，以DNA为基础的鉴定技术增加了人们对微生物分类单位的认识，使可培养和不可培养微生物的鉴定和系统发育分析更准确，扩展了微生物多样性的广变和深度。传统的微生物分类方法可能会低估不同类型微生物的真实数量，尤其是种下水平，如基因型。随着分子生物学的发展，限制性片段长度多样性（restriction fragment length polymorphism，RFLP）、末端限制性片段长度多态性（terminal-RFLP，T-RFLP）、随机扩增多态性DNA（random amplified polymorphic DNA，RAPD）、简单重复序列（simple sequence repeat，SSR）、扩增片段长度多态性（amplified fragment length polymorphism，AFLP）、变性梯度凝胶电泳（denaturing gradient gel electrophoresis，DGGE）、温度梯度凝胶电冰（temperature gradient gel electrophoresis，TGGE）、DNA分子测序技术等先后用于微生物鉴定和微生物种群多态性检测。下面主要介绍分子指纹图谱技术和DNA分子测序技术。

1）分子指纹图谱技术

RAPD技术以普通PCR为基础，使用多个具有10个左右碱基的单链随机引物，对全部基因组DNA进行PCR扩增，引物结合位点DNA序列的改变，扩增位点之间DNA碱基的缺失、插入或置换均可导致扩增片段数目和长度的差异，DNA片段的多态性反映了样本之间的多态性。

Hammeri等（1992）为了研究*Discula umbrinella*与其宿主起源的关系，选取了30个分离自山毛榉、栗树和橡树中的*D. umbrinella*菌株进行RAPD标记分析。Polizzotto等（2012）用RAPD-PCR技术分析了20个分离自意大利不同地区葡萄树中的内生链格孢真菌，结果发现，这些内生链格孢真菌类群分别属于乔木链格孢（*Alternaria arborescens*）和细极链格孢（*A. tenuissima*）。

RFLP 技术是检测 DNA 在限制性内切核酸酶酶切后形成的特定 DNA 片段。多态性水平过分依赖限制性内切核酸酶的种类和数量，加之 RFLP 技术分析步骤烦琐、工作量大、成本较高，所以其应用受到了一定的限制。Pandey 等（2003）从印度热带树种中分离得到的所有叶点霉属（*Phyllosticta*）菌株，经 ITS-RILP 鉴定均为首都叶点霉（*P. capitalensis*）。

2）DNA 分子测序技术

分子指纹图谱技术在分析环境样本中的微生物群落时存在一定的局限性，环境样本中可能同时存在多个不同类群的微生物，而有些微生物类群是未知的。DNA 分子测序技术成功应用于微生物的鉴定和系统发育分析，该技术以编码基因的序列分析为基础，如细胞色素 c 氧化酶基因（CO1），微管蛋白基因（tub2），18S rDNA、28S rDNA 和 5.8S rDNA 基因，rDNA 非编码的 ITS（internal transcribed spacer）序列。由于编码区基因高度保守，能够评估较高分类单元的系统发育关系，CO1、tub2 和 ITS 序列在相近种间具有较高的进化速率，应用这些序列分析能解决种属水平的分类问题。以系统发育分析和序列相似比对分析为基础，DNA 分子序列技术已经成功应用于微生物的检测和鉴定。孙丽等对新疆阿魏不同年份、不同部位的微生物进行了分离鉴定，共分离得到微生物 140 株，经形态学和分子生物学鉴定分别归属于 18 属，其中短梗霉属、链格孢属和叶点霉属为优势菌群。新疆阿魏不同年份、不同部位微生物的分布和组成存在较大差异，具有一定的年份和组织专一性。Morakotkam 利用 18S rDNA 基因和 ITS 序列分析了毛竹（*Phyllostachys*）和 *Sasa* 中的内生真菌多样性，71 个代表性菌株经鉴定属于粪壳菌纲（Sordariomycetes）和座囊菌亚纲（Dothideomycetidae），说明利用分子方法能发现微生物种下分类群。微生物多样性的研究应考虑到基因型水平，即不仅要研究微生物种类多样性，还要研究种间多样性，即基因型多样性。

经 16S 核糖体 RNA（rRNA）序列分析鉴定细菌，用 ITS 或 18S rDNA 序列分析鉴定真菌菌株。提取总基因组 DNA，用一对通用引物扩增 16S rRNA 基因：用于菌株鉴定的细菌基因组 PCR 扩增引物为 27F（5′-AGAGTTTGATCMTGGCTCAG-3′）和 1492R（5′-TACGGYTACCTTGTTACGACT-3′）。用于菌株鉴定的真菌基因组 PCR 扩增引物为 ITS1（5′-CTTGGTCATTTAGAGGAAGT-3′）和 ITS4（5′-TCCTCCGCTTATTGATATGC-3′）。核苷酸序列通过 NCBI 网站上的 BLAST 工具进行鉴定，并与 GenBank 数据库中报告的其他序列进行比对。利用 GenBank 序列及其形态学特征对菌株进行分类。

二、微生物培养技术简介

微生物培养技术能够广泛应用的前提条件是有有价值的微生物菌种和能够快速、高效地培养该微生物的方法。培养微生物应按各种微生物的生长规律进行科学的培养条件设计，不仅要提供丰富而均衡的营养物质，还要提供适宜微生物生长的温度、湿度、酸度、水分、需氧条件和培养过程中防止杂菌污染的必要设备与措施。通常，微生物的培养方法可依据微生物对氧气的需要与否分为好氧培养和厌氧培养，而依据培养基的物理特性可分为固体培养、液体培养、半固体培养。

1. 常见的微生物培养方法

在实验室内，微生物培养的一般方法如下。

(1)好氧培养法：①用试管斜面、培养皿琼脂平板、克氏扁瓶、茄子瓶等进行好氧菌的固体培养；②用试管、浅瓶、摇瓶、台式发酵罐等进行好氧菌的液体培养。

(2)厌氧培养法：用高层琼脂柱、韦荣氏管、厌氧培养皿、亨盖特滚管、厌氧培养罐等进行厌氧菌的固体培养或液体培养。

2. 微生物培养技术的发展

微生物培养技术是随着生物学和现代工业技术的发展而发展的，其发展进程主要体现在以下几个方面：从实验室少量培养发展到生产性大规模培养；从浅层培养发展到厚层或深层培养；从以固体培养技术为主发展到以液体培养技术为主；从静止式液体培养发展到通气搅拌式液体培养；从单批培养发展到连续培养、多级连续培养；从利用游离微生物细胞发展到利用固定化细胞；从单纯利用微生物细胞发展到利用动植物细胞进行规模化培养；从利用野生型菌株发展到利用诱变菌株，甚至基因工程菌株；从单菌发酵发展到多菌混合发酵；从低密度培养发展到高密度培养；从人工控制培养发展到自动化发酵培养。

三、微生物扩大培养技术

发酵(fermentation)的最初概念是液体中向外冒气泡的现象，现泛指发酵工业中应用微生物生产某种产品的过程，包括好氧发酵、厌氧发酵、液体发酵、固体发酵等形式。而微生物发酵技术则指微生物工业中用于大规模培养微生物并获得商业性产品的技术。进行微生物工业发酵的容器称为发酵罐(fermenter)，也称作生物反应器(bioreactor)。在微生物发酵过程中，培养基中的有机物既是电子最终受体，又是被氧化的基质。通常这些基质氧化得并不彻底，因此发酵产物多种多样，而它们还要经过分离、纯化或再加工等后处理，才能成为应用于工、农、医、药、环保等领域的商业化产品。微生物工业发酵方式多种多样，但基本上需要经过菌种活化、菌体(或孢子)悬液制备、种子扩大培养、发酵培养基的制备和灭菌、发酵过程的控制与管理、发酵液处理、发酵产物提取与精制等环节。

在工业上微生物发酵类型可谓多种多样。例如，按微生物培养基的物理形态不同，发酵可分为固体发酵和液体发酵两种：固体发酵是菌体吸附在固体原料等支持物上的发酵，包括浅层、转桶等好氧固体发酵，厌氧堆置发酵，厚层通气发酵等，如酿酒制曲、有机堆肥等即属此类；液体发酵则是在液体培养基中进行的发酵，既可好氧又可厌氧，是现代发酵的主要方式，容易实现自动化控制。依据发酵是间歇性进行还是连续性进行，发酵可分为分批发酵和连续发酵；根据发酵菌种是否被固定在载体上，发酵可分为游离发酵和固定化发酵；根据发酵菌是一种还是多种，发酵可分为单一菌种发酵和混合菌种发酵；另外，依据发酵菌种的来源不同，发酵可分为天然发酵与纯培养发酵。天然发酵是利用自然环境中存在的多种微生物进行发酵(属混菌发酵)，传统发酵常属此类，而现代工业发酵大多采用纯培养发酵。

1. 固态发酵

固态发酵又称固体发酵，是微生物在没有或几乎没有游离水的固态湿培养基中的发酵过程。我国农村的堆肥、青储饲料发酵和制作酿酒酒曲等均属于固态发酵。固态发酵工艺历史悠久，也获得了较多产品，例如以秸秆、粪便、棉籽壳为主要基质培养食用菌，以麸皮、谷壳、玉米芯粉为主要基质培养作为杀虫剂的白僵菌（*Beauveria bassiana*），以麸皮、谷糠、豆饼粉为主要基质培养生产蛋白酶的地衣芽孢杆菌（*Bacillus licheniformis*）等。与液态发酵相比，固态发酵的优点是培养基含水量少，废水废渣所造成的环境污染较轻，能源消耗小，培养设备简易，投资较少。另外，固态发酵的培养基原料多为天然基质或废弃物，广泛易得，价格低廉，所获产物浓度较高，后处理较方便。固态发酵的缺点是菌种选择性差、发酵周期较长、工艺参数难以精确测量和控制、发酵产物的质量与数量稳定性稍差、工艺操作所需劳力强度大等。在微生物工业生产中选择固态发酵还是液态发酵，主要取决于所用菌种、原料、产物和设备、技术等因素。现代微生物工业大多采用液态发酵方式（如生产氨基酸、有机酸、酶类、抗生素、激素等），主要是因为液态发酵总效率高，能精确调控，易于机化和自动化，适用面广等。

2. 连续发酵

连续发酵（continuous fermentation）是微生物连续培养技术在发酵工业中的应用。其形式包括单罐（级）连续发酵和多罐（级）连续发酵。连续发酵与单批发酵相比有许多优点：①高效，简化了菌种的扩大培养环节，节省了发酵罐的多次装料、灭菌、出料、清洗罐等单元操作，从而减少了非生产时间并提高了设备的利用率；②自控，便于利用各种仪表进行自动控制；③产品质量较稳定，节约了大量人力、动力、水和蒸汽，尤其是使水、汽、电负荷均匀合理分配，提高了生产效率和产品的商业竞争力。连续培养的缺点是发酵运转时间过长、菌种易于退化、容易受到杂菌污染、培养基的利用率相对较低等。目前，连续发酵技术已被用于大规模生产乙醇、丙酮、丁醇、乳酸、食用酵母、饲料酵母、单细胞蛋白和石油脱蜡、污水处理等，并取得了良好的效果。

3. 混合培养发酵

混合培养发酵（mixed culture fermentation）简称混合发酵，是两种或两种以上微生物混合在一起共用一种培养基进行发酵的方式。许多传统的微生物工业实质上就是混合发酵，例如，酒曲、酱曲的制作，某些葡萄酒、白酒的制作，污水处理，沼气发酵，湿法冶金等都是混合发酵。传统混合发酵中，菌种的种类和数量大都是未知的，人们主要通过控制培养基组成和发酵条件来达到生产目的。现代发酵工业中的混合发酵，则主要采用已分离纯化、鉴定过的微生物作为菌种，采用同种培养基进行发酵。

混合发酵的优点是可以实现不同种微生物在同一个发酵容器中经受同一个发酵工艺的过程，这样不仅使培养基可以得到充分利用，而且节省了人员、设备和时间，提高了经济效益；更重要的是混合发酵可以同时获得两种或多种独特的发酵产品，例如，享誉国内外的茅台酒，就是众多微生物混合发酵的产品。混合发酵中的多菌种，可以通过不同代谢能力的组合，完成单个菌种难以完成的复杂代谢作用，其功能类似于某些基因重组工程菌，因此混合发酵是一种很有前途的发酵技术。其缺点是发酵过程和产物难以控制。

四、微生物基因工程技术

微生物和微生物学研究在基因工程的产生和发展过程中占据了极重要的地位，它们为基因工程提供了理论指导和操作技术，同时基因工程技术的发展又促进了微生物技术产业的快速发展。微生物与基因工程的关系主要表现在以下几个方面。

(1)基因工程所用克隆载体主要是用病毒、噬菌体和质粒改造而成的。

(2)基因工程所用的千余种工具酶绝大多数是从微生物中分离纯化得到的。例如DNA准确切割的限制性核酸内切酶、基因与载体进行连接的DNA连接酶、DNA进行体外扩增(PCR)的高温DNA聚合酶等。

(3)微生物细胞是基因克隆和表达的宿主，即外源基因经与相应载体连接构建后，必须转化大肠杆菌等宿主才能得到克隆或表达，甚至外源基因转化植物或动物细胞目前也大多采用人工构建的土壤杆菌、酵母、病毒等微生物作为载体。

(4)目前大规模工业化发酵所采用的菌种有许多是经过基因工程改造的工程菌。

(5)多样化的微生物，尤其是抗高温、高盐、高碱、低温等的微生物，为基因工程提供了极其丰富而独特的基因资源。

(6)分子生物学、分子遗传学和DNA重组技术中有关基因结构、性质、表达调控等的理论基础，主要是以微生物为对象研究取得的。即便是动植物基因也大多是转移至微生物中再进行研究而得到的。

第四节　药用植物微生物生产技术研究

一、药用植物微生物次级代谢产物的提取方法

要研究微生物次级代谢产物，首先要进行次级代谢产物的提取，这一步骤对次级代谢产物中有效成分的分离非常关键。微生物次级代谢产物的提取方法基本上借鉴了植物次级代谢产物的提取方法，即根据次级代谢产物的类型来选择提取方法。这里主要总结了微生物次级代谢产物提取的常用方法和新方法。

1. 溶剂提取法

溶剂提取法是提取次级代谢产物最经典的方法，该方法简单，受条件的限制少，成本低，是现在内生菌次级代谢产物的主要提取方法。溶剂提取法需要根据被提取的成分选择适宜的溶剂和方法，要求溶剂对目标成分溶解性大，对共存杂质溶解性小，不与目标成分起化学反应，廉价易得，浓缩方便，安全无毒。人们主要依据溶剂的极性和被提取目标成分的极性，根据相似相溶原理来选择溶剂。例如，提取极性较强的成分经常用水作为溶剂，提取极性较弱的成分则选用苯、石油醚等作为溶剂；中等极性成分的提取一般用氯仿、乙酸乙酯等作为提取剂，如喜树内生真菌中的喜树碱一般用氯仿-甲醇(4∶1)混合液来提取。溶剂提取法

也与提取的材料紧密相关。一般真菌鲜菌丝体常用匀浆法、浸渍法提取，干菌体常用渗漉法和回流法提取。Hirotani 等用甲醇匀浆内生真菌姬松茸（*Agaricus blazei*）的鲜菌丝体，以提取其中具有独特甾类骨架的化合物 gariblazeispirol C。

2. 微波辅助提取技术

微波辅助提取技术（microwave-assisted extraction，MAB）是利用微波能来提高萃取率的一种新技术，该技术利用微波对溶剂和物质进行均匀加热，以方便提取目标成分。微波是波长为 1 mm~1 m 的电磁波，在传输过程中遇到不同的物料会依物料性质不同而发生反射、穿透、吸收现象。在快速振动的微波电磁场中，被辐射的极性物质分子吸收电磁能，以每秒数十亿次的高速振动产生热能。微波提取过程中，微波辐射导致细胞内的极性物质（尤其是水分子）吸收微波能，产生大量热量，使细胞内温度迅速上升，液态水汽化产生的压力将细胞膜和细胞壁冲破，形成微小的孔洞；进一步加热，导致细胞内部和细胞壁水分减少，细胞收缩，表面出现裂纹，孔洞和裂纹的存在使细胞外溶剂容易进入细胞内，溶解并释放出胞内产物。不同的物质由于结构不同，吸收微波能的能力各异。因此，在微波的作用下，某些待测组分被选择性地加热，并与机体分离，进入对微波吸收能力较差的萃取剂中。微波加热效率较高，升温快速而均匀，故显著缩短了萃取时间，提高了萃取效率。常规的索氏萃取通常需 12~24 h 才能处理一个样品，并且需要消耗上百毫升有机溶剂，而微波萃取可将萃取时间缩短到 0.5 h 之内，有机溶剂的消耗量可降至 50 mL 以下。微波辅助提取的特点为投资少、设备简单、适用范围广、重现性好、选择性好、操作时间短、溶剂耗量少、热效率高、不产生噪声、不产生污染和易于自动化。

Chen 等（2007）利用微波辅助提取技术对灵芝（*Ganoderma lucidum*）的三萜总皂苷进行提取，仅需 5 min，三萜总皂苷的收率达 0.968%，比振荡提取（shaking extraction）、热逆流提取（heat reflux extraction）、CO_2 超临界流体萃取（supercritical fluid carbon dioxide extraction）效果要好。Montgomery 等（2000）用微波辅助提取技术和 HPLC 法确立了 6 种真菌麦角甾醇在土壤中生物量的测定方法，用微波辅助提取技术提取所得的麦角甾醇的生物量要比传统的回流提取高 9 倍，麦角甾醇在菌体中的平均浓度为 4 μg/mg。

3. 超临界流体萃取技术

超临界流体萃取（supercritical fluid extraction，SFE）技术利用物质处于临界温度和临界压力点时表现出的独特性质（呈现出不同于液体和气体的流体状态）进行萃取。超临界流体兼有液体和气体的优点：既有气体的高扩散系数和低黏度，也有液体的高密度、良好的溶解性和传质特性。因此，超临界流体具有良好的穿透性，易进入固体孔隙，快速萃取固体样品中的有机物，表现出卓越的萃取性能。超临界流体的这种特性对体系的压力、温度变化十分敏感，因此可以通过改变体系的温度和压力来调节组分的溶解度。在临界点附近，温度和压力的微小变化往往会导致溶质的溶解度发生几个数量级的变化。超临界流体具有萃取和分离合二为一的特点，即当饱含溶解物的超临界流体流经分离器时，由于压力下降其与萃取物迅速成为两相而立即分开（气液分离），不存在物料的相变过程，不需要回收溶剂，操作方便，不仅萃取效率高，而且能耗较小，节约成本。

常见的超临界体系有 CO_2、水、乙醇、甲醇、氨、丙烷、丙烯等。其中 CO_2 因具有临界温度低、对大部分物质呈化学惰性、选择性好、不残留于萃取物上、安全廉价、无污染等优点而被广泛应用。Cygnarowicz-Provost 等报道一些丝状真菌（如寄生水霉（*Saprolegnia parasitica*））中含有的多聚不饱和脂肪酸和二十碳五烯酸（EPA）具有有益的生理活性，包括防治关节炎和心血管疾病等。用 CO_2 超临界流体对丝状真菌的菌丝体进行提取可得到很高的脂类成分收率。而且用 CO_2 超临界流体和含 10% 乙醇的 CO_2 超临界流体对寄生水霉的脂类成分进行提取具有很好的效果，并发现菌成分的溶解性随着所用温度和压力的升高而升高。Kumar 等（1991）用超临界流体的方法对真菌藤仓赤霉（*Gibberella fujikuroi*）P-3 的麦菌质进行提取，明确了其中的主要成分是一种固醇类物质。在提取过程中，菌质的赤霉素（GA_3）并没有丢失，这个性质可直接应用于农业领域。

4. 固相萃取法

固相萃取（solid phase extraction，SPE）法以液相色谱分离机制为基础，利用组分在溶剂与吸附剂间选择性吸附与选择性洗脱的过程，达到提取、分离、净化和富集的目的，即样品通过装有吸附剂的小柱后，待测物保留在吸附剂上，先用适当溶剂洗去杂质，然后在一定条件（如不同 pH 值）下选用不同极性的溶剂，将待测成分洗脱下来进行检测。SPE 法具有对有机物吸附力强、前处理速度快、有机溶剂用量少、对人员危害小等优点，与传统的液液提取法相比，避免了有机溶剂萃取时乳化现象的发生，具有安全省时、对环境污染小且易于自动化的特点。

Szczesna-Antczak 等对两种丝状真菌卷枝毛霉（*Mucor circinelloides*）和总状毛霉（*Mucor racemosus*）的脂类应用薄层层析（TLC）法进行固相萃取，得到的脂类包括游离脂肪酸、磷脂类、类胡萝卜素和硬脂酸类成分。Ovey 等应用固相萃取技术对真菌杆青霉（*Penicillium hord*）、黄青霉（*Penicillium venetum*）和毛青霉（*Penicillium hirsutm*）产生的费地青霉素（roquefortine）次级代谢产物进行了快速纯化。Apoga 等用固相萃取技术对小麦根腐病菌（*Bipolaris sorokiniana*）菌丝体和发酵液中的一种倍半萜类植物毒素八氢 -8- 甲基 -9- 亚甲基 -5- 异丙基 -4，8- 甲桥 -1H-2- 苯并吡喃 -3- 醇（prehelminthosporol）进行纯化，再进行气相检测，得到了良好的效果。Ramadas 等对黑曲霉（*Aspergillus niger*）固体发酵产生的淀粉葡萄糖苷酶进行纯化，效果很好。

5. 超声波提取法

对真菌丝体进行提取时，往往需要将菌丝体的细胞破碎。现有的机械破碎法（如研磨法）难以将细胞有效破碎，而化学破碎方法又容易造成被提取物的结构、性质等发生变化而失去活性，因而难以取得理想的效果。超声波是频率大于 20 kHz 以上的声波，不能引起听觉，是一种机械振动在介质中的传播过程，其频率高，波长短，具有方向性好、功率大、穿透力强的特点。除此之外，超声波对介质主要产生独特的机械振动和空化作用。超声波在振动时能产生并传递强大的能量，引起介质质点以很高的速率和加速度进入振动状态，使媒质结构发生变化，促进目标成分进入溶剂中。超声波操作简便快速、无须加热、提取率高、速率快、效果好，且结构未被破坏，显示出明显的优势。例如，Rancic 等将丝状真菌赭绿青霉（*Penicillium ochrochloron*）的菌丝体依次用丙酮和甲醇超声提取，提取物用于抑菌试验的筛选，结果发现丙酮提取物具有最好的抗菌活性。该提取物经过反复硅胶和 Sephadex LH-20

柱层析、制备 HPLC 分离得到 2 个单体抑菌物质，用红外光谱法（IR）、核磁共振（NMR）技术、高分辨电子轰击离子源 - 质谱联用（EI-MS）技术将它们鉴定为（－）- 赤藓糖醇（erythritol）和（－）2，3，4- 三羟基丁酰胺（trihydroxybutanamide）。

二、药用植物微生物次级代谢产物的分离方法

已经有很多学者从事药用植物内生真菌次级代谢产物的分离工作，对分离方法的研究比较成熟，这里总结了药用植物内生真菌次级代谢产物分离过程中的几种常用方法。

1. 萃取法

萃取法（extraction）是利用混合物的各组分在两种互不相溶的溶剂中分配系数不同而达到分离目的的方法。简单的萃取过程是将萃取剂加入样品溶液中，使其充分混合，因某些组分在萃取剂中的平衡浓度高于其在原样品溶液中的浓度，于是这些组分从样品溶液中向萃取剂中扩散，使这些组分与样品溶液中的其他组分分离。萃取过程的分离效果主要表现为被分离物质的萃取率和分离纯度。萃取率为萃取液中被萃取的物质与原溶液中该溶质的量之比。萃取率越高，表示萃取过程的分离效果越好。萃取法是次级代谢产物初步分离最常用的方法，将有效成分分成不同的极性范围，再进行进一步的分离。最常用的萃取溶剂，如石油醚、苯、环己烷、乙醚、氯仿、乙酸乙酯、正丁醇等，从水相中萃取有效成分。Bashyal 等将球毛壳菌的乙酸乙酯提取物，用氯仿萃取，富集活性成分，进而用正相和反相硅胶、Sephadex LH-20 柱层析分离得到 3 个新化合物 globosumone A~C。

2. 柱层析

柱层析（chromatography）也称为柱色谱，是用于分离多组分有机混合物的一种高效分离技术。在次级代谢产物的研究中，柱层析的应用最普遍，它是根据混合物各组分在两相（固定相和流动相）之间的不均匀分配进行分离的一种方法。不均匀分配的先决条件是各个组分对两相亲和力的不同和在两相中不均匀分配的可能性。由于混合物中各组分对两相的亲和力有差异，它们穿过固定相的流动速率（或在固定相中的滞留时间）就会不同，从而得到分离。

3. 减压液相色谱

减压液相色谱（vacuum liquid chromatography，VLC）又称为真空液相色谱，它凭借真空动力加速溶剂的流动。该方法在收集每份流分后让色谱柱流干，在完成一次展开干燥后，还可再次对其进行展开。减压液相色谱具有操作简单、分离效率高、处理样品量范围大的优点，通常作为植物提取物初步分离的手段。几乎所有的耐压填料都可以作为减压液相色谱的固定相，包括硅胶、键合硅胶、氧化铝、藻土、聚酰胺等，最常用的洗脱剂是石油醚 - 乙酸乙酯系统。

4. 加压型液相色谱

加压型液相色谱是利用较细颗粒的吸附剂，同时在柱子上端适当加压以提高洗脱速率的柱色谱方法。分离同样量的样品，加压法比常压法用的吸附剂少，分离效果好。加压的方法有 3 种：①通过对气球充压缩空气的加压法，仅适用于少量样品的分离：②通过气体钢瓶

导出一定压力气体的气体压缩法，不够方便；③通过自来水压缩空气的加压法，需要配置储水箱，压力大小可调，比较方便。加压型液相色谱可以提高流动相的洗脱速率，提高分离度，这一点对一些敏感化合物或不稳定化合物尤其重要。加压型液相色谱可以缩短样品在色谱柱上的保留时间，避免样品的变化。对加压型液相色谱，可以选用颗粒很小的吸附剂填充色谱柱，以获得更高的分辨率。

三、促进微生物培养物中代谢产物积累的方法

基于微生物发酵培养的研究进展，目前有代表性的促进次级代谢产物积累的处理手段主要有添加诱导子、加入前体物质、移除原位产物等。

1. 添加诱导子

在促进内生真菌小孢拟盘多毛孢（*Pestalotiopsis microspora*）Ne32 菌丝体中紫杉醇的积累时，添加甾体类成分生合成抑制剂（硫酸氧钒）后，大大减少了香叶基焦磷酸流向竞争性产物麦角甾醇的碳流，进而使紫杉醇积累提高了 50 倍。确定这样的研究思路前，需要对目标成分的生合成途径有一定的认识，在诸多研究手段的应用过程中，添加物的种类、浓度和时间均是需要重点进行摸索的因素，其中酶特异性抑制剂的选择可参考目前比较成熟的人体用药。

2. 加入前体物质

在考虑内生菌生产人参皂苷的影响因素时，同时考虑了前体物质对产人参皂苷的内生菌的影响，从人参内生菌中筛选出一种产皂苷的嗜气芽孢杆菌菌株 GE-15，通过发酵得到了稀有人参皂苷 F2。当加入前体物质乙酸钠时，菌株 GE-15 能够产生原人参三醇 PPT，而当加入丙酮酸钠时产生了人参皂苷 Rb2，这对今后的研究具有重大意义。

3. 移除原位产物

移除原位产物也是促进内生真菌培养物产物合成的一种有效方法，主要方式为在培养体系中加入能够吸附目标产物的各种型号的树脂，树脂型号的选择一般要通过预试验来确定，主要考察树脂对目标产物的吸附率和解吸率。将树脂加入培养体系中，实时吸附培养物分泌到培养基中的目标成分，可以消除反馈抑制，促进酶促反应正向进行，减小分泌物的自毒影响，避免产物降解，实现有效富集等目的。有报道表明，添加 HP20 型树脂，可使深绿木霉 LY357 菌丝体培养物中喜树碱的产量提高 11 倍。

4. 单菌多产物策略

单菌多产物策略（one strain many compounds，OSMAC）即运用不同的培养基与培养条件来培养同一种微生物，从而得到多种化合物的方法。该策略的主要出发点是，在传统培养条件下，大多数微生物的生物合成基因簇处于沉默状态，导致产生的代谢产物数量少，且结构单一，为了挖掘微生物产生多种结构类型化合物的潜力，Helge 等提出了 OSMAC 策略，旨在通过改变培养基组成、培养条件和方法，使微生物中的沉默基因簇得到表达，从而产生结构多样、数量较多的代谢产物。在不同的环境中微生物特定代谢产物相关基因簇的表达量有显著差别，因此可以通过改变培养基配方与培养条件使微生物中不同代谢产物的生物

合成相关基因分别进行不同组合的协同表达,从而产生结构多样的次级代谢产物。该方法对挖掘微生物自身产生不同代谢产物的潜力具有重要的实际应用价值,目前已引起科研工作者的广泛兴趣,在内生真菌中的应用也逐渐增多。

5. 混合发酵

除使用多样化的培养基和培养条件对内生真菌进行培养以获得更多种类的代谢产物之外,微生物之间的共培养(又称混合发酵)也被证明是一种有效的途径。由于内生真菌在植物体内进行生长的过程中,不可避免地会接触到植物组织内的其他内生真菌或病原菌,这些不同种类的微生物就会彼此产生竞争性或胁迫性的影响,已有研究结果表明,共培养条件下的内生真菌可产生含量更高和更加多样性的次级代谢产物。在进行共培养的过程中,两种或多种微生物的接种比例极关键,要保证多种微生物的竞争性生长得以平衡,不至于使某种微生物因生长速度快导致生物量远高于其他共培养微生物。在共培养条件下,微生物之间通过其生长过程中分泌到培养基中的代谢产物和酶类相互影响,因此,将某一微生物培养过程的培养基成分经无菌过滤后添加到新制备的培养基中再接种目标菌种,也可以达到类似效果。

第五节　药用植物微生物转化技术研究

微生物转化是利用微生物细胞的酶系将一种特定底物转化为另一种特定产物的过程。微生物转化在药物研制中的应用始于 20 世纪 30 年代,50 年代已有大规模的工业化生产。

微生物的转化方法有如下特点。第一是高效、环保、立体选择性好,反应条件比较温和,设备简单、易操控。通常来说,微生物都是在常温、常压的条件下进行代谢活动,微生物转化的条件就是适合微生物生长和代谢的外界条件,所以转化过程中所选择的最适温度和 pH 值都会比较温和。同时,相对温和的反应条件不容易造成目标产物的化学键断裂,复杂结构的天然化合物分子能够在转化过程中保持化学结构稳定。第二是微生物转化反应具有特异性,在微生物转化过程酶具有底物专一性,即只对某一种或某一类底物具有反应效应,对基团立体结构和反应区域都有选择性,所以不需要对底物进行基团保护和解保护。第三是微生物转化利用的是微生物的自身代谢活动,生物转化的反应周期短。一般来说微生物生长迅速、代时短,目标物质转化反应是在微生物某一个阶段的生长周期内进行的,所以当微生物细胞出现老化或者死亡状态时,转化反应就基本结束了。第四是成本较低,对环境相对友好,产物也相对专一,省去了对产物反复分离、提取、纯化的过程。在微生物转化过程中,减少了加热、冷却、pH 值调节等操作。因此,相较于其他化学反应的转化过程,微生物转化技术能够减少对环境的污染并降低生产成本。由于微生物转化反应可以持续进行,反应量大,设备和原料简单易得,生产成本低于合成法,生物转化的应用范围现在已经拓展到了几乎所有类型的天然产物。例如虎杖苷(底物)经微生物转化可以产生白藜芦醇(产物),姜黄素作为底物可以经微生物转化为二氢姜黄素和四氢姜黄素等。

一、药用植物微生物转化主要反应类型

微生物转化技术能够对具有复杂结构的化合物进行修饰改造。通过文献检索分析，生物转化中使用最多的菌种是霉菌，其次为酵母菌和细菌。通过微生物转化技术可以获得具有新型结构的天然产物，从而为生物活性天然产物的研究应用奠定基础。微生物转化的一般过程是采集菌种→鉴定菌种→培养成熟菌丝或孢子→选择适宜的转化方式→转化培养→转化液的提取分离→产品精制。微生物转化的反应类型主要分为以下几种。

1. 羟基化反应

羟基化是微生物转化的一种常见的重要转化反应类型，其应用广泛，由于所形成的羟基基团的结构简单，多种微生物都具有羟基化修饰能力。1950 年，有研究通过黑根霉的转化将黄体酮羟基化。有报道称底物炔雌醇被镰刀菌 LZ0202 菌株转化为 6α- 羟基 -17α- 乙炔基雌二醇，真菌雅致小克银汉霉 AS3.2028 对香紫苏醇进行一次和二次羟基化反应转化，可产生 2α-OH 香紫苏醇、3β-OH 香紫苏醇、18-OH 香紫苏醇和 19-OH 香紫苏醇等。另外还有菌种贵腐霉菌（*Botrytis cinerea*）和葡枝根霉（*Rhizopus stolonifer*）等都可以羟基化改造特定底物。

2. 糖基化反应

糖基化是天然药物的分子结构修饰改造过程中经常用到的一种结构修饰方法。红霉素、阿霉素、两性霉素等发酵型抗生素中都含有糖基结构，其赋予抗生素至关重要的药物理化性质。利用微生物转化技术糖基化修饰天然药物的分子结构，已经有了很多报道。例如，丁娟芳和蒋洁蓉等报道了一株氧化微杆菌（*Microbacterium oxydans*）CGMCC1788 的静息细胞和细胞提取液可以将葛根素转化为葛根素 -7-O- 葡萄糖苷，糖基化增加了葛根素的生物利用度。有报道称利用地衣芽孢杆菌自身酶系的转化作用，能够在埃博霉素母核 A 的 C-7 位上分别添加葡萄糖、甘露糖等多种不同的糖基，进一步的活性筛选试验表明埃博霉素 A 的甘露糖基修饰体具有明显增强的体外活性。

3. 脱氢反应

脱氢反应在化合物的分子结构修饰改造中应用普遍，这一反应能够使底物脱掉 2 个或更多氢原子，从而形成不饱和键。此过程在有机合成试验中非常难以发生，但是利用生物反应可以简单迅速地完成，例如利用微生物法进行天然甾体化合物转化，C-1、C-2 位置通过脱氢反应导入双键后会增加其抗炎作用。截至目前已有多项报道表明菌种简单节杆菌（*Arthrobacter simplex*）、球形芽孢杆菌（*Bacillus sphaericus*）、密丛毛霉（*Mucor plumbeus*）、红串红球菌（*Rhodococcus erythropolis*）等都可以通过自身代谢反应来对特定底物的特定部位进行脱氢反应，从而生成不饱和键。

4. 其他反应类型

氧化还原反应在生物转化中也被经常使用，如一株对底物还原能力较强的酿酒酵母（*Saccharomyces cerevisiae*）菌株 B5 可以不对称还原 β- 羰基苯丙酸乙酯制备 β- 羟基苯丙酸乙酯。分枝杆菌属（*Mycobacterium* sp.）NRRL B-3683 能够水解胆固醇，生成的产物为雄

甾-4-烯-3，17-二酮（4-AD）和雄甾-1，4-二烯-3，17-二酮（ADD）。围小丛壳菌（*Glomerella cingulata*）可将环氧基修饰没药醇的双键位点生成产物17-环氧基-没药醇。面包酵母菌可以对化合物 ent-3，12-dioxo-13-epimanoyl oxide 进行缩环反应，藤仓赤霉菌可以对多种底物扩环生成内酯结构等。

二、药用植物微生物转化方式

固定化细胞、诱变和基因重组等重要的生物技术的发展，不仅使微生物转化在中药化学成分结构修饰中发挥重要的作用，而且使得生物转化率成倍提高，还使微生物转化方法更加丰富。以下为几种微生物转化方法。

1. 分批培养转化法

分批培养转化法是待菌体在摇瓶和发酵罐中生长到一定阶段时加入底物进行转化的方法。底物加入时间因菌种和底物的不同而各异，一般在对数生长期加入。

2. 利用酶进行生物转化

直接从微生物体内或发酵液中将酶提出，在体外对底物进行生物催化。可以经过多步处理得到纯度较高的酶，也可以是粗酶。现在来源于微生物的酶已广泛应用于食品、医药、化工、环保等行业。

3. 应用孢子进行生物转化

细菌的孢子一般无活性，而真菌的分生孢子和子囊孢子往往有较高的酶活力，与菌丝体相比具有杂质相对少的优点。孢子转化需要注意的是不能让孢子萌芽，否则不能保持稳定的生物转化活力。应用于生物转化的孢子悬浮液和培养基成分与静止细胞转化法相似，也是采用不完全培养基（缺少某种营养物质，如氮源等，仅含有缓冲液、葡萄糖等产生能量的碳源）。完全培养基（complete medium）是在基本培养基内加入氨基酸和维生素等多种营养物质，用来满足微生物的各种营养缺陷型菌株的生长需要，是一种微生物学上常用的培养基。

4. 应用固定化细胞进行生物转化

固定化细胞在适宜的转化条件下进行生物转化能保持细胞相对的活力，它的最大优点是可以长期反复使用，有的能维持有效催化达数月之久。另外，使用固定化细胞还可使产物提取简单，便于自动化和大规模的工业化生产。目前常用的固定化方法有聚丙烯酰胺聚合法和卡拉胶包埋法。

5. 应用干燥细胞进行生物转化

干燥细胞转化法实际上是另一种静息细胞转化法，这种细胞便于贮存和随时使用。将培养好的菌丝液，通过离心或过滤，将洗涤后获得的干净菌丝体重新悬浮于稀的缓冲液或纯水中，冰冻后抽真空，直接升华除去水分，得到蓬松的粉末。这种干燥菌丝体在冷冻保存的条件下可以保持活力达数年之久，适合大规模的工业化生产。

三、影响药用植物微生物转化效率的因素

在中药微生物转化过程中，影响转化过程的因素较多，如培养基的组成、底物的添加方法、酶的诱导剂、酶的抑制剂等对微生物转化都有重要的影响。

1. 培养基的组成

培养基的组成（如营养成分和外源激素等）对生物转化过程有很重要的影响。这些因素要协同考虑，以实现最高转化效率为前提。

在微生物转化发酵过程中，培养基的碳源、氮源不同，转化的产物也不一样。转化发酵时提高搅拌速率，可以增加发酵液中的溶解氧，并使底物均匀地分散于发酵体系中，有利于底物的转化，从而提高转化效率。微生物在转化的不同阶段对氧的需求也是不一样的。微生物转化的本质是利用微生物细胞中某些酶的催化作用，一般来讲，在酶的诱导生成时所需溶氧浓度较低，在酶表达时就需要较高的溶氧含量。增加发酵过程中的通气量，从而增加氧气的供给，往往有利于微生物转化的进行。

2. 底物的添加方法

在游离细胞的生物转化过程中，底物的物理化学性质（如底物的溶解性、渗透性、稳定性和对微生物的毒性等）决定了底物的投料方式、投入量等。

1）底物的溶解性

微生物产生的酶可分为胞内酶和胞外酶两类。大多数参与生物转化的微生物酶是内底物必须通过细胞壁和细胞膜才能接触到，从而进行转化反应的。真菌的细胞壁对大多数低分子质量有机化合物的通透性较好，其生物转化率一般较高。细菌的细胞壁通透性较差，其转化率一般较低。一般来说，培养基中底物的浓度与生物转化率有线性增加关系。但也有例外，例如在微生物氧化性生物转化中，疏水性底物的转化率反而较高。这是因为催化其生物转化的氧化酶类绝大部分位于细胞膜中，膜脂对疏水性底物具有较高的亲和力，有利于疏水性底物与氧化性酶类接触，从而提高生物转化的效率。

2）底物溶解溶剂

中药里面的化学成分大多数是极性较弱的天然产物，而游离细胞转化主要是在培养基或缓冲液中进行的，必须将转化底物溶解在培养基或缓冲液体系中才能被微生物酶所催化。在实际转化工程中，通常将底物溶解在小体积的无毒或毒性较弱的有机溶剂（如乙醇、丙酮、DMSO、N，N- 二甲基甲酰胺（DMF）或其他低分子质量醇）中，然后加入培养基或缓冲液，使底物在培养系统中形成混悬液进行转化反应。尽管 DMSO 和 DMF 对大多数有机物都是良好的溶剂，且能和水混溶，但是由于它们的沸点很高，会影响转化产物的分离与纯化，因此在使用这类溶剂时，应尽可能减少用量。另一种底物的加入方法是向培养基中直接添加固体粉末状底物，同时在培养基中添加无毒的表面活性剂（如吐温等）以促进微生物细胞对底物的吸收。在没有有机溶剂存在的条件下，生物能耐受较高的底物浓度，因此可适当增加底物的量。

3）底物自身毒性

很多天然活性物质都有一定的细胞毒性，加入培养基后会影响微生物的生长。对这类底物，通常在加样时采取少量多次添加的方法，以避免底物对微生物细胞初级代谢产生太大的影响，不利于转化的完成。

4）底物的稳定性

对酸性或碱性的底物，通常将其转化成盐的形式加入，以避免发酵液 pH 值的波动。高挥发性底物则应在密闭的转化体系中进行反应，以减少底物的损失。对稳定性较差的底物，则应在底物相对稳定的条件下进行转化反应，例如对光敏感的底物进行转化反应时，生物转化体系应在避光的条件下进行反应。

3. 酶诱导剂的作用

要增加转化体系中酶的活力，除了增加细胞的总数外，更重要的是诱导细胞内酶的产生。酶的合成在整个细胞生命过程中是根据生理需要严格进行调控的，在没有诱导物存在的情况下，许多应用于生物转化的酶测不出其存在量，这类酶属于诱导酶。这类酶在对数生长期（培养早期）易被诱导产生，这是加诱导物的最佳时期。而通常能被转化的底物都具有该转化酶的诱导活性。所以一般生物转化试验中，会在微生物培养基中加入微量的底物进行诱导。

安慰诱导（gratuitous induction）作用是由能诱导合成酶的某些化合物所产生的诱导作用，而不是由该酶的天然底物引起的。能起安慰诱导作用的化合物为安慰诱导剂，它不会被酶破坏。因此在整个转化过程中，都可以添加少量的安慰诱导剂来增加酶的活力。例如，大肠埃希菌在转化过程中，异丙基 - 硫代半乳糖苷是异丙基 - 硫代半乳糖苷酶的一种有效安慰诱导剂。

4. 酶抑制剂的作用

在微生物转化过程中可以添加酶抑制剂，从而抑制生物合成途径的碳流走向和副反应发生，保证获得目标转化产物。例如，在制取甾体激素类药物重要中间体雄甾二醇的微生物转化过程中，添加二价铁的螯合剂来抑制开裂甾体母核酶的副反应，使降解边链反应终止在边链与母核相连接的 C-17 位上。这是因为甾体母核的氧化开环酶需要二价铁，整合剂的添加有效地抑制了副反应。

第六节　微生物生产和转化药用植物活性成分的研究进展

一、微生物生产和转化萜类化合物的研究进展

从植物内生真菌中分离得到的萜类化合物包括倍半萜、二萜、三萜类成分。萜类化合物广泛存在于植物、微生物、海洋生物和某些昆虫中，具有重要的生物功能和生物活性。从金银花肉座菌目内生真菌中分离得到的倍半萜类化合物布雷菲德菌素 A 对人类口腔表皮癌、乳腺癌和小叶肺癌有较强的抑制活性。紫杉醇是一种高效、低毒、广谱的天然抗肿瘤药物。

美国蒙大拿州立大学的 Gary A. Strobel 教授从红豆杉的韧皮部得到一株可产紫杉醇的内生真菌——安德氏紫杉菌，该发现为人类提供了生产紫杉醇的新途径。从中国福建省南方红豆杉（*Taxus mairei*）内生真菌瘤座孢菌属（*Tubercularia* sp.）TF5 中分离得到一个二萜类化合物 16-O-α-*D*-tetraacetylglucopyranosyl hymatoxin C7，其对 HeLa 与 HepG2 细胞具有弱的细胞毒活性。从岩蔷薇（*Cistus salvifolius*）的内生真菌中分离得到一个具有抗肿瘤活性的三萜类化合物 ascosteroside B6，其对 HepG2 细胞的 LD_{50}=100 μg/mL。李军伟等从八角莲内生真菌青霉菌属菌株中分离得到新的杂萜类化合物 11β-acetoxyisoaustinone。化合物经体外细胞毒活性测试，对 HCT-116、HepG2、BGC-823、NCI-H1650 和 A2780 5 种细胞系均显示出较弱的生物活性，IC_{50} ＞ 10 μmol/L。

萜类化合物主要发现于陆地植物中，近年来，海洋天然产物也随着海洋化学研究的深入而广泛获得。而海洋药用植物内生真菌作为海洋生物资源的一支，也蕴含着丰富多样的萜类化合物。Ding 等首次从红树植物秋茄树（*Kandelia candel*（Linn.）Druce）内生真菌链霉菌属中分离得到的倍半萜 kandenol A~E，具有桉叶烷结构母核。该类化合物对多种人肿瘤细胞株不显示细胞毒活性，但具有一定的抗金黄色葡萄球菌和分枝杆菌活性。Li 等从红树植物无瓣海桑（*Sonneratia apetala*）内生真菌黄色蠕形霉（*Talaromyces flavus*）中发现了 5 个降倍半萜 talaperoxide A~D 和 steperoxide B，其中化合物 talaperoxide B 和 talaperoxide D 对 MCF-7（人乳腺癌细胞）、MIDA-MB435（人乳腺癌细胞）、HepG2、HeLa 和 PC3（人前列腺癌细胞）5 种人肿瘤细胞株具有较强的细胞毒活性，其 IC 值为 0.70~2.78 μg/mL。pestalotiopen A、pestalotiopen B、高植毒素（altiloxin B）是从红树植物红茄苳（*Rhizophora mucronata*）叶片内生真菌拟盘多毛孢属（*Pestalotiopsis* sp.）中分离得到的补身烷型倍半萜及其衍生物，pestalotiopen A 具有中等抗粪肠球菌活性。

相较于倍半萜、二萜、三萜，从自然界动物、植物、微生物中分离得到二倍半萜的数量相对较少。Xiao 等从红树植物老鼠簕（*Acanthus ilicifolius*）根内生真菌中分离得到 2 个具有四环全新骨架类型的二倍半萜 asperterpenol B，同时还发现该类二倍半萜能够通过抑制乙酰胆碱酯酶活性而在阿尔茨海默病的预防和治辽中发挥作用。Luo 等在研究中国红树植物尖瓣海莲（*Bruguiera sexangula* var. rhynchopetala）内生真菌棒形孢拟盘多毛孢（*Pestalotiopsis clavispora*）化学成分的过程中发现了 3 个结构新颖的齐墩果烷型三萜（15α）-15-hydroxysoyasapogenol B、（7β，15α）-7，15-dihydroxysoyasapogenol B 和（7β）-7，29-dihydroxysoyasapogenol B。Song 等从中国红树植物秋茄树内生真菌青霉菌属中分离得到 3 个 α- 吡喃酮混元萜 arigsugacin I、arigsugacin F 和土震素（territrem）B，并发现上述化合物具有抑制乙酰胆碱酯酶活性的作用。

（一）微生物生产和转化人参皂苷的研究进展

1. 微生物生产人参皂苷

人参是五加科多年生草本植物，被誉为“百草之王”。人参在急救、心血管疾病、糖尿病、肝脏和胃部疾病的临床应用方面有着悠久的历史。人参皂苷是人参的主要活性成分，迄今已发现 182 种，已分离鉴定出 50 多种人参皂苷，主要分为 PPD 型皂苷、PPT 型皂苷、齐墩果烷型皂苷。天然人参皂苷的直接吸收是困难的，它们首先需要通过胃肠道菌群的代谢转化为次级皂苷，然后才能在血液中被容易地吸收和利用，然而，次级皂苷在自然界中很少发现。因此，微生物生产人参皂苷或人参皂苷生物转化为次级皂苷是当前研究的热点。人参皂苷（包括 Rb1、Rb2、Rc 和 Rd 等）在 C-3 和 C-20 上的糖基比稀有人参皂苷（如 F2、Rg3、Rh2 和 CK）多。因此，可以通过去糖基化和水解来减少人参皂苷中糖基的数量，制备具有高活性的稀有人参皂苷。研究表明，去糖基化和水解反应主要集中在肠道菌群和微生物转化中，酶促转化中仅发生去糖基化。

由于微生物能够产生与宿主相同或相似的次级代谢产物，所以在许多能够生产皂苷的中草药植物（如人参、三七、西洋参）中能够分离出产人参皂苷的内生菌。目前对微生物生产人参皂苷的研究主要集中在通过 TLC 或 HPLC 法筛选出能够生产人参皂苷的微生物，经 16S rRNA 或 18S rDNA 序列分析分别鉴定细菌和真菌菌株，并对微生物的最佳培养条件和发酵条件进行探索，此外通过宏基因组的方法从 DNA 水平预测潜在的代谢功能和基因表达，对微生物的药理活性的相关研究也可以增加对产皂苷微生物的进一步了解。目前研究已验证镰刀菌属、曲霉菌属具有生产人参皂苷 Rb2、Rd 和 20（*S*）-Rg3 的能力，黄萎菌属、轮枝孢属具有生产人参皂苷 Rc 的能力，嗜气芽孢杆菌具有生产稀有人参皂苷 F2 的能力，青霉菌属具有生产人参皂苷 Re 和 Rb2 的能力。

在内生菌或根际微生物的研究中，从中草药三七中分离出两种新型内生真菌镰刀菌属 PN8 和曲霉菌属（*Aspergillus* sp.）PN17，对三七生产皂苷内生真菌的生物前景进行了研究，并对三七皂苷的抑菌活性进行了评价，其中镰刀菌 PN8 所产三萜皂苷为 Rb1、Rd 和 20（*S*）-Rg3，曲霉 PN17 所产人参皂苷为 Re、Rd 和 20（*S*）-Rg3。从人参中分离出镰刀菌属 Pg-27、曲霉菌属 Pg-30、黄萎菌属（*Verticillium*）Pg42-1 菌株，通过测定三萜皂苷的含量和代表性菌株的抑菌活性，最后证明 Pg-30 培养滤液对金黄色葡萄球菌具有抑菌活性，Pg-27 和 Pg-30 能明显抑制番茄根霉的生长，Pg42-1 对肺炎克雷伯菌有较强的抑制作用。从西洋参中筛选出酵母，在反应器中加入不同浓度的酵母提取液，结果发现浓度为 50 mg/L 时处理 3 d 可使皂苷含量提高 1.57 倍，总人参皂苷含量提高到 32.25 mg/g。孙月等通过 TLC 法初步鉴定人参内生菌 RP 菌株活性物质发酵液，分离得到 3 个点，其中 R_f 值为 0.397 4 的点与人参皂苷 Re 的 R_f 值相同，说明菌株 RP 可能生产人参皂苷 Re；赵俞从人参中分离出 46 种内生真菌，其中内生真菌 RL 菌液皂苷检测显示皂苷含量为 0.030 22 mg/mL；徐菁菁则从西洋参中分离出 36 株内生真菌，利用薄层色谱检测菌株 AL3 的发酵液，在氯仿 - 甲醇 - 乙酸乙酯 -7K（15：22：40：10 下层）分离出的 5 个点中 R_{f4}=0.598 9，与人参皂苷 Re 的 R_f 值一致，在氯仿 - 甲醇 - 水（65：45：10 下层）分离出的 5 个点中 R_{f4} 与人参皂苷 Rb1 的 R_f 值一致，表明人参内生真菌 AL3 菌株能够生产人参皂苷，而邹雨佳从西洋参中分离得到 42 株内生真菌，通过薄层层析和高压液相色谱分析真菌发酵产物，发现其中 3 株内生真菌能够产生与人参皂苷类似的物质；Wu 等利用高效液相色谱法检测，发现人参内生真菌菌株 Pg27（镰刀菌属）与 Pg30（曲霉属）的次级代谢产物具有生产人参皂苷 Rb2 的能力，而菌株 Pg42-1（轮枝孢属）具有合成人参皂苷 Rc 的能力。药用植物微生物生产三萜类有效成分的研究如表 6-1 所示。

表 6-1　药用植物微生物生产三萜类有效成分的研究

药用植物	微生物	皂苷种类
	尖孢镰刀菌 PN-8	人参皂苷 Rb1、Rd 和 20(*S*)-Rg3
	曲霉菌属 PN17	Re、Rd 和 20(*S*)-Rg3
	镰刀菌属 Pg-27 曲霉菌属 Pg-30 黄萎菌属 Pg42-1	人参皂苷 Rb2
人参	嗜气芽孢杆菌菌株 GE-15	稀有人参皂苷 F2
	青霉菌属 G22	人参皂苷 Re 和 Rb2
	枯草芽孢杆菌	3β- O - Glc -DM、3β，12β- Di-O - Glc -PPT 和 3β，12β-Di-O-Glc-PPT
西洋参	黑斑病菌和毁灭柱孢菌	总皂苷
	酵母	总皂苷

2. 微生物转化人参皂苷

皂苷的生物转化主要包括微生物转化和肠道菌群转化。微生物转化的主要途径是通过皂苷糖基的水解将天然皂苷转化为含有低糖链的稀有皂苷，显示出比天然皂苷更好的药效。与生物碱等其他天然产物不同，原皂苷口服后的生物利用度较低，但通过生物转化可以获得生物利用度较高的稀有皂苷。生物转化需要对皂苷进行结构修饰，以便高效、稳定地获得目标化合物。肠道菌群转化是在肠道菌群的作用下，原皂苷发生的一系列结构变化，主要是由分步脱糖过程引起的，生成的转化产物具有比原皂苷更好的生物利用度或更强的生物活性。

目前，微生物法转化人参皂苷已引起研究人员的广泛重视，采用微生物转化法生产人参皂苷是目前的首选方法，而高效菌株的筛选是大量制备人参皂苷的首要条件。此外，通过分离纯化获得微生物体内特殊的酶，并对提纯酶的酶性质和特异性进行了研究。通过固定化的方法对酶进行固定化修饰也是提高微生物转化效率的有效手段，其中包埋法、交联法、共价结合法、物理吸附法可以有效提高酶的催化性能和操作稳定性，并降低成本，是目前广泛使用的技术。对能够转化人参皂苷的微生物的研究较广泛，据报道，黄杆菌属可以水解 Rb 的 C-3 处产生绞肉蓝皂苷 XVII、C-20 处产生 Rd，还可以水解 Rd 的 C-20 处糖苷键生成 Rg3。伯克霍尔德氏菌属对 Rb1 末端 C-20 处的吡喃葡萄糖基具有类似的水解活性，可以将其转化为 Rg3。同时，孢霉属对 Rb1 的 C-3 位置具有水解活性，可以将其转化为 CK。镰刀霉属、曲霉菌能转化人参总皂苷得到稀有人参皂苷 CK，疣孢漆斑菌能够将人参皂苷 Rg3 转化为稀有人参皂苷 Rh2，节杆菌和鞘氨醇单胞菌分别具有将人参皂苷 Rg1 和 Re 转化为 Rh1 的能力，假杆菌可以将人参皂苷 Rb1 和 Rc 转化为稀有人参皂苷 F2，根霉菌可以将人参皂苷 Re 转化为人参皂苷 Rg2。

付建国首次利用大型药食兼用菌与西洋参根共培养，建立了西洋参固态发酵的实验室反应体系，并指出在以西洋参根为基质的固体发酵条件下，菌体的生长可以分为 3 个阶段。不同生长期的皂苷含量变化，表明菌体生长所分泌的酶系对二醇型皂苷有分解的功能，对三醇型皂苷几乎没有分解功能。他首次客观地推断出了原人参二醇型人参皂苷 Rb1 在微生物中的转化途径：Rb1 → Rd → CK。2007 年，崔宇等发现镰刀菌属霉菌 M14 能转化人参总皂苷，得到人参皂苷 CK 的转化率很高。Liu 等利用微生物法转化，从黑曲霉（*Aspergillus niger*）g.848 中分离获得特殊的人参皂苷酶，将西洋参中的原人参二醇型人参皂苷转化成稀有人参皂苷，如 Compund-C-Mc（C-Mc）、Compound-Y（C-Y）、F2 和 CK。从人参中分离出的疣孢漆斑菌能将人参皂苷 Rg3 转化为稀有人参皂苷 Rh2、二醇型人参皂苷苷元 PPD。高娟等从农耕土壤中分离出黑曲霉 J7，对发酵条件进行优化，发现在最优条件下可将人参皂苷 Rb1 完全转化成人参皂苷 CK。此外，关于乳酸菌转化提高稀有人参皂苷含量的研究较少，研究体系不完善；陈旸等利用植物乳杆菌发酵转化人参皂苷，优化其发酵工艺，发酵后人参总皂苷含量提高了 32%，人参皂苷单体 Rd 含量增加了 4.864 mg/g。邵淇等从食品中筛选出乳酸菌，对人参皂苷 Rb1 进行生物转化，除菌株 L2 外均具有转化能力，该结果为今后进一步研究打下基础。

利用肠道菌群转化人参皂苷的研究较少，Qian 等证实在大鼠胃肠道中氧化和去糖基化是人参皂苷的主要代谢途径，并利用大鼠试验证实肠道正常菌群可转化人参皂苷（Rb1 和 Rg3），人参皂苷 Rb1 和人参皂苷 Rg3 被转化成 Rh2，而人参皂苷 Rb1 能够被转化成 Rg3。日本的 Karikura 等对人参皂苷 Rb1 和人参皂苷 Rg1 的代谢物进行检测，发现了 CK，证明其是肠道微生物转化产物。随后 Hasegawa 等较系统地推测出了肠道微生物转化 Rb1、Rb2 和 Rc 为 CK 的主要途径。

研究表明，人参皂苷生物转化的主要影响因子为菌种、底物、温度、时间和 pH 值等。常用固体和液体发酵法，发酵温度一般为 20~37 ℃，发酵时间为 7 d 左右。从人参中分离出人参皂苷化合物 CK 的 3 个小衍生物，并研究其对无翼型 MMTV 整合位点（Wnt）信号通路的诱导作用。采用重复硅胶柱层析和高压液相色谱法，从白拟青霉 229 发酵人参皂苷 Rb1 中分离纯化出新的化合物。它们的结构是根据光谱数据和 X 射线衍射确定的。通过实时定量聚合酶链反应分析这些化合物对 MC3T3-E1 细胞 Wnt 信号通路的诱导活性。最后鉴定出 1 个已知的 3- 酮衍生物和 2 个新的脱氢代谢物的结构。Zhou 等对其与人参皂苷化合物 CK 的构象进行了比较，首次解释了这些化合物通过激活 Wnt/b-catenin（连环蛋白）信号通路对成骨分化的诱导作用。此外，通过优化海藻酸钠包埋酵母菌转化人参皂苷 Rb1 的条件，可以使人参皂苷 Rb1 的最高生物转化率达到 31.51%，比未包埋的酵母菌转化人参皂苷 Rb1 的生物转化率提高 3%~5%。

（二）微生物生产和转化甘草酸的研究进展

1. 微生物生产甘草酸

甘草酸（GL）又被称为甘草甜素，甘草酸不仅是一种天然的食品甜味剂，还具有多种药效活性，如抗炎、抗过敏、抗病毒、抗哮喘、增强免疫功能等，在临床上用于治疗肝炎、气管炎、胃溃疡和皮肤病等疾病，尤其可以作为一种辅助治疗手段，减轻新型冠状病毒（COVID-19）重症患者的炎症反应。甘草次酸（glycyrrhetic acid，GA）是甘草药理功能的物质基础。到目前为止，关于甘草酸的药代动力学研究表明，甘草酸在体内主要以甘草次酸的形式被吸收，分布到各个组织器官，最终以甘草次酸的形式排出体外。另一方面，甘草次酸在体内很少经过代谢，且在体内外的活性均强于甘草酸。因此甘草次酸可能是甘草的各种药理功能的物质基础。据文献报道，甘草次酸和甘草酸可抑制人肝癌细胞增殖和诱导其分化逆转，在同等效果下甘草次酸所需的浓度约为甘草酸浓度的 1/40，Abe 曾报道甘草次酸能抑制小鼠黑色素瘤 B16 细胞增殖并诱导其分化，甘草酸的浓度比甘草次酸大 20 倍才能产生与甘草次酸相同的效应。通过微生物生产甘草酸可以解决现有生产甘草次酸的方法生产工艺复杂、费用高、环境污染严重的问题。据文献报道，枯草芽孢杆菌、暗隔内生真菌（DSE）、短小芽孢杆菌都具有生产甘草酸及其类似物的能力。

从健康的胀果甘草的不同组织中分离得到 149 株内生细菌，采用发酵培养的方法，以甘草酸单铵盐为标准品采用 TLC 和 HPLC 法对这些细菌的代谢产物进行筛选，得到一株可能产甘草酸类似物的内生枯草芽孢杆菌。此外，从健康的胀果甘草中分离得到短小芽孢杆菌，测量植物生长参数和生物量后，测定接种菌株前后叶片活性氧的含量，并对抗氧化酶活性、脂质过氧化水平和叶片中非酶抗氧化剂含量进行测定，发现接种后植株总生物量显著增加，叶片活性氧和抗氧化剂含量显著增加，脂质过氧化水平显著降低。且合成甘草酸的关键酶 HMGR、SQS 和 β-as 的表达量显著增加。从甘草中筛选出的 2 株暗隔内生真菌 DSE vagum（AV）和 putaminum（PP），2 个 DSE 菌株均能与宿主植物建立正共生关系。其中，vagum 接种主要促进侧根的发育，putaminum 接种主要促进主根的发育。Mantel 试验和结构方程模型（SEM）分析表明，DSE 处理对植物生物量、主根长、总根长、根径、甘草酸和甘草酸含量均有显著的正向影响。

2. 微生物转化甘草酸

甘草酸带有 2 分子葡萄糖醛酸，极性强，不易被透膜吸收，生物利用度低，可以通过水解葡萄糖醛酸来提高生物利用度。然而化学方法转化对 2 个糖苷键水解选择性不强，但在生物转化领域上，通过 β-*D*- 葡萄糖醛酸苷酶作用于糖苷键，可以水解掉 1 个或 2 个葡萄糖醛酸，生成单葡萄糖醛酸甘草次酸（3-O-mono-β-*D*-glucuronide，GAMG）或甘草次酸。研究发现，土曲霉、焦曲霉、产紫青霉、褐红篮状菌、黑曲霉、蓝状菌、米曲霉、鼠乳杆菌、嗜酸乳杆菌都具有转化其他化合物为甘草酸的作用。

刘桂艳等学者发现甘草酸在土曲霉（*Aspergillus terreus*）Li-20 中既可以转化生成单葡萄糖醛酸甘草次酸也可以生成甘草次酸；在焦曲霉（*Aspergillus ustus*）Li-62 中只转化生成甘草次酸；在产紫青霉（*Penicillium purpurogenum*）Li-3 中只转化生成单葡萄糖醛酸甘草次酸；在最近的研究中发现，褐红篮状菌（*Talaromyces pinophilus*）Li-93 能够转化甘草酸生成单葡萄糖醛酸甘草次酸，并分离其中的 β-*D*- 葡萄糖醛酸苷酶，将其编号为 TpGUS79 A。也有学者研究报道黑曲霉 CPCC480386、蓝状菌（*Talaromyces* sp.）02 转化甘草酸后只生成单葡萄糖醛酸基甘草次酸，其中最高转化产率达 98.68%。在大肠杆菌（*Escherichia coli*）MTCC1652、米曲霉（*Aspergillus oryzae*）、鼠乳杆菌（*Lactobacillus murinus*）、嗜酸乳杆菌（*Lactobacillus acidophilus*）和鼠李糖乳杆菌（*Lactobacillus rhamnosus*）转化后，甘草酸只生成甘草次酸，最高转化产率达到 76.7%。由此看来，不同微生物来源的 β-*D*- 葡萄糖醛酸苷酶对糖苷键具有选择性水解作用，但导致选择性水解的原因还有待进一步研究。

(三)微生物生产和转化黄芪甲苷的研究进展

1. 微生物生产黄芪甲苷

黄芪是一种常用中药,《中华人民共和国药典》(简称《中国药典》)规定中药黄芪为豆科植物荚膜黄芪和蒙古黄芪的干燥根。关于黄芪根的研究非常多,除了异鼠李素、鼠李素、胆碱、氨基酸等药用成分,蒙古黄芪和荚膜黄芪(*Astragalus membranaceus*)的根都含有的黄芪甲苷往往被认为是生物活性较高的活性成分。黄芪皂苷种类非常多,能够从黄芪根中分离鉴定出来的就有数十种,黄芪甲苷(astragaloside IV, ASIV)是主要有效成分之一。它具有增强免疫力、增加能量、抵抗疲劳、保护肝脏、清除体内自由基和抑制破骨细胞的作用,具有很高的药用价值。环黄芪醇(cycloastragenol, CA)从豆科植物蒙古黄芪或膜荚黄芪的干燥根中直接提取分离或由黄芪甲苷水解得到,被认为是抗衰老的明星分子。关于黄芪甲苷药理方面的研究由来已久,常见的有免疫调节、器官保护、降糖、抗细胞凋亡、抗炎、抗病毒等方面的报道,其中黄芪甲苷抗细胞凋亡与环黄芪醇抗衰老 2 个方面的研究相关性比较大。研究表明,黄芪甲苷对阿奇霉素诱导的小鼠骨髓间充质干细胞(BMSC)凋亡有一定的抑制作用,但在剂量方面没有体现出规律性。此外,黄芪甲苷对病毒性心肌炎治疗过程中的细胞凋亡具有明显的调节作用。2006 年首先从膜荚黄芪叶中分离得到一株瓶霉菌属(*Phialophora* sp.)内生真菌,皂苷反应、斐林(Fehling)反应均为阳性,证明其含有皂苷类和多糖类成分,并且为三萜类皂苷。黄酮类的显色反应也证明其次级代谢产物中含有黄酮类化合物。

2. 微生物转化黄芪甲苷

微生物转化法因反应条件温和、反应步骤简便、绿色安全、无污染等优势备受关注,目前已利用该方法实现多种皂苷的转化。黄芪皂苷的微生物转化主要是利用微生物体内的酶类,将原料经过复杂、特殊的代谢途径转化为所需的目标产物。

真菌是生物转化黄芪皂苷常用的微生物。以黑曲霉、米曲霉、白腐真菌进行黄芪甲苷生物转化试验,它们发现都具备生物转化活性,其中黑曲霉能力最强,转化后黄芪甲苷含量增加 10.7 倍,含量达到 2.326 mg/g。此外,以灵芝、桑黄、姬松茸、香菇为发酵菌种,结果发现以上菌株中黄芪甲苷底物均不同程度地被转化为异黄芪甲苷。

植物内生菌是生物转化的重要来源。采用黄芪诱导物培养多种 *Absida* sp. 菌株,从 *Absida* sp. A3r 中分离出一种黄芪皂苷糖苷酶,该酶将多糖基的黄芪皂苷水解成低糖基的皂苷,即将含有 3 个糖基的黄芪皂苷经水解反应转化得到黄芪甲苷,且不再进行后续水解反应。研究还发现,从 *Absidia* sp. A3r 菌株中分离提纯得到的黄芪皂苷糖苷酶具有较强的特异性,将该酶加入多种底物(如黄芪皂苷、柴胡皂苷、人参皂苷 Re、槲皮苷、芦丁等)中进行酶反应,此酶只水解黄芪皂苷上的鼠李糖,将黄芪皂苷转化为黄芪甲苷。

肠道菌群也可介导黄芪皂苷的生物转化。皂苷成分在肠道菌群作用下可以完成从皂苷到皂苷元的转化,进而生成具有生物活性的化合物。如正常人的肠道菌群可促使黄芪皂苷Ⅰ、黄芪皂苷Ⅱ、黄芪皂苷Ⅲ和黄芪甲苷脱糖基、脱乙酰基和脱氢,进而得到代谢产物环黄芪醇。大鼠肠道菌在体外通过水解作用,将黄芪甲苷 C-3 位的木糖基水解生成环黄芪醇 -6-O-β-*D*- 吡喃葡萄糖苷,进一步脱去后者 C-6 位的葡萄糖基,得到环黄芪醇。环黄芪醇并不是肠道菌群转化的最终产物。黄芪甲苷置于大鼠离体肠道菌群培养 4 h 后，被肠道菌群水解为 brachyoside B（Bra B）、cyclogaleginoside B（Cyc B）、CA 和氧化型 CA（CA-2H）。从肠道菌群入手研究皂苷类化合物在人体内最终发挥作用的活性成分，进而从源头上寻找增加其含量的方法，这为皂苷单体的大规模开发与应用提供了一个新的思路。

二、微生物生产和转化生物碱类化合物的研究进展

1. 微生物生产生物碱类化合物

生物碱早先指植物中的含氮有机化合物（蛋白质、肽类、氨基酸、维生素 B 除外）。现在，除植物以外，人们还从微生物、低等海洋动物、昆虫的次级代谢产物中发现了不少含氮小分子化合物，也称之为生物碱。因化学结构类型丰富、生物活性多样，生物碱在天然产物化学研究中占有重要的地位。一些内生真菌，如炭角菌、茎点霉菌、球毛壳菌等，是产生活性生物碱的主要菌属。到目前为止，已有近万个天然来源的生物碱被研究报道，其中包括一些从海洋药用植物内生真菌中发现的结构新颖、活性显著的生物碱。目前，经过研究发现的能够生产生物碱类化合物的菌株为尖孢镰刀菌（*Fusarium oxysporum*）、喙枝孢属（*Rhinocladiella* sp.）、构巢曲霉（*Aspergillus nidulans*）、镰刀菌、茎点霉、青霉菌等。尖孢镰刀菌能够生产长春新碱类化合物，球毛壳菌、雪灰曲霉、淡紫拟青霉、哈茨木霉菌能够生产血根碱类成分。

张玲琪等学者从云南不同地点生长的长春花叶中分离出 15 个真菌菌株，筛选出 1 个能够产长春新碱的菌株 97CY3，其菌落呈白色，不产色素，菌丝多分枝，有横隔，不产孢子，经初步鉴定为无孢菌群（*Mycelia sterilia*）。这是首次报道采用微生物发酵的方法从长春花植株的叶中分离产长春新碱内生真菌菌株的结果。郭波等学者首次报道从长春花茎的韧皮部中分离出尖孢镰刀菌（为该植物的一种内生真菌），并用 TLC 和 HPLC 法对该菌的 97CG3 菌株培养物进行分析，初步结果表明该真菌能产生抗癌药长春新碱成分。细胞松弛素类化合物就是植物内生真菌产生的生物碱类化合物。从药用植物雷公藤内生真菌喙枝孢属中分离出 4 种细胞松弛素化合物 1~4，其中化合物 4（细胞松弛素 E）有很强的抗肿瘤活性，其他 3 种化合物对这些瘤株仅有中等或较弱的抗肿瘤活性。An 等从中国红树植物红海榄（*Rhizophora stylosa*）内生真菌构巢曲霉中发现了一系列奎诺酮生物碱衍生物 aniduquinolone A~C、6-deoxyaflaquinolone E、异喹啉酮（isoflaquinolone）E、14-hydroxyaflaquinolone F 和 aflaquinolone A。Ding 等（2012）从桐花树内生真菌变红镰刀菌（*Fusarium incarnatum*）中发现了一系列化学结构少见的生物碱 N-（2- 甲基丙基）-2 甲基丁酰胺（N-2-methylpropyl-2-methylbutenamide）、2- 乙酰基 -1，2，3，4- 四氢 -β- 咔啉（2-acetyl-1，2，3，4-tetrahydro-β-carboline）、镰刀菌素（fusarine）、fusamine 和 3-（1- 氨基乙撑）-6- 甲基 -2H- 吡喃 -2，4（3H）- 二酮（3-（1-aminoethylidene）-6- methy1-2H-pyran-2，4（3H）-dione），其对 HUVEC（人脐静脉内皮细胞）、K562（慢性髓原白血病细胞）、HeLa 等细胞株具有一定的毒性。德国学者在研究一株来自阿曼红树植物海榄雌（*Avicennia marina*）的内生真菌 AMO3-2 的化学成分的过程中，分离并鉴定出 5 个 farinomalein 类生物碱 farinomalein、farinomalei methyl ester 和 farinomalein C~E。通过对上述化合物进行抗肿瘤和抗菌活性筛选发现，化合物 farinomalei methyl ester 具有显著的 L5178Y（小鼠淋巴瘤细胞）细胞毒性，IC_{50}=4.4 μg/mL）。Kong 等从秋茄树内生真菌茎点霉属（*Phoma* sp.）中发现了一系列硫二酮哌嗪生物碱 phomazine A~C、epicorazine A~C、epicoccin A~E、exserohilone A 和 rostratin A。这些生物碱对 HL-60、HCT-116、K562、MGC-803（人胃癌细胞）和 A549（人非小细胞肺癌细胞）这 5 个细胞株具有较强的细胞毒性。除了上述生物碱外，Zhou 等还从中国红树植物木榄（*Bruguiera gymnorrhiza*）内生真菌青霉属中分离得到了一个具有全新母核骨架的咯里西啶类生物碱 penibruguieramine A。微生物生产的生物碱类化合物如表 6-2 所示。

表 6-2　微生物生产的生物碱类化合物

微生物	药用植物	活性成分
尖孢镰刀菌	长春花	长春新碱类似物
三隔镰孢	三七	鉴定了菌的代谢物，发现 2 种生物碱，化合物 2 对小鼠巨噬细胞 NO 的产生具有显著的抑制作用，IC_{50}=18.10 μmol/L

2. 微生物转化生物碱类化合物

生物碱的抗肿瘤活性一直备受专家学者的关注，但由于其合成存在合成步骤多、反应产率低的缺点，化学合成方法存在局限性。朱殿生等对喜树碱生物转化优良菌株的筛选和转化条件进行了初步的研究。试验选取了 11 种菌株对喜树碱进行生物转化筛选。结果表明，毛霉和禾谷镰刀菌对喜树碱具有生物转化能力，以玉米粉培养基为转化培养基，毛霉对喜树碱的最佳转化条件为温度 30 ℃，转化时间 96 h，转化浓度 150 mg/mL，转化初始 pH 值为 6，最终得到的转化产物为 10- 羟基喜树碱。10- 羟基喜树碱已经上市，但以化学合成的方法得到该化合物，成本较高，相较而言，利用微生物转化的方法合成 10- 羟基喜树碱更简便，成本较低。所以，如何提高喜树碱的转化率，筛选出更多更有效的能够转化喜树碱的微生物，开发高效低毒的喜树碱抗肿瘤新药是药学工作者的当务之急。

三、微生物生产和转化黄酮类化合物的研究进展

1. 微生物生产黄酮类化合物

黄酮类化合物是多酚家族的成员，广泛存在于植物及其内生真菌中。目前从芦荟中筛选出的放线菌和从杜仲中筛选出的球毛壳菌、短小芽孢杆菌、拟盘多毛孢属、青霉菌等菌株都能产生黄酮类成分。

陈晓梅等将 4 种菌根真菌与金钗石斛共生培养，结果内生真菌小菇属（*Mycena* sp.）MF23 使金钗石斛总生物碱和多糖的含量分别提高 18.3% 和 18.5%。从新疆塔里木地区甘草的根、茎、叶中分离得到内生真菌 42 株，用黄酮类化合物显色反应法检测，发现 10 株内生真菌发酵液的显色反应呈阳性，再采用比色法对 10 株内生真菌发酵液中的总黄酮含量进行测定，菌株 GF1-8、GF3-5、GF3-2 的黄酮含量均较高，GF1-8 的黄酮含量最高，可达 0.138 mg/mL。Xie 等发现内生细菌 *Bacillus pumilus* 对甘草的代谢物有显著影响，结果表明与未定殖 *Bacil-*

lus pumilus 的植物相比，定殖植物根系中黄酮、多糖和甘草酸的含量显著较高。Zhou 等从中国红树植物秋茄树内生真菌 *Pestalotiopsis vaccinii* 中分离得到 4 个酚类化合物对羟基苯甲醛（*p*-hydroxybenzaldehyde）、对氨基苯甲酸乙酯（benzocaine）、对羟基苯甲酸乙酯（ehyl *p*-hydrobenzoate）和对甲氧基苯甲酸乙酯（ethyl *p*-anisate）。Yan 等从中国红树植物黄槿（*Hibiscus tiliaceus*）内生真菌 *Penicillium comme* 中发现了 3 个酚类物质 1-O-（2，4- 二羟基 -6- 甲基 - 苯甲酰）- 甘油（1-O-（2，4-dihydroxy-6-methyl-benzoyl）-glycerol）、1-（2，4- 二羟基 -3，5- 二甲苯基）- 乙酮（1-（2，4-dihydroxy-3，5-dimethylphenyl）-ethanone）和 2，5- 二甲氧基苯乙酸（2-（2，5-dihydroxyphenyl）acetic acid）。

2. 微生物转化黄酮类化合物

采用微生物转化法生产黄酮类化合物的研究较少，目前已报道的具有转化生产黄酮类化合物能力的菌株为融粘帚霉和链霉菌属，南极假丝酵母脂肪酶也能将柚皮苷转化生成黄酮类化合物。

柚子是我国东南沿海省份主要的水果品种之一，柚子皮中含有的主要黄酮类物质即为柚皮苷，诸多学者利用生物转化的方法对柚皮苷进行衍生物合成的试验研究，例如 Gayot 等用南极假丝酵母脂肪酶催化柚皮苷和棕榈酸反应生成 6-O- 棕榈酸柚皮苷酯，由于酯合成过程中会产生水，影响了反应进程，因此对试验进行相应的条件优化后转化率可达到 43%。相关研究表明，柚皮苷与游离单、双不饱和脂肪酸在 50 ℃的丙酮溶液中经假丝酵母脂肪酶催化后其转化率为 70%。利用链霉菌属对柚皮苷进行生物转化，向 PDA 培养基中加入底物后继续培养 4 d，抽滤菌丝体，利用乙酸乙酯对发酵液进行萃取，旋蒸除去有机溶剂，采用硅胶柱层析进行分离纯化，转化产物经一系列核磁共振谱图鉴定为柚皮素 -7-O- 葡萄糖苷和柚皮素。由于柚皮苷具有抗氧化、抗肿瘤、抗炎、抗菌等生物活性，因此该化合物作为药品、保健品和化妆品拥有广泛的开发前景，生物转化无论是水解还是酯化都提高了其溶解性或生物活性。杨莉萍等发现采用融粘帚霉 AS3.398 7 对葛根素进行微生物转化，生成的主要产物是 3- 羟基葛根素，其得率最高为 93.2 mg/g 葛根素。

四、微生物生产木质素类化合物的研究进展

木质素是一种生物大分子，在自然界中储量非常丰富，其含量仅次于纤维素，并且具有可再生性，每年产量约 600 万亿 t，是一种丰富的原料来源。木质素的基本结构有 3 种：①愈创木基丙烷；②紫丁香基丙烷；③对羟苯基丙烷。这 3 种结构通过醚键和 C—C 键连接在一起，形成三维结构的无规聚合物，目前没有明确的方法能够检测出木质素的天然结构，只能通过试验研究模拟一些木质素的基础结构。对微生物生产木质素类化合物的研究较少，其中毛栓菌、青霉属、毛霉属可产芳基四氢萘木脂素、鬼臼、鬼臼毒素糖苷类衍生物，芽孢杆菌属能够产生对植物病原菌有良好抗性作用的脂肽类和硫醚类抗生素。

鬼臼毒素主要来源于小檗科的八角莲属、桃儿七属和山荷叶属和大麻科、柏科的少数属。该药物是临床上使用的抗肿瘤药物中重要的代表，是一种 DNA 拓扑异构酶Ⅱ抑制剂。Eyberger 等从植物盾叶鬼臼 2 株暗隔（*Phialocephala fortini*）内生真菌中分离得到鬼臼毒

素。去氧鬼臼毒素是鬼臼毒素的前药，对 A549、SK-OV3、HCT-15、B16F10 等肿瘤细胞有非常强的抑制活性，ED_{50} 值在 6~18 ng/mL，其中对小鼠 Lewis 肺癌细胞的抑制率为 60%。从桃儿七根茎、根中分离纯化的能够产生像鬼臼毒素（恶性肿瘤的常规性化疗药物）这样的活性物质的内生菌主要包含青霉属、毛霉属等。王芳利用光学诱变的方法筛选出编号为 Ty4-16-26 的菌株，该菌株分泌的鬼臼毒素比诱变之前提高了 45%。此外，从西洋参中筛选出的芽孢杆菌属能够产生对植物病原菌有良好抗性作用的脂肽类和硫醚类抗生素等。微生物生产的木质素类化合物如表 6-3 所示。

表 6-3 微生物生产的木质素类化合物

药用植物	微生物	活性成分
盾叶鬼臼	毛栓菌	可产芳基四氢萘木脂素、鬼臼、鬼臼毒素糖苷类衍生物
西洋参（*Panax quinquefolium*）	芽孢杆菌属	芽孢杆菌属能够产生对植物病原菌有良好抗性作用的脂肽类和硫醚类抗生素等

五、微生物生产和转化醌类化合物的研究进展

1. 微生物生产醌类化合物

醌类化合物（quinones 或 quinonoids）是分子结构中具有不饱和环己二酮结构或易于转变成这种结构的一类天然色素有机化合物。醌类化合物作为一类重要的次级代谢产物，广泛存在于自然界中。从低等生物细菌、真菌、地衣到高等被子植物再到动物体中均发现有醌类化合物的存在。产生醌类化合物的细菌主要有链霉菌属、诺卡菌属、马拉杜放线菌属、假单胞菌属中的部分菌类，此外古细菌中的某些菌，如硫黄矿硫化叶菌（*Sulfolobus solfataricus*），也可产生一些含硫的醌类物质，但其作用机理尚不清晰；而产生醌类化合物的真菌有 3 400 多种，且其产生的醌类化合物与植物来源的醌类化合物结构非常相似；源于植物的醌类化合物以来源于被子植物的居多，如紫草科、茜草科、紫葳科、蓼科、胡桃科、鼠李科、紫金牛科、百合科、藤黄科等类群；动物界可产生醌类化合物的多以海绵动物门、棘皮动物门和节肢动物门为主。

Huang 等从中国半红树植物水黄皮（*Pongamia pinnata*（L.）Pierre）内生真菌塔宾曲霉（*Aspergillus tubingensis*）中分离得到 8 个蒽醌衍生物 rubasperone D~G、TMC256A、rubrofusarin（红镰孢菌素）B、fonsecin 和 flavasperone。其中化合物 TMC256 A 对 MCF-7、MDA-MB-435、Hep3B（肝癌干细胞）、Huh7（肝癌细胞）、SNB19（人胶质母细胞瘤细胞）和 U87（脑胶质瘤细胞）等具有较强的细胞毒性。从丹参中筛选出具有产丹参酮能力的球毛壳菌，在毛状根中加入不同浓度诱导子，在加入 60 mg/L 球毛壳菌菌丝体提取物后，二氢丹参酮含量提高 21 倍；在加入 90 mg/L 球毛壳菌菌丝体提取物后，隐丹参含量提高 19.8 倍。Deng 从中国红树植物木榄内生真菌土曲霉中分离出 6 个醌类化合物 8-hydroxy-2-[l-hydroxyethyl]-5，7-dimethoxynaphtho [2，3-b] thiophene-4，9-dione、anhydrojavanicin、8-O-methylbostrycoidin、8-O-methyljavanicin、botryosphaerone D 和 6-ethyl-5-hydroxy-3，7-dimethoxynaphthoquinone，其中 anhydrojavanicin 和 8-O-methylbostrycoidin 具有抑制乙酰胆碱酶的活性，IC_{50} 值分别为 2.01 μmol/L 和 6.71 μmol/L。微生物生产的醌类化合物如表 6-4 所示。

表 6-4　微生物生产的醌类化合物

药用植物	微生物	活性成分
马鞭草科（*Callicarpa acuminate*）	*Edenia gomezpompae*	抑制多种病原菌生长的 3 种新型螺酮缩醇，都属于醌类化合物
印楝（*Azadirachta indica* A. Juss.）	*Chloridum* sp.	具有抑菌活性的萘醌化合物爪哇镰菌素（javanicin）

2. 微生物转化醌类化合物

张薇等利用刺囊毛霉对大黄中的大黄酚、大黄素和大黄素甲醚进行微生物转化（以糖苷化和甲基化反应为主），共得到 4 种转化产物。在大黄药材中结合型蒽醌衍生物主导泻下作用。大黄经酒精酵母、面包酵母转化后，总蒽醌和结合型蒽醌的含量略有降低，游离型蒽醌含量增加约 6 倍，缓和了大黄的泻下作用和对胃肠道的刺激，可见微生物转化可应用于大黄药材的炮制中。

六、微生物生产和转化其他化合物的研究进展

1. 微生物生产其他化合物

内酯与酯广泛分布于植物中，具有多种生物活性，迄今已有很多文献报道从植物内生真菌中分离得到具有抗肿瘤活性的内酯与酯类化合物。从北美红杉内生真菌寄生曲霉（*Aspergillus parasiticus*）中分离得到 2 个内酯 sequoiatone A 和 B，它们对人类肿瘤细胞具有中等强度的选择性抑制作用，其中对乳腺癌细胞的抑制活性最强。从北美红杉（*Sequoia sempervirens*）树皮的内生真菌寄生曲霉中分离得到 2 个结构新颖的化合物 sequoiamoascin A、B，其对 MCF-7、NCL-H460、SF-268 等肿瘤细胞具有选择性抑制活性。大环内酯属于天然产物中的多烯酮类，从部分海洋药用植物内生真菌中也发现存在大环内酯类成分。Ebrahim 等在研究红树植物拉贡木（*Laguncularia racemosa*）内生真菌棒孢菌（*Corynespora cassiicola*）的化学成分时，发现了一系列大环内酯类化合物 coryoctalactone A~E、xestodecalactone D~F。另外，Li 等从中国红树植物黄槿内生真菌青霉属中也分离得到一系列大环内酯类化合物弯孢霉菌素（curvularin）、脱氢弯孢霉菌素（dehydrocurvularin）、11-β- 羟基 -12- 氧化弯孢霉菌素（11-β-hydroxy-12-oxocurvularin）、11-β- 羟基弯孢霉菌素（11-β-hydroxycurvularin）和 11-α- 羟基弯孢霉菌素（11-α-hydroxycurvularin），并且这 5 个化合物对 A549、HeLa、Bel-7402 和 K52 等肿瘤细胞株均具有显著的细胞毒性。

2. 微生物转化其他化合物

孙培欣等从浙江三尖杉内生真菌深绿木霉菌株 S361 中分离得到 2 种新化合物 trichodermanin A、trichoderiols B。抗菌试验表明，trichodermanin A 对白色念珠菌和新生隐球菌有较好的抑制作用，trichoderiols B 对新生隐球菌和红色毛癣菌有较好的抑制作用。2 种化合

物的抗肿瘤活性一般。牛德云等从滇重楼内生真菌 0351 菌株中分离得到新化合物 methyl-2，8-dihydroxy-6-(2-hydroxyethyl)-9-oxo-2，9-dihydro-1H-xanthene-1-carboxylate、4，5-dihydroxy-3-(2-hydroxyethyl)-1-methoxy-5-methoxycarbonylxanthone、1-hydroxy-3-(2-oxopropyl)-8-methoxycarbonyl-xanthone。从一株内生真菌拟茎点霉属(*Phomopsis* sp.)的次级代谢产物中，Hidayat 等发现一个新化合物(cycloepoxylactone)，该化合物对巨大芽孢杆菌和花药黑粉菌(*Microbotryum violaceum*)有很强的抑制活性，最低抑菌浓度(MIC)分别为 5 μg/mL 和 10 μg/mL。

第七章 药用植物细胞和器官培养

第一节 概述

细胞培养(cell culture)是对从植物器官或愈伤组织中分离出的单细胞或小细胞团进行离体无菌培养,形成单细胞无性系或再生植株的技术。它被应用于发酵工业、医药业、酶工业、天然色素工业,以生产一些特有产物,如植物次级代谢产物,包括各种药用植物的有效成分等,这是植物产品工业化生产的新途径。药用植物细胞培养研究的大部分内容是通过高产组织或细胞系的筛选与培养条件的优化等,降低生产成本,提高次级代谢产物的产量,或者通过对次级代谢产物生物合成途径的调控来达到相同的目的。同时,许多科学家在药用植物工业化培养方面做出了不懈的努力。到目前为止,通过药用植物细胞培养研究过的药用植物超过 1 000 种,从培养细胞中分离得到的次级代谢产品在 600 种以上,其中 60 多种药用植物代谢物含量超过或等于原植物的含量。许多重要的药用植物(如人参、刺五加、红豆杉、长春花、毛地黄等)的细胞培养都十分成功,已实现工业化生产。植物干细胞就是未分化的细胞,也叫分生组织。近年来基于药用植物干细胞培养技术生产的人参皂苷、青蒿素和银杏黄酮等天然产物已经被用作药品、功能性食品或化妆品。

器官培养是植物某一器官的全部或部分或器官原基的离体无菌培养。药用植物器官培养主要包括不定根培养、茎培养、芽培养、胚状体培养等。目前关于药用植物器官培养的研究主要集中在 3 个方面:①药用植物器官培养体系的建立,如对宁夏枸杞花药培养胚状体的诱导,白鹤芋体细胞胚胎的发生;②通过考察激素配比、糖浓度、氮磷比等对器官培养条件进行优化;③药用植物器官体系扩大培养,如人参不定根的培养体系已经达到 30 000 L,紫锥菊不定根的培养体系已经达到 1 000 L,何首乌不定根和金丝桃不定根的培养体系已经达到 500 L。韩国 BNC 生物制药集团每年生产 40~45 t 人参不定根,这是一个利用植物器官大规模培养生产药品、食品和化妆品的成功范例。由世界卫生组织(WHO)资助的半合成青蒿素已经被赛诺菲公司研制成功,其用发酵方法由单糖生产的青蒿酸在 2013 年已形成 60 t 左右的产能。德国菲爱彤股份有限公司为成为世界领先的高品质紫杉醇生产商已进行了巨额投资。

植物细胞和器官培养物已经成为潜在的次级代谢产物来源,它们被用作药品、农用化学品、香料、香料着色剂、生物农药和食品添加剂。植物离体快速繁殖是一项传统的技术,其劳动强度大,经济成本较高。这一事实限制了体外繁殖技术在多种植物中的应用。正因为这个原因,许多研究人员正致力于推进不同植物物种繁殖过程的机械化。自从 1981 年鼓泡柱生物反应器首次用于海棠的微繁殖以来,生物反应器在植物研究领域得到了广泛的发展。生物反应器是利用酶或生物体(如植物细胞或器官)所具有的生物功能,能够在体外进行有氧或厌氧生化反应的一种工程系统。生物反应器具有稳定性好、易操作、能提高养分吸收能力、耗时短、成本低、生产大量的生物量等优点。将生物反应器广泛应用于药用植物细胞和器官的大规模培养,为在工业水平上大量生产次级代谢产物提供了可行性,能够有效地解决野生资源不足等问题。表 7-1 列举了近年来生物反应器在通过药用植物细胞和器官培养生产代谢产物方面的应用情况。

表 7-1 生物反应器在通过药用植物细胞和器官培养生产次级代谢产物方面的应用情况

培养器官	生物反应器	培养效果	植物
细胞	机械搅拌式反应器、气升式反应器、固定床反应器、流化床反应器、中空纤维反应器等	生长慢,次级代谢产物含量较低,采用固定化培养可促进生长和代谢,实现大规模培养	人参、长春花、红豆杉、毛地黄、青蒿、黄连、红景天、紫草等
芽	雾化反应器、喷淋反应器、鼓泡塔、临时浸没式生物反应器	生长慢,次级代谢产物含量高,需在光照下浸没培养	五味子、刺山柑、青蒿、长春花、葛根、丹参等
体细胞胚	气升式反应器、螺旋式搅拌反应器、自旋过滤反应器	生长慢,次级代谢产物含量高	铁皮石斛、刺五加、雷公藤、金线莲等
不定根	雾化式反应器、气升式反应器、搅拌式反应器、转鼓反应器、鼓泡塔反应器	生长迅速,分支多,次级代谢产物含量高,不需外源激素,放大培养容易	红豆杉、青蒿、长春花、人参、丹参、紫锥菊、何首乌、颠茄等
毛状根	气升式反应器、喷雾式反应器	生长迅速,分支多,次级代谢产物含量高,不需外源激素,放大培养容易	西洋参、益母草
冠瘿组织	搅拌式反应器、中空纤维固定反应器	生长迅速,次级代谢产物含量高,不需外源激素,悬浮培养为组织颗粒,易放大培养	丹参、洋地黄、金鸡纳、柠檬留兰香等

第二节 药用植物的细胞培养

一、细胞悬浮培养

细胞悬浮培养(cell suspension culture)是将游离的单细胞或小的细胞团按一定的细胞密度悬浮在液体培养基中进行培养的方法。植物细胞的悬浮培养是在愈伤组织的液体培养的基础上发展起来的。20 世纪 50 年代以来,从试管的悬浮培养发展到大容量的发酵罐培养,从不连续培养发展到半连续和连续培养。20 世纪 80 年代以来,植物细胞培养作为生物技术的一个组成部分,逐渐发展成为一门新兴的科技产业。其主要优点是:①能提供大量的比较均匀一致的细胞;②增殖速度快;③适宜大规模培养。

(一)悬浮细胞的来源

悬浮培养一般采用愈伤组织作为起始细胞来源。用于建立悬浮体系的愈伤组织应具备 3 个条件:①较好的松散性,容易打散;②较强的增殖和再生能力;③较高的均匀一致性。为了获得符合条件的良好愈伤组织，首先必须选择适宜的外植体材料。胚（特别是幼胚）、胚轴、子叶是最常用的外植体。胚外植体建立的愈伤组织细胞活力强，增殖速度快，分化能力强。其次是培养基的附加成分，其对疏散型愈伤组织的诱导具有较大影响，其中生长素的浓度最重要。在大多数情况下，主要使用浓度较高的生长素（如 2,4-D），配合一定浓度的细胞分裂素（如 6-BA）。有时为了使愈伤组织具有良好的生理状态，还需添加一定浓度的特殊蛋白质、氨基酸等有机物质（如水解乳蛋白、水解酪蛋白、脯氨酸、谷氨酰胺）和水解酶（果胶酶、纤维素酶）。此外，在愈伤组织培养阶段还必须进行必要的选择和继代，因为直接由外植体诱导的愈伤组织，若不经过继代，则很难获得均匀一致的疏松性。只有在继代培养中不断选择那些疏松性好、细胞状态好的细胞继续继代培养，才能获得大量均匀一致、疏松易碎、适合建立悬浮细胞系的愈伤组织。

悬浮细胞培养体系必须满足 3 个基本条件：①分散性好，细胞团较小，一由在 30~50 个细胞组成；②均一性好，细胞形状、细胞团大小和生理状态大致相同，悬浮系外观为大小均一的小颗粒，培养基清澈透亮，细胞呈乳白色或淡黄色。③生长迅速，悬浮细胞的生长量一般 2~3 d 甚至更短时间便可增加 1 倍。

（二）细胞悬浮培养的类型

细胞悬浮培养分为分批培养（batch culture）、半连续培养（semicontinuous culture）和连续培养（continuous culture）。

1. 分批培养

分批培养是把细胞分散在一定容积的培养基中进行培养，当培养物增殖到一定量时，转接继代，建立起单细胞培养物。在培养过程中除了气体和挥发性代谢产物可以同外界环境交换外，一切都是密闭的。当培养基中主要成分耗尽时，细胞停止分裂和生长。分批培养所用的容器一般是 100~250 mL 锥形瓶，每瓶装 20~75 mL 培养基。为了使分批培养的细胞不断增殖，必须及时进行继代。继代方法可以是取出培养瓶中一小部分悬浮液，转接到成分相同的新鲜培养基中（约稀释 5 倍）；也可以用纱布或不锈钢网进行过滤，滤液接种，这样可提高下一代培养物中单细胞比例。培养用的液体培养基，因物种而异，但凡适合愈伤组织生长的培养基，除去琼脂，均可作为悬浮细胞培养基。

在分批培养中，细胞数目会不断发生变化。在整个生长周期中，细胞数目、鲜重、干重增加的变化过程大致呈 S 形曲线。初期增长慢，称为延滞期（lag phase），特点是细胞很少分裂，细胞数目基本不增加。在这一时期，细胞调整状态适应新环境，经历细胞周期中的合成期，为细胞分裂准备营养物质。中期生长快，称为对数生长期（logarithmic phase），细胞分裂活跃，细胞数目迅速增加，20~50 h 就可增加 1 倍。直线生长期（linear phase）是细胞增殖最快的时期，单位时间内细胞数目增加大致恒定。随后培养基中某些营养物质耗尽，有毒代谢产物产生积累，细胞增殖逐渐变慢，细胞数目达到最高峰，进入缓慢期（retard phase）。最后细胞生长趋于停止，进入静止期（stationary phase）。在对数生长期，细胞分裂速率远大于鲜重的增加，细胞体积变小，但容易结团；而在直线生长期，细胞体积增大，细胞分裂速率小于鲜重的增加，但很少结团。

在分批培养中，影响细胞生长周期的因素有以下几方面。

1）继代时期

对数生长期和直线生长期的细胞作为继代培养细胞可缩短延滞期和细胞生长周期。静止的细胞数量和质量均下降，如果继代不及时，细胞往往会出现活力下降甚至死亡的现象，影响整个悬浮细胞系的状态。因此，当细胞生长进入缓慢期时就要及时继代。

2）初始细胞密度

较高的初始细胞密度会缩短延滞期和整个细胞生长周期，降低每个细胞生长周期中细胞增加的倍数；较低的初始细胞密度则使延滞期和细胞生长周期变长。悬浮细胞的初始密度一般为（0.5~2.5）$\times 10^5$ 个/mL，经过 4~6 次增殖，细胞密度达（1~4）$\times 10^5$ 个/mL。许多细胞系需经历 18~25 d 才能完成增殖过程。使用储备的静止期细胞，时间会延长，而使用对数生长期的细胞，则只需要 6~9 d。因此，可根据培养目的调整初始细胞密度。如只是一般继代培养，则可适当降低初始细胞密度，延长培养周期，减少继代培养的操作；如希望在较短时间内获得大量活跃生长的细胞，则需缩短继代培养时间。

3）细胞生长速率

细胞繁殖一代所需的最短时间因物种而异，烟草（*Nicotiana tabacum* L.）为 48 h，蔷薇（*Rosa multiflora*）为 36 h，菜豆为 24 h。在一个细胞生长周期中，当细胞生长进入缓慢期直至静止期时，往往是细胞次级代谢产物积累的时期，应尽可能维持此阶段细胞活性，延长生产周期，以提高次级产物积累量。为了达到这一目的，近年来在传统分批培养的基础上发展了饲喂分批培养（fed-batch culture），即当细胞生长将要进入缓慢期时，在培养系统中添加一定量的有利于目的产物合成的培养基，以提高目的产物的积累量。

分批培养对研究细胞的生长代谢并不是一种理想的培养方式。在分批培养中，由于细胞生长和代谢的方式、培养基成分的不断改变，没有一个稳定的生长期，相对于细胞的数目，代谢产物和酶的浓度也不能保持恒定。这些问题在某种程度上可通过连续培养加以解决。

2. 半连续培养

半连续培养是利用培养罐大量培养细胞的一种方式。在半连续培养中，当培养罐内细胞数目增殖到一定量后，倒出一半的细胞悬浮液于另一个培养罐内，再分别加入新鲜培养基继续进行培养，并且频繁地进行再培养。半连续培养能够重复地获得大量均匀一致的培养细胞供生化研究之用。例如，利用大规模半连续培养方法培养烟草细胞，在培养 5 d 后，每天可收获和取代 50% 的细胞培养物。

3. 连续培养

连续培养是利用特制的培养容器进行大规模细胞培养的一种方式，特点是培养中由于不断注入新鲜培养基，排掉旧的培养基，保证养分的充足供应，不会出现悬浮培养物发生营养亏缺的现象，延长了细胞生长周期和目的产物的积累时间，提高了目的产物的产量，故培养装置是比较复杂的。同时，由于系统进入稳定状态后，细胞生长速度、产物浓度等趋于恒定，便于对系统进行检测。此外，可使细胞长久地保持在对数生长期和直线生长期，细胞增殖速度快，适于大规模工业化生产。该方法又分为封闭型和开放型两种。

1）封闭型连续培养

在封闭型连续培养过程中，排出的旧培养基由加入的新鲜培养基进行补充，进出数量保持平衡，从而使培养系统中营养物质的含量总是超过细胞生长的需要。悬浮在排出液中的细胞经机械方法收集后再放回到培养系统中。因此，在这种培养方式中，随着培养时间延长，细胞密度不断增加。

2）开放型连续培养

为了不使限制细胞生长的因子出现，创造一个稳定的培养细胞生长环境，必须建立一套自动控制系统来调节培养基注入的数量和培养液的总体积。在开放型连续培养中，注入的新鲜培养液的容积与流出的培养液的容积相等，其中细胞的密度也保持恒定，并通过调节流入和流出的速度，使培养细胞的生长速度一直保持稳定。为了保持开放型连续培养中细胞增殖的稳定性，可采取两种方法加以控制。①浊度恒定式。在浊度恒定培养中，新鲜培养基是间断注入的，对细胞密度增长引起的培养液混浊度加以控制。可以选定一个细胞密度，当超过这个细胞密度时，使细胞随着培养液一起排出，以保持细胞密度的恒定。在浊度恒定的连续培养装置中，有一个细胞密度观测窗，用一只比浊计或分光光度计来测定培养液中细胞的混浊度。新鲜培养液流入量与旧培养液流出量都受光电计自动控制。培养液中细胞密度增加时，光透过量减少，从而给培养液入口一个信号，加入一定量的新培养液，同时流出等量的旧培养液，保持体积不变。当光透过量增加时，自动停止新鲜培养基的注入和旧培养液的流出。②化学恒定式。在化学恒定式培养中，为使细胞密度保持恒定状态，可采用两种方法，一种是以固定速度注入新鲜培养基，将培养基内的某种营养成分（如氮、磷或葡萄糖）的浓度调节成为一种生长限制浓度，从而使细胞的增殖保持稳定状态。在这种培养基中，除生长限制成分以外的其他成分的浓度都高于细胞生长所需要的浓度，而生长限制因子被调节在一定水平上，它的任何增减都可由细胞增长速度的快慢反映出来。另一种是控制培养液进入的速度，使细胞稀释的速度正好和细胞繁殖的速度相同，因此培养液中细胞密度一直保持恒定状态。

连续培养是植物细胞培养技术中的一个重要进展，这种培养技术对植物细胞代谢调节的研究、各个生长限制因子对细胞生长的影响、次级代谢产物的大量生产等都有重要意义。与分批培养相比，连续培养除可用于大规模商业化生产外，还具有许多优点，如可长时间维持悬浮培养体系的无菌状态，在机械故障时细胞所受伤害较小，自动化程度高，相关培养条件（温度、光照、培养基中的营养成分和生长调节物质、通气方式、搅拌速度等）可控性强。

（三）悬浮细胞的继代

悬浮细胞进入静止期后应定期进行继代培养，否则会引起细胞大量死亡和解体。有的植物甚至一到静止期，就需马上继代培养，有的在静止期之前细胞增殖减慢时即可继代。为了加速细胞增殖，有时甚至在对数生长期末就需继代。继代时间一般为1~2周，但实际所需时间和接种量应视不同细胞系而定。继代时间为1周的细胞系可用1∶4的接种量，继代时间为2周的可用1∶10的接种量。接种时，可用口径稍大的移液管进行，待培养瓶中大的细胞团下沉后，立即吸取溶液上部单细胞和小细胞团接种。

(四)悬浮细胞的培养周期

培养周期指具有一定初始密度的单细胞从开始培养到细胞数目和总重量增长停止这一过程。单细胞悬浮培养在一个培养周期中,细胞数目、总重量(鲜重、干重)和DNA含量的变化呈现一条S形曲线,其包括5个时期:延滞期、对数生长期、直线生长期、缓慢期、静止期。

培养周期的长短是由初始细胞密度、延滞期的长短、生长速率等决定的。选择最适宜的初始细胞密度,同时采用加入条件培养基等方法,可以明显缩短培养周期。此外,培养周期还因组织和细胞的生理状态不同而异,如烟草为48 h,蔷薇为36 h;烟草细胞培养时用储备的静止期细胞需要经过21~28 d,而采用对数生长期的细胞,仅需要经过6~9 d。在不同培养条件和培养基条件下,细胞的最大生长速率可由细胞数、细胞干重或细胞蛋白质的自然对数对培养时间画出的坐标图测定。根据坐标图确定是否需要继代培养;大规模批量化生产时也可采用坐标图监督生产。

常规操作时需根据不同培养期细胞活力的变化来决定继代培养时间。有人认为继代培养应选择在进入静止期时;有人认为选择缓慢期较好;有人认为在工业化生产中为了加速细胞增殖,应选择在对数生长期的末期进行继代培养。目前大多数研究人员喜欢选用静止期的细胞,因为静止期的细胞密度稳定,便于计数,可以得到重复性好的初始密度值。但静止过久的细胞启动分裂困难,必然增加延滞期的时间。

(五)培养细胞的同步化

一个悬浮培养体系中细胞的大小、形状、DNA含量都存在很大差异,此外,每个细胞所经历的时期也不同,这些都表明细胞悬浮培养大多是不同步的,因此研究细胞的生化、生理、遗传和其他方面的代谢具有很大难度。由此可见,控制悬浮培养体系的各种生长条件以获得高度同步化的细胞非常必要。同步培养(synchronous culture)指在培养基中大多数细胞都能同时通过细胞周期的各个阶段,同步性的程度以同步百分数表示。实现悬浮培养细胞同步化的方法有物理方法和化学方法。

1. 物理方法

细胞的物理特性(如单细胞或细胞团的大小等)和培养条件(光照、温度等)可被成功地监控以获得高度同步化。

1)分选法

通过细胞体积大小分级,直接将处于相同周期的细胞进行分选,然后将同一状态的细胞继代培养于同一培养体系中,保持相同培养体系中的细胞具有较好的一致性。这种方法的优点是操作简单,分选后细胞维持自然生长状态,因而不会有其他处理所带来的对细胞活力(cell vitality)的影响。常规的细胞分选采用不连续梯度离心的方法。细胞在较高渗透压浓度的蔗糖或多聚糖溶液中,由于体积和质量的差异,在离心过程中会在溶液中形成不同的细胞层,处于同一层的细胞在生理状态和细胞周期上均相对一致。将不同层的细胞分别收集在一起接种,即可获得较好的同步化细胞系。通过这种方法成功分选获得胡萝卜悬浮细胞系,同步化达90%。流式细胞仪也可用于对悬浮培养细胞进行精细分选。

2)低温处理法

根据低温刺激能提高培养细胞同步化程度的原理而设计。其步骤如下:将 10 mL 细胞培养物转移到 10 mL 新鲜液体培养基中;将培养物在 27 ℃、155 r/min 条件下振荡培养,直至细胞分裂达到静止期;继续培养 40 h 后,将培养物在 4 ℃条件下低温处理 3 d;加入 10 倍的 27 ℃下温育的新鲜培养基,在 27 ℃、155 r/min 条件下振荡培养 24 h;重复低温处理 3 d 后,在 27 ℃条件下培养,2 d 后细胞处于同步化生长状态。

2. 化学方法

化学方法的原理是使细胞遭受某种营养饥饿(饥饿法),或者通过加入某种生化抑制剂阻止细胞完成其生长周期(抑制法)。

1)饥饿法

先对细胞断绝供应一种细胞分裂所必需的营养成分或激素,使细胞停滞在 G_1 期或 G_2 期,当重新在培养基中加入这种限制因子时,静止细胞就会同时进入分裂状态。控制因子一般为氮源、磷源、碳源和植物激素等。在长春花悬浮培养中,先使细胞受到磷酸盐饥饿 4 d,然后把它们转入含磷酸盐的培养基中,由此获得了较高的同步性。烟草悬浮培养细胞受细胞分裂素的饥饿后也会获得同步。

2)抑制法

抑制法利用生化抑制剂中止细胞周期的进程,使细胞积累在某一特定时期。当抑制作用被解除后,细胞就同步进入下一时期。抑制法有 2 种。① DNA 合成抑制法。一般使用 DNA 合成抑制剂。如 5- 氨基尿嘧啶、5- 氟脱氧尿苷、羟基脲、胸腺嘧啶脱氧核苷等。当细胞经过这些化学药物处理后,由于这些核苷酸类似物阻止了 DNA 合成,细胞周期只能进行到 G 期,细胞都滞留在 G 期和 S 期的边界上,除去抑制剂后,细胞就进入同步分裂状态。5- 氟脱氧尿苷已被用于控制大豆、烟草、番茄等悬浮培养细胞的同步化。由于应用这种方法取得的细胞同步性只限于一个细胞周期,故细胞的同步化程度更高。②有丝分裂抑制法。加入抑制有丝分裂中纺锤体(spindle)形成的物质,使细胞分裂停滞在有丝分裂中期,以达到同步化培养的目的。秋水仙素是最有效的有丝分裂抑制剂。在玉米进入对数生长期时加入 0.02% 秋水仙素, 4~8 h 后悬浮培养物有丝分裂指数提高,经 10~12 h 达到有丝分裂中期高峰。需要注意的是,秋水仙素处理时间不能太长,以防止其导致染色体加倍。

(六)培养基的振荡

在悬浮培养中,为了改善液体培养基中培养材料的通气状况,需不断振荡培养基。振荡方法有 3 种。①旋转式摇床。旋转式摇床至今仍是分批悬浮培养中应用最广泛的设备。摇床载物台上装有瓶夹,其转速可控制。对大多数植物细胞来说,以转速 30~150 r/min、冲程 2~3 cm 为宜,转速过高或冲程过大都会造成细胞破裂。②慢速转床。该转床是 1952 年 Steward 进行胡萝卜细胞培养时设计的。转床的基本结构是在一根略微倾斜(12°)的轴上平行安装若干转盘,转盘上装有固定瓶夹,转盘向一个方向转动,培养瓶也随之转动,瓶中的培养物交替地暴露于空气或液体培养基中,转速为 1~2 r/min,培养时若需照光,在床架上可安装日光灯。③自旋式培养架。适用于大容量的悬浮培养。转轴与水平面成 45° 角,转速为 80~110 r/min，这种装置上可以放置 2 个 10 L 的培养瓶，每瓶可装 4.5 L 的培养液。

二、影响细胞悬浮培养的因素

1. 物理因素

对药用植物悬浮细胞培养来说，环境中的许多物理因素对细胞的生长和目标次级代谢产物的合成都具有很大的影响。如温度、光照、pH 值、电场、磁场、电磁辐射、机械力、超声波等在药用植物悬浮细胞培养过程中都有着十分重要的作用。

在药用植物组织培养中，通常培养温度控制在 20~28 ℃，最适温度为（25±2）℃，但不同植物的最适温度不同，且植物细胞生长和次级代谢产物的合成所需的温度很多时候并不一致，因此选择合理的培养温度并进行相应的调控对细胞生长和产物合成十分关键。Hoopen 等对长春花细胞的培养过程、Takeda 等对草莓细胞的培养过程分别进行温度的阶段性调控，结果都在很大程度上提高了产物的产率。

药用植物的组织培养都要求一定的 pH 值。一般培养基的 pH 值为 5.6~6.0。如果 pH 值不合适，则会直接影响药用植物外植体对营养物质的吸收，进而影响外植体的脱分化、增殖、器官形成和细胞中次级代谢产物的含量。不同 pH 值对不同植物的影响会有差异。Malik 等研究不同 pH 值对新疆紫草悬浮培养细胞生长和紫草宁衍生物合成的影响，结果发现适合紫草细胞生长和紫草宁衍生物合成的 pH 值为 7.25~9.50。另外，值得注意的是，与培养温度相似，细胞生长繁殖与次级代谢产物合成所需的 pH 值可能不一致，需要在不同的阶段控制不同的 pH 值。

目前，关于电场对药用植物悬浮细胞培养的作用机理主要有膜周电泳学说，该学说认为对细胞施加稳定的电场能够导致膜中带电物质的重新分配，最终导致原生质体生长和分化效应。石贵玉等曾对银杏悬浮培养细胞施加一定的高压电场进行刺激，结果发现对细胞的相关指标产生了较大的影响；而磁场的作用机理使它加速了细胞内的氧化磷酸化过程，从而促进 ATP 的合成，最终使得有丝分裂指数增大。

王曼丝、洪丽萍等分别研究过磁场对滇紫草细胞培养过程的影响。有研究表明，宇宙中的电磁波对生物体都会产生巨大的影响。超声波的运用有利于细胞次级代谢产物向细胞外释放。

目前在这些方面的研究主要停留在机理的探讨上，而如何在细胞大量培养时综合利用这些因素并对这些因素进行调控还有待进一步的研究。

2. 化学因素

药用植物悬浮细胞培养过程中的一些化学因素（如培养基组成、溶氧等）对细胞的生长有着非常重要的影响。培养基中的碳源、氮源和一些微量的金属离子是植物细胞生长和营养物质合成的物质基础，而且很多都能促进细胞生长或者产物合成。

一般来说，蔗糖是最好的碳源，它具有热易变的性质，经高压灭菌后，大部分可分解为 *D*- 葡萄糖、*D*- 果糖，仅剩下部分的蔗糖，这更有利于吸收和利用。碳源除了在培养基中提供培养物所需的碳骨架和能源外，还可在一定程度上调节培养基的渗透压。因此，蔗糖浓度在一定程度上也能影响细胞的生长速度和有效成分的合成。如 Venkatesh 等通过交替添加碳、氮源生产紫草宁的试验发现，在一定范围内，碳源浓度的提高有利于色素的产生，但当蔗糖浓度大于 5% 时，对紫草宁的合成开始产生抑制作用。

氮是核苷酸、氨基酸、蛋白质、某些激素和叶绿素的组成成分。培养基中无机氮的供应来自硝酸盐和铵盐，它们分别提供 NO_3^-（硝态氮）和 NH_4^+（铵态氮）。硝态氮和铵态氮的比例对培养物细胞分裂和分化有显著的影响。在一般情况下，硝态氮水平高有利于细胞增殖和胚性愈伤组织的诱导，铵态氮水平高则促进细胞组织的器官分化和体细胞胚胎建成。Sivakumar 的研究结果表明，培养基中铵态氮的比例较小时更有利于人参皂苷的合成；Zhang 等在关于三七的报道中指出，培养基中氮源的浓度较低时更有利于多糖的合成。

在植物细胞悬浮培养中，溶氧对细胞的生长和代谢有很大的影响，同时，在培养条件中溶氧也是最复杂的因素之一。溶氧有一定的极限，过高或过低都会影响细胞生长和产物合成，特别是在高密度培养时，供氧不足往往是限制产量的主要因素之一，因此溶氧参数的调控对植物细胞培养十分关键，Han 等研究了氧分压对三七培养细胞生长、人参皂苷和多糖合成的影响，发现高的氧分压抑制细胞生长，同时也不利于产物的合成。作为获取高价值次级代谢产物的一种手段，植物细胞培养有着广泛的应用前景。

3. 诱导子

诱导子（elicitor）是植物抗病生理过程中诱发植物产生植物抗毒素和引起植物过敏反应（hypersensitive reaction，HR；亦称 self-defense reaction，抗性反应或自身防御反应）的因子，包括侵染植物的微生物和植物细胞内的分子。目前用于研究药用植物次级代谢途径的诱导子主要有以下几类：糖蛋白类、多糖类和微生物类。将诱导子应用于植物细胞培养中以提高目的产物产量已成为国内外研究热点，并取得了一些成绩。

在黄花夹竹桃细胞培养的第 0 d 添加 100 mg/L 的茉莉酸甲酯（MeJA），21 d 后甲黄次苷的产率达到最大值（8.93 mg/L）。在两步培养法培养没药细胞的试验中，同时添加真菌和生长延缓剂，可以使没药甾酮含量在 17 d 后达到最大值，其含量接近对照组的 5 倍。Shukla 等对长春花悬浮细胞中吲哚生物碱类化合物次级代谢机理进行了研究，结果发现当添加腐霉和 MeJA 后，生物碱含量提高，但没有检测到文多灵。与此同时，与吲哚生物碱类化合物生物合成相关的 SGD 基因表达增强，而 DAT 基因则表达缺失，这一结果与生物碱和文多灵的表达直接相关。研究还发现，细胞分化对 DAT 基因的表达至关重要。以 100 μmol/L 2，3-二羟丙基茉莉酸（DHPJA）、20 g/L 蔗糖和 100 g/L XAD-7HP 树脂的原位吸附对红豆杉细胞进行联合处理，对 6 个基因表达水平进行了调控，使得细胞培养第 30 d 时云南紫杉烷 C（Tc）产量高达 1 517 mg/L，是对照处理的 11.1 倍。在喜树悬浮细胞培养的第 8 d 添加 0.5 μmol/L 终浓度的 Cu，后在第 18 d 添加 40 μmol/L 终浓度的 Cu，可以使喜树碱的产量在第 24 d 达到 71.9 mg/L，是未经处理的 7.9 倍。研究发现 Ag^+、Cd、YE 均可以提高丹参悬浮细胞中总丹酚酸 B 含量，最高可以达到 2.3 mg/L，是对照组的 10 倍。在内生菌刺激银杏细胞生产黄酮的研究中发现，脱落酸参与黄酮的生物合成。内生真菌诱导子还能有效提高茅苍术细胞悬浮培养体系中苍术素的产量。此外，MeJA 和 Cu 均可提高积雪草细胞中积雪草皂苷的含量，使皂苷含量高于栽培品种。

诱导子对不同植物体系的最佳作用量不同，在具体的工作中应首先进行试验来确定最佳添加量。植物次级代谢产物合成有多种代谢途径，人们采用不同的方法来促进代谢，以增加次级代谢产物的合成量。诱导子在植物与微生物的相互作用中能快速、高度专一地诱导特定基因的表达。近年来，越来越多的研究证明诱导子可应用于研究植物次级代谢信号识别和细胞内信息传递的试验体系中。

4. 细胞密度

培养基的成分和初始细胞密度对单细胞培养有重要影响。初始密度就是细胞培养的最低有效密度，即能使细胞分裂、增殖的最低接种量，低于这个密度细胞便不能分裂，甚至很快解体死亡。不同植物要求不同的初始密度，如烟草为（0.5~1.0）$\times 10^4$ 个/mL，茄子为 4×10^4 个/mL（花粉）。在条件培养基或看护培养条件下，可以将培养细胞的初始密度降低。进行单细胞培养时，必须在基本培养基中加入细胞分裂素、赤霉素和几种氨基酸才能使细胞发生分裂。例如，Kao 等配制了 KM8P 培养基，其中含有无机盐、蔗糖、葡萄糖、14 种维生素、6 种核酸碱和 4 种三羧酸循环中的有机酸，即使初始细胞密度降低到 25~50 个/mL，植板的细胞也能发生分裂。若以水解酪蛋白（250 mg/L）和椰汁（20 mg/L）取代氨基酸和核酸，有效植板细胞密度则可降到 1~2 个/mL。

5. 培养周期

培养周期的长短取决于初始细胞密度、延滞期的长短和生长速率等因素。在分批培养中细胞繁殖一代所需的最短时间，即对数生长期细胞数目加倍所需的时间因物种而异。一般来讲，这个时间都长于植株上分生组织细胞数目加倍所需的时间，如烟草为 48 h，蔷薇为 36 h。在对数生长期的末期立即进行继代培养，可以加速细胞增殖；缩短两次继代的时间间隔，如每 2~3 d 继代 1 次，则可使细胞一直保持对数增长。当细胞刚进入静止期时，即悬浮液达到最大干重产量之后，需尽快进行继代，处在静止期的细胞悬浮液保存时间太长，会引起细胞的大量死亡和解体。

三、细胞大规模培养的基本程序

药用植物细胞生物反应器大规模培养的技术与微生物工业发酵培养的方法基本相同，主要包括以下 4 个程序。

1. 细胞株的建立

其包括从植物材料诱发愈伤组织、将愈伤组织进行单细胞分离、筛选优良的单细胞无性繁殖系、细胞株诱变和保存等。

首先，确定材料。通常从以下 3 个方面确定材料：①选择易于分散的花粉作为材料；②选择分散性好的愈伤组织作为材料，这种愈伤组织具有松脆性；③直接从叶片、叶肉、根尖、胚和髓等组织取材，但有时必须经过酶处理后方可分散。

其次，制备悬浮细胞液。悬浮细胞液的制备分为 2 个步骤。①将分散性好的或者经酶处理过的组织置于液体培养基中，在摇床或转床上进行振荡培养，转速以 80~90 r/min 为宜。经过一段时间的培养后，液体培养基中就会出现游离的单细胞、几个或十几个细胞的聚集体、大的细胞团和组织块。②用孔径为 200~300 目的不锈钢网过滤，除去大的细胞团和组织块，再以 4 000 r/min 的转速进行离心沉降，除去比单细胞体积小的残渣碎片，即可获得纯净的细胞悬浮液。

最后，选择高产细胞株。高产细胞株的选择也分 2 个步骤进行：①将所得到的纯净细胞群以一定的密度接种在 1 mm 厚的薄层固体培养基上，进行平板培养，使之形成细胞团，尽可能使每个细胞团均来自一个单细胞，这种细胞团称为“细胞株”；②根据培养目的对“细胞株”初步进行鉴定和测定，筛选出高产细胞株。

2. 扩大培养

对优良的细胞株进行多次扩大繁殖，以便得到大量培养细胞，用作大型生物反应器培养时的接种材料。

3. 大型生物反应器培养

将优良的细胞株扩大繁殖后，接种到大型生物反应器中进行半连续或连续培养，生成所需的药用植物次级代谢产物。

4. 提取和测定

对生化产物进行提取和测定。

细胞培养的基本程序如图 7-1 所示。

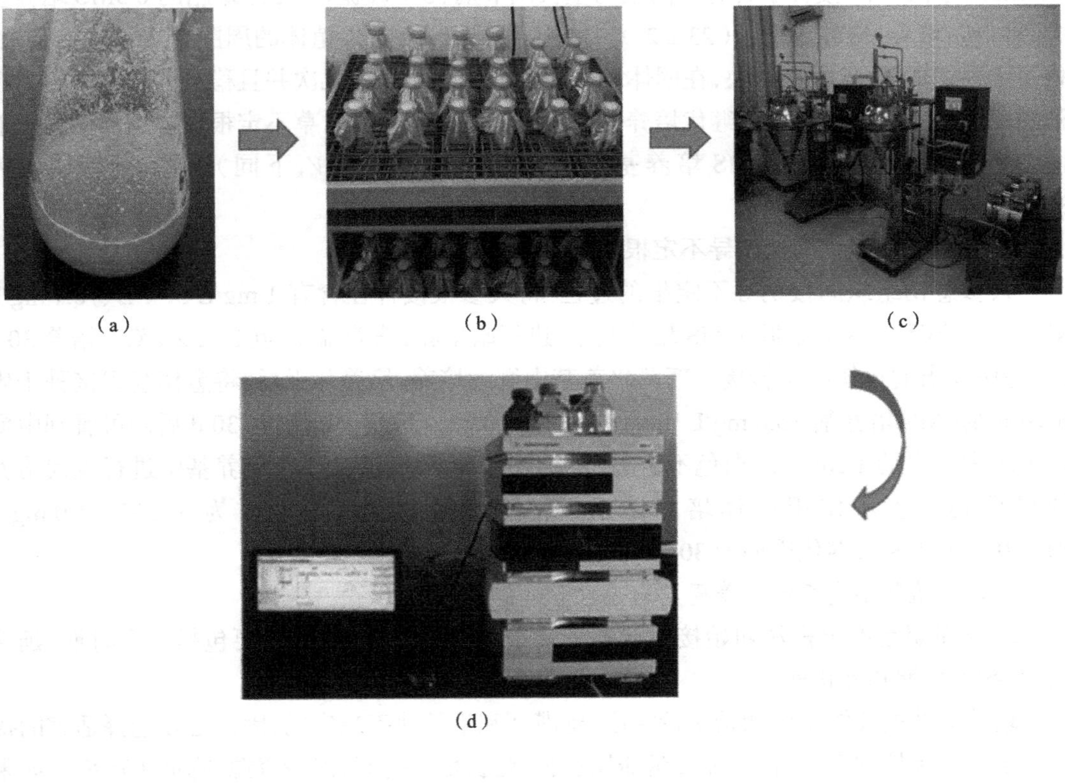

图 7-1　细胞培养基本程序

(a)细胞株建立　(b)扩大培养　(c)反应器培养　(d)成分分析

第三节　药用植物的器官培养

一、药用植物不定根培养

植物不定根是不按正常时序发生，出现在非正常位置的根。在大多数情况下，不定根是由于植物器官受伤或植物激素等外界刺激，通过植物的茎、叶、节、愈伤组织等诱导而产生。通过体外方法诱导的不定根具有很强的增殖能力，并且代谢产物的含量也很高。不定根培养具有生长周期短、条件可控误差小、材料来源单一、遗传背景一致、经济方便、重复性强、效率高和可周年试验或生长等优点。

1. 药用植物不定根的培养方式

不定根有两种诱导方式，一种是通过外植体直接诱导培养，另一种是通过愈伤组织间接诱导。

1）通过外植体直接诱导不定根

甘草外植体直接诱导不定根的过程：将甘草外植体的根、茎、叶分别切成 1 cm、1 cm、0.5 cm 的小段（片）接种于含有不同植物生长调节剂、3% 蔗糖、0.65% 琼脂的 0.5MS 培养基中，进行暗培养，培养温度为（23 ± 2）℃。培养 30 d 后，在外植体的周围长出甘草不定根，将不定根切成 1 cm 大小的块，在固体培养基中继代。将继代几次并且稳定的甘草不定根接种到液体培养基中继续进行继代培养，继代几次后，即可建立甘草不定根液体培养体系。液体继代培养基配方为 0.5MS 培养基 +1.0 mg/L IBA+3%（*W/V*，下同）蔗糖，继代周期为 30 d。

2）通过愈伤组织间接诱导不定根

人参愈伤组织间接诱导不定根的过程：将人参根接种在含有 1 mg/L 2, 4-D、0.1 mg/L KT、3% 蔗糖、0.8% 琼脂的 MS 培养基中，进行暗培养，培养温度为（23 ± 2）℃。培养 30 d 后，将诱导出的愈伤组织转接入新鲜培养基中继续培养，培养几天后，将愈伤组织接种于生根培养基（MS 培养基 +5.0 mg/L IBA+3% 蔗糖 +0.65% 琼脂）中，培养 30 d 后即可看到由愈伤组织中发出的 1 cm 长的白色不定根。将不定根接种于液体继代培养基中进行继代培养即可得到人参不定根液体培养体系。液体继代培养基的配方为 0.75MS+5.0 mg/L IBA+0.1 mg/L KT，继代周期为 30~35 d。

2. 药用植物不定根的培养周期

培养周期是不定根从初始接种状态到达最大生物量的过程，主要包括 3 个时期：延滞期、对数生长期和静止期。

培养周期的长短是由初始接种密度、延滞期和生长速率决定的，因此必须选择适宜的接种密度。如果接种密度过小，那么延滞期过长，延长培养时间，浪费资源，降低生产率。如果接种密度过大，则会造成培养基溶氧不足，影响代谢产物的合成，同时会引入过多的代谢废物，不经济。通常接种量为 0.6%~2%，当然不同药用植物的不定根会有差异。可以通过人为加入培养基的方法来缩短延滞期,从而缩短培养周期。

二、影响药用植物不定根培养的因素

药用植物不定根大规模培养是实现中药产业化的一个重要途径,目前人参不定根的培养规模已经达到了 30 000 L,紫锥菊不定根的培养规模已经达到了 1 000 L,何首乌不定根的培养规模也已经达到了 500 L。但总体来看,成功进行不定根大规模培养的实例还比较少,不定根培养研究涉及的药用植物种类也不多,不定根培养的应用潜力还远远没有被发掘出来。影响不定根培养体系建立的因素很多,而对影响因素的考察是不定根培养体系建立的关键。

1. 培养基参数

培养基 MS(Murashige and Skoog)、LS(Linsmaier and Skoog)、SH(Schenk and Hildebrandt)、Gamborg(B5)、WP(Woody plant)在不定根的诱导和培养中已经得到成功应用,其中 MS 培养基在不定根的培养中应用得最广泛。培养基的盐强度是影响生物量和次级代谢产物积累的重要因素之一。有研究者考察了不同盐强度(0.25、0.5、1、1.5 和 2MS)对海巴戟不定根生物量和次级代谢产物积累的影响,结果发现 0.25MS 培养基适合生物量和次级代谢产物的积累,而在柴胡不定根培养中, MS 培养基最有利于不定根生长和代谢产物柴胡皂苷的积累。在南非醉茄不定根的培养中,睡茄素 A 的含量在 0.5MS 时达到最大。因此,合适的培养基和盐强度的选择在不定根培养中是非常重要的。

2. 生长调节剂

研究发现,生长调节剂影响不定根的生长、增殖与代谢。因此,生长调节剂的类型、浓度和生长调节剂的组合在不定根的培养过程中至关重要。目前,离体器官或组织在不定根诱导时,大多要添加 IBA、NAA、IAA 等生长素类生长调节剂。有研究者考察了 IBA(5~49 μmol/L)和 NAA(5~27 μmol/L)对人参不定根生长率和人参皂苷积累的影响,结果发现 IBA 和 NAA 可以诱导侧根的生长,其中 IBA 对侧根的诱导和根的生长是最有效的,并且在 25 μmol/L IBA 处理下生物量和人参皂苷的积累量达到最大。不同药用植物诱导不定根过程中所选用的激素不同,诱导的最佳浓度也不尽相同,这可能与药用植物的个体差异有关,因此,在进行不定根的诱导时,尤其要注意激素的选择和激素浓度的设定。

3. 蔗糖

在药用植物器官培养中,蔗糖是器官增殖、生长和代谢物合成的能量来源。在东北刺根参不定根研究中发现,蔗糖浓度低时不定根的分化根少,而蔗糖浓度为 3% 时,不定根分化多,生长旺盛,不定根的鲜重和干重均达到最大,而蔗糖浓度高于 3% 时,不定根的生长受到了抑制。在金丝桃不定根的培养中, 3% 的蔗糖浓度有利于根生物量的积累, 5% 的蔗糖浓度有利于酚类和黄酮类化合物的积累。而在蛇根草不定根的培养过程中,蔗糖浓度为 5% 时,生物量和喜树碱的含量均达到了最大值。此外,在北柴胡中不定根的培养过程中,人们是通过在不同时间段多次添加蔗糖来提高生物量和柴胡皂苷产量的。此外,研究表明培养基的初始蔗糖浓度对不定根的生长有很大的影响。综上所述,低浓度的蔗糖难以满足植物生长的需要，而高浓度的糖则导致细胞内渗透压过高，抑制了不定根的生长。

4. 氮源

研究发现，氮源能够显著影响不定根的生长。许多关于不定根培养的研究表明，硝态氮与铵态氮相比更有利于不定根的生长，而在次级代谢产物合成方面选择何种氮源形式与种质和次级代谢产物的类型有关。在金丝桃不定根的培养过程中发现氮的总体水平、铵态氮与硝态氮的比值影响次级代谢产物的积累，当铵态氮和硝态氮的比值是 5 : 25 时，酚类、黄酮类化合物和绿原酸的积累量达到最大，在人参不定根的培养过程中也有相似的试验结果。Kronzucker 等报道，当只有铵态氮被提供时，少部分植物生长良好，大多数植物需要多种氮源，并且不同植物的不定根需要的氮源比例不同，和硝态氮相比，植物优先利用铵态氮。

5. 磷酸盐

磷是组成核酸、磷脂、三磷酸腺苷和许多辅酶的元素，参与许多物质的合成和植物的各种生理生化过程，是植物组织培养中重要的营养元素，MS 培养基中磷以磷酸盐（PO_4^{3-}）的形式存在。磷酸盐是影响不定根生长和代谢合成的重要因素。在太子参不定根培养中，研究者考察了不同浓度（0~3.75 mmol/L）磷酸盐对不定根生长和皂苷积累的影响，发现 1.25 mmol/L 磷酸盐最适合不定根增殖、生长和生物量的积累，而 2.5 mmol/L 磷酸盐最适合皂苷的积累。此外，研究者还发现，在人参不定根培养中，适当降低磷酸盐浓度可以促进不定根的生长。磷酸盐对甘草不定根生物量和次级代谢也有很重要的影响。

6. 接种量

接种量也是影响不定根生长和次级代谢产物积累的因素。接种量过大，容易造成溶氧不足，生物体无法充分吸收所需营养，影响代谢产物的合成；而接种量过小，不仅浪费空间，还会延长培养时间，降低产率。在睡茄不定根的培养过程中，通过考察不同接种量（2.5、5、10 和 20 g/L）对生物量、睡茄内酯 -A 产量的影响，研究者发现当接种量是 10 g/L 时生物量和睡茄内酯 -A 的积累量达到最大。另有研究表明，在刺五加不定根的培养过程中，15 g/L 的接种量最适合生物量的积累，而 5 g/L 的接种量最适合次级代谢产物的积累。在蛇根草不定根的培养过程中，0.4 g/L 的接种量最适合生物量的积累，而 0.3 g/L 的接种量最适合次级代谢产物喜树碱的积累。

三、药用植物茎、芽等培养

最初，茎、芽的培养被大量用于花卉等植物的快速繁殖，Alkia 等用在 500 L 的反应器中培养的甜叶菊（*Stevia rebaudiana*）茎原基来生产茎，从 460 g 的接种量可增殖达到 64.4 kg。茎、芽等培养的其他实例很多，如野白芨（*Polygonatum kansuense* Maxim.）、睡茄（*Withania somnifera*（L.）Dunal）、白花丹（*Plumbago zeylanica*）等。由于植物次级代谢产物的积累往往与植物细胞的分化程度有关，分化程度越高，次级代谢产物的积累也越多。因此，利用高度分化的茎、芽进行大规模培养以期获得大量活性产物的研究日益引起人们的重视，如培养青蒿茎大量生产青蒿素，培养颠茄畸形芽生产颠茄碱等。

对药用植物体细胞胚的研究开始于 20 世纪 80 年代，最初人们的研究重点是通过原生质体培养获得体细胞胚,如通过龙葵、川芎、石防风、三叶半夏、欧当归、地黄等药用植物的原生质体培养获得体细胞胚均取得了成功。90 年代后,许多人开始关注通过愈伤组织培养获得体细胞胚的研究,何首乌、菊叶薯蓣、罗布麻、粟米草、刺果番荔枝等药用植物的体细胞胚分别通过愈伤组织培养获得。药用植物通过组织培养形成体细胞胚进而形成再生植株的过程已经较普遍,目前已经初步进入商品化阶段。

第四节 应用于植物细胞和器官培养的生物反应器的概况

许多经济上重要的植物的器官发生和胚胎发生培养具有持续增殖的潜力,繁殖体的生产几乎是无限的,这一事实刺激了生物反应器培养用于植物外植体的大规模繁殖。通过药用植物组织和细胞培养生产天然产物的最终目标是要实现工业化生产,从而获得预期的巨大商业利润。显然,仅靠摇瓶培养装置或中试装置是无法实现上述目标的,必须设计工业化规模的生产装置,即设计工业化反应器。反应器的应用是通过大规模细胞培养生产天然产物的必由之路。

一、反应器设计的基本要求

生物反应器设计应该基本考虑几个因素,包括可单批生产大量的植株、可扩展、培养容器数量少、接种和收获过程简单、培养物表面和培养基之间能完全连续地接触以增强对养分的吸收、有充足的供氧能力。此外,植物细胞培养用反应器必须能完全防止染菌。其设计的基本要求有:

(1)避免将必须进行蒸汽灭菌的部件与其他部件直接连接;

(2)法兰应尽量少;

(3)尽可能采用焊接连接,焊接部位要充分抛光;

(4)避免产生凹陷和裂缝;

(5)设备各部件能分别进行灭菌;

(6)反应器的接口处用蒸汽进行密封;

(7)阀门要易清洗,易使用,易灭菌;

(8)反应器内宜保持一定的正压;

(9)为便于清洗,反应器主体部分应尽量简单。

二、反应器的具体类型

由于植物细胞的固有性质,如细胞的易聚集性、细胞分化、细胞的脆弱性、代谢途径和代谢产物形成与细胞生长关系的复杂性,反应器类型的选择极大地关系到植物细胞的代谢产物合成。用于植物微繁殖的玻璃和不锈钢生物反应器主要分为 3 种类型:机械搅拌型(如机械搅拌式反应器、曝气搅拌式反应器、转鼓式反应器)、气动驱动型(如鼓泡塔反应器、气升式反应器)和非搅拌型(如雾化式反应器、临时浸没式反应器)。

1. 机械搅拌式反应器

1)应用进展

20世纪70年代是植物细胞大规模培养的初期,这一时期的研究工作主要是借用了微生物培养使用的搅拌式生物反应器,它用于植物细胞培养的一个重要的优点是可以直接借用微生物培养的经验进行研究和控制。日本学者在这方面开展研究较早。1972年,Kato就利用30 L的生物反应器半连续培养烟草细胞以获取尼古丁。随后,他又成功地在1 500 L的生物反应器中对烟草细胞进行了5 d的连续培养。这个试验最后放大到在20 000 L的生物反应器中进行分批和连续发酵试验,连续培养时间持续了66 d。通过紫草细胞培养生产紫草宁的试验也使用了机械搅拌式反应器,Fujita等用200 L的反应器先进行细胞增殖,然后转接到750 L的反应器中进行紫草宁的合成。近年来,韩国有学者利用10 L的机械搅拌式反应器培养了莪术悬浮细胞。机械搅拌式反应器采用机械搅拌使溶质均匀混合,其主要优点是能获得较高的k_{La}值(>100 h),而植物细胞培养所需的k_{La}值一般为5~20 h。高密度培养时,其供氧能力和混合效果优于气升式反应器。

机械搅拌式反应器应用于植物细胞培养存在的主要问题是植物细胞的细胞壁对剪切的耐受力差。机械搅拌式反应器产生的剪切力大,容易损伤细胞,直接影响细胞的生长和代谢,特别是对次级代谢产物的生成影响极大。搅拌转速越高,产生的剪切力越大,对植物细胞的伤害越大。对有些对剪切力敏感的细胞,传统的机械搅拌式反应器不适用。但是研究表明,经适当改进(包括改变搅拌形式、叶轮结构与类型、空气分布器等,力求减小产生的剪切力,同时满足供氧与混合的要求)的搅拌式反应器能够适应植物细胞培养的要求。

Hooker等在搅拌式生物反应器内培养了烟草细胞,他们发现使用大的平叶形搅拌器有利于植物细胞生长和次级代谢产物的产生;Tanaka等对几种不同的搅拌器进行了试验,结果显示桨形板搅拌器既能满足植物细胞的溶氧需求,其剪切强度又不致对植物细胞造成伤害,适合植物细胞培养;Kreis等比较了使用不同搅拌器的搅拌式生物反应器和气升式生物反应器对金花小檗细胞合成原小檗碱的影响,结果显示平叶形搅拌器加挡板与气升式生物反应器相当,是比较适合植物细胞培养的;Fulzele等用带有螺旋形搅拌器的40 L反应器培养毛地黄细胞,在9 d的周期内从15 g地高辛中得到了13 g去乙酰毛地黄苷;Jolicoeur等使用装有垂直式搅拌器的11 L搅拌式生物反应器培养长春花细胞,培养液细胞浓度达到了25~27 g(干重)/L。钟建江等在培养紫苏细胞时发现以微孔金属丝网为空气分布器的三叶螺旋桨反应器(MRP)能提供较小的剪切力和良好的供氧、混合状态,优于六平叶涡轮桨反应器,他们认为在高浓度细胞培养时MRP型反应器将显示更强的优越性。离心式叶轮反应器与细胞升式反应器相比具有较强的升液能力、较小的剪切力、较短的混合时间,在高浓度下具有大得多的溶氧系数,这表明它有用于对剪切力敏感的生物系统的巨大潜力。有关方框形桨式搅拌、蝶形涡轮搅拌等不同形式的机械搅拌式反应器用于植物细胞培养的生产和研究结果表明,不同叶轮产生的剪切力大小顺序为:涡轮状叶轮>平叶轮>螺旋状叶轮。这些研究表明,就剪切对细胞造成伤害、抑制植物细胞生长和次级代谢物合成而言,对搅拌器加以改进,可以减小搅拌过程中的剪切力,从而使搅拌式反应器能更广泛地应用于植物细胞培养。

另外，通过对细胞在搅拌式反应器中的长期驯化，细胞对剪切的耐受程度大大提高。即从细胞系本身出发，筛选抗剪切力的高产系。Scragg 等使用 3 L 的搅拌式生物反应器培养苦树细胞生产苦木素。试验显示，植物细胞经过几年的驯化后，对剪切的耐受能力大大提高。也可以通过细胞工程和基因工程手段对现有细胞系进行改造，建立抗剪切力的株系。

由于大多数植物细胞并不需要太大的溶氧系数，而在较低的 k_{La} 值时机械搅拌式反应器单位体积消耗的功率比非机械搅拌式反应器高。此外，反应器的搅拌轴也给无菌密封带来了困难。不同细胞株对剪切的敏感程度是不同的，即使同一细胞株，随着细胞年龄的增加，其对剪切的敏感程度也会提高。由于多数植物次级代谢产物在细胞生长的后期产生，因此，尽管机械搅拌式反应器已成功地用于植物细胞培养，但如何更好地应用于次级代谢产物的生产还需要更深入的研究。

2）典型的反应器结构和工艺流程图

反应器主体采用不锈钢材料，通常使用涡轮式搅拌器进行搅拌。搅拌轴与罐体的连接要进行无菌密封。罐体底部设有空气分布器或喷嘴，通过空气过滤器的无菌空气从多孔管鼓进培养液内。搅拌器由置于罐顶的搅拌电机以一定的转速驱动旋转。搅拌涡轮产生的液体旋涡和剪切力将鼓进的空气打碎成小气泡，并均匀分散在培养液中。这样既提供了细胞生长所需氧气，同时又使培养液浓度均匀。反应器的装料系数一般为 70%~80%。设有消泡装置、参数测试元件、夹套冷却装置等。图 7-2 和图 7-3 分别为机械搅拌式反应器的典型设备尺寸图和植物细胞培养工艺流程图。

机械搅拌式反应器适用于大多数的生物过程，是标准化的通用产品。对工业化应用来说，使用通用设备具有更大的灵活性。因此，在通常情况下，只有在机械搅拌式反应器的气液传递性能或剪切力不能满足生物过程的要求时才会考虑用其他类型的反应器。

机械搅拌式反应器还有以下优点：① pH 值和温度易控制；②适合连续培养。但是不足之处是：①搅拌消耗的功率大；②结构较复杂，难以彻底清洗，易染菌；③剪切力较大，对细胞有损伤。从 20 世纪 70 年代后期开始，植物细胞培养较多地采用了其他类型的反应器，如气升式反应器、鼓泡式反应器、转鼓式反应器等。

3）传递性质计算

机械搅拌式反应器的搅拌功率和氧体积传质系数的分析和计算可参阅有关专著。

2. 鼓泡式反应器

鼓泡式反应器是以气体为分散相、液体为连续相，涉及气液相界面的反应器。液相中常包含悬浮固体颗粒，如固体营养基质、微生物等。其内部为一个空塔，底部用气体分布器来分布气体。鼓泡塔的高径比通常大于 6。基本结构如图 7-4（a）所示。Sharp 等学者用 2.5 L 的鼓泡式反应器培养高加索颠茄毛状根，以获得其次级代谢产物莨菪碱，经过 20 d 的培养，生物量干重达到 5.6 g/L，但在培养过程中毛状根的生长极不均匀，多数沉积于底部，由下往上生长。S. H. Son 在日本属红豆杉细胞的大规模培养中，对几种不同类型的反应器进行了比较，其中包括球形鼓泡式反应器、传统的鼓泡塔、经过结构改造的内环流鼓泡塔、搅拌式反应器，结果显示在球形鼓泡式反应器中培养的细胞生物量最高，细胞密度最大，并且将 20 L

的反应器培养放大到 100 L 至 500 L 的反应器培养，均取得了较好的效果。

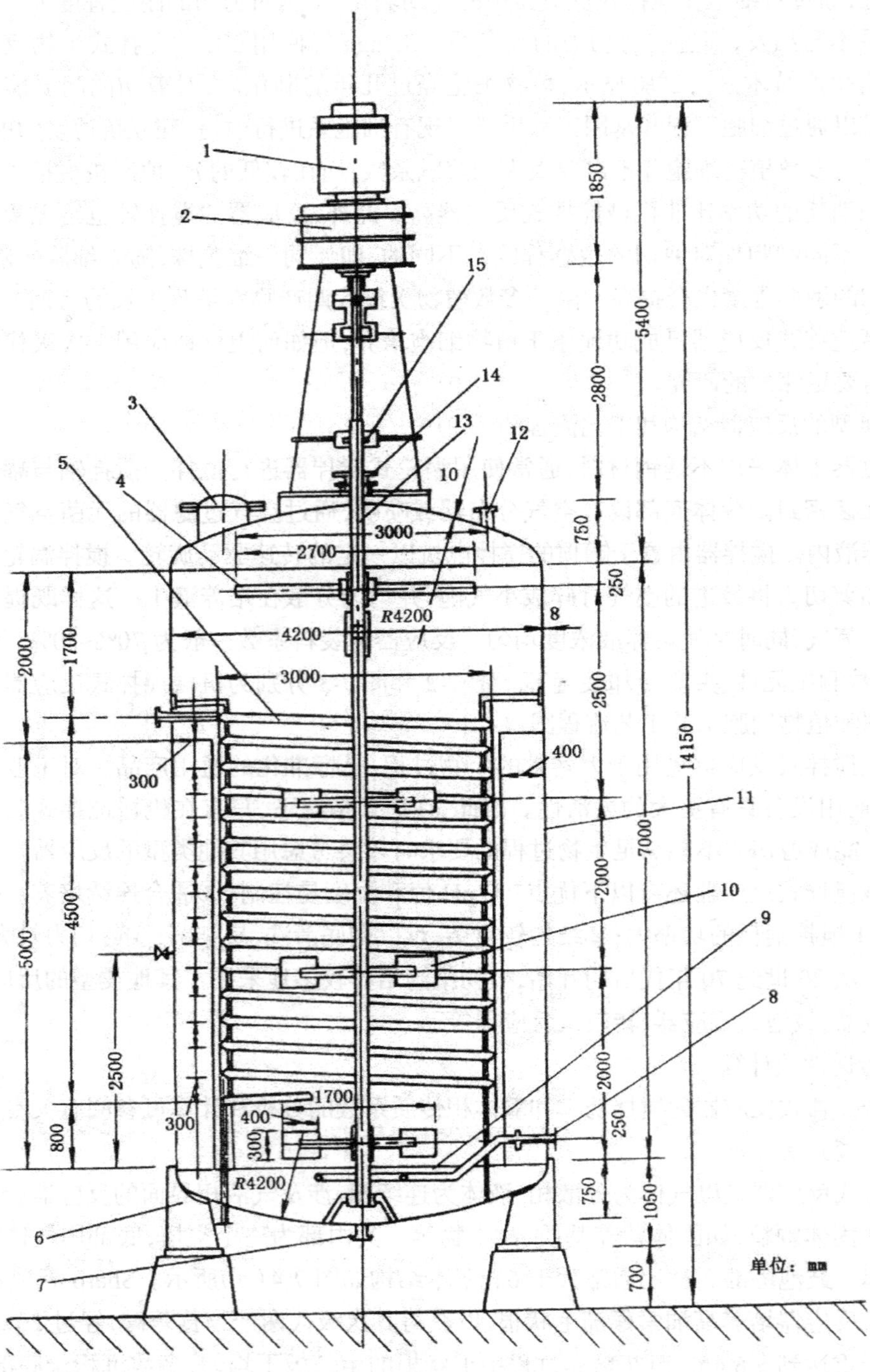

1—电机；2—齿轮箱；3—人孔；4—消泡器；5—冷却设管；6—支座；7—放料口；8—进气管；
9—气体分布器；10—搅拌桨；11—反应器主体；12—排气口；13—搅拌轴；14—无菌轴封；15—轴联器

图 7-2　机械搅拌式反应器的典型设备尺寸图

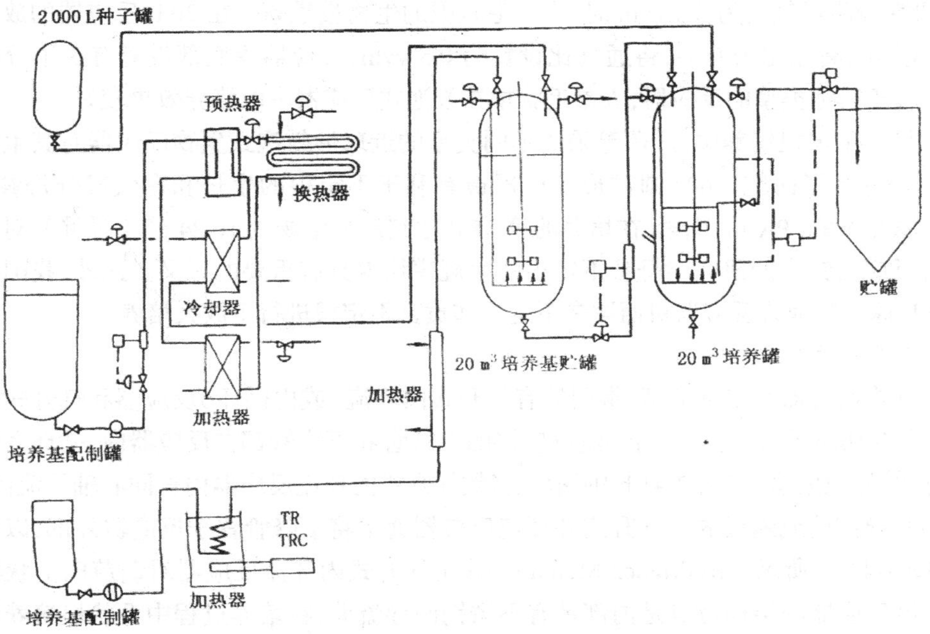

图 7-3　机械搅拌式反应器的植物细胞培养工艺流程图

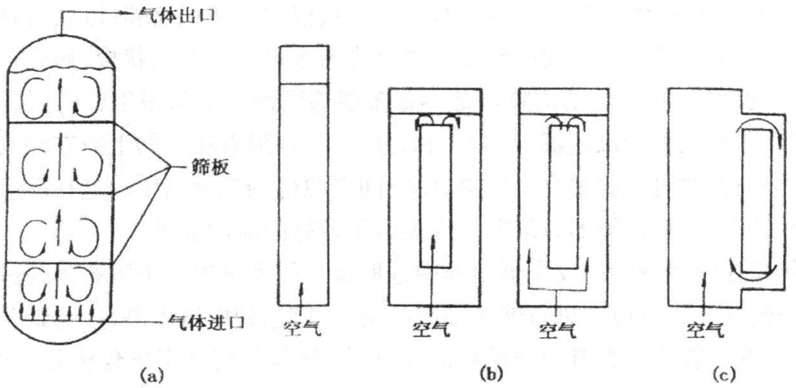

图 7-4　气体搅拌式反应器示意

(a)鼓泡塔反应器　(b)内循环气升式反应器　(c)外循环气升式反应器

韩国学者 K. Y. Paek 设计出了一种新颖的球形鼓泡式生物反应器，对菊属、苹果、人参的不定根等进行培养，均取得了较好的效果，紧接着 Paek 对人参不定根进行了大规模培养。球形结构解决了鼓泡塔高径比过大和容易产生气泡的问题，保证了人参不定根在一个低剪切力的环境中生长，并且减少了有害气体的产生。目前该反应器培养获得了较好的效果，并且已实现了工业化生产。

Jeong 等采用不同体积的鼓泡式反应器对人参毛状根进行培养，通过调节通气速率，考察了在不同的通气量下培养材料的增殖和次级代谢产物的积累情况。作为反应器中一个重要的流体力学参数，通气比的选择也是非常重要的。文献中通气比选择区间为 0.02~1.0

vvm,研究表明通气比为 0.5 vvm 时,人参毛状根的生物量最高。在 20 L 反应器的放大培养中,反应器的高径比为 0.67,将通气比设置为 0.5 vvm,反应器罐底部设置有 3 个分布器结构。相较于其他类型的反应器,人参毛状根在鼓泡式反应器中的培养效果较好。

在丹参不定根培养中,严硕等采用不同类型的近球形鼓泡式生物反应器对其生物量和有效成分进行了研究，60° 圆锥形反应器最有利于不定根的生长和有效成分丹参酮ⅡA(TA)、原儿茶醛(PA)的积累,在培养的第 35 d 达到最高生物量 16.24 g/L(鲜重),对近球形鼓泡式反应器锥度的研究对丹参不定根的大规模培养具有重要的意义。此外,我国学者还利用 5 L 球形鼓泡式反应器对西洋参不定根和黄芪不定根进行了放大培养。

3. 气升式反应器

气升式反应器有多种类型,常用的有气升式内环流(或内循环)反应器和气升式外环流(或外循环)反应器。气升式内环流反应器的上升管和下降管都在反应器内,循环在反应器内进行,结构较紧凑,如图 7-4(b)所示。多数气升式内环流反应器内置同心轴导流筒,也有内置偏心导流筒或隔板的。气升式外环流反应器通常将下降管置于反应器外部,以加强传热,如图 7-4(c)所示。Rodriguez-Mendiola 采用气升式内环流反应器对葫芦巴毛状根进行培养。该反应器的结构特点是内部带有不锈钢网导流筒,在培养过程中毛状根培养物可逐渐挂到不锈钢网导流筒上,进而向四周平衡生长,其优点是接种方便,适于放大,缺点是毛状根在不锈钢网导流筒上难以实现均匀附着,从而可能在反应器各部分不均匀生长。

20 世纪 90 年代,国内学者刘春朝等对青蒿毛状根进行组织培养,以获得具有良好的治疟效果的青蒿素；Liu 采用气升式内环流生物反应器来培养青蒿毛状根,研究中所使用的反应器经过精心的结构改造,其结构特点是内置多层筛网作为毛状根生长的附着点进行多层培养,有利于毛状根在整个反应器空间内均匀分布,并且附着在筛网上或在筛网间向四周平衡生长,毛状根培养物可充满整个反应器,使空间资源得到充分利用。这在反应器结构研究中是一个很大的进步,在植物器官培养方面显示了较好的应用前景。

我国近年来在植物细胞的反应器培养中也取得了很大进展。中国科学院过程工程研究所开发了内环流气升式反应器进行紫草细胞的培养,已达到中试水平,并且紫草宁的含量达到 15% 细胞干重。紫草宁具有很强的抗肿瘤活性,紫草色素可用于化妆品和保健品中,紫草细胞的大规模培养为保健和医疗事业做出了重要贡献。2011 年,我国学者采用 7 L 气升式反应器培养了长鞭红景天的悬浮细胞。2012 年,为适应工业化生产,日本学者对 200 L 气升式反应器中的导流筒进行了改造,成功培养了狭叶柴胡不定根。

4. 临时浸没式反应器

在过去的 10 年中,人们已经对各种传统的生物反应器系统进行了改造,以满足植物微繁殖的特殊需要。然而植物在培养基中完全浸没导致其形态发生变化,出现生理畸形,如高水分(玻璃化)、矮小等有关,从而引发植物适应问题,并影响植物存活率。一种新型的生物反应器,称为临时浸没式反应器,已被开发和改造,专门用于植物微繁殖和生物制药的可持续生产。

临时浸没式反应器的最初概念可以追溯到 1983 年,当时科学家们设计了一种辅助生长的装置,能够将通气和液体培养基培养结合在一起。这种装置可以使培养容器旋转,将试验植物交替暴露在空气中和浸泡在液体中。20 d 后,胡萝卜组织的重量是在琼脂培养基中培养的组织的 2.6 倍。之前在完全浸泡模式下进行胡萝卜组织培养的尝试之所以失败,可能是因为缺氧。从那时起,基于间歇浸没式系统(TIS)的生物反应器发生了许多变化,但是所有设备均满足 Teisson 等提出的要求,包括:①不连续浸渍;②充分混合和适宜的氧传递速率;③连续介质变化和自动化;④低剪切应力、低污染和低成本。已有研究证实了 TIS 对不同植物物种的芽增殖、芽活力、体细胞胚、植物生长量和微块茎形成的积极作用。

Harris 和 Mason(1983)认为,具有不同浸泡频率的 TIS 被认为是改善各种植物物种的植物生长量和繁殖率的有效系统。这样的生物反应器培养系统提供较低的水动力压力,可以解决在琼脂培养基中培养植物组织的质量交换限制相关问题。Hvoslef Eide 和 Preil(2005)利用改进的气升式、鼓泡式生物反应器和临时浸泡系统,低成本、低劳力密集地无性繁殖菊花、人参、葡萄、百合的芽和体细胞胚。影响 TIS 效率的关键因素是浸泡时间和浸泡频率,其中浸泡时间控制营养素的吸收和高氢化物的表达。因此,为了促进芽增殖和降低高氢性,必须在浸泡频率和浸泡时间之间找到平衡。

5. 雾化反应器

营养液超声雾化技术最早由 Weathers 提出应用于植物组织培养中,此后该类型反应器在植物组织培养中的应用日益增多。超声雾化生物反应器(简称雾化反应器)结构简单,操作方便,成本低。其供养方式特殊,采用雾化方式使营养液在反应器中迅速扩散,分布均匀,反应器中供氧充足,湿度可调,当应用于植物器官大规模培养时,不仅避免了搅拌和通气培养带来的剪切力损伤,而且消除了植物器官长期液体浸没培养所带来的玻璃化和畸形化现象,尤其适合不定根、毛状根和不定芽的培养。

Woo 等利用雾化反应器将天仙子毛状根培养物置于单层不锈钢网上进行培养,他们认为提高雾化反应器中营养雾的浓度对提高毛状根的生长和生物量有重要意义,并且对放大可行性进行了探讨,认为理论上可以放大至 10 m 规模。2012 年, Kochan 等采用 10 L 喷淋式反应器对西洋参毛状根进行了放大培养。

在青蒿毛状根和不定芽培养中,刘春朝等采用 3 种不同结构的雾化反应器进行研究,设置中心导流筒和在中心导流筒上开设圆孔的反应器可以更好地将营养雾送至各层筛网,使培养物获得充足的养分。

三、反应器的比较与选择

最初的植物细胞培养所用生物反应体系来自传统的微生物技术,几乎都是平板涡轮的搅拌槽式反应器。如今,有更多品种的生物反应器可供选择,可根据需要的过程来选择合适的反应器。

1. 生物反应器的分类比较

根据反应器物料的加入和排出方式的不同,生物反应器可以分为 3 种:间歇操作反应器、连续操作反应器和半间歇半连续操作反应器。连续培养是将细胞种子和培养液一起接入反应器内进行培养。一方面新鲜反应液不断加入反应器,另一方面将反应液连续不断地取出，使反应条件处于一种恒定状态。与间歇培养相比，连续培养的优势在于高效的过程控制。新鲜的营养物不断加入反应器内，有害的代谢产物不断被稀释排出，细胞含量可以控制在相对稳定、有利于细胞生长的水平，培养过程可连续稳定地进行下去。有文献证明，在进行高密度细胞培养的时候，连续培养可提高次级代谢产物的产量。

植物细胞培养的目的是从产品中获得次级代谢产物。很多种类的次级代谢产物会释放到培养基里，或者被细胞重复利用或者在培养基里降解退化，同时也有部分次级代谢产物会积累在细胞或者细胞团中。及时地获取生物量，不仅可防止培养基所含酶素等退化降解，还可能起到防止反馈抑制的作用。因此，我们不仅要收集细胞，而且要把细胞跟培养基分离开来。

进行连续培养要解决两个问题。首先是连续培养易染菌，且反应器内有些细胞得不到更新，可能发生退化变异。在连续培养的过程中需要不断取样进行溶氧浓度、酸碱度等参数的测量，这些操作很容易染菌，所以在设计包括生物反应器在内的整个培养体系时，要设法把减少染菌的因素考虑进去。另外一个问题就是反应器连续培养过程中培养液与细胞的分离，由于连续培养反应液是不断流动的，所以将有大量细胞随反应液流出生物反应器造成产品损失，故需要设计一定的截留装置使得细胞部分沉降，以减少流出液中细胞数量。

在发根培养或者器官培养的实例中，产品很容易被限制在反应器里，细胞与培养基的分离不是难题。但在细胞悬浮培养中，通常用于动物细胞培养的分离方法并不适用于植物细胞培养，连续培养的细胞与培养基分离效果并不明显。一些报道的实例采用细胞过滤器，但是很容易造成堵塞现象。也有文献使用一种外部呈环状的分离装置，虽有一定的效果，但是除了细胞敏感的剪切耐受性，细胞悬浮培养的流变力学性质高黏性和剪切稀化作用也使得在外部呈环状的装置里很难进行连续和半连续离心分离。而且外接装置存在缺氧和剪切损害的问题，由于植物细胞对机械损伤敏感，所以连续培养主要通过重力沉降来实现细胞截留。

对植物细胞连续培养的重力沉降式生物反应器，通常测试的指标主要有截留效率、沉降速率、氧传质系数等。

（1）截留效率反映的是培养过程中细胞与培养液分离的能力。反应器内搅拌、通气会对截留效率产生一定的影响，此外截留效率还与反应液的浓度有密切关系。

（2）沉降速率与细胞的密度、培养液的黏度、沉降管瓶的截面面积等有关。

（3）氧传质系数反映了氧气在反应器内传递的能力，一般由反应器的结构、搅拌功率、通气数量、灌注速率、培养液的黏度等因素决定。

2. 生物反应器的选择

在低流体压力下有效的氧传质是选择反应器的一个标准。此外，环境条件的有效控制和易实现工业化等也很重要。植物细胞培养用反应器的选型和开发依据可归纳为：①供氧能力和气泡在液体中的分散程度；②反应器内流变液体的压力强度及其对植物韧胞系统的影响；③高细胞浓度混合的均匀性；④控制温度、pH 值、营养物浓度的能力；⑤控制细胞聚集体的能力；⑥放大的难易程度；⑦长时间维持无菌状态的能力。按照以上标准，不同类型的反应器有不同的特点。

选择生物反应器时要考虑许多因素，如重要的工程因素（氧传递性能、混合性能和剪切力强度）。但是这些因素可能不能同时得到满足，因此需综合考虑，力求在降低系统的剪切力的同时，使反应器的混合性能和氧传递性能保持良好。不同反应器具有不同的特点，不同植物细胞的氧需求与剪切力敏感性、培养液流体性能和细胞聚集体大小也是有差别的，因而要根据植物细胞特性选择适合其生长和代谢产物合成的反应器。

用于植物细胞培养的反应器在选型时，必须针对悬浮细胞培养和器官培养分别予以考虑。对悬浮细胞培养，常采用机械搅拌式反应器和非机械搅拌式反应器。应用机械搅拌式反应器时，一定要注意搅拌桨的剪切力不能过大，否则会切断细胞团块，产生不良影响。有时在普通的立式搅拌罐中，较轻的细胞漂浮于液体表面并附着于液面附近的罐壁上。为了避免这种情况，开发了卧式转鼓培养装置。对像发根那样的器官培养，鼓泡塔比较合适。另外，也有利用固定化植物细胞生产有用物质的报道。

第五节　通过药用植物细胞和器官培养生产代谢产物

一、萜类活性成分

萜类化合物（terpenoid）是一类由甲戊二羟酸衍生而成的天然产物，由多个异戊二烯（isoprene，C_5）结构单位构成，分子式通式为（C_5H_8）$_n$。萜类化合物是药用植物中结构和生物活性多样化的一类大分子化合物，是自然界中广泛存在的次级代谢产物，主要应用于食品、保健品、医药等领域。萜类化合物具有抗肿瘤、抗炎、抗菌、抗病毒、抗疟、防治心血管疾病、降血糖、保护神经等多种生物活性，其中紫杉醇、青蒿素等萜类化合物已被广泛应用于临床实践。因此，开展药用植物萜类化合物生物活性的研究将有助于用药的选择和治疗方法的改进，更好地为新药研发提供理论支持。

萜类化合物是一类由数个异戊二烯结构单位构成的化合物的统称，根据其结构单位数目的不同，可分为单萜（monoterpene，C_{10}）、倍半萜（sesquiterpene，C_{15}）、二萜（diterpene，C_{20}）、三萜（triterpene，C_{30}）、四萜（tetaterpene，C_{40}）和多萜（polyterpene，$>C_{40}$）等。萜类化合物除了以萜烃的形式存在外，还以各种含氧衍生物的形式存在，包括醇、醛、羧酸、酮、酯、苷等。萜类化合物的合成途径包括甲羟戊酸（MVA）途径和 1- 脱氧 -*D*- 木酮糖 -5- 磷酸（DXP）途径，二者都以异戊烯基焦磷酸（IPP）为主要的代谢中间产物。MVA 途径存在于细胞质中，主要合成倍半萜、甾醇、三萜等次级代谢产物；DXP 途径主要存在于质体中，合成植物中的单萜、二萜和四萜等。

萜类化合物是天然产物中最多的一类化合物，在植物界中分布广泛，种类繁多。在高等药用植物中，萜类化合物多以挥发油的形式存在，主要涉及以下药用植物类群：菊科（Compositae）、毛茛科（Ranunculaceae）、五加科（Araliaceae）、木樨科（Oleaceae）、木兰科（Magnoliaceae）、樟科（Lauraceae）、马兜铃科（Aristolochiaceae）、芸香科（Rutaceae）、唇形科（Labiatae）、松科（Pinaceae）、伞形科（Umbelliferae）、卫矛科（Celastraceae）、爵床科

(Acanthaceae)、红豆杉科(Taxaceae)等。大多数具有生物活性的萜烯已从药用植物中分离获得,单萜和倍半萜主要存在于药用植物精油中;分子质量较大的萜烯,如三萜烯,主要存在于香脂和树脂中。

(一)人参皂苷

1. 组织培养体系的构建和培养条件的优化

涉及的药用植物有人参、三七、西洋参、竹节参和越南参,其中关于人参、西洋参和三七的研究相对广泛,关于人参不定根的研究最多。

人参的组织培养体系包括愈伤组织、悬浮细胞和不定根,近5年研究最多的是不定根。最适合人参茎外植体诱导愈伤组织的培养基配方为MS+2.57 mg/L 2, 4-D,诱导率可达64.75%;产人参皂苷的最佳培养条件为0.75盐浓度的MS培养基、4%蔗糖、9 mmol/L氨水、36 mmol/L硝酸盐和1.25 mmol/L磷酸盐;多糖积累的最佳培养条件为0.75盐浓度的MS培养基、6%蔗糖、9 mmol/L氨水、36 mmol/L硝酸盐和3.75 mmol/L磷酸盐。在适宜的条件下培养4周后,人参皂苷的最高产量可达132.90 mg/L,多糖的最高产量为407.63 mg/L。

三七的组织培养体系包括愈伤组织、悬浮细胞和不定根,近5年研究最多的是不定根。激素配比对愈伤组织中皂苷含量的影响最大,在0.5 mg/L 2, 4-D+1.0 mg/L 6-BA的组合下,三七愈伤组织培养物中总皂苷含量最高,在光照条件下皂苷含量均低于黑暗培养的愈伤组织;在培养基配方为MS+2.0 mg/L 2, 4-D+0.5 mg/L 6-BA+1.0 mg/L NAA+1.0 mg/L KT+30 g/L蔗糖, pH =5.8,初始接种量为60 g/L,摇床转速为110 r/min的条件下,三七悬浮细胞长势最佳,细胞生长呈S形曲线;以三七种子子叶为外植体,0.5SH+2.0 mg/L IBA+2.0 mg/L NAA的培养条件最利于不定根的诱导,培养7周后,人参皂苷在0.5MS-N+30 g/L蔗糖 +4.0 mg/L IBA+3.5 g/100 mL根系接种量的培养体系中的总产量最高(11.13 mg/100 mL);0.5MS培养基+1.425 g/L KNO_3+1.65 g/L NH_4NO_3+0.085 g/L $CaCl_2$+30 g/L蔗糖的培养体系(pH= 5.4)为三七毛状根的最佳液体培养体;通过验证试验发现,在此培养体系中三七毛状根根毛长、密度大,侧根分支增多,35 d后毛状根生物量达到最高。

西洋参的组织培养体系包括愈伤组织、不定根和毛状根,近5年研究最多的是毛状根。当培养条件为MS+0.5 mg/L 2, 4-D+1.0 mg/L 6-BA+1.0 mg/L NAA+0.5 mg/L IBA时,愈伤组织诱导率最高为96.4%;改良的Gamborg B-5培养基中含0.83 mmol/L磷酸盐、12.4 mmol/L硝酸盐和0.5 mmol/L铵盐,可以得到高含量的人参皂苷; IBA和NAA激素组合更有利于西洋参不定根的诱导,其中2.00 mg/L NAA+0.05 mg/L IBA组合的诱导率达到95%。

越南参的组织培养体系只有不定根,不定根的根系培养分为3个阶段, 14~56 d为生长期;56~70 d为稳定期,70 d后为衰退期。

2. 不同组织培养物中人参皂苷的比较

近5年来关于不同组织培养物中人参皂苷比较的文献分别是关于三七和人参的不定根系。Yao等筛选了一种不定根系,即从三七野生型根诱导的多分枝(MB)根,具有高产量的总三萜皂苷(17.92 mg/g)。形态分析表明,除了高度分枝的表型外,多分支根的结构与野生型根相似。多分支根也显示出接近的基因表达水平和代谢物谱，这也与示范公园（S3Y）的野生型根相似。

3. 诱导子在提高人参皂苷含量方面的作用

利用诱导子来提高次级代谢产物的含量是目前在药用植物组织培养中常用的方法。从植物病理学方面来讲，诱导子是一种可以引起植物自身产生抗病反应以产生抗毒素（植保素）和过敏反应来保护自己的化学物质或生物因子；从植物组织培养方面来讲，诱导子是一种能促进植物细胞产生目标代谢产物、能引起某一组织内生理变化的化学物质或生物因子。根据来源，诱导子可分为生物诱导子和非生物诱导子。生物诱导子主要包括真菌、细菌、病毒的灭活菌体，细胞粗提物，某种成分、菌体分泌物，当病原体或害虫侵染植物时植物产生的分泌物等。非生物诱导子主要包括金属离子、植物内源激素（茉莉酸、水杨酸、茉莉酸甲酯、脱落酸等）、化合物、理化因素（紫外光、温度、超声波、水分、pH 值、压强等）、气体（臭氧、一氧化氮、过氧化氢、二氧化碳、乙烯等）。

秋水仙碱可以提高人参不定根的生物量和人参皂苷的产量，所有经过秋水仙碱诱导突变的人参不定根株系的人参皂苷生产力均提高，其中突变株 100-1-18 表现出最显著的变化，比对照组高 4.8 倍；用 200 mg/L 黑曲霉灭菌菌丝体诱导人参不定根 1 周后，人参皂苷的产量显著提高（29.90 mg/g），是未处理组的 3.52 倍。对西洋参不定根，在用 400 mg/L 灭菌的热带杆菌菌丝体诱导后，人参皂苷含量达到 11.47 mg/g，为对照组的 3.25 倍；以 1 mg/L 脱落酸诱导西洋参毛状根 28 d，对 Rg2 和 Re 的积累最有效（分别增加 17.38 倍和 1.83 倍），但是原人参二醇衍生物含量降低。

4. 利用生物反应器生产人参皂苷

近年来关于西洋参的生物反应器的研究较多。对人参不定根，根据人参不定根的生长时间曲线和比氧吸收率，使用 5 L 气球型气泡生物反应器进行逐步曝气处理，以提高根密度和代谢产物的产量，结果表明，0.3 vvm → 0.5 vvm → 0.3 vvm 的逐步曝气对生物量、总皂苷含量和多糖含量的积累是最佳的，这种曝气量的优化将有利于人参不定根生物物质和生物活性化合物的大规模生产。对西洋参不定根，偏最小二乘判别分析表明，人参皂苷的生长速率和数量与 5 L 气球型气泡生物反应器的曝气量正相关。对越南参，气泡生物反应器的通气比为 0.05 vvm，培养周期是 56 d，3 L 气泡生物反应器中的生长指数和人参皂苷 Rg1（0.51%）和 R2（2.34%）高于 20 L 生物反应器（分别为 0.20% 和 1.49%），但 3 L 生物反应器的总皂苷生产率（51.49 mg/L）低于 20 L 生物反应器（265.09 mg/L）。对竹节参，从烧瓶到半工业生物反应器（高达 630 L）的日本人参悬浮细胞培养的放大培养，在生物反应器培养过程中，细胞生物量中总皂苷的含量降低，单个化合物的比例也发生变化。

5. 组织培养体系中人参皂苷的活性研究

Liang 等建立了 6 种人参不定根系，结合形态学、人参皂苷成分和含量、基因表达、铁还原抗氧化能力测试对人参不定根的品质进行评价，并结合主成分分析筛选出高产、稳定的人参不定根。

（二）黄芪甲苷

1. 组织培养体系的构建和培养条件的优化

黄芪属豆科植物蒙古黄芪或膜荚黄芪的干燥根，具有补气固表、利尿排毒、排脓、敛疮生肌之功效。黄芪甲苷（AS-Ⅳ）为羊毛酯醇型的四环三萜皂苷，是中药黄芪的主要活性成分之一，具有多种生物活性，例如抗炎、抗氧化、免疫调节、降血糖和抗肿瘤等。由于多年的滥采滥挖，野生黄芪资源已濒临灭绝，而黄芪栽培种品质退化、皂苷和异黄酮类有效成分含量易受环境变化和病虫害等影响，已造成黄芪质量下降和临床治疗效果不佳等不良后果。利用植物组织培养技术生产药用次级代谢活性成分并阐明其生物合成机制，现已成为现代药用植物次级代谢工程研究的重要内容。

黄芪的组织培养体系主要有不定根、愈伤组织、再生芽、再生植株，其中关于黄芪不定根的研究偏多。MS 培养基是诱导黄芪不定根的最佳培养基，吲哚-3-丁酸和萘乙酸是诱导不定根的常用激素；下胚轴为诱导愈伤组织的最佳外植体取材部位，最佳愈伤组织诱导培养基组成为 MS+1.0 mg/L 6-BA+0.2 mg/L 2, 4-D，最佳的不定芽分化培养基组成为 MS+1.0 mg/L 6-BA+0.1 mg/L NAA；黄芪无菌苗带腋芽的茎段在 0.5MS+0.5 mg/L IBA+1.0 mg/L IAA 的培养基中适于生根获得再生植株，生根率为 82.2%。

2. 不同组织培养物中黄芪甲苷的比较

对不同组织培养物中化学成分的研究分析有助于解析次级代谢产物的生物合成途径，近年来此类研究也逐渐成为热点。有研究测定了黄芪的苗根（SR）、不定根（AR）和毛状根（HR）的主要次级代谢产物黄芪甲苷、毛蕊异黄酮、毛蕊异黄酮-7-O-β-*D*-葡萄糖苷（CG）的含量和生物合成途径相关基因的表达水平。结果显示，参与黄芪甲苷生物合成途径的基因在不定根中的转录水平最低，在毛状根和苗根中表现出相似的模式。此外，大多数参与毛蕊异黄酮和毛蕊异黄酮-7-O-β-*D*-葡萄糖苷（CG）的基因在苗根中表现出最高的表达水平。HPLC 分析表明，3 种不同类型根中黄芪甲苷、毛蕊异黄酮和毛蕊异黄酮-7-O-β-*D*-葡萄糖苷（CG）的含量与基因表达水平相关。黄芪甲苷在苗根中最丰富。不定根和毛状根中毛蕊异黄酮-7-O-β-*D*-葡萄糖苷的积累大于毛蕊异黄酮的积累，苗根中则相反。

3. 诱导子在提高黄芪甲苷含量方面的作用

诱导子是生物和非生物来源的化合物或生物因子，可以触发目标植物的防御反应，诱导次级代谢产物的合成和积累。植物需要应对环境带来的持续威胁，例如病原体（真菌、病毒、昆虫、线虫）攻击和恶劣的物理条件（干旱、盐度、温度、紫外辐射）。植物通过它们的受体和传感器识别信号并激活防御反应以稳定对抗这些威胁。这些防御反应包括次级代谢产物的积累。利用诱导子来提高次级代谢产物含量是目前在药用植物组织培养中常用的方法。

用于提高黄芪甲苷含量的诱导子主要包括硝酸银、紫外光、茉莉酸甲酯、正已醛等非生物诱导子和酵母提取物、固定化青霉等生物诱导子，其中诱导效果最好的是固定化青霉，36 日龄的黄芪毛状根与固定化青霉共培养 60 h，黄芪甲苷Ⅳ的积累量最高，与对照组相比，黄芪甲苷Ⅳ的产量提高了 14.59 倍。

（三）甘草酸

1. 组织培养体系的构建和培养条件的优化

甘草系豆科多年生草本植物，主要以根和根茎入药，在中药中应用最广泛，素有“十方九草”之誉。同时，甘草也是一种重要的药食两用资源，其主要成分甘草酸在食品工业中还被广泛用作甜味剂，其甜度约为蔗糖的250倍。除此之外，甘草提取物还被广泛地应用于化工等领域。因此，国内外市场对其的需求量很大。但是长期以来，自然原因和一些不合理的人为活动导致我国甘草资源退化，生态环境恶化，以致甘草酸供不应求。对甘草培养条件（包括培养基组分及其浓度（激素、蔗糖、氮磷比等）、光照、培养温度、培养周期等）进行考察与优化，有助于寻找适合甘草组织培养的最佳方式，促进甘草酸产量的提高。

已经构建的甘草组织培养体系包括愈伤组织、悬浮细胞和不定根，其中对甘草不定根的研究偏多。不同的外植体诱导愈伤组织的培养基组分或浓度有所不同，子叶愈伤组织诱导的最佳培养基为MS+0.5 mg/L 6-BA+0.5 mg/L NAA，胚轴愈伤组织诱导的最佳培养基为MS+1.0 mg/L NAA+1.0 mg/L 6-BA；在补充了30 g/L蔗糖、1 mg/L IBA和6.5 g/L琼脂的0.5MS培养基中从根外植体中诱导出甘草不定根，甘草酸的含量在铵盐、硝酸盐含量之比为15∶15时达到最佳，0.625 mmol/L的磷酸盐浓度有利于提高甘草酸的含量。

2. 不同组织培养物中甘草酸的比较

甘草酸、甘草次酸和总黄酮是甘草中最重要的活性化合物。不定根培养已被用于更有效和可控地生产活性代谢产物。有研究建立了由不同甘草的叶、茎、根和愈伤组织诱导出的不同的不定根系，并通过组织学分析、活性化合物含量和功能基因的表达来评估不同不定根系的质量。组织学分析表明，甘草不定根系的纤维、结晶草酸钙、导管和木栓细胞的尺寸小于天然根。总黄酮、甘草酸和甘草次酸的含量在天然甘草根中最高，在愈伤组织诱导的不定根中次之。主成分分析表明代谢产物的积累模式在4种不同的不定根系中是不同的。此外，相关性分析表明，甘草酸生物合成与3-羟基-3-甲基戊二酰辅酶A还原酶（HMGR）和β-香树素合成酶（β-AS）的基因表达显著正相关。

3. 诱导子在提高甘草酸含量方面的作用

应用在甘草组织培养中的非生物诱导子有茉莉酸甲酯、水杨酸、聚乙二醇（PEG），生物诱导子如纤维素酶、甘露聚糖、毕赤酵母及其胞内蛋白和灭菌的黑曲霉菌丝体溶液，其中纤维素酶和甘露聚糖的诱导效果最好，用200 μg/mL纤维素酶处理甘草毛状根7 d后，甘草酸的产量提高了8.6倍，用10 mg/L甘露聚糖处理甘草毛状根10 d后，甘草酸的产量增加了7.8倍。

4. 利用生物反应器生产甘草酸

李雅丽等为获得甘草细胞在反应器中放大培养的最佳条件，在建立稳定的甘草细胞搅拌式生物反应器放大培养体系的基础上，分别以单因素和正交试验对反应器操作策略进行优化。结果表明，接种量6.4%、摇床转速89 r/min、通气比0.1 vvm是甘草细胞进行反应器培养的最优条件。

5. 组织培养体系中甘草酸的活性研究

Sharma 等使用发根农杆菌 A4 菌株开发了野生光果甘草(*G. glabra*)的毛状根培养物，并使用不同的生物和非生物诱导剂(包括 PEG、$CdCl_2$、纤维素酶和甘露聚糖)，以提高甘草甜素含量。他们发现，在干旱、纤维素酶和甘露聚糖胁迫下甘草不定根中的超氧化物歧化酶活性显著增强。

(四)紫杉醇

1. 组织培养体系的构建和培养条件的优化

紫杉醇是从红豆杉属植物(如南方红豆杉和榧树等)的茎皮中分离出的一种具有抗肿瘤活性的二萜类化合物，临床研究显示其对乳腺癌、卵巢癌、肺癌、结肠癌具有良好的治疗效果。临床上所使用的紫杉醇主要从红豆杉植物的树皮中分离纯化而来，但是红豆杉属物种在全球数量极少，属于濒危物种，而且生长缓慢，因此无法满足大量的临床需求。如何获得大量紫杉醇以满足临床需求成为急需解决的问题。近年来，随着植物组织培养技术的发展和成熟，从愈伤组织、悬浮细胞和毛状根中提取紫杉醇成为其来源的另一条途径。

生产紫杉醇的培养体系有南方红豆杉的愈伤组织、悬浮细胞、毛状根和榧树的愈伤组织，其中关于南方红豆杉悬浮细胞的研究最广泛。以南方红豆杉一年生枝条诱导愈伤组织，愈伤组织诱导固体培养基配方以 MS+1.3 mg/L 2，4-D+1.0 mg/L NAA+1.3 mg/L 6-BA+30 g/L 蔗糖为最佳；榧树的幼芽是诱导愈伤组织的最佳组织，且添加 2.0 mg/L 萘乙酸、0.5 mg/L 激动素、20 g/L 蔗糖和 8 g/L 琼脂的 B5 培养基是榧树幼芽诱导愈伤组织的最佳培养基；适合南方红豆杉细胞悬浮培养的最佳培养基配方为 B5+0.4 mg/L 2，4-D+0.3 mg/L NAA+1.2 mg/L 6-KT+30 g/L 蔗糖，培养基最佳初始 pH 值为 5.8，最佳接种量为 0.09 g/mL；发根农杆菌 A4 可诱导红豆杉子叶产生毛状根，预培养和共培养分别为 2 d 时转化率最高，当培养基中乙酰丁香酮达到 100 μg/mL 时转化效率最高，浓度太高则影响毛状根的转化率。

2. 诱导子在提高紫杉醇含量方面的作用

利用诱导子来提高次级代谢产物含量是目前在药用植物组织培养中常用的方法。有许多用于红豆杉属药用植物组织培养体系中的诱导子，其中非生物诱导子包括水杨酸、茉莉酸甲酯、苯丙氨酸、赤霉素和壳聚糖等，生物诱导子包括内生真菌球毛壳菌和黑附球菌。为了提高欧榛悬浮细胞内分泌的紫杉醇含量，在欧榛悬浮细胞培养的第 13 d 加入 3.2%(体积分数)的黑附球菌菌丝悬浮液，共培养 8 d 后，紫杉醇总产量达到最高(404.5 μg/L)，是对照组的 5.5 倍。为了提高红豆杉细胞外分泌的紫杉醇含量，在欧洲红豆杉细胞生长的第 13 d 加入 50 mmol/L 的甲基 -β- 环糊精，在第 17 d 加入 1 μmol/L 的冠状碱，两种诱导子的协同作用使细胞外分泌的紫杉醇量明显增加，第 30 d 达到 303.75 μg/g 的产量水平，是未处理培养物的 5.62 倍。

(五)青蒿素

1. 组织培养体系的构建和培养条件的优化

黄花蒿为菊科蒿属一年生草本植物，植株中含有的青蒿素是治疗各类疟疾的药物的主要有效成分。研究表明，青蒿素及其衍生物在抗肿瘤、抗心血管疾病、抗病毒、免疫等方面有广泛的应用。黄花蒿在中国分布较广，但不同区域的气候条件使得黄花蒿中青蒿素含量差异明显。目前，药用青蒿素主要来自黄花蒿提取物(其主要成分为青蒿素及其衍生物)。制药行业中的黄花蒿原料主要来自田间栽培，无论是人工栽培黄花蒿还是天然黄花蒿中，青蒿素含量普遍偏低(0.1%~2%)且非常不稳定，采集时因受地理环境、采集时期、采集部位、气温和施肥水平等因素的影响，品质难以恒定，这为黄花蒿的加工增大了难度。

为了探求青蒿素合成的稳定条件，已有多项对黄花蒿进行组织培养的研究被报道，主要涉及愈伤组织、悬浮细胞、毛状根的培养体系建立和培养条件优化，其中关于黄花蒿悬浮细胞的研究较多。黄花蒿叶片愈伤诱导率较高，叶片愈伤组织最优培养基为 MS+1.0 mg/L 6-BA +0.5 mg/L NAA，出愈率可达 99.33%；对黄花蒿毛状根，培养基的最适 pH 值为 5.4，在 3% 蔗糖存在下观察到毛状根快速生长，检测到青蒿素的最大产量，向培养基中加入赤霉素(GA3)大大促进了毛状根培养物的生长和青蒿素的产生，其最佳浓度为 4.8 mg/L。

2. 诱导子在提高青蒿素含量方面的作用

从植物病理学的角度来讲，诱导子是在抗病生理过程中诱发植物产生植保素和引起植物过敏反应的因子。从细胞培养的角度来讲，诱导子是能促进植物细胞产生目的产物的因子。这表明细胞诱导培养与植物防卫反应的机制是一致的。同时诱导子具有专一性、快速性、浓度效应、时间效应、协同效应。应用在黄花蒿组织培养体系中的生物诱导子有壳聚糖、尖孢镰刀菌菌丝体寡糖、内生炭疽菌等，非生物诱导子有冠花碱、山梨糖醇、罗勒烯、赤霉素(GA3)和脱落酸(ABA)、纳米钴、银 - 二氧化硅($Ag\text{-}SiO_2$)纳米粒子、硝普钠和脑苷脂等。在黄花蒿悬浮细胞培养的第 14 d，用 0.05 μmol/L 冠花碱预处理 48 h 后用 30 g/L 山梨糖醇处理 72 h，得到的青蒿素产量是对照组的 8 倍。

3. 利用生物反应器生产青蒿素

Patra 等在改良的搅拌罐生物反应器中，使用基于模型的营养补料来提高青蒿毛状根生产青蒿素的效率。在补料分批培养中，蔗糖浓度为 37 g/L，补料在 10~15 d 期间以 0.1 L/d 的恒定补料速率进行，青蒿素积累量增加 0.77 mg/g。青蒿毛状根分批补料培养在生物反应器中进行，培养 16 d 青蒿素积累量为 1.0 mg/g。这是在生物反应器中通过毛状根培养获得的最高的青蒿素产量。

二、酚酸类和黄酮类活性成分

药用植物中的酚酸类和黄酮类化合物，因其有多种生物活性、药理作用和复杂的机理，一直是药物研发领域关注的重点。酚酸类和黄酮类化合物具有保护神经、抗心肌缺血、降压、改善学习记忆、抗胃溃疡、保护生殖组织、抗炎、抗肿瘤、降血糖等药理作用。药用植物目前面临着野生资源短缺与人工种植耗时长、成本高等问题，药用植物组织培养具有产量高、质量好、成本低、繁殖系数高和保护珍稀濒危药用植物资源等特点。因此药用植物组织培养研究、开发和利用具有广阔前景和很高的应用价值。丹参、贯叶连翘和何首乌中含有大量具有生物活性的酚酸类和黄酮类化合物，本节将以这 3 种药用植物为例研究以酚酸类和黄酮类为活性成分的药用植物的组织培养研究进展。

(一)丹酚酸

丹参为唇形科鼠尾草属植物,它的根和根茎可以作为中药成分使用,是中国最广泛使用的传统中药之一。现代研究表明,酚酸类成分是丹参中的主要药效物质,具有保护心脑血管、抗肿瘤、抗氧化、抗炎、抗纤维化等多种药理活性,可广泛用于治疗心脑血管疾病等,具有较高的临床应用价值。丹参中的酚酸类成分包括丹酚酸 B、迷迭香酸、咖啡酸、丹酚酸 F、丹酚酸 G、丹酚酸 D、原紫草酸、丹酚酸 A、丹酚酸 C、丹酚酸 L、紫草酸、丹酚酸 E 等。其中,丹酚酸 B 作为丹参中活性最高的成分,具有抗炎、抗氧化、抗肿瘤、抑制细胞凋亡等作用。由于采挖过度,目前丹参野生资源稀少,栽培品种遗传特性不稳定,容易退化,导致药材品质参差不齐;细胞和组织培养技术为研究丹参次级代谢提供了有利条件。

1. 组织培养体系的构建和培养条件的优化

目前建立的丹参组织培养体系包括愈伤组织、悬浮细胞、无菌苗、毛状根等,其中研究最多的是丹参的毛状根。丹参愈伤组织诱导最佳培养基配方为 MS+2.0 mg/L 6-BA+1.0 mg/L NAA+0.5 mg/L 2,4-D,最适生芽培养基配方为 MS+2.0 mg/L 6-BA+1.0 mg/L NAA,最适生根培养基配方为 0.5MS+0.5 mg/L NAA;向含 3 mg/L BA 的培养基中加入 1 mg/L GA3 有利于悬浮细胞中丹酚酸 B 的形成,加入 GA3 的适宜时间为在 MS+3 mg/L BA 培养基中细胞培养的第 6 d;以丹参叶片基部为外植体诱导毛状根,成功率可达 93.3%。农杆菌感染 10 min 后诱导效率高达 63.3%,共培养 2~3 d 可达到最佳诱导效果; 0.124 mmol/L 磷酸盐有利于植物生长, 0.012 4 mmol/L 磷酸盐有利于酚酸的积累,其中丹参素、咖啡酸、迷迭香酸和丹酚酸 B 的含量分别比对照组高 2.33 倍、1.02 倍、1.68 倍和 2.17 倍。

2. 诱导子在提高丹酚酸含量方面的作用

研究证明,通过添加诱导子来提高植物次级代谢产物含量是一种非常有效的方法,用于提高丹酚酸含量的诱导子有非生物诱导子 β- 环糊精包被的银纳米粒子、紫外光、茉莉酸甲酯、水解乳蛋白、烟水和叶酸等,生物诱导子有内生真菌及其中的异源多糖和根际细菌等。其中紫外光联合茉莉酸甲酯是提高丹参毛状根中丹酚酸 B 含量的最佳诱导策略,与对照组相比,丹酚酸 B 的含量提高了 4.9 倍。

(二)贯叶连翘中的活性成分

贯叶连翘(*Hypericum perforatum* L.)是藤黄科金丝桃属的代表植物,也是金丝桃属的模式种,属于多年生草本植物。贯叶连翘中含有多种生物活性物质,可检测到的活性化合物的种类包括苯并二蒽酮类、黄酮类、原花青素、单宁类、挥发油、氨基酸类、苯丙素类等。一般认为,在这些活性化合物里,苯并二蒽酮类中的金丝桃素是最具有生物活性的物质,近年来的研究表明贯叶连翘的药理作用主要表现在金丝桃素的药理活性方面。另外,也有研究表明贯叶连翘提取物中含有黄酮类、原花青素和鞣质等抗氧化成分,能起到清除氧自由基的作用,可增强机体抗氧化能力,达到延缓衰老的目的。但是由于贯叶连翘分布地域较狭窄,人工培育又面临培养周期长、受环境因素影响等难题,且过度开发将导致植物资源匮乏甚至枯竭。借助植物组织培养生产贯叶连翘黄酮类化合物,不仅可避免季节和气候的影响,而且有利于植物资源和耕地的保护,也更容易控制产品质量,对贯叶连翘资源的开发利用具有较高的科学价值。

1. 组织培养体系的构建和培养条件的优化

目前建立的贯叶连翘组织培养体系有愈伤组织、悬浮细胞、不定根和毛状根，其中关于贯叶连翘不定根的研究较多。优化的培养条件包括培养基类型和盐强度、激素种类和浓度、蔗糖浓度、pH 值、光照、接种密度、通气比、培养周期和铵态氮与硝态氮的比例等。MS+0.2 mg/L 2，4-D+0.02 mg/L KT 的培养基中愈伤组织的诱导率最高，提高蔗糖浓度可以促进愈伤组织生长，但合成金丝桃素的最佳蔗糖浓度为 30 g/L；采用茎段作为外植体，以 MS+1 mg/L 2，4-D+0.2 mg/L 6-BA 为培养基，在温度为（25 ± 2）℃、转速为 100 r/min、光照 12 h/黑暗 12 h 条件下培养 20 d，成功建立了悬浮细胞培养体系；贯叶连翘不定根的培养使用 0.5MS 培养基，铵盐和硝酸盐的比例为 5∶25，并辅以 1.0 mg/L 吲哚丁酸、0.1 mg/L 激动素和 3% 蔗糖。

2. 诱导子在提高贯叶连翘中的活性成分含量方面的作用

在贯叶连翘组织培养体系中应用的诱导子几乎都是非生物诱导子，有茉莉酸甲酯、水杨酸、紫外光、低温、蔗糖、抗坏血酸、干旱、臭氧和硝普钠等。诱导效果最好的是臭氧，生长 6 d 的贯叶连翘悬浮细胞暴露于 90 ng/L 的臭氧环境中 3 h，获得的金丝桃素产量最高，是对照组的 4 倍。

3. 利用生物反应器生产贯叶连翘中的活性成分

Ebrahimi 等开发了用于中试生产贯叶连翘不定根的低成本一次性生物反应器，并测试了其对贯叶连翘不定根系培养的适用性。这种反应器是由柔性塑料薄膜和廉价配件制成的一次性气泡柱生物反应器。贯叶连翘不定根在 15、30 和 60 L 的生物反应器中培养 4 周，每升分别收获 14.4、11 和 10 g 干根。适当的气流模式使根不需要任何支撑基质就能分散到液体培养基中。金丝桃素、总酚和总黄酮的测定表明不同培养体积的生物反应器存在一些差异，但它们的平均值与在烧瓶中培养的不定根相似。合适的生物反应器仍然是植物根培养商业化的障碍，已开发的生物反应器适合在模块化设计下批量生产一些不定根和毛状根。Simonetti 等测试了喷雾式生物反应器中培养的贯叶连翘不定根提取物对马拉色菌的体外抑制活性，提取物抑制马拉色菌的最适浓度为 16 μg/mL，由此可知贯叶连翘根提取物可作为治疗马拉色菌感染的新型抗真菌剂。

4. 组织培养体系中贯叶连翘中的活性成分的活性研究

Eray 等研究了非生物胁迫和信号分子对离体再生贯叶连翘酚类成分和抗氧化活性的影响，为了分析样品的综合抗氧化反应，采用了单电子（FCR 和 FRAP）和氢原子（ORAC）转移机制。结果表明，与 B5 和 SH 培养基相比，就抗氧化能力而言，MS 被认为是最合适的培养基之一。用 300 μmol 水杨酸处理和 10 min 紫外线胁迫的样品都表现出明显的抗氧化活性。

（三）何首乌酚类和黄酮类成分

何首乌（*Polygonum multiflorum* Thunb.）为蓼科多年生缠绕藤本植物，主要有抗氧化、抗肿瘤、抗动脉粥样硬化、保护神经等药理活性，在治疗神经退行性疾病、防治动脉粥样硬化、降血糖等方面具有潜力，其药效成分主要包括二苯乙烯苷类、蒽醌类、黄酮类，其中二苯乙烯苷类中2,3,5,4′-四羟基二苯乙烯-2-O-葡萄糖苷（THSG）显示出多种生物活性，也是衡量何首乌药材质量的专属性指标之一。但是，因其为次级代谢产物，直接从何首乌中提取的量极微，因而利用组织培养技术快速获取二苯乙烯苷等有效成分成为一种研究趋势。

1. 组织培养体系的构建和培养条件的优化

近几年来构建的何首乌组织培养体系主要包括愈伤组织、悬浮细胞、毛状根和不定根。人们对其培养基类型、激素种类和浓度、生长周期、光照、蔗糖浓度、接种密度等培养条件进行了优化。

关于何首乌毛状根的研究较多。何首乌的根和茎在26 ℃暗培养条件下，向MS培养基中添加1 mg/L 2，4-二氯苯氧乙酸和0.4 mg/L萘乙酸最易诱导出愈伤组织，诱导率可以达到96.7%；含有0.2 mg/L 6-BA和0.5 mg/L NAA的MS培养基是适合何首乌悬浮细胞培养的培养基；毛状根在MS培养基中的增长倍数最高，最佳继代时间为30 d左右；有效诱导不定根的最佳培养基是含有4%蔗糖的MS培养基，辅以2.0 mg/L NAA和0.2 mg/L 6-BA；不定根悬浮培养的最佳培养基是含3%蔗糖的MS培养基，辅以2.0 mg/L NAA和0.2 mg/L ABT-7。

2. 诱导子在提高何首乌酚类和黄酮类成分含量方面的作用

添加诱导子是提高药用植物组织培养体系中生物量和次级代谢产物产量的有效策略。在何首乌组织培养体系中应用诱导子的研究报道不多，最近几年报道的有茉莉酸甲酯、紫外光和2，3-二氢环戊二烯香豆素类化合物等非生物诱导子，其中在何首乌毛状根培养的第4 d，加入浓度为0.025 g/L的2，3-二氢环戊二烯香豆素类化合物，在培养的第14 d采收，毛状根的生物量有较大提高，与对照组相比，二苯乙烯苷的含量增大4倍左右。

3. 利用生物反应器生产何首乌酚类和黄酮类成分

Cai等发现在3 L气球型气泡生物反应器中培养何首乌不定根的最优条件为：向MS全强度培养基中添加2 mg/L IBA和5%蔗糖，培养周期为4周。Lee等在3 L气球型气泡生物反应器中，对接种密度（3~15 g/L）和培养周期（1~7周）进行了优化，结果表明在5 g/L接种密度下，从根样品中获得了具有高清除自由基活性的生物活性化合物（总酚53.87 mg/g，总黄酮27.96 mg/g），4周的培养期足以使根系生长和代谢产物产生达到最佳效果。Park等在3 L气球型气泡生物反应器中培养何首乌不定根，发现IBA在促进根系生长方面比NAA更有效，此外，低MS盐强度（0.25、0.5MS）增加了总酚类和黄酮类化合物的积累，但减少了生物量积累。在补充了2 mg/L IBA和5%蔗糖的全强度MS培养基中培养4周后，得到了最高的根生物量（13.46 g/L）和生物活性化合物积累（总酚类化合物53.08 mg/g，总黄酮25.10 mg/g）。

三、生物碱类活性成分

生物碱是植物在长期进化过程中与环境相互作用形成的次级代谢产物类型之一，其在植物适应生态环境、抵御病虫害、耐盐、抗损伤等方面发挥着重要作用。许多生物碱具有特殊的生物活性，是药用植物的重要活性部分。生物碱是一大类含氮有机化合物，喜树碱、长春碱和雷公藤碱因其重要的药理作用（如抗肿瘤、抗炎镇痛等作用），备受研究者的关注。应用植物组织培养的方法和代谢工程的手段改善代谢途径，提高次级代谢产物的产量，对优化药用植物种质资源和可持续发展具有重要价值。

（一）喜树碱

1. 组织培养体系的构建和培养条件的优化

喜树为珙桐科（Nyssaceae）喜树属（*Camptotheca* Decne.）植物，为中国特有树种。喜树碱是 1966 年 Wall 等从喜树木质部中分离得到的一种具有显著抗肿瘤活性的萜类吲哚生物碱。喜树碱及其衍生物、紫杉醇、维生素甲类化合物抗肿瘤作用的发现被誉为“20 世纪 90 年代抗癌药物的三大发现”。目前已有多种喜树碱类药物（如依立替康和拓扑替康）获得美国 FDA（1992）认证，在临床上被广泛用于治疗卵巢癌、直肠癌、白血病等多种恶性肿瘤，全球市场需求巨大。目前世界上喜树碱类药物主要从喜树中提取，然而由于喜树天然资源数量稀少，生长十分缓慢，难以满足市场对喜树碱日益增长的需求。植物组织培养具有生长迅速、激素自养、生长条件简单、次级代谢产物含量高、具有遗传稳定性等优点，是一条利用生物技术生产合成喜树碱的有效途径。

喜树的组织培养体系有悬浮细胞、形成层分生组织细胞和毛状根，研究较广泛的是喜树的悬浮细胞体系，喜树幼嫩叶片外植体诱导愈伤组织培养以 SH+2.0 mg/L NAA+0.5 mg/L 6-BA 的培养基配方为最优，愈伤组织诱导率为 92%；继代培养以 MS+2.0 mg/L 6-BA +0.5 mg/L NAA 的培养基配方为最优，在此条件下诱导的愈伤组织质地疏松，适于进行悬浮培养；诱导喜树毛状根的最佳外植体为胚轴，最佳诱导菌株为发根农杆菌 15834，且 5~10 d 是胚轴最佳诱导年龄段；B5 培养基是从喜树的茎和叶中分离的形成层分生组织细胞（CMC）和脱分化细胞（DDC）的最佳生长培养基。

2. 不同组织培养物中喜树碱的比较

通过比较不同组织培养物之间或者组织培养体系与天然组织之间活性成分含量的差异，可以帮助我们筛选出优质的植物材料，实现次级代谢产物的高产。有研究比较了喜树的根、茎、叶、幼芽、花、种子和愈伤组织中喜树碱的含量，发现幼芽中生物碱含量最高（喜树碱，干重 2.46 mg/g；羟基喜树碱，干重 1.41 mg/g），愈伤组织中生物碱含量较低，但它也应被视为这些药物的潜在来源。

3. 诱导子在提高喜树碱含量方面的作用

诱导子在生产中具有明显的促进植物次级代谢产物生成的作用，它可以改变催化酶的活性或激活特定的次级代谢途径中的酶基因，诱导新酶的形成，并导致次级代谢途径通量的变化和提高反应速率，从而提高次级代谢产物的产率。应用在喜树组织培养体系中的诱导子有山梨醇、紫外光、水杨酸、氯化铜等。其中，山梨糖醇是一种众所周知的高渗应激物，被证明是最有效的诱导剂，与对照组相比，当将 50 g/L 山梨糖醇加入喜树细胞悬浮培养物中时，第七代喜树细胞悬浮培养物的喜树碱产量增加了约 500 倍。

(二)长春碱、长春新碱、长春质碱和阿马碱

1. 组织培养体系的构建和培养条件的优化

长春花为夹竹桃科多年生草本植物,是一种名贵的药材。长春花细胞内含有多种吲哚生物碱,如长春碱、长春新碱、长春质碱、文多灵碱和阿马碱等,其中长春碱和长春新碱是目前应用最广泛的天然植物抗肿瘤药物,阿马碱可用于治疗高血压、心律不齐,具有镇静、促血管扩张和抗菌等作用。目前的研究工作主要是从天然植物中提取长春花药用成分,但因其量甚微,所以提取成本很高。与常规栽培相比,长春花组织培养具有许多优点,它不受地区、季节、土壤、有害生物的影响;细胞和毛状根的生长和代谢过程的合理调节有助于降低成本和提高生产率;有利于细胞筛选、生物转化、寻找新的药用成分;个体差异小,试验周期短,设备简单,便于研究并能节省人力、物力等。

长春花组织培养现已成为吲哚生物碱生物合成研究的热点,目前长春花的组织培养体系主要包括愈伤组织、悬浮细胞和毛状根,其中关于长春花悬浮细胞的研究较多。用长春花叶片作为外植体诱导愈伤组织,最优的培养基配方为 1.0 mg/L 6-BA+0.5 mg/L 2, 4-D;悬浮细胞的培养基为添加 0.5 mg/L 2, 4-D 和 0.1 mg/L BA 的 MS 液体培养基,培养条件为置于 120 r/min 的摇床上,在 25 ℃下黑暗培养;以 C58C1 为侵染用菌株,以无菌苗的叶片为外植体材料,0.5MS 培养基为诱导培养基,预培养时间为 2 d,使用共培养缓冲液侵染,5 s 超声波辅助为诱导毛状根的最优方法,成功获得乳白色、较浓密、无向地性并且多分枝的毛状根。

2. 不同组织培养物中长春新碱和阿马碱的比较

通过比较不同组织培养物之间或者组织培养体系与天然组织之间活性成分含量的差异,可以帮助我们筛选出优质的植物材料,实现次级代谢产物的高产。有研究比较了不同毛状根根系中生物碱的含量,并找到了一种阿马碱和长春花碱的积累峰值分别达到 3.8 和 4.3 mg/g 干重的毛状根系(LP10 品系),这种毛状根系的生物碱积累量最大。

3. 诱导子在提高长春花中吲哚生物碱含量方面的作用

诱导子是一类在植物超敏反应中能引起植物细胞合成和积累次级代谢产物(植保素)的活性物质。作为一种特定的化学信号,在植物与微生物的相互作用中,它可以快速、专一和有选择地诱导植物代谢过程中特定基因的表达。近年来,在利用植物细胞培养生产有用物质的研究中,利用诱导子处理植物培养细胞以促使细胞快速、大量合成有用的次级代谢产物已成为人们普遍重视的新方法。

近几年来,应用在长春花组织培养中的诱导子包括黄曲霉真菌诱导子等生物诱导子和茉莉酸甲酯(MeJA)、腐胺、氯化钠(NaCl)、硝普钠、茉莉酸、乙烯、青蒿酸等非生物诱导子,其中诱导效果最好的是青蒿酸。在长春花细胞培养的第 12 d 加入 30 mg/L 的茉莉酸,处理 24 h 后,文多灵碱的含量相较于对照组提高了 6 倍;在长春花细胞培养的第 12 d 加入 10 mg/L 的茉莉酸,处理 72 h 后,长春花碱的含量相较于对照组提高了 2.23 倍。

4. 利用生物反应器生产阿马碱

在几种不同配置的生物反应器装置中尝试了毛状根培养物的大规模培养,这些反应器主要包括气泡柱生物反应器、转鼓生物反应器、带有聚丙烯(PP)网孔支撑的改良气泡柱生

物反应器和带有聚氨酯泡沫（PUF）支撑的改良气泡柱生物反应器。在带有聚氨酯泡沫（PUF）支撑的改良气泡柱生物反应器中，阿马碱浓度达到最高，为（34 ± 2.3）mg/L，其中毛状根固定在聚氨酯泡沫上，这是该培养规模中报告的最高水平。

（三）雷公藤生物碱

雷公藤具有广泛的药理活性，含多种有效成分，在中医临床上有着悠久的应用历史。生物碱是雷公藤的主要有效成分，具有免疫抑制、抗炎、镇痛、抗肿瘤、抗 HIV、杀虫、神经保护等多种药理活性。然而，由于雷公藤植物资源逐年减少，雷公藤生物碱等活性次级代谢产物在植物中的含量较低，且其化学合成复杂，雷公藤药用资源的开发和合理利用受到极大的限制。因此，利用植物组织培养技术生产雷公藤次级代谢产物，对绿色、高效地获取雷公藤中活性物质，维持雷公藤资源的可持续发展具有科学意义。

1. 组织培养体系的构建和培养条件的优化

通过改变悬浮细胞中细胞团的大小、培养基的盐强度、培养基中铵态氮和硝态氮的比例、磷酸盐的浓度、各种植物激素（吲哚-3-丁酸和萘乙酸）的配比，可以提高培养物的生物量和包括雷公藤生物碱在内的各种活性成分的含量。

雷公藤的组织培养体系包括愈伤组织、悬浮细胞不定根和毛状根，其中关于雷公藤悬浮细胞生产雷公藤生物碱的研究相对较多。培养基配方为 1.0 mg/L 2，4-D+0.5 mg/L KT 时可明显促进愈伤组织的生长，培养基配方为 1.0 mg/L 2，4-D+2.0 mg/L KT 时有利于愈伤组织中总生物碱的形成，碳源中以蔗糖对雷公藤愈伤组织的增长量最高，葡萄糖最有利于雷公藤总生物碱的合成；雷公藤悬浮细胞在含有 2，4-D（2 mg/L）、激动素（0.1 mg/L）、酸水解酪蛋白（250 mg/L）和蔗糖（20 g/L）的 PRL-4 液体培养基中培养，细胞团直径在 0.1~0.5 mm 时，叶绿体较多，生物碱含量较高；以雷公藤的叶为外植体，向 0.5MS 固体培养基中添加 0.25 mg/L 吲哚-3-丁酸和 0.25 mg/L 萘乙酸，可以成功诱导出不定根；采用 MS 培养基，通过改变铵态氮和硝态氮的比例、磷酸盐的浓度，可提高雷公藤吉碱和雷公藤次碱的产量，10 mmol/L 铵态氮、50 mmol/L 硝态氮和 0.312 5 mmol/L 磷酸盐对根的生长和雷公藤吉碱、雷公藤次碱的产生最有利。

2. 诱导子在提高雷公藤碱含量方面的作用

野生资源稀少，次级代谢产物含量低，严重限制了雷公藤在医药和农业上的应用。因此，体外组织培养和生物技术是解决雷公藤资源短缺问题的重要途径。雷公藤悬浮细胞和毛状根产生的次级代谢产物与完整的亲本植物相同，但是产量较低，因此有许多研究采用添加不同种类诱导子的方法来促进雷公藤培养体系中生物碱等活性成分的积累。

应用于雷公藤悬浮细胞和不定根培养体系中的诱导子有非生物诱导子异亮氨酸、UV-B（波长为 280~315 nm 的紫外光）辐照、超声波、茉莉酸甲酯和生物诱导子内生真菌等，其中诱导效果最好的是异亮氨酸。在雷公藤悬浮细胞生长至第 7 d 时，加入 0.1 mol/L 异亮氨酸，雷公藤次碱含量在第 23 d 收获时达到最高，是对照组的 4.35 倍，为 30.24 μg/g，而雷公藤吉碱在异亮氨酸添加浓度为 1.5 mol/L 时，增加了 6.18 倍，为 166.41 μg/g。

第八章　药用植物快繁和基因工程育种

第一节　概述

近年来，随着 DNA 的内部结构和遗传机制的秘密一点一点地呈现在人们眼前，特别是当人们了解到遗传密码由 RNA 转录表达以后，生物学家将一种生物的 DNA 的某个遗传密码片段连接到另外一种生物的 DNA 链上，将 DNA 重新组织一下，就可以按照人类的愿望设计出新的遗传物质并创造出新的生物类型，这与过去培育生物繁殖后代的传统做法完全不同。这种做法就像工程设计，按照人类的需要将这种生物的这个“基因”与那种生物的那个“基因”重新“组装”成新的基因组合，创造出新的生物。这种完全按照人的意愿重新组装基因从而产生新生物的生物科学技术，就称为“基因工程”或者“遗传工程”。

药用植物种质资源丰富多样并且具有重要的保健作用和经济价值，但在长期的利用过程中人们却忽视了对野生种质资源可持续利用的研究，致使许多种类由丰富变稀少，甚至到了濒危的程度，如甘草、黄芩、远志等的蕴藏量明显减少。开展药用植物资源的可持续利用是保护野生种质资源遗传多样性、保护生态环境的唯一有效手段。药用植物产量和药用成分的优良性、均一性、稳定性、可控性是保证中药生产和中成药疗效的首要环节，优良品种是生产优良药材的基础，只有经过选育的良种才能实现品种的生物学性状整齐、遗传基因稳定、产量稳定、药用成分含量高且稳定可控。因此，开展药用植物选育种研究是实现中药现代化与产业化的客观要求，尤其是野生亲缘植物和古老的地方种是长期自然选择和人工选择的产物，由于天然杂交、基因重组、基因分离、基因突变，可能蕴藏着丰富的已知或未知的有用基因，具有独特的优良性状和抗御自然灾害的特性，是进行优良个体筛选的物质基础，也是品种改良的源泉。随着社会进步与科技发展，一些重要药用植物活性成分的合成途径逐步被人解析，基于此，靶向基因编辑逐渐成为生物技术领域最受欢迎的技术之一。CRISPR/Cas9 基因编辑技术就是对靶向基因进行特定 DNA 修饰的技术，这项技术也是基因编辑中前沿的方法。CRISPR/Cas9 是细菌和古细菌在长期演化过程中形成的一种适应性免疫防御，可用来对抗入侵的病毒和外源 DNA，该技术依赖于核苷酸的引导 RNA(single guide RNA， sgRNA)将 Cas9 内切酶引导到基因组中的一个特定位置，在那里 sgRNA 与靶 DNA 的杂交激活 Cas9 切割染色体靶点，产生基因靶向编辑的效果。自从 CRISPR/Cas9 系统问世以来，基因编辑就变得容易实现，在植物中得到了广泛的应用。

近 20 年来，基因工程育种技术取得了举世瞩目的成就。利用基因工程对作物进行遗传改良和重组优化，能大幅度提高产量，改善作物品种的品质，增强抗病虫害和抗逆能力等。药用植物的基因工程育种目标既要提高入药部位的生物量，更要提高药用成分的相对含量。药用植物的基因工程育种已产生了巨大的社会、经济效益，但转基因作物存在的潜在风险使其面临重重困难。我国转基因植物的研究始于 20 世纪 80 年代，是国际上农业生物工程应用最早的国家之一。在国家的大力支持下，我国已初步形成了从基础研究、应用研究到产品开发的较完整的技术体系，转基因育种的整体发展水平在发展中国家已处于领先地位，某些项目进入了国际先进行列。转基因技术在药用植物上的研究起步较晚，目前主要应用于生产药用有效成分，提高药材品质和适应性，抗虫、抗除草剂和抗病毒品种选育等几个方面，但已经取得较大进展。转基因生物新品种培育重大专项总体方案已接近完成，应使其尽快启动，并在组织实施的过程中不断发展和完善。

第二节　基因工程

基因工程是生物工程的一个重要分支，它与细胞工程、酶工程、蛋白质工程和微生物工程共同组成了生物工程。所谓基因工程（genetic engineering）是在分子水平上对基因进行操作的复杂技术，是将外源基因体外重组后导入受体细胞内，使这个基因能在受体细胞内复制、转录、翻译表达的操作。它是用人为的方法将所需要的某一供体生物的遗传物质——DNA大分子提取出来，在离体条件下用适当的工具酶进行切割后，把它与作为载体的DNA分子连接起来，然后与载体一起导入某一更易生长、繁殖的受体细胞中，让外源物质在其中“安家落户”，进行正常的复制和表达，从而获得新物种的一种崭新技术。1983年美国Cetus公司科学家Mullis发明了一种DNA体外快速扩增技术，即聚合酶联反应（PCR）技术。应用该技术可以使极微量的目的基因在试管中经数小时的反应扩增至数十万乃至千百万倍，这为基因工程技术的发展提供了强有力的技术手段。

随着生物技术的突飞猛进，新基因克隆和转基因技术手段的完善，对多个基因进行定向操作也将成为可能，有望出现集高产优质、高光效、抗病、抗虫和抗逆等特性于一身的新品种作物。一些有重要经济价值的转基因植物已陆续进入大田，并取得了较好的经济效益、社会效益和环境效益，在解决人类所面临的资源短缺、环境恶化和效益衰退三大难题中显示出越来越重要的作用，为农业的持续、稳定发展提供了强有力的保障。与常规育种技术相比，转基因育种在技术上较复杂，要求也较高，但是具有常规育种所不具备的优势：

（1）拓宽可利用的基因资源；

（2）为培育高产、优质、高抗优良品种提供了崭新的育种途径；

（3）可以对植物的目标性状进行定向变异和定向选择；

（4）可以大大提高选择效率，加快育种进程；

（5）将植物作为生物反应器生产药物等生物制品。

基因工程作为育种工作的一个重要手段，突破了物种的界限，打破了生殖隔离，使不同物种的基因可以结合在一起，弥补传统育种的不足，拓宽了植物可利用的基因库，按照人们的意愿对作物进行定向变异已成为现实，给作物育种带来了变革。基因重组可以在培育药用植物优良品种方面发挥积极作用，特别是当弄清了中药有效成分和有效部位以后，可以培育出优质、抗病力强、产量高的新品种，不断提高中药材的质量。

基因工程最典型的操作一般包括以下3个步骤：

（1）外源DNA的获得与酶切；

（2）外源 DNA 与载体的连接与导入；

（3）转化受体细胞的筛选与表达。

第三节 药用植物基因工程育种的一般程序和常用技术

一、目的基因的获得

外源 DNA 一般为 DNA 重组的目的基因，获得目的基因是基因工程的核心问题，获得基因的途径主要可以分为两大类。

1. 根据基因表达的产物——蛋白质进行基因克隆

主要步骤如下：分离蛋白质→明确氨基酸序列→推导核苷酸序列→人工合成。

利用这种方法人类首次人工合成了胰岛素基因。在早期采用这种方式已经成功地克隆了许多基因，但该方式有其局限性：兼并密码子，效率低，未知基因和产物等。

2. 由基因组 DNA 或 mRNA 序列克隆基因

1）同源序列法

同源序列法（homology based candidate gene method）根据基因家族成员所编码的蛋白质结构中具有保守氨基酸序列的特点克隆基因家族未知成员，是目前最简捷、最经济、最有效的途径。同源基因的克隆方法可分为两类。第一类方法基于基因在物种间的同源性，在已知基因功能相对清晰的情况下简单、有效。如拟南芥抗病毒基因 eIF4E 被克隆后，利用同源基因克隆方法，在大麦等其他农作物中也分离克隆到了相应基因，还有与烟草 N 基因类似的大豆 KR3 基因。另外一种同源基因克隆方法则基于基因内部存有保守序列，如 NBS、LRR、STK 等与抗病相关的保守序列，可以根据这些保守序列设计引物，通过 PCR 扩增获得全长候选基因。

2）表达序列标签

随着大量生物数据的涌现，人们对生命现象的研究已不仅仅局限于某个或某几个基因，而是从整个基因组水平去考虑基因的存在、结构与功能和基因间的相互关系等。如何快速、高效地从基因组中获取生物信息，已成为当前一个紧迫而富有挑战性的课题。表达序列标签（expressed sequence tag，EST）正是基于这种认识发展起来的，它能够特异性地标记某个基因的部分序列，通常包含该基因足够的结构信息区，可以与其他基因相区分。EST 以特定组织、器官或细胞为材料，构建 cDNA 文库，从已建好的 cDNA 文库中随机挑取一个克隆，从 5′ 端或 3′ 端对插入的 cDNA 片段进行单向测序，所获得的一段 300~500 bp 大小的 cDNA 序列就称为一个 EST，其代表了特定组织和特定时期的基因表达特征。EST 的原理就是通过对随机挑取的 cDNA 文库中的阳性克隆进行序列测定，然后利用相关的生物学软件对所获 EST 数据进行分析处理以获得大量信息，并从中寻找生物学意义的过程。

3）图位克隆法

图位克隆（map-based cloning）又称定位克隆（positional cloning），1986 年首先由剑桥大

学的 Alan Coulson 提出，是近几年来随着各种植物的分子标记图谱相继建立而发展起来的一种新的基因克隆技术。图位克隆法是根据目的基因在染色体上的位置进行基因分离的，无须预先知道基因的 DNA 顺序，也无须预先知道其表达产物的有关信息。图位克隆法的基本原理是：功能基因在基因组中都有相对稳定的基因座，在利用分子标记技术对目的基因精细定位的基础上，用与目的基因紧密连锁的分子标记筛选 DNA 文库（包括黏粒（cosmid）、细菌人工染色体（bacterial artificial chromosome，BAC）和酵母人工染色体（yeast artificial chromosome，YAC）等），从而构建基因区域的物理图谱，再利用此物理图谱通过染色体步移（chromosome walking）逼近目的基因或通过染色体登陆（chromosome landing）方法找到包含该目的基因的克隆，最后经遗传转化试验证实目的基因功能。用图位克隆法获得目的基因的过程如图 8-1 所示。

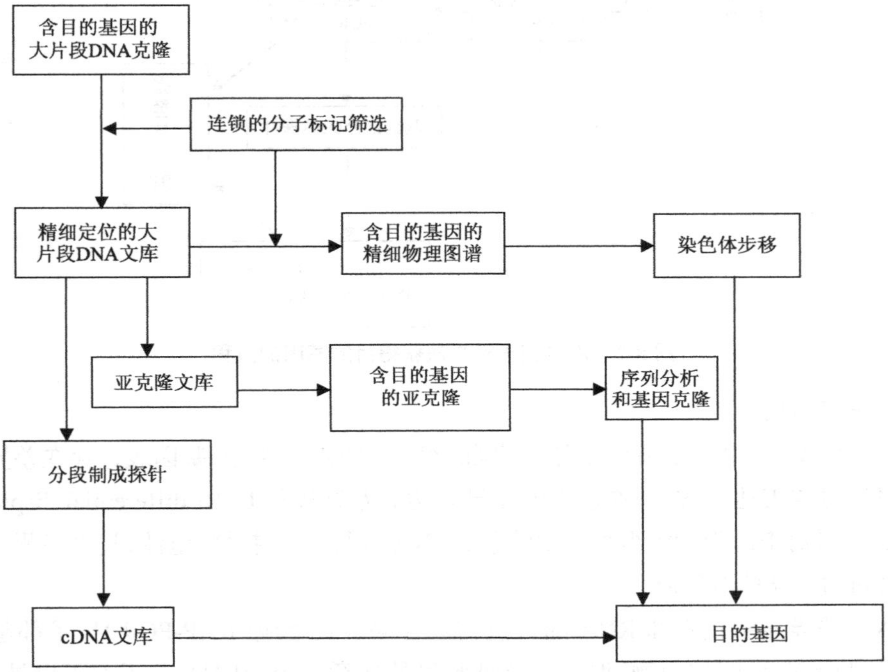

图 8-1 用图位克隆法获得目的基因的过程

4）转座子标签法

转座子标签法是克隆与分离植物基因的一种十分有效的方法。转座子的概念最早是在 1951 年由美国遗传学家 McClintock 在研究玉米籽粒色斑不稳定现象时提出来的，但该概念直到 1967 年在大肠杆菌中发现插入序列这类转座因子后才被普遍承认和接受，现在我们知道，转座子在生物界是普遍存在的。用转座子标签法获得目的基因的过程如图 8-2 所示。转座子是染色体上一段可以移动的 DNA 序列，它可以从一个基因座位转移到另一个基因座位，当转座子插入某个功能基因内部或邻近位点时，就会使插入位置的基因失活并诱导产生突变型，通过遗传分析可以确定某基因的突变是否由转座子引起，由转座子引起的突变可以转座子 DNA 为探针，从突变株的基因组文库中调取含该转座子的 DNA 片段，获得含有部分突变株 DNA 序列的克隆，然后以该 DNA 序列为探针，筛选野生型植株的基因组文库，最终得到完整的目的基因。在转座子作为外源基因通过农杆菌介导等方法导入植物时，由于转移 DNA(transferred DNA，t-DNA)整合到基因组可能会引起插入突变，因此可用上述原理来克隆基因，这样就大大提高了分离基因的效率。简言之就是当转座子插入某个功能基因内部时，就会引起该基因的失活，并诱导产生突变型；当转座子再次转座或切离这一位点时，失活基因的功能又可得到恢复。目前应用最广泛的转座子系统是 Ac/Ds 玉米转座子系统。

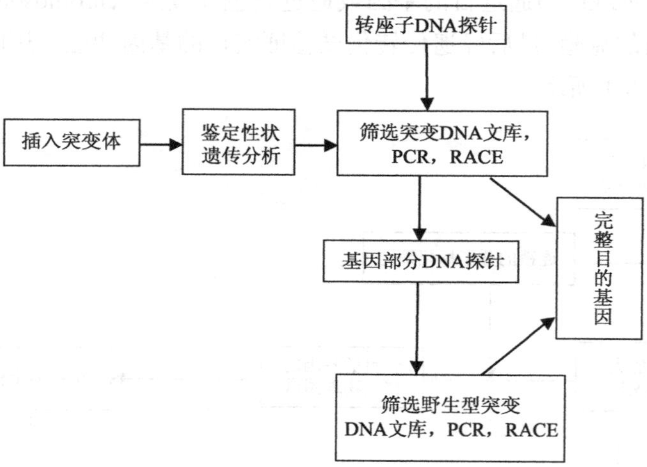

图 8-2　用转座子标签法获得目的基因的过程

5)差异显示法

在生物个体发育的不同阶段，或在不同的组织、细胞、环境中，基因表达存在差异。不同基因有序的时空表达方式，叫作基因的差异表达。差异显示 PCR(differential display-PCR，DD-PCR)通过对来源于特定组织类型的总 mRNA 进行 PCR 扩增、电泳，找出待测组织和对照组织之间的特异扩增条带。

mRNA 差异显示技术和 RNA 随机引物聚合酶链式反应(RAP-PCR)技术都基于这样一种假设：只要有足够的引物，那么任意细胞里的任意一个 mRNA 分子都可以被探测到。而 mRNA 差异显示技术和 RAP-PCR 技术根本的区别在于进行 mRNA 逆转录所采用的方法不同：在 RAP-PCR 中采用随机的寡聚脱氧核糖核苷酸作为引物，而 mRNA 差异显示技术则是根据成熟的 mRNA 3′ 端具有 80~200 bp 的起保护作用的 poly(A)尾巴这一特性，以一系列 oligo(dT)12 MN(N 代表 A、C、T、G 4 种碱基中的一种，M 为 A、C、G)引物中的一种锚定于一个亚群的 mRNA 上，来获得 cDNA。同时，PCR 反应、聚丙烯酰胺凝胶电泳和测序等分子生物学的基本技术也被结合到了差异显示技术中来。mRNA 差异显示技术用一种 oligo(dT) 12 MN 的引物逆转录真核细胞中表达的 mRNA，可获得 1/12 的 cDNA，同时设计 5′ 端一组随机引物，通过 PCR 扩增，进行聚丙烯酰胺凝胶电泳比较。最后将有差异的基因片段从凝胶上切割下来，用相同的锚定引物和随机引物对分离的片段进行二次扩增，得到差异片段后对该片段进行克隆、鉴定分析、测序，并同基因库的序列进行同源性比较或者将差异显示的 DNA 克隆测序后作为探针,进行斑点杂交和反向 Northern 印迹杂交,确定是不是真阳性结果,以进一步分析其功能。

6)cDNA 芯片

基因芯片技术具有高通量、大规模处理数据等特点,能够迅速解析特定生物过程中基因表达变化的全面信息,在生命科学研究中发挥着重要作用。基因芯片又称为 DNA 芯片、DNA 微阵列,隶属于生物芯片。根据载体上所储存的生物信息的类型,基因芯片可分为寡核苷酸芯片、cDNA 芯片和基因组 DNA 芯片 3 种主要类型。3 种类型的 DNA 芯片比较如表 8-1 所示。

表 8-1　3 种类型的 DNA 芯片比较

类型	寡核苷酸芯片	cDNA 芯片	基因组 DNA 芯片
探针来源	根据已知序列合成	PCR 扩增、产物纯化	PCR 扩增、产物纯化
探针长度	几十个碱基对	300~1 000 bp	40~70 bp
特异性	高,能分辨同源基因表达差异	较低	低,对低表达的基因研究有限
灵敏度	高,5~20 μg	低,大于 30 μg	较低
假阳性率	低	较高	较低
操作和成本	操作简单,成本高	操作较烦琐,成本较低	操作烦琐,成本高

DNA 微阵列(DNA microarray)也叫寡核苷酸阵列(oligonucleitide array),是人类基因组计划(human geneome project, HGP)逐步实施和分子生物学迅猛发展、运用的产物,它是生物学家受到计算机芯片制造和广为应用的启迪,融微电子学、生命科学、计算机科学和光电化学于一体,在原来核酸杂交(Northern 印迹杂交、Southern 印迹杂交)的基础上发展起来的一项新技术,它是第三次革命(基因组革命)中的主要技术之一,是生物芯片中的一种。该技术的原理是在固体表面上集成已知序列的基因探针,被测生物细胞或组织中大量标记的核酸序列与上述探针阵列进行杂交,通过检测相应位置的杂交探针,实现基因信息的快速检测。

DNA 微阵列技术的主要流程如下。

(1)芯片的制备:DNA 芯片的制备方法有光引导原位合成法、化学喷射法、接触式点涂法、原位 DNA 控制合成法、非接触微机械印刷法和软光刻复制法等。目前已能将 40 万种不同的 DNA 分子放在 1~2 cm 见方的芯片上。

(2)样品的制备:包括样品 DNA 或 RNA 的分离提纯和用 PCR 技术对靶基因片段扩增、对靶基因标记。

(3)杂交反应:选择合适的反应条件使生物分子间的反应处于最适反应条件。芯片杂交属固液相杂交,影响杂交的诸多因素包括靶标浓度、探针浓度、杂交双方的序列组成、盐浓度、温度、洗涤条件。

(4)芯片信号的检测与分析:样品中靶基因与固定在芯片上的探针发生特异性杂交而结合在芯片上的不同点,荧光素分子受特定波长的激发光照射发出特定波长的荧光。可通过特定的扫描仪获取杂交后的信号，目前用于芯片扫描的芯片扫描仪有激光共聚焦扫描芯片和 CCD 芯片扫描仪，得到的数据用一个专门处理系统来处理，包括芯片数据的统计分析和生物学分析、芯片数据库积累和管理、芯片表达基因的国际互联网上检索和表达基因数据库分析等。

DNA 微阵列技术最突出的特点就是可一次性检测多种样品，获得多种基因的差别表达图谱，人们已成功地运用 cDNA 微阵列同时检测 1 万多个基因的表达。因此，DNA 微阵列技术是对不同材料中的多个基因表达模式进行平行对比分析的一种新的高产出的基因分析方法。与传统的研究基因差异表达的方法相比，它具有微型化、快速、准确、灵敏度高和在同一芯片上同时大信息量平行检测的优势。DNA 微阵列技术在绘制基因表达图谱、寻找目的基因和功能基因等方面已取得了显著的成效。其不足之处在于所点样的序列并不都是试验需要检测的，且试验所需要的分析仪器比较复杂。另外，DNA 微阵列技术在分析低丰度转录体方面比较受限，要确保某种低丰度转录体在 DNA 微阵列上，需扩增点样。

cDNA 芯片与 Oligo 芯片、DNA 芯片一样归属于基因芯片，它对各种生物随机克隆和随机测序所得的 cDNA 片段进行归类，并把每一类 cDNA 片段的代表克隆（代表一个独立基因）经过体外扩增，将得到的大小和序列不同的片段分别纯化后，利用机械手高速将它们高密度有序地点样固定在玻璃片、硅晶片或尼龙膜上，从而制备成 cDNA 微阵列，以此对各基因的表达情况进行同步分析。

cDNA 芯片可以检测待测样品中是否有与之互补的序列。将待测样品中的 mRNA 提取后，通过反转录反应过程获得标记荧光的 cDNA，与包含上千个基因的 cDNA 微阵列进行杂交反应 16 h 后，将玻璃片上未互补结合的片段洗去，再对玻璃片进行激光共聚焦扫描，测定微阵列上各点的荧光强度，推算出待测样品中各种基因的表达水平。

与传统的检测 RNA 表达水平的技术相比较，cDNA 芯片具备高通量的优势，越来越多地被研究人员用于基因表达检测，通过定量检测大量基因的表达水平，可以阐述基因功能，探索疾病原因和机理，发现可能的诊断和治疗靶标。基因芯片技术自诞生之日起就受到许多国家和组织的广泛关注和投入，得到迅猛发展并逐渐成为生物芯片技术的核心。目前基因芯片技术以其高通量的全基因组的检测能力研究整个基因组基因表达水平的变化，成为植物研究的理想技术，已普遍应用于植物的生长发育、抗生物和非生物逆境、病虫害检测、转基因农产品检测、品质和产量形成等研究领域，在农业领域取得了巨大的成就。

二、载体的构建

外源基因导入受体细胞一般要借助载体，载体就是将目的基因转移至受体细胞的一种能自我复制的 DNA 分子。3 种最常用的载体是细菌质粒、噬菌体和动植物病毒。图 8-3 所示的 pUC19 就是最常用的细菌质粒载体之一。

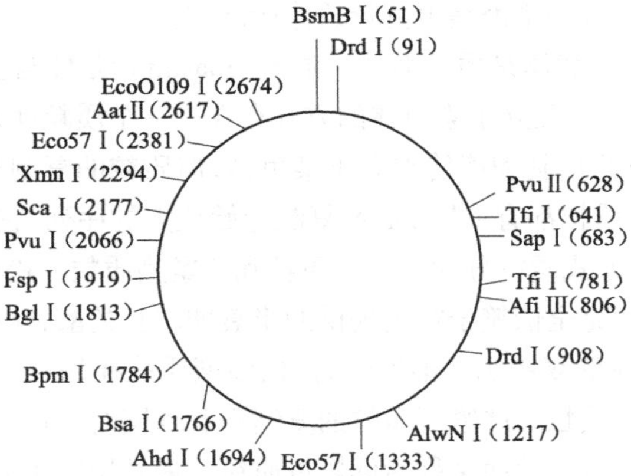

图 8-3　载体 pUC19 及其多克隆位点

1. 载体的基本元件

载体一般含有以下几个基本元件。

1）复制原点

载体在宿主细胞中要独立存在并具有独立复制的能力，复制原点又称为复制起始位点（origin，简称 ori）、控制载体复制。不同生物的载体复制原点不同，同一种生物的不同载体拷贝数和稳定性有很大差别，这主要取决于载体的复制原点的性质。图 8-3 所示的 pUC19 载体在合适的大肠杆菌宿主细胞（如大肠杆菌 JM109）中拷贝数可达 500。整合型载体的复制原点被整合位点的同源序列替代。

2）筛选标记

筛选标记一般是载体上的一段编码酶的基因，能赋予转化子新的性状，便于转化子的筛选。载体 pUC19 的筛选标记是 β- 内酰胺酶基因（bla 或 Amp），能分解氨苄青霉素中的 β-内酰胺环使其失活，因此在含氨苄青霉素的平板上，只有含质粒的转化子能生长而不含质粒的宿主细胞不能生长。抗药性是细菌载体中最常用的筛选标记，除氨苄青霉素抗性（ampR）外，卡那霉素、氯霉素、四环素等抗性也常用作载体的标记。另一类常用的标记是营养缺陷型互补标记，在真核生物载体中更常用。

3）多克隆位点（multiple cloning site，MCS）

载体中用于插入外源基因的区域往往是一段人工合成的序列，这一序列中含多种限制性核酸内切酶的识别位点。图 8-3 下方即为载体 pUC19 的多克隆位点，这一序列可被 10 多种限制性内切酶识别，酶切后能产生多种黏性末端，有利于外源 DNA 片段的插入。除质粒载体，cosmid、BAC 和 YAC 等也是基因工程中常用的载体，这些载体适合插入长片段的外源 DNA，主要在构建基因库时使用。

2. 植物基因工程载体的种类

载体可分为克隆载体和表达载体两大类。克隆载体一般指原核细菌，原核细菌将需要克隆的基因与克隆载体的质粒相连接，再导入原核细菌内，质粒会在原核细菌内大量复制，形成大量的基因克隆。被克隆的基因不一定会表达，但一定会被大量复制。表达载体是一些用于工程生产的细菌，它们被导入目标基因，这些目标基因会在此类细菌中得到表达，生产出人们需要的产物，导入的基因是由克隆载体产出的。

基因工程中最常用的载体是质粒载体。质粒（plasmid）是能自主复制的双链闭合环状DNA分子，它们在细菌中以独立于染色体的方式存在。一个质粒就是一个DNA分子，大小为1~200 kb。虽然质粒的复制和遗传独立于染色体，但质粒的复制与转录依赖于宿主所编码的蛋白质和酶。每个质粒都有一段DNA复制起始位点的序列，它帮助质粒DNA在宿主细胞中复制。按复制的方式质粒分为松弛型质粒和严紧型质粒。松弛型质粒的复制不需要质粒编码的功能蛋白，而完全依赖于宿主提供的半衰期较长的酶，这样即使蛋白质的合成并未正在进行，松弛型质粒的复制仍然能够进行，松弛型质粒在每个细胞中可以有10~100个拷贝，因而又称为高拷贝质粒。严紧型质粒的复制则要求同时表达由质粒编码的蛋白质，在每个细胞中只有1~4个拷贝，因而又称为低拷贝质粒。最常用的质粒载体是Ti质粒载体。

1）Ti质粒载体

侵染植物的农杆菌带有Ti质粒，侵染植物后会产生冠瘿瘤。Ti质粒有一段转移DNA，长12~24 kb，能转移并整合到植物基因组中。Ti质粒长200~800 kb，过于庞大，并且不能在大肠杆菌中复制。

（1）pUC质粒载体。

pUC质粒载体具有更小的分子质量（2.69 kb）和更高的拷贝数（500~700个），适于用组织化学方法检测重组体，具多克隆位点（MCS）区段。pUC质粒含4个部分：①来自pBR322的质粒复制起点（ori）；②ampR；③大肠杆菌β-半乳糖苷酶基因（lacZ）的启动子及其编码α-肽链的DNA序列；④多克隆位点（MCS）。

（2）pBR322质粒载体。

应用最广泛的质粒载体是pBR322，它具有较小的分子质量，属松弛型质粒，有抗氨苄青霉素和抗四环素2个抗性基因作为标记基因，有许多种常用的限制酶的切点。它全长有4 352个核苷酸，排列顺序已全部测定，且具有较高的拷贝数。

（3）pBR325质粒载体。

对Ti质粒过大的问题，可采用较小的中间质粒进行操作。通过努力，Zambryski等以利用pBR322获得了一个由T-DNA同源区段构成的中间质粒pBR325，这种方法的缺点是必须通过中间质粒与Ti质粒的共整合，才能将所需基因导入Ti质粒，而共整合的频率极低。

（4）穿梭质粒载体。

穿梭质粒载体是一类人工构建的具有两种不同复制起点和选择记号，因而可在两种不同的宿主细胞中存活和复制的质粒载体。

2）λ噬菌体载体

λ噬菌体载体主要用于cDNA文库构建，也经常用于外源目的基因的克隆。λ噬菌体是温和噬菌体基因组，是长约50 kb的双链DNA分子。在λ噬菌体颗粒中，DNA是线状双链分子，带有单链的互补末端。末端长12个核苷酸，称为黏性末端，简写为cos。当噬菌体感染宿主细胞后，双链DNA分子通过cos而形成环状。在感染早期，环状DNA分子进行转录。在此期间，噬菌体有两条复制途径可供选择。一是裂解生长。环状DNA分子在宿主细胞里复制若干次，合成大量的噬菌体基因产物，形成子代噬菌体颗粒，成熟后使细菌裂解，释放出许多新的有感染能力的病毒颗粒。二是溶源性生长。噬菌体 DNA 整合进宿主菌的基因组,然后像细菌染色体上的基因一样进行复制,并传递给下一代细菌。

3)单链噬菌体载体

最常用的单链噬菌体载体是 m13 和它的改建噬菌体。m13 是丝状噬菌体,有长约 6 500 个核苷酸的闭环 DNA 基因组。m13 附着在大肠杆菌的 f 性菌毛上,所以它们只能感染雄性细菌,即 f' 或 Hfr 细菌。当噬菌体进入细菌细胞后,单链的噬菌体 DNA 转变成双链复制型(rf)。从细胞中分离的 rf 可用作克隆双链 DNA 的载体。当细菌细胞里积聚了 200 到 300 份 rf 型拷贝时,m13 开始不对称的合成,即只大量合成 DNA 双链中的一条链。单链 DNA 掺入成熟的噬菌体颗粒,颗粒不断地从感染细胞上芽生。m13 感染虽不杀死细胞,但使细胞的生长受到一定的抑制,所以形成混浊的噬菌斑。

4)柯斯质粒载体

1978 年 Collins 和 Hohn 构建一种新型的大肠杆菌克隆载体,命名为 cosmid(柯斯质粒或黏粒)。它由正常的质粒同 λ 噬菌体的 cos 位点构成。例如,柯斯质粒 pHC79 由质粒 pBR322 和噬菌体 λ 的 cos 位点的一段 DNA 构成,全长 43 kb。在包装时, cos 位点打开而产生 λ 噬菌体的黏性末端。由于 pHC79 有 pBR322 DNA,所以也就有氨苄青霉素抗性和四环素抗性 2 个标记。柯斯质粒广泛应用于基因组 DNA 文库的构建。

5)噬菌粒载体

由质粒载体和单链噬菌体载体结合而成的新型载体系列称为噬菌粒载体。噬菌粒载体具小分子质量的共价、闭合和环状基因;基因组 DNA 有 ampR 等基因作为选择记号;拷贝数高;存在多克隆位点,可克隆达 10 kb 的外源 DNA;可用组织化学显色反应筛选重组子;具质粒复制起点,在无辅助噬菌体存在下,克隆外源基因可像质粒一样复制;有单链噬菌体复制起点,在有噬菌体辅助感染的宿主细胞中,可合成单链 DNA 拷贝,并包装成噬菌体颗粒分泌到培养基中;可直接对克隆的基因进行核苷酸测序。常见的噬菌粒载体有 pEMBL8、pRSA101、pUC118、pUC119 和 pBS。

6)酵母人工染色体(YAC)载体

YAC 本身可小至 8 kb,克隆能力可达 1 000 kb 以上。可由 Ycp 构建,主要使环状 Ycp 切开线性化。YAC 载体的选择标记主要采用营养缺陷型基因,如色氨酸、亮氨酸合成缺陷型基因 trp1 和 leu2。

7)细菌人工染色体(BAC)载体

BAC 载体建立在大肠杆菌的 F 因子(大小约为 100 kb)的基因基础上;人工构建的 BAC 较小(如 pBeloBAC11 仅有 7.4 kb,保留了 F 因子的自主复制、拷贝数控制和质粒分配等功能相关基因),但其克隆能力可达 300 kb 以上,远大于柯斯质粒,但小于 YAC。

三、DNA 重组用酶

DNA 重组过程最常用的酶是限制性核酸内切酶和连接酶,这两种酶几乎应用于 DNA 重组的所有试验中。

1. 限制性核酸内切酶

目前已发现的限制性核酸内切酶（restriction endonuclease）有 600 多种，根据性质分为 3 类，即Ⅰ类、Ⅱ类、Ⅲ类。基因工程中常用的是Ⅱ类酶，这类酶能比较专一地识别和切割位点，通常专一性地识别 DNA 序列中 4~6 个碱基的回文序列。表 8-2 列出了几种常用的限制性核酸内切酶的识别序列。

表 8-2　常用的限制性核酸内切酶的识别序列

限制性核酸内切酶	识别位点	产生的黏性末端
BamH Ⅰ	5′-GGATCC-3′ 3′-CCTAGG-5′	5′-G-3′ 3′-CTTAA-5′
EcoR Ⅰ	5′-GAATTC-3′ 3′-CTTAAG-5′	5′-G-3′ 3′-CTTAA-5′
Hind Ⅲ	5′-AAGCTT-3′ 3′-TTCGAA-5′	5′-A-3′ 3′-TTCGA-5′
Pst Ⅰ	5′-CTGCAG-3′ 3′-GACGTC-5′	5′-CTGCA-3′ 3′-G-5′
Sal Ⅰ	5′-GTCGAC-3′ 3′-CAGCTG-5′	5′-G-3′ 3′-CAGCT-5′
Sma Ⅰ	5′-CCCGGG-3′ 3′-GGGCCC-5′	5′-CCC-3′ 3′-GGG-5′
Kpn Ⅰ	5′-GGTACC-3′ 3′-CCATGG-5′	5′-GGTAC-3′ 3′-C-5′

2. 连接酶

连接酶催化的基本反应是使 DNA 双链上的 3′-羟基和 5′-磷酸基共价结合形成 3′，5′磷酸二酯键。基因工程中最常用的连接酶是 T_4-DNA 连接酶。在 DNA 重组试验中，最常见的反应是将外源 DNA 片段和载体用相同的限制性核酸内切酶切开，使外源 DNA 片段和载体带有相同的黏性末端，两者混合后迅速降温至 14~20 ℃，由于带有相同的黏性末端，一部分外源片段和载体互相退火，形成带切口（nick）的双链环状重组质粒，在连接酶的作用下切口被修复，形成完整的闭合环状重组质粒。

四、受体材料的选择

受体是用于接受外源 DNA 的转化材料，是基因工程的基础，建立一个快速、稳定遗传转化体系的先决条件是要有一个高效的再生系统。一个高效、普遍适用的再生体系既是转化技术应用的关键所在，同时也是个别基因功能的研究基础。良好的植物基因转化受体系统应满足如下条件：

（1）有高效、稳定的再生能力；

（2）受体材料有较强的遗传稳定性；

（3）外植体（如胚和其他器官等）来源广；

（4）对筛选剂敏感；

（5）转化率高。

常见受体材料优缺点比较如表 8-3 所示。

表 8-3　常见受体材料优缺点比较

类型	植物外植体	愈伤组织	原生质体	胚状体	生殖细胞
优点	周期短，操作简单，体细胞变异小，遗传稳定	外植体来源广，繁殖快，易接受外源基因，转化效率高	高效，基因型一致，适用于多种转化系统	同质性好，接受外源基因能力强，嵌合体少，易于培养、再生	可转化为单倍体细胞系统，或利用花粉和卵细胞受精过程进行基因转化
缺点	可取用材料受限，转化率低	多为嵌合体，遗传稳定性差	不易制备，再生困难，变异程度高	技术含量高，多数植物不易获得胚状体	技术含量高，时间掌控较难

离体快繁技术泛指利用植物某一器官的全部或部分或器官原基，利用植物组织培养、原生质体培养和体细胞胚培养等生物技术手段，使其成为完整植株的技术。取材包括根（根尖）、茎（茎尖、茎段、直立茎、攀缘茎、缠绕茎、匍匐茎，取其带有节和腋芽或节间的茎段；块状茎、鳞状茎、根状茎、球茎，切取其带或不带芽眼、不定芽的均可）、叶（包括叶原基、叶柄、叶鞘、叶片、子叶等叶组织）、花、果实和种子等。离体快繁是当前植物组织培养中最实用、最广泛、发展最快且最具产业化规模和经济效益的部分，同时也是开展植物组织培养其他方面研发工作的重要基础。离体快繁具有植物组织培养的典型特点，尤其表现为繁殖系数大、周年生产、繁殖快速和苗木整齐一致等，应用这项技术可以使一个植株或一个组织一年生产出几万到几百万甚至上千万株苗，是传统常规育苗所无法比拟的。因此，植物离体快繁技术常应用于苗木的快繁、种质资源的保存、濒危植物的拯救和基因工程植株的繁殖。整合转录组学和代谢组学，构建从基因到代谢的网络，将促进包含多种层面（包括基因表达、酶活性和代谢物水平）相互作用的生物体系之间的信息整合，帮助人们发现关键调节成分，从而阐明基因功能，进而确定与药用植物次级代谢物生物合成、转运、调节、修饰相关的新基因及其调控机制。

植物离体快速繁殖过程十分复杂。Murashige（1978）提出，将商业化的快速繁殖过程分为无菌培养体系的建立、繁殖体的增殖、芽苗的生根和小植株的移栽驯化 4 个阶段。Debergh 和 Maene（1981）建议增加一个阶段，即供体植株的选择和为它们创造有利于启动离体培养的环境条件。不同植物的繁殖方式不同，其快速繁殖的程序也存在很大差异。例如，以短枝发生型方式繁殖的植物，其繁殖体的增殖和芽苗的生根是同时进行的，草本植物对环境的适应能力较木本植物强，其移栽驯化所需时间短，易由异养转变为自养，成苗率高。

（一）无菌培养体系的建立

无菌培养体系的建立包括母株和外植体的选取、无菌培养物的获得和外植体的启动生长，为外植体在适宜培养环境中以某种器官发生类型进行增殖创造条件。

1. 母株和外植体的选择

1）母株的选择

母株应选择性状稳定、生长健壮、无病虫伤害的成年植株。在大田或野外选取母株时应特别注意该区域内的病虫害种类和状况，尤其要注意有无病毒病的症状和其他异常情况，母株最好来自预先在控制条件下培养的健壮无病毒单株，无菌发芽的材料也是取材的对象。

2）外植体的选择

虽然每种植物器官和组织都可以作为外植体进行快繁，但在实际应用中应考虑被繁殖植物的种类和外植体的年龄、部位、大小、外观形态，要求外植体再生能力强、遗传性稳定、来源丰富、灭菌容易和大小适当。通常木本植物、较大的草本植物多采用带芽茎段、顶芽或腋芽作为快繁的外植体；易繁殖、矮小或具短缩茎的草本植物则多采用叶片、叶柄、花茎、花瓣等作为快繁的外植体。外植体的取材要在晴天，最好是上午进行，不要在雨天、阴天或露水未干时取材。取样后除去不用的部分，且必须进行严格的清洗，消毒灭菌。

2. 外植体的灭菌与无菌培养物的获得

植物组织培养体系是在无菌条件下确立的，必须牢固地树立无菌和防止污染的意识，而外植体灭菌则是进入组织培养的首道关口，无菌外植体的获得是组织培养成功的前提，取自田间或温室的材料毫无例外地都带有大量的细菌和霉菌，必须进行彻底的灭菌。实践证明最有效的灭菌方法是化学灭菌。灭菌后的外植体一般每一培养瓶中接种一块材料，避免相互污染，对接种 15 d 以上仍未见污染并且成活的外植体，可转移至促使其启动生长的培养基中。

1）茎尖、茎段和叶片的灭菌

灭菌前用水冲洗外植体，茸毛较多的外植体用肥皂水洗涤后再用清水冲洗，最后用吸水纸吸干其表面水分，放置在超净工作台上。将外植体浸泡在 0.1%~0.2% 氯化汞溶液中 2~10 min，或先在 70% 乙醇溶液中浸泡数秒，然后在 10% 次氯酸钙溶液中浸泡 10~20 min，或先在 70% 乙醇溶液中浸泡数秒，再在 2% 次氯酸钠溶液中浸泡 15~30 min 进行灭菌。灭菌后倒掉灭菌液，用无菌水冲洗外植体 3~5 次，将外植体置于无菌滤纸上吸干表面水分，适当分割后进行接种。

2）根、块茎、鳞茎的灭菌

这类材料生长在土中灭菌较困难，且挖取时易受损伤，所以灭菌前应仔细清洗，凹凸不平处、鳞片缝隙处须用软刷清洗，并切除损伤部位。灭菌时应延长灭菌时间或增大灭菌剂的浓度，如将外植体浸泡在 0.1%~0.2% 氯化汞溶液中 5~12 min，或在 70% 乙醇溶液中浸泡数秒，然后用 6%~10% 次氯酸钠溶液浸泡 5~15 min 进行灭菌，灭菌后的操作步骤同茎尖、茎段和叶片的灭菌。

3）种子的灭菌

用 10% 次氯酸钠溶液浸泡 20~30 min，或用 0.1%~0.2% 氯化汞溶液浸泡 5~10 min 进行灭菌，灭菌后用无菌水冲洗 3~5 次，然后进行接种。

3. 抑菌培养基

经灭菌剂处理的外植体只进行了表面灭菌，不能除掉所有病菌，特别是无法去除侵入组织内部的病菌。因此,在培养基中加入抗生素类物质,以防止初代培养材料的污染。但抗生素在使用中存在以下问题:①抗生素抑菌谱不一,尚没有一种抗生素对所有的细菌都有效,而且药效短;②抗生素一般不稳定,遇酸、碱或加热都易分解失去活性;③单一抗生素抑菌,易产生抗药性,一旦停止使用,污染率又显著上升;④高浓度的抗生素会影响植物的生长。所以适用的抗生素种类和浓度的确定要在实践中摸索。此外,还须保证培养基、接种器械和超净工作台无菌,并使接种室内的环境保持清洁。对已污染的组培材料,应灭菌后再清洗,防止真菌孢子在空气中弥漫和繁殖。

4. 外植体的启动生长

1)启动生长培养基

培养基的种类和其中的细胞分裂素、生长素的种类、适宜浓度的组合对外植体的启动生长最重要,不同植物外植体的培养基是不同的,没有通用的培养基,需要优化筛选,MS 培养基是使用最广泛的基本培养基。通常细胞分裂素和生长素这两类物质如果浓度相同,则有利于诱导愈伤组织;刺激腋芽生长时细胞分裂素的适宜浓度一般为 0.5~1.0 mg/L,生长素水平则很低,一般为 0.01~0.1 mg/L;诱导外植体形成不定芽时,需要细胞分裂素类物质的浓度较高,生长素类物质的浓度较低;对愈伤组织的形成,增加生长素的浓度,并补充一定浓度的细胞分裂素是十分必要的。

2)启动生长时间

一般外植体完成启动生长需要 4~6 周,获得的培养产物转移到繁殖体增殖培养基中进行增殖。然而,有些外植体可能启动生长较难,需要在启动生长阶段停留较长时间,必须将外植体转移到新鲜的原培养基中培养,每月 1 次,继续诱导启动。

3)启动生长方式

外植体启动生长的方式主要有:①腋芽被刺激后直接生长;②茎段、叶片、花芽、子叶和其他器官外植体的伤口处产生不定芽;③外植体切口表面产生愈伤组织。菊花比月季花较易分化出不定芽;香石竹的叶片、茎尖、茎段、花瓣、子房和花托等外植体均可得到再生植株,而非洲菊的再生植株则多从花托、茎尖和花芽外植体中产生。

(二)繁殖体的增殖

外植体完成启动生长后,获得的培养材料进行增殖,不断分化产生新的丛生苗、不定芽和胚状体,甚至完整的新植株,这是植物快繁的重要环节,需大量的工作时间。

1. 增殖培养基

增殖率是植物商业性快速繁殖的重要指标。外植体在每次继代培养中,应能产生最大数量的有效繁殖体。因此,需确定适宜的增殖培养基配方。增殖培养基因植物种类、品种和培养类型不同而异。通常增殖基本培养基与启动生长阶段相同,而细胞分裂素和矿物元素的浓度则高于启动生长培养基,其最佳浓度应通过试验确定。MS 培养基适合多种植物的培养。

2. 增殖体的切割

为了保证每次继代培养获得同样的效果,增殖茎段应具有最小组织量,即携带一个茎节。但从初代培养物中切割的茎段一般有 2~4 个茎节，这些茎段可以垂直插入培养基中（插入深度不应淹没茎节）或水平放在培养基表面，以刺激侧芽的萌动。如果出现顶芽发育而抑制其他腋芽增殖的现象，应将顶芽茎段切除，对其基部进行再培养。

3. 培养材料的增殖

培养材料的增殖有短枝发生型、丛生芽发生型、不定芽发生型、胚状体发生型和原球茎发生型等 5 种方式。植物采用哪种方式进行快繁，既取决于培养目的，也取决于植物自身的遗传特点。大多数植物采用短枝发生型或不定芽发生型的增殖方式，再以芽繁殖芽的方式进行增殖；兰科植物、百合科植物等则采用原球茎发生型的增殖方式，以保障繁殖材料的遗传稳定性。增殖后形成的丛生苗或单芽苗经分割后，被转移到新培养基中继代培养。在繁殖体增殖阶段，每 4~8 周继代一次。

一个芽苗增殖产生小苗的数量一般为 5~25 个，可进行多次继代增殖，满足生产或其他需求。有时芽苗随着培养时间的延长出现衰退，表现为不能生长、茎尖褐化、进入休眠，甚至失去再生潜能，降低培养基中生长调节剂的浓度并避免基部愈伤组织的产生等可减轻芽苗的衰退。如果实在无法减轻其衰退，则需重新进行外植体的接种。

（三）芽苗的生根

当芽苗增殖到一定数量后，就要将试管人工异养环境中的芽苗及时转到生根培养基中诱导生根，转变成在温室或大田能自养生存的植株。芽苗的生根可分为诱导、生根和伸长 3 个阶段。芽苗的生根可在试管内进行，也可在试管外温室环境中进行。

1. 试管内生根

试管内生根是用 0.25~0.5MS 培养基，去除细胞分裂素，提高生长素水平，培养 1~2 d，然后选择强壮的试管芽苗移至无生长素的培养基中，辅以黑暗或弱光条件，效果很好。另外，延长在增殖培养基中的培养时间，有意降低一些增殖倍率，减少细胞分裂素的用量（将增殖与生根合并为一步），也可以诱导生根。

2. 试管外生根

试管外生根是将试管芽苗作为微型插穗，直接插于无菌基质上生根形成小植株的方法。将芽苗基部浸入 0.1~10 mg/L NAA 或 IBA 溶液快速浸蘸，然后植入培养基质中，喷雾保持高湿度，几天后可生根。试管外生根技术已用于不少植物的小植株产业化生产。例如，牡丹试管外生根的初步研究表明，其成活率高于试管内生根，但相关技术还需进一步完善。用此法生根时，芽苗可以先在生长素中快速浸蘸或在含有较高浓度生长素的培养基中培养 5~10 d，然后在温室中栽入培养基质（如珍珠岩：蛭石 =2：1）或蛭石中，并辅以小拱棚的高湿度环境，几天后芽苗可在其基部自行生根。另外，这个阶段还应进行芽苗的选择，淘汰明显不正常、畸形、有病的芽苗。对有休眠特性的植株可以利用低温处理来刺激其生长和增殖。生根培养一般转接一次就能完成，持续时间为 2~4 周。

（四）移栽驯化

移栽驯化是生根试管苗经炼苗过渡到田间环境的过程。试管苗通过移栽驯化，完成从异养到自养的转变，适应自然环境而独立生存。

1. 移栽前的炼苗

移栽前将试管苗在试管不开口的情况下移到自然光照下锻炼 2~3 d，让试管苗接受强光的照射，使其壮实起来，然后开口炼苗 1~2 d，使其经受自然湿度的锻炼，从而完成不开口锻炼—开口锻炼—降湿—增光锻炼的炼苗过程。

2. 移栽驯化管理

移栽的培养基质为蛭石、珍珠岩、粗沙、泥炭等按比例组成的混合物，采用高压灭菌。移栽驯化操作过程的重点是防伤苗、保湿、防病、保证适合的光照温度。从试管中取出生根的小苗用自来水清洗根部黏着的培养基，以防残留培养基滋生杂菌，清洗时防止伤根；栽前基质要浇透水，栽后轻浇薄水。

1）水分管理

试管苗是在高湿的环境中生长的，其茎叶表面防止水分散失的角质层几乎全无，根系也不发达，移栽后应采用加覆塑料薄膜、经常喷雾的方法提高空气湿度，减少叶面蒸腾。在移栽后 5~7 d，空气相对湿度要求 90% 以上，尽量接近培养瓶的湿度水平，保证小苗的水分供需平衡；之后，可逐渐降低湿度，使小苗适应湿度较低的条件；约 15 d 以后小植株形成新的功能根系，可揭去拱棚的薄膜，逐渐减少浇水，促使小苗健壮生长。

2）温度、光照管理

试管苗是在营养丰富且含糖的培养基中异养生长的，移栽后要通过自身的光合作用来维持生存。试管苗移栽以后要保持一定的温度，移栽小植株生长所需的适宜温度与植物种类有关，喜温性植物以 25 ℃左右为宜，喜凉性植物则以 18~20 ℃为宜；温度过低幼苗生长迟缓或不易成活，温度过高幼苗水分蒸发太快，水分失衡，并会促使菌类滋生。光照管理初期应用较弱的光照，加盖遮阳网，之后逐渐加强光照，如色温 1 500~4 000 K，照度 1 000 lx，后期可直接利用自然光照，增强抗性，促其成活。

在移栽小植株的驯化管理阶段，还应防止菌类滋生，适当喷一定浓度的杀菌剂可有效保护移栽小植株正常生长。经过驯化移栽成功的小植株进一步生长发育的管理与正常田间管理方法相同。

五、转基因方法

20 世纪 80 年代以来，人们在实践中探索出了许多转基因方法。较常用的方法可分为以下 5 种：①基因枪法；②脂质体介导基因转化法；③电击法介导基因转化；④花粉管通道法；⑤农杆菌介导法。

1. 基因枪法

康奈尔大学的 Sanford 等于 1987 年首次研制出火药引爆的基因枪，并与该校的工程技术专家 Wolf、Kallen 合作研究出一种基因转移的新方法，称为基因枪法，又称为高速微弹法、微粒枪法、微粒轰击法。1990 年美国杜邦公司推出商品基因枪 PDS-1000 系统。在此期间，高压放电、压缩气体驱动等基因枪相继出现，并都在反复的实践中得到改进和发展。其改进的核心是粒子加速系统，用以提高射弹的可控度，即粒子速度和射入的浓度等。

其基本原理是将外源 DNA 包被在微小的金粒或钨粒表面，然后在高压的作用下微粒被高速射入受体细胞或组织。微粒上的外源 DNA 进入细胞后，整合到植物染色体上，得到表达，从而实现基因的转化。

根据动力系统，可将基因枪分为三种类型。第一类以火药爆炸力为加速动力，其显著特征是塑料子弹和阻挡板。塑料子弹前端载放已沉淀有 DNA 的钨金粉。当火药爆炸时，塑料子弹带着钨金粉向下高速运动，至阻挡板时，塑料子弹被阻遏，而其前端的钨金粉粒子继续以高速向下运动，击中样品室的靶细胞。粒子的速度主要通过火药的数量和速度调节器控制，不能做到无级调整，可控度较低。第二类以高压气体为动力，如氦气、氢气、氮气等。其工作原理是把载有 DNA 的钨金粉喷撒在一张微粒载片上，电极间悬滴着微水滴。在压缩空气的冲击下，微水滴雾状喷射，驱动载片。当载片受阻于金属筛网时，载有 DNA 的钨金粉粒子继续向下冲击射入细胞。第三类以高压放电为驱动力。其最大优点是可以无级调速，通过改变工作电压，粒子速度和射入浓度可准确控制，使载有 DNA 的钨金粉粒子能到达具有再生能力的细胞层。

操作步骤如下。

（1）微粒体的洗涤。取 60~100 mg 钨或金粉，溶于 1 mL 无水乙醇中，用超声波振荡洗涤。微粒体处理后可在密闭条件下室温贮存 1 周。离心除去乙醇，密闭贮存于室温环境中，备用，保存时间不要超过 1 周。

（2）DNA 微粒载体的制备。

（3）靶外植体材料的准备。在无菌条件下截取靶外植体，放于样品皿中，外植体大小按基因枪的要求选择；在无菌条件下把靶外植体放入基因枪的样品室，并对准子弹发射中心。

（4）DNA 微弹轰击，按照基因枪的说明书操作。

（5）轰击后外植体的培养。DNA 微弹轰击后立刻转入相应的培养基中培养，以免材料脱水加重细胞受伤害的程度，获得再生植株。

目前已有十几种植物采用此技术获得了转基因植株，如小麦、玉米、水稻等，显示了其广阔的前景。近年来，多基因转化是一个新亮点，由于基因枪法转化容量大，一次能导入 12~14 个不同的质粒，因而被认为是实现多基因转化的较理想的方法。基因枪法可将外源基因导入细胞器，并使之得到稳定表达，因此为细胞器的基因转化开拓了一片新领域。基因枪技术为外源基因导入特定组织提供了可能，因此可以用于研究植物的发育和调控。如果把外源的特定基因导入不同的细胞或不同发育时期，则可以研究其基因表达的特点。

2. 脂质体介导基因转化法

脂质体介导基因转化法用脂类化学物质包裹 DNA 形成球体，通过植物原生质体的吞噬或融合作用把内含物转入受体细胞。Deshayes 等用脂质体包裹带有卡那霉素抗性嵌合基因的大肠杆菌质粒，用 PEG 诱导脂质体与烟草原生质体融合。试验成功地转化原生质体获得再生植株。这一成功的例子为基因转化建立了新的方法。该方法的基本原理是脂质体根据生物膜的结构功能特性合成人工膜，然后把 DNA 包裹在人工膜内。

为了避免在包裹 DNA 时超声波和有机溶剂对 DNA 造成损伤，通常使用去垢剂透析法制备脂质体，也有人使用反相蒸发法。反相蒸发法制备脂质体的原理是向溶于有机溶剂的磷脂中加入核酸水溶液，磷脂即以亲水基朝向水相、疏水的尾链伸向有机相的方式整齐地排列在两相界面上，经超声波处理后，在有机相中形成包有 DNA 水溶液的囊泡，通过减压蒸馏有机溶剂并加入水溶液后即可形成包含 DNA 的脂质体。将脂质体与原生质体在适当的培养基中混合，通过原生质体的吞噬或融合可将外源 DNA 导入受体细胞。

操作步骤如下：

(1)用反相蒸发法制备脂质体，常用的脂类是牛脑磷脂酰丝氨酸和胆固醇；

(2)RNA 和 DNA 核酸制备；

(3)脂质体纯化；

(4)脂质体 - 原生质体保温培养转化；

(5)原生质体选择培养。

近年来，美国 BRL 公司推出一种新型脂质体（转化脂），只要把转化脂与 DNA 简单地混合，即可形成转化脂与 DNA 的复合体，把 DNA 包裹在脂质体内，并可有效地转化动植物细胞。此方法可明显提高转化率，而且有商品出售，耗时短，简便快捷，因此脂质体介导基因转化法是值得广泛使用的一种转化方法。脂质体在介导植物病毒 RNA 的转化方面应用更多，并取得重要进展。脂质体在包裹植物病毒裸露的 RNA 后，与原生质体在特定的融合条件下保温，可获得较高的感染率。此外，用脂质体转染可以大大降低核酸的用量，TMV-RNA 的用量可以从 50 μg 降到 5 μg，具有很高的实用价值。

3. 电击法介导基因转化

电击法利用用高压电脉冲作用在原生质体膜上“电击穿孔”，形成可逆的瞬间通道，从而促进外源 DNA 的摄取。此方法在动物细胞中应用较早并取得很好效果，李宝健等于 1985 年首次将其应用于植物细胞的基因转化。现在这一方法已被广泛应用于各种单、双子叶植物中，特别是在禾谷类作物中更有发展潜力。

1)基本原理

细胞膜主要由脂类组成，每一个脂质分子都有极性的头部和疏水的尾部。因此，细胞膜可视为一个电容，当细胞处于一个外加电场中时，膜电位升高，随着 E 不断增大，V 也不断升高，于是膜被压缩变薄。当 V 升高到一定值时膜被击穿形成微孔，此电压称为击穿电压。如果电场强度不再继续增大，膜孔数量少，孔径小，间隔一段时间后即可复原，称之为可逆击穿。相反，如果电场强度继续增大，膜上的穿孔区域增大，数量增多，孔径增大，最后引起不可逆击穿。

电击处理时输出的脉冲电压波形有两种：一种是指数波，另一种是方波。方波脉冲的电场强度在整个脉冲的持续期内均保持恒定；而指数波脉冲的电场强度在整个脉冲的持续期内由于使用电容进行辉光放电，从高于膜击穿电压指数下降到低于膜击穿电压。使用方波时，E 和 t 都能确定，而且由于方波脉冲的 E 始终高于 E_c，故一般采用短期多次处理。使用指数波时，E 和 t 则难以确定，而且指数波脉冲的 E 高于 E_c 的时间极短暂，故一般采用长时间一次性脉冲，随后约有 10 min 的收敛阶段。具体情况需根据仪器而定。

2)操作步骤

(1)分离的原生质体加入电击缓冲液重悬，并离心 3 min 去掉上清液，再加入适量的电击缓冲液，计数，调节原生质体的密度；

（2）加入质粒 DNA 和样品 DNA，混合后分装于电击反应槽内；

（3）冰浴 5 min；

（4）选择不同参数电击；

（5）冰浴 10 min；

（6）离心 3 min 除去电击缓冲液，用液体培养基洗涤；

（7）将原生质体包埋于固体培养基中，在 28 ℃的黑暗条件下培养。

目前，人们已可以采用电击法直接在带壁的植物组织和细胞上打孔，然后将外源基因直接导入植物细胞，使用该方法可以不制备原生质体，提高了植物细胞的存活率，而且简便易行，现已在水稻中获得转基因植株。

4. 花粉管通道法

在授粉后向子房注射含目的基因的 DNA 溶液，利用植物在开花、受精过程中形成的花粉管通道，将外源 DNA 导入受精卵细胞，并进一步整合到受体细胞的基因组中，随着受精卵的发育而成为带转基因的新个体。该方法于 20 世纪 80 年代初期由我国学者周光宇提出，我国目前推广面积最大的转基因抗虫棉就是用花粉管通道法培育出来的。该法的最大优点是不依赖组织培养人工再生植株，技术简单，不需要装备精良的实验室，常规育种工作者易于掌握。

1）基本原理

花粉管通道法的基本原理是授粉后使外源 DNA 沿着花粉管渗入，经过珠心通道进入胚囊，转化尚不具备正常细胞壁的卵、合子或早期胚胎细胞。这一原理可以应用于任何开花植物。

2）操作步骤

（1）外源 DNA 制备。

①从植物中提取 DNA：取供体植物的幼叶、幼穗等作为试材，提取总 DNA，然后进行纯化和酶切，之后制备 DNA 导入液。

②从细菌中提取质粒 DNA：已构建的中介载体一般克隆在大肠杆菌中，因此可以直接从大肠杆菌中提取质粒 DNA，酶切后制备 DNA 导入液。

③从农杆菌中提取已重组构建的 Ti 质粒，酶切后制备 DNA 导入液。

（2）分析受体植物的受精过程和时间，确定导入外源 DNA 的时间和方法。

（3）外源 DNA 导入受体植物。

方法一：柱头涂抹法。授粉前，先用 DNA 导入液涂抹柱头，然后人工授粉，迅速套袋。

方法二：花粉粒吸入法。提前去雄套袋隔离，花粉粒首先用 DNA 导入液处理，使外源 DNA 吸入花粉粒，然后对受体植物进行人工授粉、套袋。

（4）后代材料处理。

经外源 DNA 处理获得的种子与供体、受体植物的子代点播在同一试验田中，进行田间试验。

5. 农杆菌介导法

农杆菌是普遍存在于土壤中的一种革兰氏阴性细菌，它能在自然条件下趋化性地感染大多数双子叶植物的受伤部位，并诱导产生冠瘿瘤或发状根。根癌农杆菌和发根农杆菌的细胞中分别含有 Ti 质粒和 Ri 质粒，其上有一段 T-DNA，农杆菌通过侵染植物伤口进入细胞后，可将 T-DNA 插入植物基因组。因此，农杆菌是一种天然的植物遗传转化体系。人们将目的基因插入经过改造的 T-DNA 区，借助农杆菌的感染实现外源基因向植物细胞的转移与整合，然后通过细胞和组织培养技术再生出转基因植株。农杆菌介导法起初只被用于双子叶植物中，近年来在一些单子叶植物（尤其是水稻）中也得到了广泛应用。

1）基本原理

农杆菌含有 Ti 质粒，是较好的基因克隆载体。农杆菌附着在植物细胞上后，留在细胞间隙中。T-DNA 首先在细菌中被加工、剪切、复制，然后被转入植物细胞。

2）操作步骤

（1）把含目的基因的外源 DNA 插入 Ti 质粒的 T-DNA 区，构成重组的质粒分子；

（2）将重组型质粒转化给大肠杆菌细胞；

（3）通过细菌的结合作用，含外源 DNA 的重组型质粒从大肠杆菌转移到农杆菌，并与其固有的 Ti 质粒发生同源重组，外源 DNA 转移到固有的 Ti 质粒上；

（4）将农杆菌直接接种在植物的伤口部位或采用植物原生质体共培养方法转化植物细胞；

（5）培养转化的细胞或组织再生出转基因植株。

利用农杆菌 Ti 质粒转化系统已获得许多转基因植物。1983—1994 年由农杆菌转化成功的植物达 116 种，在植物抗病、抗虫、抗除草剂和提高植物果实品质等方面已获得不少转基因植物，有的已应用于生产，为提高作物产量和抗逆能力、优质高产良种选育提供了一条诱人的全新途径，显示了潜在的美好前景。

常用的转基因方法有基因枪法、脂质体介导基因转化法、电击法介导基因转化等，这些转基因方法的优缺点比较如表 8-4 所示。

表 8-4　常用转基因方法的优缺点比较

转基因方法	优点	缺点
基因枪法	（1）无宿主限制； （2）靶受体类型广泛； （3）可控度高； （4）操作十分简便快速	（1）转化效率低； （2）仪器设备昂贵，转化费用高； （3）不易获得再生植株
脂质体介导基因转化法	（1）方法简便； （2）重复性好； （3）对多种类型的细胞有效； （4）包装容量大，安全性高	（1）DNA 会被溶酶体降解； （2）转化效率不高
电击法介导基因转化	（1）操作简便； （2）DNA 转化效率高； （3）适于瞬时表达的研究	（1）原生质易受损伤； （2）仪器较昂贵

续表

转基因方法	优点	缺点
花粉管通道法	（1）方法简便； （2）单、双子叶植物均可应用； （3）缩短了育种时间； （4）可对任意品种进行外源 DNA 导入； （5）可以保留受体的优良性状	（1）可能带入目的基因外的 DNA 片段； （2）局限于开花时间应用； （3）如果是不受单基因或单片段 DNA 控制的多基因性状，则不能或很难通过这一方法导入植物
农杆菌介导法	（1）成功率高，效果好； （2）机理研究清楚，方法成熟，应用最广泛； （3）Ti 质粒的 T-DNA 区可以容纳相当大的 DNA 片段插入； （4）可连接不同启动子； （5）遗传稳定性好	（1）主要应用于双子叶植物； （2）应用范围较窄

6. 基因编辑育种技术

农杆菌介导法、基因枪法和花粉管通道法等转基因育种技术，外源基因都是随机整合到宿主基因组中去的，转基因效果预见性不强，存在基因沉默和出现非预期变异的问题。基因编辑技术具有靶向突变、删除、插入、替换目的基因和可获得不含外源基因的非转基因植株等优点，能很好地解决常规转基因育种方法存在的问题。它们结合已成为一种全新的、强有力的育种方法，正在迅猛发展。

1996 年，Kim 等将 ZFP（Zinc finger protein，锌指蛋白）特异识别 DNA 序列的锌指结构与核酸内切酶 FokI 的非特异性切割结构域人工串联重组融合，形成具有 DNA 切割功能的新嵌合体融合锌指核酸酶（Zinc finger nuclease，ZFN），创立了第一代基因编辑技术 ZFN。此后，经众多科学家不断改进，ZFN 技术发展成为最成熟的基因编辑技术。2007 年，Kay 等发现黄单胞菌分泌注入植物细胞中的转录激活子类效应因子（transcription activator-like effector，TALE）可以特异性识别、结合和激活宿主植物特定基因表达。2010 年，Christian 等将 TALE 特异性识别结合 DNA 的重复序列中央结构域与 FokI 的催化切割结构域进行串联融合，得到了能打断 DNA 双链的人工重组转录激活子类效应因子核酸酶（transcription activator-like effector nuclease，TALEN），发展出了第二代基因编辑技术 TALEN。2007 年，丹麦的 Barrangou 等首次证实 CRISPR/Cas 是细菌的获得性免疫防御系统，用于特异性识别并降解清除外源核酸，以抵御病毒和质粒入侵。2012 年，Jinek 等发现在 crRNA（成簇规律间隔回文重复序列核糖核酸）和 tracrRNA（反式激活 crRNA）互补双链 RNA 的引导下 CRISPR/Cas9 系统能定向打断 DNA 双链，并提出在设计精妙的单链 RNA 的引导下该系统可用于基因编辑。2013 年，Cong 等成功应用 CRISPR/Cas9 系统对哺乳动物基因组进行多重基因编辑，开发出第三代基因编辑技术 CRISPR/Cas9。2015 年，Zetsche 等发现了具有内切酶更易进入组织细胞、产生黏性末端，目标位点选择更灵活的特点的全新 CRISPR/Cas 基因编辑系统 CRISPR/Cpf1。最近，Gao 等还发明了古生菌 Argonaute 蛋白在 DNA 的引导下进行基因组编辑的技术 NgAgo，被誉为第四代基因编辑技术。

ZFN 技术的原理为人工设计重组合成 ZFN，导入细胞中，通过锌指结构靶向特异性的

DNA位点并结合，然后利用FokI核酸酶切割结构域剪切特定位点DNA，最后借助细胞内固有同源重组或非同源末端连接途径修复DNA缺口，完成特定DNA序列的碱基突变、删除、插入和替换等编辑工作。除通过TALE重复序列中央结构域识别并结合特定DNA外，TALEN其他技术原理与ZFN技术类似。CRISPR/Cas9技术的原理为人工设计合成与特异DNA位点具有同源性的单链向导RNA（sgRNA），并构建sgRNA和Cas9蛋白质粒载体，通过体外表达后注入或转化宿主细胞体内表达的方式，使sgRNA和Cas9蛋白得以在细胞内结合形成特异识别切割复合体，然后切割复合体在sgRNA同源互补结合引导下靶向特异DNA位点，在Cas9蛋白的作用下进行DNA双链剪切，最后也是借助细胞内固有同源重组或非同源末端连接途径修复DNA缺口，完成特定DNA序列的碱基突变、删除、插入和替换等编辑。CRISPR/Cpf1技术与CRISPR/Cas9技术原理类似，但使用的核酸内切酶不一样。通过农杆菌介导法和基因枪法，ZFN、TALEN和CRISPR/Cas技术都已被用于烟草、水稻、小麦、番茄、葡萄、甘蓝、苹果和甜橙等众多作物产量、抗病、抗除草剂、品质、雄性不育和开花基因靶向突变、删除、插入、替换研究。三者应用范围有较大重复，但三者又各有技术特点和适用范围。ZFN和TALEN技术，针对不同靶DNA序列，需要重新设计合成新核酸酶，试验烦琐，成本高。CRISPR/Cas技术仅需设计合成一个能够结合目标序列的短片段sgRNA，试验简单、方便，但也存在脱靶率突出和目标序列附近下游必须存在PAM保守序列的问题。NgAgo技术试验结果尚不稳定，仍需要进一步优化、完善。

六、转化体的筛选和鉴定

1. 转化体的筛选

相对于非转化体来说，不论采取何种遗传转化方法，转化体只占少数，因此在对转基因植物进行鉴定之前，需将其筛选出来，从而减少鉴定工作量。另外，在进行外源基因的遗传分析或杂交转育时，也需将转基因植株筛选出来。

具体应用的筛选方法因导入的外源基因和转化方法而不同。如经过组织培养阶段的转化方法，转化体的筛选在组培阶段进行；直接得到种子的转化方法，则需在幼苗阶段或田间生长阶段进行转化体的筛选；对转基因植物的筛选可利用标记基因或目的基因赋予的性状。

1）标记基因的运用

标记基因通常与目的基因构建在同一表达载体上并一起转入受体植物。标记基因分为选择基因和报告基因。转化体由于携带标记基因，具有一些非转化体不具有的特性，如对抗生素或除草剂的抗性增强、具有某种特定酶活性等。利用这些特性，采取一定的方法，可以筛选出转化体。

（1）选择基因。

选择基因主要包括抗生素、除草剂抗性基因，前者用得最多。在选择压力下，不含选择基因及其产物的非转化细胞和组织停止生长甚至死亡，转化细胞和组织由于有抗性，可继续成活。常用的选择基因有nptⅡ、hpt、bar等，分别赋予受体植物抗卡那霉素、潮霉素、除草剂等性状。近年来又发展了一种新的标记基因——磷酸甘露糖异构酶基因manA。选择基因决定了筛选试剂。筛选试剂包括抗生素类、除草剂类、糖类等。使用筛选试剂时，应该首先对筛选转化体的适宜浓度进行考察。原生质体、愈伤组织对筛选试剂的敏感性较强，故筛选浓度常较低。

（2）报告基因。

常用的报告基因有 β-*D*- 葡萄糖醛酸苷酶基因（GUS）、荧光素酶基因（LUC）、氯霉素乙酰转移酶基因（CAT）、绿色荧光蛋白基因（GFP）等，多为酶的基因。检测时加入相应的底物，检验酶活性是否存在，相应地指示出目的基因是否表达。加入的底物异源化学物质对细胞有一定程度的毒性，难以实时选出活的转化细胞或组织，因此不适合原生质体的筛选。

2）目的基因的利用

目的基因表达后，转基因植株会具有区别于非转基因植株的性状。利用目的性状直接筛选转基因植株的方法已被许多研究者采用，其可行性也得到证实。

另外，根据获得转化体的方法不同也可以在试验的不同阶段进行筛选。

（1）组培阶段的筛选。

转化的原生质体和愈伤组织均在组织培养再生成植株的过程中筛选。向培养基中加入一定浓度的筛选试剂，未转化的原生质体和愈伤组织被淘汰，将来得到的再生植株就是转基因植株。

（2）发芽筛选。

采用花粉管通道法、植物原位真空渗入法或基因枪法（以花粉为受体）进行遗传转化，能直接得到转化的种子。由于获得的种子数量大，因此选择一种简便、快速的筛选方法对转化植株的筛选具有重要的意义。目前培养基（液）萌发法比较常用。种子经表面消毒后播种于含有一定浓度筛选试剂的发芽筛选培养基（或培养液）中。之后观察其出芽、胚根伸长、侧根发生和子叶生长状况，作为转化体的筛选标准。

（3）对转基因成株的筛选。

对转基因成株的筛选方法快速、简单，适用于生产上大面积使用，包括喷施法、叶片涂抹法等。喷施法主要用于 bar 基因（抗除草剂）做选择标记得到的转化植株的筛选。叶片涂抹法较烦琐一些，但比喷施法节约试剂，可保留敏感株，因此研究转基因沉默或丢失现象时可采用此法保留抗性敏感植株做进一步研究。

2. 转化体的鉴定

通过筛选得到的再生植株初步证明标记基因已整合进入受体细胞。至于目的基因是否整合到受体核基因组中、是否表达，必须从分子水平鉴别出阳性转化体，明确目的基因在转基因植株中的拷贝数和转录、表达情况，需要结合分子生物学技术检测。

1）PCR 法

常规 PCR 法引物设计不合理，靶序列或扩增产物交叉污染，外源 DNA 插入后的重排、变异等因素都会造成检测的误差而出现假阳性，通常常规 PCR 的检测结果仅作为转基因植物初选的依据，有必要对 PCR 技术进行优化。现已发展出多重 PCR（multiplex PCR，MPCR）、降落 PCR（touchdown PCR，TD-PCR）、随机引物 PCR（randomly primed PCR，rp-PCR）、反向 PCR（inverse PCR，IPCR）和实时荧光定量 PCR（real-time quantitative PCR）等。

2)Southern 杂交

利用 Southern 杂交，不仅能够检测外源 DNA，而且能够确定外源基因在植物基因组中的排列情况、拷贝数和转基因植株后代外源基因的稳定性。其不受操作过程中 DNA 污染的影响，能清除转化中的质粒残留所引起的假阳性信号，准确度高，特异性强，是研究转基因植株外源基因整合最可靠的方法。

3)外源基因表达的检测

转基因成功与否在很大程度上取决于导入基因的表达水平。Northern 杂交是检测基因在 RNA 水平表达的权威方法。Western 杂交可定性检测出目的基因是否表达出蛋白质。酶联免疫吸附剂测定(ELISA)利用免疫学原理检测抗原、抗体。此外，生物芯片技术、原位杂交技术、质谱分析、色谱分析、生物传感器、近红外光谱和微纤维装置(microfabricated device)等在转基因植物检测中都有应用。

第四节 药用植物的其他常用育种方法

一、诱变育种

诱变育种是利用各种物理因素、化学因素和生物因素诱导植物发生突变，根据育种目标选择新品种的育种技术。诱变育种突变频率高，诱发变异较稳定，适用范围广，可有效改良作物的个别单一性状，缩短育种年限。

1. 辐射育种

辐射育种是利用物理诱变因素引起染色体、基因和细胞质的变异，用以改良某些或某个特别性状，在药用植物中应用较多的是以 γ 射线和微波为辐射源。射线辐射育种在药用植物中的研究应用较早，1921 年 Blakesles 首先用 X 射线照射曼陀罗的种子，获得了各种形态的突变型，20 世纪 70 年代以后 Michalaski 用 20 kR 剂量的 γ 射线照射毛花洋地黄进行选择，获得了有效成分含量高的品系。Darimow 用 X 射线处理罗木的种子，所得的突变体生物碱含量特别高。Deril 等用 X 射线照射香罗勒的种子，选育出了高产的一叶萩突变品系。Getsadze 用 10~11 kR 的 γ 射线照射香罗勒的种子得到了突变体，不但具有高的精油产量，而且具有抗镰孢菌的能力。我国的辐射育种开始于 1987 年，所育成的品种抗病、耐贮藏，且早熟。四川省中药研究所用二氧化碳激光照射薏苡种子，育成四激薏 78-1 号新品种，其具有植株矮、分蘖多、千粒重大等优点。药用植物人参、元胡等的辐射育种已经开始。

2. 化学诱变

化学诱变是利用一些烷化剂、碱基类似物或叠氮化物等化学诱变剂，采用浸渍法、滴注法、注射法、涂抹法或熏蒸法处理植物种子、花粉、子房、合子、茎尖等部位，使后代产生遗传性的改变。甲基磺酸乙酯(EMS)被证明是最有效而且负面影响小的诱变剂。与其他烷化诱变剂类似，它也是通过与核苷酸中的磷酸、嘌呤和嘧啶等分子直接反应来诱发突变的。EMS 诱变后产生突变的频率高，且多为显性突变体，易于筛选突变体。

EMS诱发的突变主要通过两个步骤完成，首先鸟嘌呤的O-6位置被烷基化，成为一个带正电荷的季铵基团，从而发生两种遗传效应：一是烷化的鸟嘌呤与胸腺嘧啶配对，代替胞嘧啶，发生转换型的突变；二是由于鸟嘌呤的N27烷基活化，糖苷键断裂造成脱嘌呤，而后在DNA复制过程中，烷基化鸟嘌呤与胸腺嘧啶配对，导致碱基替换，即G：C变为A：T。EMS诱变产生点突变的频率较高，而染色体畸变较少，可以对作物的某一种特殊性状进行改良。但EMS诱变在药用植物中的应用还比较少，通常将该技术与组织培养结合起来使用。如张秀省等利用EMS处理长春花愈伤组织，发现愈伤组织发生了变异，不仅生长快，而且吲哚总碱含量高。

3. 空间诱变

空间诱变育种是利用高空气球、返回式卫星、飞船等航天器将作物种子、组织、器官或生命个体搭载到宇宙空间，利用宇宙空间特殊的环境诱变作用使生物基因发生变异，再返回地面进行选育，培育新品种、新材料的作物育种新技术。它是航天高科技与农业遗传育种相结合的产物，是综合了宇航、遗传、辐射、育种等学科的高新技术。

航天育种的最大优势在于有可能在较短的时间内创造出用目前的常规诱变育种方法难以获得的罕见基因资源，培育出有突破性的优良品种。航天育种技术不仅可直接用于培育优良品种，而且可创造出有突出特点的罕见种质材料。我国作为世界上掌握返回式卫星技术的3个国家之一，在利用卫星搭载种子开展植物育种改良探索方面取得了国际领先的研究成果。我国自从1987年8月5日第一次利用返回式卫星搭载植物种子以来，前后共有70多种植物的1 000多个品种的种子经过太空育种取得可喜的成绩。1994、1996年发射的返地卫星分别搭载了红花、桔梗等药用植物种子，经研究发现这些种子抗逆性增强，活性成分含量提高，品质得到了明显改良。

二、药用植物单倍体育种

通过对植物的花药、花粉、未受精的子房或胚珠进行组织培养获得单倍体（其中以花药和花粉培养应用最广泛），单倍体在培养过程中经过秋水仙素处理，染色体加倍，成为纯合二倍体植株，这种培养技术在育种上的应用称为单倍体育种。研究表明，常规育种一般需要8~10年甚至更长的时间，而通过单倍体进行育种一般仅需要4~5年的时间。单倍体育种具有程序简单、育种周期短、基因型一次纯合等优点，是常规育种程序和方法的重大改革，尤其在林业等生长周期长的物种中效果更显著。单倍体只含有其双亲的一套染色体组。获得单倍体的方法有单性生殖法、体细胞染色体消失法和组织与细胞的离体培养技术等。单倍体育种获得完整植株的过程如图8-4所示。

单倍体植株往往不能结实，在培养基中用秋水仙素处理使染色体加倍可以获得纯合二倍体植株。单倍体育种具有高速、高效率、基因型一次纯合等优点。自从Guha等首次报道毛曼陀罗（*Datura metel* L.）花药培养获得单倍体植株以来，花药培养引起了全世界的关注，包括中国在内的很多国家相继进行这方面的研究工作，使花药培养在国际上取得很大进步。近30年来，已有23科52属约300种高等植物的花药培养获得成功，而利用花药培养产生单倍体植株的技术已被广泛应用到170多种植物上。我国在花药培养和单倍体育种方面总体上位于世界前列，由朱至清等研制的N6培养基广泛应用于禾本科植物的花药和花粉培养，已成为国内外花培的通用培养基。通过花药或花粉培养获得单倍体的育种技术，已经成为一种崭新的育种手段。目前我国从药用植物的花药培养中获得完整植株的品种有前胡、防风、决明子、党参、石刁柏、枸杞、毛叶曼陀罗等。花药培养获得单倍体试管苗的过程如图8-5所示。

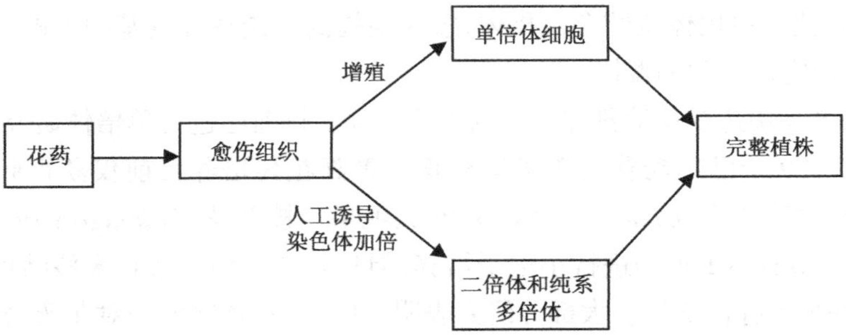

图 8-4　单倍体育种获得完整植株的过程

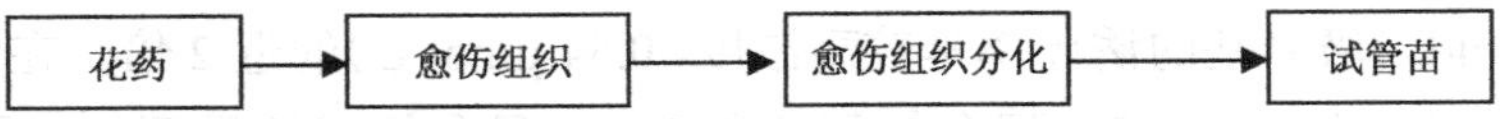

图 8-5　花药培养获得单倍体试管苗的过程

Pelletier（1972）首次利用石刁柏花药进行离体培养，成功获得了含有一定比例单倍体细胞的混倍体愈伤组织。Dore（1974—1979）在Pelletier工作的基础上，利用花药离体培养技术，首次获得超雄（XY）和纯合的二倍体雌株（YY），然后用组织培养的方法大量繁殖超雄株和2个纯系的雌株种植于田间进行杂交，选育出早熟高产的杂交组合。利用此组合产生的杂交种子用于进行商业生产从而获得全部早熟高产的雄性植株（XY）。Falarigna（1986）得到的全雄系杂种比标准品种增产60%~100%。对石刁柏花药培养的接种时期、诱导方法、培养基配比、控制体细胞干扰、染色体自发加倍变化、根分化等方法进行研究，获得了石刁柏花药培养的单倍体植株。

1973年，中国和印度首次报道通过花药培养获得了辣椒单倍体植株，随后，波兰的Novák（1974）利用花药培养得到了愈伤组织。此后，随着植物单倍体诱导技术的不断发展，辣椒单倍体诱导发展出花药培养和游离小孢子培养两大方式。Sibi等（1979）建立了辣椒花药经两步培养直接诱导成胚的方法，Dolcet-Sanjuan等（1997）建立了花药固液双层培养方法。Kim等（2008）从辣椒花药中游离小孢子，并将小孢子置于液体碳源饥饿培养基中，在31 ℃黑暗中预处理3 d后转移到添加KT（0.83 mg/L）并且不含生长调节剂的NLN培养基（Swanson，1990）中，在25 ℃下黑暗培养，4周后获得了胚状体，每10×10个小孢子（约一个花蕾）可产生5.5个子叶胚，成功建立了辣椒游离小孢子培养的技术体系。同年，李春玲等（2008）将花药接种在固体CP培养基中，35 ℃暗培养5~12 d后游离小孢子，然后悬浮于改良的液体R培养基（含3 g/L蔗糖或6 g/L麦芽糖）中，获得了小孢子胚，胚状体诱导率为 0.022%。Lantos 等（2009）则先将花药置于液体饥饿培养基（0.3 mol/L 甘露醇）中，32 ℃暗处理 7 d，然后分离小孢子，游离于改良的 W14 液体培养基（欧阳俊闻等，1989）中，并与小麦或辣椒子房共培养，成功诱导小孢子胚的发生，每个培养皿（4.5 × 10 个小孢子）产生 3.75~65.75 个胚。以上 3 种方法，在辣椒材料、培养基种类、小孢子的预处理等方面均有不同，因而小孢子胚的诱导效率亦存在较大差别。

褚云霞等用百合花药培养花粉植株的单倍体率可达 25%。S. S. Bhatmagar 以麻黄雌配子体为外植体诱导产生愈伤组织，经分化培养得到完整的单倍体植株。用花药培养或未授粉的子房培养，获得单倍体或纯合二倍体，极大地提高了选择优良基因型的效益，并可加速获得遗传性状稳定而一致的群体。

单倍体培养是快速获得菊科纯合系的重要途径。目前已进行单倍体研究的菊科植物共有 13 个种，其中 9 个已成功获得单倍体植株。青蒿花药培养目前仅获得胚性愈伤组织。Bal 和 Touraev 对洋甘菊（*Chamomilla recutita*）、毛果一枝黄花（*Solidago virgaurea*）、蛇目菊（*Sanvitalia procumbens* Lam.）进行小孢子培养，但只有蛇目菊观察到多核结构，其余仅观察到均匀分裂，并最长存活 2 周。大部分研究表明，4 ℃左右预冷处理对花药培养具有促进作用。在菊科花药培养中，常将 IAA、NAA、2，4-D 等生长素和 BA、KT、ZT 等细胞分裂素配合使用。在对紫松果菊花药培养的研究中发现，NAA 的浓度对芽的诱导非常重要，低浓度 NAA（0.27 μmol/L）培养基的诱导率是较高浓度（0.54 μmol/L）的近 2 倍。在灯盏花花药培养中，分裂素 KT 与生长素 IBA 配合使用比与 NAA 配合使用效果要好，诱导率最高，为 97%。此外，在添加 6-BA 的培养基中，苗的玻璃化程度明显高于 KT。向日葵花药培养研究发现，将胚性愈伤组织转接到添加 0.5 mg/L 6-BA 的培养基中，愈伤组织更容易变绿，并产生多个芽。小孢子培养能快速获得大量单倍体或加倍单倍体，且能避免花药壁等其他组织的干扰，是较理想的获得单倍体的方法。菊科中仅有菊苣（*Cichorium intybus* L.）小孢子培养成功获得单倍体。Theiler 等从小花中分离出单核期的小孢子，培养于添加 0.5 mg/L 2，4-D、0.5 mg/L IAA 和 2.0 mg/L ZT 的 MS 培养基中。培养 6 个月后，开始形成愈伤组织。将愈伤组织转移到 MS+0.5 mg/L 6-BA+0.5 mg/L IAA 培养基中。分化出芽后，经过壮苗、生根，最终成苗，经流式细胞仪检测为单倍体。

花药离体培养与单倍体育种的关系如下。

花药离体培养是一种组织培养技术，其过程是：①把花粉发育到一定阶段的花药通过无菌操作技术接种到人工培养基中进行离体培养；②花粉在培养基所提供的特定条件下可以发生多次分裂，形成类似于胚胎的构造（胚状体）或愈伤组织；③诱导愈伤组织分化出芽和根，最后长成植株。

单倍体育种是一种育种方法，其过程是：在花药离体培养的基础上，用秋水仙素继续处理单倍体幼苗，使染色体数目加倍，恢复为二倍数。因为它们的二倍数染色体是由单倍数染色体加倍而来的，所以都是纯系，自交后代不会发生性状分离，因此在育种上有很高的应用价值。

由此可知，花药离体培养与单倍体育种关系密切——花药离体培养是单倍体育种的首要环节，但两者的步骤和结果是不同的。

三、药用植物多倍体育种

植物多倍性指植物的细胞内存在 3 个或 3 个以上染色体组。多倍体植株由于染色体的加倍，营养器官多表现出“巨大性”，即根、茎、叶、花、果实等营养器官明显增大，而药用植物多以根、茎、叶入药，所以诱导产生的多倍体能大幅度提高药材产量，从而提高其经济价值。多倍体植物在药用植物生产中可增强抗逆性，提高产量和有效成分含量。随着药用植物资源紧缺的加剧，药用植物多倍体新品种将因其速生、优质、高抗逆性等特性在生产实践中得到重视。

人工诱导多倍体的方法很多，常用的是化学诱导法，如用秋水仙素处理植物的生长点，可得到染色体数目加倍的植株。秋水仙素是一种微管解聚剂，常用于诱发植物染色体加倍。秋水仙素与正在进行有丝分裂的细胞接触时，首先与微管蛋白异二聚体结合，从而阻断微管蛋白组装成微管并引起原有微管解聚，使细胞中与微管相关的功能受到阻碍和丧失，不能形成纺锤体，阻碍了中期以后的细胞分裂进程。当秋水仙素被洗掉，细胞恢复正常分裂功能后，染色体数目增加了 1 倍，产生染色体数加倍的核。但各种植物和不同组织中的微管蛋白与秋水仙素的结合能力不同，因此处理时要注意秋水仙素的浓度、处理时间、处理方式、恢复期的温度等对植物细胞产生的影响。

药用植物多倍体具有以下优势。

1）提高产量

四倍体菘蓝比二倍体菘蓝叶片宽大肥厚、茎秆粗壮、花果实显著增大，其叶片中靛蓝、靛玉红含量和根中氨基酸含量高于二倍体 70%~100%；四倍体金银花“九丰一号”比二倍体增产 58.7%；同源四倍体丹参普遍较二倍体植株生长旺盛而浓绿，茎秆粗壮，植株增高，根部药材比二倍体植株粗大；怀牛膝、紫锥菊、库叶薄荷、盾叶薯蓣、黄芩等均不同程度地出现叶片变大变厚、茎加粗、根变粗或根系改变、果实变大、植株变高等现象。这些形态变化也在一定程度上提高了该药材收获部位的质量和产量。

2）提高有效成分含量

多倍体杭白芷中含有的欧前胡素成分是二倍体的 2 倍；同源四倍体怀牛膝根的干重较二倍体显著提高而且含有的蜕皮激素成分是二倍体的 10 倍；同源四倍体丹参中隐丹参酮、丹参酮ⅠA、丹参酮ⅡA 的含量分别较二倍体植物显著提高；曼陀罗、石菖蒲、盾叶薯蓣、黄芩、菘蓝等植物的同源或异源多倍体的药用活性成分的含量均比加倍前有明显的提高。

药用植物有效成分在不同倍性的植物中不同，例如毛曼陀罗三倍体的生物碱含量超过二倍体的 4 倍和四倍体的 3 倍；在罂粟的各种倍性水平中，三倍体含吗啡因的量最高。对胡椒薄荷诱导的同源五倍体与二倍体、四倍体、六倍体的精油量和产量加以比较发现，二倍体优于四倍体，而五倍体和六倍体都比二倍体和四倍体低。加倍后的药用植物还可能产生新的化学成分，福禄考四倍体中含有二倍体没有的酮类成分；同源四倍体菘蓝中含有的游离氨基酸成分组成与二倍体中的相比也不尽相同。许多药用植物如菘蓝、石菖蒲等的多倍体均有新的活性成分出现。

3）增强抗逆性

四倍体的颠茄能忍耐莫斯科自然条件下的严寒，且很少发生病害；库叶薄荷和薄荷诱导获得的异源四倍体对粉霉菌具有较好的抗性，而且对低温具有较好的适应性；刺果甘草、库叶薄荷、菘蓝的多倍体（主要是四倍体）均具有比未加倍的物种更强的抗虫性、抗寒性、抗旱性、抗病性。

多倍体育种技术诱导频率高，方法相对简单，见效快，而且多倍体植物的抗逆性和抗病性都明显增强，产量和有效成分的含量都明显提高，在获得优质、高产药材方面具有特殊的应用价值和较大的潜力。然而，在药用植物的多倍体研究和应用中，还存在嵌合体现象严重、多倍体孕性降低、稳定耗时长、育种成本高等问题，对全草类、根茎类、叶类、花类药用植物来说影响不大，但对以收获种子为目的的药用植物来说却是一个致命的缺点。因此，在以后的研究中，应该加强生物技术在中药领域的研究，并结合传统的形态、生理学研究方法和技术，形成一套从形态和生理到分子水平的评估种质资源的有效方法，将药用植物种质资源的研究推向一个新的层次和高度，切实解决药用植物资源紧张的问题。

第五节　转基因植物的前景

1996 年转基因作物实现商业化种植，当年种植面积为 170 万 hm^2，2011 年全球种植面积已达到 1.6 亿 hm^2，从 1996 年至 2011 年的 16 年期间，种植面积增长 94 倍，转基因技术成为现代农业史上应用最迅速的作物技术。而转基因作物的安全性也一度在全球范围内引起激烈的争论。反对者认为转基因作物具有极大的潜在危险，可能会对人类健康和人类生存环境造成威胁。包括消费者和环境方面的非政府组织在内的群体认为，所有转基因食品或植物应经过长期的动物饲养评价研究后才能够被批准供人类食用。在欧洲，转基因作物被一些媒体称为“恶魔食品”（frankenstein food）。

自 1983 年世界上第一例转基因植物问世至今，科学家育成了一大批耐除草剂、抗病、抗虫、抗病毒和抗寒的高产优质农作物新品种和植物材料，并开始在农业生产上大面积推广应用。据 ISF 统计，全美种子市场价值 120 亿美元，占全球种子市场价值（420 亿美元）的 29% 以上，位居世界第一。近十多年来，美国转基因作物种子快速发展，目前全美 90% 以上的大豆、85% 以上的玉米和棉花都是转基因种子。农业生物技术应用国际服务组织（ISAAA）发布的全球转基因作物商业化种植最新进展显示，世界范围内转基因作物产业的交易额从 2005 年的 60 亿美元达到了 2010 年的 200 亿美元，2011 年全球 29 个国家 1 670 万农民种植转基因作物 1.60 亿 hm^2，种植面积比 2010 年增加 8%。Cropnosis 公司称，2011 年仅转基因种子的全球市场价值就达到 132 亿美元（高于 2010 年的 117 亿美元），涉及的植物种类已有上百种。

目前，转基因技术已经成熟，转基因作物已进入产业化阶段，而且种植面积逐年增大，呈直线上升趋势。植物转基因技术主要应用于农业、生物和医学等领域，进行植物品种的改良、新品种的培育、作为生物反应器生产生物药物和疫苗等。

植物转基因技术巨大的生产潜力将给人类带来很高的经济效益和社会效益，如植物品质改良、新品种培育，以满足人类不断增长的物质生活需要；植物转基因技术可高效、快速提高药用植物的产量、品质和抗耐性，为培育高产、高抗、多抗（如抗病毒、抗虫、抗除草剂、抗寒、抗旱、抗盐碱等）、优质的新品种提供了科学的手段。转基因技术在药用植物中的研究起步较晚，但是在提高药用植物适应性和抗虫、抗除草剂、抗病毒品种选育等方面，转基因育种技术已经取得了很大进展。而且转基因技术可以将植物作为生物反应器，用于生产药物蛋白（疫苗、抗体等）、工业用酶、糖类和脂类等一些有益次级代谢产物，具有成本低、周期短、效益高和安全性好的特点。携带不同目的基因的转基因植物将成为人类治疗各种疑难杂症的资源丰富的“药库”和“生产车间”，不断为人类健康提供充足的药物来源。例如，烟叶已经作为生物反应器生产出多种有用的动物蛋白，马铃薯、香蕉和胡萝卜已经作为生物反应器培育含有抗乙型肝炎病毒的疫苗，等等。

植物转基因技术将因其科学、高效、便捷、广泛的特点和巨大的生产潜力在解决人类所面临的食品短缺、疾病威胁、资源匮乏、能源危机、环境污染、效益衰减和提高人类健康水平、延长人类寿命等方面发挥越来越重要的作用。植物转基因技术将辐射性地影响人类经济、技术、生活、思想等方面的发展进程，对保障国家安全、提高综合国力和促进当代社会可持续发展有重要意义。

21世纪是生命科学和生物技术的世纪，生命科学和生物技术不断取得的重大突破，正在成为新的科技革命的重要推动力。生物技术产业是21世纪最具潜力的产业，作为21世纪生物技术的核心，植物转基因技术必将在解决人类粮食、健康和生存环境等重大问题上发挥独特的重要作用。植物转基因技术的应用更是符合中国国情，顺应时代要求，对构建和谐社会、促进当代社会可持续发展有重要意义。

第六节　基因工程育种在药用植物中的应用

近年来，生物技术的发展和完善为我国药用植物资源开发和替代等方面的研究和发展提供了新的手段和机遇。药用植物的有效成分是植物细胞的次级代谢产物，这决定了药用植物的转基因方向和技术与普通农作物存在一定的差异。转基因技术在药用植物中的研究起步较晚，目前主要应用于生产药用有效成分，提高药材品质和适应性，抗虫、抗除草剂和抗病毒品种选育等几个方面，其中在某些领域已取得了明显的进展，紫杉醇、青蒿素、丹参酮等一些重要药物活性成分的相关基因已经成功经农杆菌介导转化并且用于直接生产次级代谢产物，为传统药用植物次级代谢产物的生产提供了一条有效的新途径；甘草、枸杞、黄芪、牛膝、丹参、栝楼等大宗药材的转基因植株都已培育出来，使药用植物的种质资源创新取得了一定的进步。

药用植物中有效成分（如生物碱、皂苷、黄酮、苷类、萜类等）含量甚微，利用栽培手段大幅提高有效成分的含量难度较大。次级代谢产物是药用植物的特殊分化细胞在酶的作用下经多个反应步骤合成的，而酶的合成受基因调节控制。因此在掌握次级代谢产物代谢途径的分子机制的基础上，借助基因工程技术来调节基因的表达和酶的合成，可以改良药用植物品种，提高药用活性成分的含量，提升药材品质。

一、青蒿素

从一年生草本植物黄花蒿中分离出的青蒿素是一种有效的抗疟药物。然而,青蒿素在黄花蒿中少量积累(叶干重的 0.01%~0.8%),导致青蒿素价格持续走高。虽然酵母中部分青蒿素的代谢工程取得了巨大成功,但黄花蒿中的青蒿素仍是重要的商业资源。同时过表达 4 种青蒿素生物合成途径基因产生高产的转基因植物。qRT-PCR 分析证明引入的转基因系的 4 个基因均高度表达。通过高效液相色谱分析,转化体中青蒿素含量显著增加,最高比非转化蛋白高 3.4 倍。这些结果表明,青蒿素生物合成途径基因和调控因子的过表达有望成为一种提高黄花蒿中青蒿素产量的方法。

AaABF3 作为脱落酸信号传导的介导因子调节青蒿素的生物合成。因此通过基因工程育种技术获得过表达 AaABF3(AaABF3-OE)一年生黄花蒿植物。具体过程如下:黄花蒿种子在 4 ℃下培养 3 d,然后在 16 h/8 h、光/暗周期和 24 ℃、65% 相对湿度的生长室内转移到花盆中,土壤中混合有蛭石、珍珠岩、泥炭藓(6 :1 :3),生长条件与黄花蒿相同。从 5 个月龄的一年生植物中采集其组织(根、茎、叶、芽、花和毛)。按照制造商的说明,使用 RNA 制备试剂盒进行 RNA 提取。使用 PrimeScript RT-Master Mix 进行 cDNA 的反转录。以黄花蒿幼叶 cDNA 为模板,根据 AaABF3: MH734935 和所用酶切位点设计引物 AaABF3-Sac Ⅰ-F 和 AaABF3-Xba Ⅰ-R,用 KOD Plus 试剂盒扩增出 AaABF3 基因的开放阅读框(ORF),并按照制造商的指示酶切并连接到购买的质粒载体中。将所得到的构建载体导入根癌农杆菌,通过农杆菌介导将其遗传转化为过表达 AaABF3(AaABF3-OE)一年生黄花蒿。在 AaABF3-OE 植物中,青蒿素生物合成关键基因 ADS、CYP71AV1、DBR2 和 ALDH1 的转录水平分别提高了 1.4~3.3 倍、1.9~5.6 倍、1.7~.5 倍和 5.0~12.0 倍。高效液相色谱分析表明,AaABF3-OE 植物中青蒿素的含量比野生型高 19%~72%。

二、异黄酮

大豆(*Glycine max*(L.)Merr.)是一种重要的豆科作物,在世界各地的农业生态环境中广泛种植。它不仅提供高品质的植物油和蛋白质,还提供多种有益于人类的生理活性物质。异黄酮是一类重要的次级代谢产物,主要由豆科植物合成。值得注意的是,大豆中异黄酮的含量大约是其他豆类植物的 100 倍。这些化合物具有广泛的功能,例如,作为人类饮食中的常见成分,它们对人类健康有着至关重要的作用,可以降低特定癌症的发病率和预防心血管疾病。异黄酮的生物合成是一个复杂的过程,它是由苯丙素途径衍生出来的。迄今为止,大豆中已鉴定出 12 种以上的异黄酮,主要成分是大豆苷元、染料木素和甘氨酸苷元。异黄酮代谢途径的关键步骤是在 CYP450 酶异黄酮合成酶(IFS)的催化下,黄烷酮(柚皮素等)在 C-2 位置羟基化。从大豆中分离出 2 种 IFS(GmIFS1 和 GmIFS2)。IFS 与黄酮合成酶(FNS)和黄烷酮 -3- 羟化酶(F3H)竞争柚皮素底物。此外, FNS 还包括 2 个根本不同的酶系统: FNS Ⅰ和 FNS Ⅱ。FNS Ⅰ仅限于少数伞形科植物,如芹菜, FNS Ⅱ广泛存在于植物中。在大豆中发现了 2 种 FNS Ⅱ(GmFNS Ⅱ-1 和 GmFNS Ⅱ-2)。F3H 属于 2-酮哌酰双加氧酶(2-ODD)家族,大豆中存在 4 个拷贝,其中 2 个拷贝(GmF3H1 和 GmF3H2)已被鉴定。

在大豆基因组中选择 GmF3H1(Glyma.02G048400)和 GmF3H2(Glyma.02G048600)作为目标。在 GmFNS Ⅱ-1(Glyma.12G067000)和 GmFNS Ⅱ-2(Glyma.12G067100)中,GmFNS Ⅱ-1 被选为目标。sgRNA 的目标序列由基于网络的工具 CRISPR-P 和 CRISPR-PLANT 鉴定。为了构建针对 GmF3H1、GmF3H2 和 GmFNS Ⅱ-1 的 pGmUbi-Cas9-4XsgR 载体,合成了具有 20 bp 靶序列的互补 23 bp 寡核苷酸。这些寡核苷酸经退火后产生两端各有 3 bp 的双链 DNA,并克隆到载体 pU6sgR 或 pU3sgR 的 BsmBI 位点。用特异性引物(pU3-F/R 和 pU6-F/R)从它们的宿主载体中扩增出 $GmU6_{pro}$-gRNA 和 $GmU3_{pro}$-gRNA 模块,然后同时消化和连接到 pGmUbi-Cas9 载体上(用 Nco Ⅰ 和 Xba Ⅰ 酶切),得到 pGmUbi-Cas9-2XsgR(图 8-6)。为了生成最终的四倍 CRISPR/Cas9 结构,使用特异性引物通过 PCR 扩增一个 pGmUbi-Cas9-2XsgR 载体中的 2 个串联 sgRNA 模块,并将扩增产物重组连接到另一个 pGmUbi-Cas9-2XsgR 载体(用 BstE Ⅱ酶切)。最后,获得了用于四倍基因编辑的 pGmUbi-Cas9-4XsgR 载体。

1. 大豆毛状根转化

每个 pGmUbi-Cas9-4XsgR 载体分别转化为发根农杆菌 K599,进行发根转化大豆的种子接种了转化的 K599。完整的种子在 Cl_2 气体中表面消毒,然后在 SG4 培养基中在 25 ℃、光照 16 h/ 黑暗 8 h 下发芽 6 d。种子萌发后,将子叶分离,在子叶背面切出 1 mm 深的切口。将发根农杆菌溶液培养至 OD600 值为 0.8~1.0,离心并悬浮在 10 mmol/L $MgCl_2$ 缓冲液(含有 50 μmol/L 乙酰丁香酮)中,使 OD600 为 0.5~0.6。在每个子叶的切口侧滴上一滴悬浮液,子叶与农杆菌在 25 ℃的 White 培养基中在黑暗中共同培养。2 周后,将有毛状根的子叶移入新的 White 培养基,2 周后收集再生根。

2. 农杆菌介导的大豆子叶转化

选择根癌农杆菌 EHA105 菌株进行质粒转化。将发根农杆菌溶液培养至 OD600 为 0.8~1.0,离心并悬浮在共培养基(CCM 液体)中使 OD600 为 0.4~0.5。种子如前所述经过表面消毒和发芽。取离子叶节下约 10 mm 的根,接种于 28 ℃的共培养悬浮液中 30 min,然后转移到固体共培养基 CCM 中,在 25 ℃黑暗条件下共培养 5 d。共培养后,将感染的外植体在洗涤(washing)培养基中洗涤,然后在 25 ℃的 SI 培养基中培养 2 周,光周期为 16 h。然后将外植体转移到含 6 mg/L 草铵膦的新鲜 SI 培养基中进行筛选。在 SI 培养基中培养 4 周后,将外植体转移到 SE 培养基中,以促进茎的伸长。在茎伸长期,每 2 周用 4 和 2.5 mg/L 的梯度进行选择。为了启动生根,将每根枝条的底部切下,然后转移到生根培养基中。2 周后,将生根苗移栽到土壤中。

3. 基因组 DNA 提取和基于 PCR 测序的基因分型

使用 DNA 提取试剂盒从大约 100 mg 的毛状根和植物叶片中分离出基因组 DNA。使用特异性引物通过 PCR 对 bar 的存在进行评估。为了识别靶基因的突变,采用特异性引物对 CRISPR 靶位点周围的基因组区域进行 PCR 扩增。PCR 产物直接测序或克隆到简单载体后测序。共 50~100 ng DNA 和 Phanta Max 超保真 DNA 聚合酶引物进行 PCR 扩增。

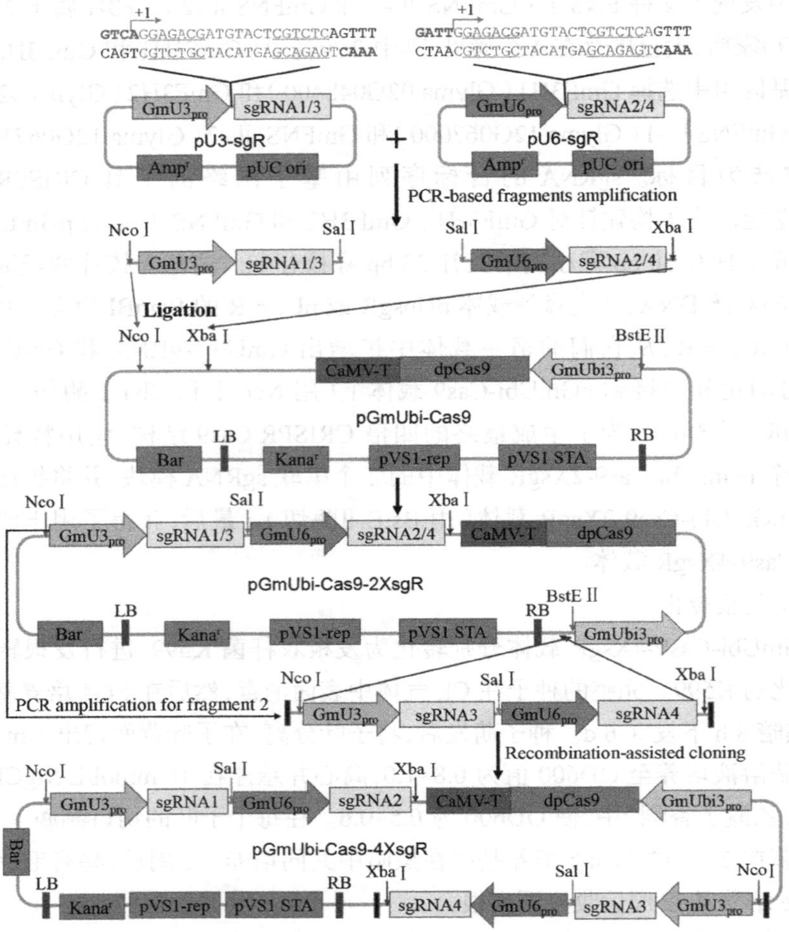

图 8-6 大豆多重基因编辑 CRISPR/Cas9 系统构建流程图

4. 定量实时 PCR(qRT-PCR)检测表达水平

使用 RNA 试剂盒从大约 100 mg 的叶子或种子中分离出 RNA,并使用 cDNA 合成试剂盒。基因表达由实时 PCR 系统进行 qRT-PCR 检测。以 Tubulin(GenBank:AY907703.1)为对照。每个反应重复 3 次。

四倍 CRISPR/Cas9 表达载体的组装可分 3 步完成。①将合成的导向寡核苷酸克隆到 sgRNA 模块中。②将 sgRNA 模块(sgRNA 1 和 2,sgRNA 3 和 4)组装到含有 dpCas9 的表达载体中。这 2 个定制的 sgRNA 模块可以在 PCR 扩增后从它们的克隆载体中被消化,然后插入二元载体的 Nco Ⅰ和 Xba Ⅰ位点,产生带有 2 个 sgRNA 的中间载体。③用含有重组转接器的引物对含有 sgRNA 3 和 4 的片段进行 PCR 扩增,然后将扩增子重组到中间载体中,生成含有 4 个 sgRNA 的最终载体。2 个 Pol Ⅲ依赖的启动子(U3 和 U6)用不同的颜色标记。LB T-DNA repeat、RB T-DNA repeat 分别表示 T-DNA 的左、右边界位置。该载体可容纳 1~4 个 sgRNA 靶点的插入。如图 8-7 所示。

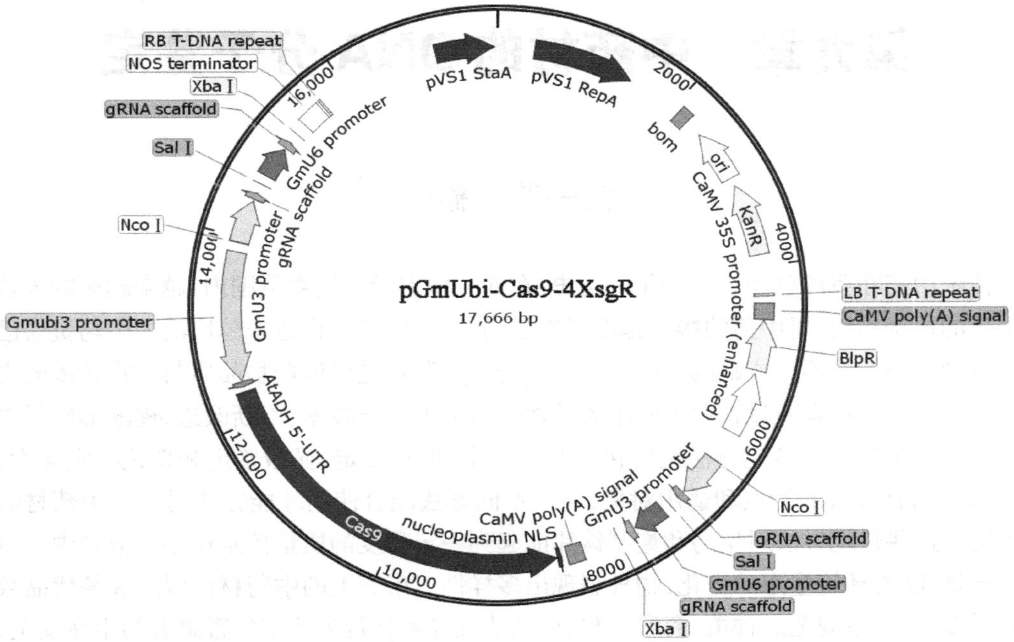

图 8-7　用于多重基因组编辑的 pGmUbi-Cas9-4XsgR 二元载体图谱

5. 异黄酮的提取和含量测定

首先，将 0.04 g 叶粉或 0.02 g 种子粉称重至含有 800 或 1 000 μL 80% 色谱纯甲醇溶液（固液比 1 ： 20 或 1 ： 50）的 2.0 mL 离心管中。将混合物旋转 1 min，并使用 50 ℃超声波（频率 40 kHz，功率 300 W）辅助提取 1 h。在 21 499*g*、4 ℃下离心 10 min 后，上清液通过孔径为 0.22 μm 的有机滤膜进行高效液相色谱分析。

第九章　中药材的DNA分子鉴定

第一节　概述

传统中药在我国已经有上千年的历史，在西方国家乃至世界范围内，越来越多的人认识到中药的神奇作用，对中药的接受程度越来越高，中药的使用也越来越广泛。中药贸易已经成为我国经济发展不可或缺的一部分。对中药材的鉴定是保证药物品质与治疗效果的先决条件。中药鉴定在发展过程中不断吸收其他学科的方法与技术，不断改进，逐渐形成了中药鉴定学。传统的中药鉴定方法主要包括基原鉴定、性状鉴定、显微鉴定和理化鉴定4大类，各种方法均有各自的特点和适用对象，通常不同方法配合使用才能完成对一种中药材的准确鉴定。这些传统方法对生药和炮制饮片能起到一定程度的质量控制作用。但是中药材是天然产物，随着环境生态的变化，物种表现出多样性。市面上的中药材仿冒品和替代品数量不断增多，人为不规范的种植、商家牟利、掺杂造假等种种行为严重危害患者的生命安全，损害医药行业相关从业人员的信誉，而许多药材与伪劣品形态相似，用传统的中药鉴定方法鉴定有较大的难度。因此，有必要建立更加准确、快速、可靠的中药鉴定体系和质量评价体系。

随着分子生物学技术与植物基因学在中药学领域的渗透与发展，以DNA分子为标记的中药分子鉴定方法得到不断的发展与应用。其主要包括随机扩增多态性DNA（RAPD）、简单重复序列间扩增（ISSR）、限制性片段长度多态性（RFLP）、扩增片段长度多态性（AFLP）、单核苷酸多态性（SNP）、DNA条形码序列分析等技术，用于中药材真伪鉴定、中药材正品与替代品鉴定、中药材多基原鉴定、中药材产地鉴别、中药材年限鉴别等。如对三七的主要伪品大黄和同属物种来说，由于大黄属于蓼科植物，三七属于五加科植物，基于DNA条形码分子鉴定法鉴别三七与大黄极其容易；基于ITS2（第二内转录间隔区）序列的三七、人参、西洋参原植物和药材的鉴定方法也相继建立。

DNA是一种相对稳定的生物大分子，它不受物种外界因素的影响，可以从新鲜样本、干燥样本甚至炮制过的材料中提取得到。它也不受样本组织部位的影响，可以从样本的任何组织部位提取得到并加以分析，并且所需要的量很小。基于此，DNA分子标记（DNA molecular marker）技术被运用到多个领域，尤其在药用植物的鉴别方面取得了显著的效果。但是RAPD、ISSR和AFLP存在通用性差、应用平台未整合、不适宜推广等缺点。DNA条形码鉴定通过比较物种的一段标准的DNA片段（一段公认的、相对较短的DNA序列），对物种进行快速、准确的识别和鉴定，所得结果重复性较好，稳定性较高，符合中药材鉴定简单、精确的特点并且有明确的判断标准，能够实现对中药材及其多基原物种的准确鉴定。DNA条形码技术是一种已经应用10多年的成熟技术，但由于炮制过的天然药用产物的DNA会发生降解，所以发展出微型条形码（简称微条码）这一辅助工具。DNA微条码技术利用较小的DNA片段进行聚合酶链反应扩增，可用于快速鉴定物种。如可利用DNA微条码技术准确地从同为人参属的人参、三七和西洋参中鉴定出三七，为保障三七片临床用药安全提供了新的技术手段。

本章主要介绍中药 DNA 分子鉴定的意义、主要技术、研究方法、应用进展，同时结合实例分析 DNA 分子标记在中药鉴定中的应用进展，并系统地对目前中药 DNA 分子鉴定发展的现状进行总结。

第二节　中药 DNA 分子鉴定的意义和主要技术

一、中药 DNA 分子鉴定的意义

中药 DNA 分子鉴定的目的是通过选择合适的 DNA 分子标记方法、设计标准的鉴定体系建立起用于中药鉴定的新的分子生物学方法。中药 DNA 分子鉴定为中药鉴定建立了新的标准，对中药的发展、中药的现代化与国际化有着重要的意义。

1. 中药 DNA 分子鉴定为传统中药鉴定方法提供补充依据

传统中药鉴定方法在中药鉴定中应用最普遍，仍然发挥着极其重要的作用，但使用这些方法鉴定中药存在一些问题。基原鉴定是中药鉴定的基础，但要求鉴定人员有丰富的经验，而且直接应用于中药材与中药饮片仍存在一定的难度；性状鉴定是中药鉴定中最经典、应用最广泛的方法，但单一使用该方法受主观因素的影响较大，而且较难鉴定炮制加工过的中药饮片；显微鉴定是性状鉴定很好的补充，但很难区分开来源于近缘物种的中药材；理化鉴定等方法主要依靠对中药中各类有效成分的鉴定，而中药活性成分的有无、含量多少等易受到生长环境、生长年限、加工贮藏方法等的影响，大大影响了理化鉴定的准确性，同时亲缘关系较近的中药因其活性成分较接近，很难通过理化鉴定进行区分。与传统中药鉴定方法相比，中药 DNA 分子鉴定技术直接从基因角度对中药进行鉴定，受外界干扰较小；选择合适的分子标记类型，通用性较高；对近缘种中药材也有很好的鉴别能力。这些都能大大弥补传统中药鉴定方法的不足，实现中药的快速、准确鉴定。

2. 中药 DNA 分子鉴定更加准确、快速

传统中药鉴定方法要求鉴别人员有较好的理论基础与丰富的实践经验，而且对一种中药的鉴别通常需要多种鉴别方法结合使用，大大降低了中药鉴定的效率。而中药鉴定所参考的中药各种形态等的差异归根到底还是遗传物质 DNA 分子序列的差异，因此直接检测基因片段的差异可以从根本上鉴定中药原物种，为药用动植物和中药的鉴别提供了本质的依据。DNA 分子标记技术程序较固定，操作简便，尤其是 DNA 条形码技术还可构建中药条形码数据库，减小了主观因素对鉴定的影响；DNA 分子鉴定操作只需从业人员掌握相关的分子生物学技术即可，对从业人员要求较低，这从另一方面也可以缓解目前中药鉴定人才缺乏的情况。DNA 分子标记技术是目前世界范围内通用的物种鉴定技术，在中药中应用易于实现中药鉴定的标准化、自动化与全球化，使中药鉴定更加方便快捷。

3. 中药 DNA 分子鉴定对中药新资源开发和可持续发展有重要意义

在现代中药工业蓬勃发展的同时也产生了药用动植物资源急剧减少的问题,许多中药品种面临资源短缺的问题。如何寻找新的中药药源和替代品是中药研究的重要方向,药用植物的近缘种属一般被认为是主要的候选资源。传统的筛选方式主要是大量分析其中的化学成分,耗时费力,而 DNA 分子标记技术则可以通过构建物种的系统发育树,确定物种间的分化过程和进化关系,发现遗传分子水平上的近缘种,从而找到替代资源。同时,寻找替代资源时也应该注意中药物种资源的生物多样性,DNA 分子标记技术能够通过遗传多态性的表现实现物种的快速鉴定,发现新物种与隐存物种,揭示遗传多样性与物种多样性,避免因中药替代资源的发现而影响物种的生物多样性,保障中药的快速、健康、可持续发展。

二、中药 DNA 分子鉴定的主要技术

DNA 分子鉴定是运用 DNA 分子标记技术鉴定中药材、饮片及其原动植物的方法。传统的中药鉴定方法主要通过中药的性状、化学成分等各种表现型来进行鉴定,而从分子生物学角度来看,物种表现型的差异归根结底是基因型的差异,表现为 DNA 序列的不同。通过对中药来源物种的 DNA 进行分析研究,可以从本质上为中药鉴定提供依据。DNA 分子标记技术是鉴定中药材及其原动植物的最常用的生物技术。DNA 分子标记是以个体间遗传物质内核苷酸序列变异为基础的遗传标记,是 DNA 水平遗传多态性的直接反映。其检测手段简单、迅速、信息量大,样品的选择不受环境、性状、生长阶段等客观因素的影响,能很好地揭示 DNA 变异且不影响性状表达。DNA 分子标记技术通常用来鉴定来源于近缘种的药用植物、中药材及其饮片。近年来随着 DNA 分子标记技术的迅速发展与不断应用,从 DNA 分子水平检测物种的生物多样性并对物种进行分类与鉴定的方法日趋成熟。中药 DNA 分子鉴定按原理分为基于 DNA 杂交的分子标记技术、依赖于 PCR 的分子标记技术和基于核酸序列分析的 DNA 分子技术 3 类。

(一)基于 DNA 杂交的分子标记技术

单链 DNA 分子在合适的条件下会遵循碱基配对原则形成双链脱氧核糖核酸分子,这个过程称为 DNA 分子杂交。基于以上原理发展出的分子标记技术包括 RFLP 分子标记技术和 DNA 微阵列技术。

1. RFLP 分子标记技术

RFLP 是第一代分子标记技术。RFLP 分子标记技术通过将人工 DNA 探针与基因组酶切分子片段进行杂交,得到杂合 DNA 条带,从而获得含同源序列的酶切片段在长度上的差异,通过检测限制性片段长度的多态性进行植物分类研究和物种鉴定。RFLP 为共显性标记,稳定性和重复性强,在许多植物的基原鉴定、物种分类、居群亲缘关系等方面有大量的研究报道。RFLP 技术的关键是制备相应的探针,虽然从有些生物体中开发的 RFLP 探针已遍及整个基因组,但不同物种之间探针的通用性不强,而且探针制备技术要求较高,限制了 RFLP 技术的发展。

2. DNA 微阵列技术

尽管 DNA 微阵列技术涉及对样品进行 PCR 和 DNA 测序，但严格来说，该技术还是基于 Southern 杂交或斑点杂交技术的原理发展而来的。该技术通过在固体（玻璃片或尼龙膜）表面固定大量已知序列的特异性 DNA（DNA 芯片），将该 DNA 作为探针与样品扩增后的 DNA 进行杂交，通过检测标记信号强度和在芯片上的位置获得 DNA 序列的变异信息。DNA 微阵列技术快速、准确、信息扫描量大，但其芯片制作烦琐，扫描技术复杂，仪器价格昂贵，所以阻碍了该技术现阶段的普及，但作为高通量分型的新一代分子标记技术，DNA 微阵列依然有极大的发展潜力，目前该技术已用于中药的鉴定。

（二）依赖于 PCR 的分子标记技术

基于 PCR 的分子标记技术可以通过特异性或任意性引物，在热稳定 DNA 聚合酶的作用下实现对目的 DNA 的扩增，其优势在于只需要极少量的 DNA 模板就可以在短时间内扩增出大量的标记分子片段，进而分析多态性。该技术主要包括 RAPD、标记位点测序（STS）、特征扩增区段测序（sequence characterized amplified regions，SCAR）、寡核苷酸引物 PCR（OP-PCR）、单链构象多态性（SSCR-PCR）、小寡核苷酸 DNA 分析（SODA）和 DNA 扩增产物指纹分析（DNA amplify finger printing，DAF）。根据扩增时使用的引物，PCR 又可分为任意引物扩增（如 AP-PCR（arbitrarily primed polymerase chain reaction，随机引物聚合酶链反应）、DAF、RAPD、AFLP、ISSR）技术和特异性引物扩增（如 CAPS（cleaved amplified polymorphic sequence，酶切扩增多态性序列）、SSR、SCAR、STS）技术。前者可实现对未知序列的分析，后者需针对模板 DNA 序列设计特异性引物。

1. RAPD 技术

RAPD 是第二代分子标记技术，使用随机引物进行基因的 PCR 扩增，在对植物没有任何分子生物学研究的情况下，构建物种的基因指纹图谱，研究种内、种间、属间的 DNA 变异情况。该技术通过聚合酶链式反应（退火温度在 45 ℃左右），用随机引物（长度一般为 9~10 bp）在短时间内扩增出大量的 DNA 片段，扩增产物由琼脂糖凝胶电泳分离，溴化乙锭（EB）染色后呈现扩增 DNA 条带信息。通过分析随机引物识别位点的有无或识别位点之间被扩增区域的长度来分析样本 DNA 的基因差异信息。RAPD 在植物研究中应用广泛，可用于揭示物种之间的亲缘关系，为物种分类研究与鉴定提供 DNA 水平的依据，对物种的进化演化、鉴别研究有着重要的意义。RAPD 技术操作简便，多态性强，但由于其重复性较差，条件选择较苛刻，应用时应多次试验并进行重复筛选。为了弥补 RAPD 在分子鉴定中的不足，科研工作者相继建立了基于 RAPD 原理的分子标记技术，AP-PCR 和 DAF 这两种技术的出现弥补了 RAPD 技术对某些样品多态性检测不足的缺陷。由 RAPD、AP-PCR、DAF 组成的多态性分析方法统称任意扩增多带谱，但应用最广的还是 RAPD 技术。

2. AFLP 技术

AFLP 技术是建立在 PCR 技术和 RFLP 技术的基础上，通过限制性内切酶片段的不同长度检测 DNA 多态性的一种 DNA 指纹分析技术。由于它具有重要的实用价值，所以在 1992 年刚出现时就被 Key Gene 公司以专利形式买下。其原理是先对植物基因组双酶切，再经 PCR 扩增后选择限制片段。由于不同物种基因组 DNA 的大小不同，基因组 DNA 经限制性内切酶酶切后产生的片段相对分子质量的大小也不同。使用特定的双链接头与酶切 DNA 片段链接作为扩增反应的模板，用含有选择性碱基的引物对模板 DNA 进行扩增，选择性碱基的种类、数目和顺序决定了扩增片段的特殊性。只有限制性位点侧翼的核苷酸与引物的选择性碱基相匹配的限制性片段才可以被扩增。

AFLP 技术方法可靠，结果稳定，可同时对分布于基因组的多个位点进行多态性扫描，对模板浓度的变化不敏感，可以揭示种间甚至种内的多态性差异。然而该技术对 DNA 进行酶切和降解可能导致假阳性结果的出现。AFLP 已作为较成熟的标记技术用于中药材的鉴定。

3. SSR 技术

SSR 技术和在其基础上发展起来的 ISSR 技术主要依据基因组中存在的大量简单重复序列，因而又通称微卫星标记。因具有简单、快速、多态性强等特点，SSR 技术在野生近缘种、经济作物、药用植物资源的鉴定方面应用广泛。SSR 技术引物通用性差，需要针对不同物种进行不同引物设计，应用较烦琐，而 ISSR 有一系列通用引物，应用较广泛；和 RAPD 技术较相像的是条件对扩增结果影响较大，需要对条件进行反复摸索。

（三）基于核酸序列分析的 DNA 分子技术

DNA 测序技术在物种分类、系统发生学、群体遗传分析、物种进化研究领域是一种不可或缺的分子鉴定手段。核酸序列是遗传信息的最基本载体，DNA 序列能够最直接地反映遗传特征。理论上来说能够利用的 DNA 序列信息是巨大的，能够用于鉴别的变异信息的数量也是巨大的。随着测序技术的迅猛发展，测序的速度加快，价格大幅度下降，利用直接测序的方法可以快速获得大量的序列信息，具有很好的重复性。

目前，核基因组、叶绿体基因组和线粒体基因组的序列均可以用于 DNA 鉴定，使用较多的是间隔区序列、内含子序列和叶绿体的部分功能基因序列。在植物药材鉴定中使用最多的是基因组的 ITS（ITS2）序列，叶绿体基因组中使用较多的序列有 psbA-trnH、tmL-F、matK、rbcL 等序列，此外核基因组 5SrDNA 间隔区、18SrRNA 基因、叶绿体基因组的 chlB 基因序列、tmK 基因序列等也有报道。

1. DNA 条形码技术

DNA 条形码技术通过比较物种中一段公认的标准 DNA 片段，对物种进行快速、准确的识别和鉴定。DNA 条形码技术是在 DNA 测序的基础上建立起来的，是 DNA 分子鉴定的最新发展，是近年来生物学分类研究和物种鉴定研究的热点。DNA 条形码技术已应用于中药鉴定，随着应用的不断发展，该技术在药材鉴定研究中取得了突出成绩，大大促进了中药标准化鉴定的发展。该技术具体方法为：利用通用引物对所研究物种的多个 DNA 序列进行扩增和测序，通过比较分析挑选出合适的 DNA 条形码序列，并构建 DNA 序列条形码数据库，再通过特定软件进行生物信息学分析，从而实现物种的鉴定。常用的分析方法有 BLAST、最近遗传距离（nearest genetic distance）法、系统进化关系分析等。和其他鉴定技术相比，DNA 条形码序列具有通用性，在不同物种之间从方法到结果均具有可比性，数据可以集成为全球物种鉴定的统一数据库和鉴定标准。

DNA 条形码作为新兴的分子鉴定技术，在物种鉴定和分类中有着其他分子标记技术无法比拟的优势。该技术方法明确，操作简便，鉴定过程迅速，可以在短时间内鉴定大量的样本；鉴定时选取的基因片段较少，通常为一个或几个，因而重复性较好，稳定性较高；鉴定方法易于实现标准化、自动化，促进了 DNA 条形码应用的推广；选取少量的基因片段即可对整个属、科和不同科的大部分物种进行准确鉴定，方法的适用性强；DNA 条形码技术易于掌握，不需要多年经验的积累，可满足不同行业不同科研背景工作者对中药快速鉴定的要求，对解决传统中药鉴定人才缺乏、中药材鉴定困难等问题有很强的实用意义。尽管 DNA 条形码技术在理论上与实际应用中仍有一些争论，但由于其完全摆脱了传统鉴定对经验积累的长期依赖，在中药鉴定中的成功应用将带来中药鉴定方法学的革命性突破，为我国中医药传统理论走向世界起到强有力的理论推动作用。

2. SCAR 技术

SCAR 技术通过对目的 RAPD 或 ISSR 片段的克隆和测序，设计一对互补于原来 RAPD 片段两端序列的 24 聚体的引物，扩增原来的模板 DNA，产生单位点的 SCAR DNA 片段，通过直接染色或电泳分离检测片段的多态性。可将该技术产生的指纹与 RFLP 图谱进行比较研究或种间同源性分析，可以将显性 RAPD 标记转化为共显性的 SCAR 标记，如果是显性标记，则在检测中可以直接染色，而不需要进行电泳检测。该技术使用较长的引物和高退火温度，因此可靠性高，重复性好，对反应条件不敏感，可以揭示的信息量更大。该技术在植物材料的基因鉴定中已得到重要应用。

除此之外，基于 DNA 序列测定的分子标记技术还有 SAMPL(selective amplification of microsatellite polymorphic loci，选择性扩增多态微卫星位点技术)、DAMD(directed amplification of minisatellite-region DNA，直接扩增小卫星 DNA)、ARMS(amplification refractory mutation system，扩增阻碍突破系统)等，尽管这些技术测序过程烦琐，操作复杂，成本相对高昂，但在一定程度上基于 DNA 序列测定的分子标记技术极大地弥补了分子鉴定领域的不足。

第三节　DNA 分子标记技术鉴定中药材的流程与应用进展

一、DNA 分子标记技术鉴定中药材的流程

通常 DNA 分子标记技术鉴定中药材的流程主要包括动植物和药材样品的收集、DNA 的提取、DNA 酶切或 PCR 扩增、凝胶电泳、数据处理与分析等。

(一)样品收集

DNA 分子标记技术成功鉴定中药的前提条件是收集到合格的样品。常规 DNA 分子标记技术主要适用于植物药的鉴定，中药材样品的采集与保存应遵循一定的标准化的规范

方法，应尽量详细标明植物采集的相关信息，如采集时间、地点、采集人、生境、形态、保存方法等。

对中药材原植物，DNA 分子标记的试验样品应是没有被真菌、细菌等感染过的叶、花、果实、种子、嫩芽等组织的新鲜材料。收集的材料应尽快进行 DNA 的提取，不方便尽快提取或从较远地区采集的样品可用液氮冷藏或用变色硅胶快速干燥，以防止基因组 DNA 的降解和其中多酚等物质的氧化，影响后续 DNA 提取。

对直接收集的中药材和饮片，收集时要注明产地、批号、收集人等相关信息，收集的样品往往要经过一定的处理才能提取出 DNA，而且往往由于炮制加工等方法使 DNA 降解较严重。中药材和饮片样品要非常注重保存方法，防止虫蛀、发霉变质等。

(二)DNA 提取

DNA 提取在分子标记鉴定中至关重要，提取 DNA 的质量可直接影响分子标记的结果。最好的 DNA 提取效果是没有 DNA 降解，没有外源 DNA 的污染，不受自身次级代谢产物的影响。

植物样品 DNA 的提取方法主要有 CTAB(十六烷基三甲基溴化铵)法、SDS(十二烷基硫酸钠)法、高盐低 pH 值法、使用试剂盒提取等方法。其原理基本都是将细胞破碎之后释放出 DNA，用不同的试剂与 DNA 结合进行分离纯化，将 DNA 分离出后进行浓缩、沉淀与洗涤，最后得到 DNA。DNA 提取时要特别注意其中次级代谢产物的影响。植物在生长过程中会产生并积累大量的次级代谢产物，其中许多成分(如多糖、多酚、蛋白质等)在 DNA 提取过程中会与 DNA 产生共沉淀，使 DNA 难以溶解或褐变，影响 DNA 的质量。因而在提取过程中经常加入 PVP(聚乙烯吡咯烷酮)或 β- 巯基乙醇防止多酚氧化褐变；适当提高盐浓度，可减少多糖的共沉淀；增加氯仿 - 异戊醇提取次数，可减少蛋白质的污染。

相较于中药原植物，中药材 DNA 的提取更复杂。中药材药用部位就是其中的活性成分，如根茎、果实、种子、干燥植株等含有大量的次级代谢成分，其 DNA 提取难度较高。在中药材 DNA 提取过程中要非常注重药材的前处理，如乙醇浸泡除去外源污染、丙酮浸提除去脂溶性多酚等。在提取过程中也要适当增加样品用量，增加 PVP、β- 巯基乙醇用量，适当延长水浴时间，并用 Tris-HCl 洗涤等。一些真菌类和名贵药材采用试剂盒提取的效果较理想。

(三)DNA 检测

在对提取的 DNA 进行 PCR 等后续试验之前，一般先进行 DNA 质量的检测，包括 DNA 浓度、DNA 纯度、DNA 完整性的测定。

DNA 质量的检测方法主要有紫外分光光度法和琼脂糖凝胶电泳法。紫外分光光度法测定 DNA 在 260 nm 波长处的吸收值，可以测定其浓度；测定 260 nm 与 280 nm 波长处的吸收值，根据 A_{260} 与 A_{280} 的比值可测定其纯度，检测是否存在蛋白质 RNA 等残留。对提取的 DNA 进行琼脂糖凝胶电泳，通过标准分子质量参照品与样品一起电泳，可测定样品的分子质量大小和浓度范围；根据电泳条带图谱是否拖尾或弥散，可以判断 DNA 是否降解，从而测定其完整性。DNA 浓度、纯度、完整性等的检测主要用于保证后续的 PCR 等试验可顺利进行，一般来说，即使 DNA 少量降解，或有少量蛋白质、多糖等残留，也不会影响后续的 PCR 等试验，仍可进行分子标记研究。

（四）分子标记研究

各种分子标记技术原理的差别主要是对 DNA 进行后续处理的方法不同，如对 DNA 分子进行酶切与分子杂交的分子标记技术称为 RFLP 技术，运用长 8~10 bp 的随机引物进行 PCR 扩增的分子标记技术称为 RAPD 技术，对 DNA 进行限制性酶切后选取合适的引物进行 PCR 扩增的分子标记技术称为 AFLP 技术等。常规的分子标记技术主要是进行 PCR 扩增，对扩增产物直接进行分析，较少进行测序等处理。常规分子标记运用较多的是 RAPD、ISSR、AFLP 技术和结合测序等方法建立的 SCAR 等技术，主要用于植物药鉴定研究，较少用于动物药研究。

各种分子标记技术的关键是引物的选择，RAPD 技术常用的引物为长 8~10 bp 的随机引物，ISSR 技术所用引物为长 18~30 bp 的引物，AFLP 技术所用引物为根据接头设计的特异性引物，SCAR 技术所用引物为根据测序得到序列运用软件设计的引物。

引物选择后主要是进行 PCR 扩增过程，PCR 过程一般是高温变性、低温退火、酶最适温度进行序列延伸。变性温度一般在 92~95 ℃，时间为 30~60 s，G+C 含量高的，温度可适当提高，时间可适当延长。退火温度与所选取引物的相关性很强，用于 RAPD 分析的随机引物通常长 10 bp，退火温度在 34~40 ℃；ISSR 引物通常长 20 bp 左右，退火温度为 50~65 ℃；其他根据序列设计的特异性引物，退火温度主要与 T_m 值相关。延伸温度一般为 72 ℃，接近 Taq 酶的最适温度。循环次数为 30~40 次，不同引物的循环次数差别较大，可通过具体条件优化获得，但循环次数增多，非特异性产物会大量增加。除 PCR 过程之外，PCR 结果与试剂体系、酶、Mg、dNTPs 等有很强的相关性，需要根据扩增结果不断进行条件优化，才能设计出合理的 PCR 程序。

PCR 扩增之后，可对扩增产物进行琼脂糖凝胶电泳检测，判断扩增结果，如有测序需要，则可进行 DNA 纯化与回收，一般采用 NaI（碘化钠）法或用试剂盒进行回收。

（五）数据分析与鉴定

常规分子标记技术（如 RAPD、ISSR 等）的数据分析方法比较简单、单一。一般直接采用琼脂糖凝胶电泳条带比对或构建多态性矩阵进行聚类分析的方法进行分析与鉴别。

条带比对直接根据电泳图谱中条带存在与否（如在 SCAR 技术中），或是否存在特异性条带（如在 AFLP 技术中）等进行，如出现相应的条带，则鉴别与原药材相同，否则为混伪品。聚类分析根据电泳图谱中条带的有无，构建 0、1 的多态性矩阵，通过 SPSS 等软件进行聚类，根据遗传距离的远近判别中药材真伪。

二、DNA 分子标记技术应用进展

（一）DNA 分子标记技术鉴定的中药

分子标记技术自诞生以来，在中药鉴定领域不断发展。基于 DNA 的各种分子标记技术在中药鉴定中的应用有大量报道，应用的主要技术除 RFLP、RAPD 等外，还有 CAPS、ARMS、DNA 微阵列等，主要对栝楼属、淫羊藿属、羽扇豆属、贝母属，石斛属、甘草属、人参属、黄芪属、黄芩属、柴胡属等多属药用植物进行了系统的鉴定。

（二）DNA 分子标记技术在药用植物中的应用

DNA 分子标记技术主要用于药用植物鉴定，在动物药材鉴定中应用较少。利用常规分子标记技术及其衍生技术能够对药用植物近缘种、野生与栽培种进行充分区分；也能够较好地对药用植物种质资源、道地性、地理亲缘关系进行鉴定；在名贵中药材和中成药鉴定方面也有很多应用。

1. DNA 分子标记技术在药用植物种质鉴定与道地性研究中的应用

种质鉴定除用来在资源群体中找出优质的种质材料，还可以在药用植物资源的保存管理过程中去伪存真，发现并剔除重复样品，提高保存效率。传统的鉴定方法建立在植物表型特征的基础上，以形态、显微性状观测和化学成分分析为主要研究手段。然而，对一些易混淆种、疑难种、近缘种的鉴定，传统方法往往较难得出准确的结论，且对鉴定工作者的专业水平要求较高。而 DNA 分子标记技术通过直接分析药用植物的遗传信息，从本质上反映各个体或群体间的差异，实现物种间的快速鉴别。此外，利用 DNA 分子标记技术对名优道地药材的遗传信息进行比较分析，可进一步找到划分药用植物种质档次的分子标记，促进药用植物的道地性研究。

曹亮等（2010）利用 RAPD 分子标记技术对吴茱萸的道地性遗传背景进行分析探讨，发现不同品种的吴茱萸之间遗传差异较大。李新娥（2010）利用 RAPD 分子标记技术研究了湖南产道地药材玉竹（*P. odoratum*）、其他产地玉竹和玉竹混伪品黄精，发现不同区域的玉竹发生了遗传变异，可以很好地对道地产区玉竹药材进行鉴定。Chen 等（2011）利用 ISSR-SCAR 技术对不同产地的玄参（*S. ningpoensis*）药材进行道地性分析，从 ISSR 多态性条带中选择浙江产道地玄参药材一段 1 259 bp 的特异性条带进行测序分析，并用 SCAR 标记技术标记其他产地玄参药材，结果显示，运用 ISSR-SCAR 分子标记技术可以快速、准确地对浙江产道地药材玄参进行特异性鉴别。Sun 等（2011）通过比较不同产地明党参（*C. Smyrnioides*）的 ITS 序列的单核苷酸多态性（SNP），设计特异性引物 ITS6 对不同产地明党参进行等位基因特异性扩增（allele-specific PCR amplification），能够对江苏句容产道地明党参药材进行有效的鉴别。孙稚颖等（2014）采用 ISSR-PCR 分子标记技术对不同产地的菘蓝进行鉴定。魏晓雨等（2014）采用 RAPD 和 ISSR 分子标记技术对我国 10 个产地的西洋参的遗传多样性进行分析，13 条 RAPD 引物共扩增出 97 条清晰条带，其中多态性条带 81 条，多态性百分率为 83.51%；12 条 ISSR 引物共扩增出 99 条清晰条带，其中多态性条带 64 条，多态性百分率为 64.65%；通过聚类分析可知，RAPD、RAPD+ISSR 组合将样品聚为 4 大类，ISSR 将样品聚为 2 大类。结果表明，RAPD 和 ISSR 标记构建的样品聚类树状图在分类上稍有差异，但总体趋势一致。在依据 ISSR 标记的样品间遗传关系聚类树状图上，人参与西洋参被明显地区分开来，吉林兴参镇与北岗镇西洋参与人参聚为一大类；在生长环境和种植条件的影响下，东北部分产地西洋参与加拿大西洋参相比在遗传多样性上有所改变。王丹丹等

(2019)采用基于表达序列标签的微卫星标记(EST-SSR)技术对 126 个东北红豆杉杂交样本及其亲本基因组 DNA 进行了扩增,分析了杂交种与其父、母本间扩增谱带的多态性,建立了杂交种快速鉴定体系。

SSR、RAPD 等分子标记技术为中药资源的种质鉴定提供了一个新思路,且操作简单,不易受外界因素的影响。分子水平的鉴定分析是一种快速、有效的药用植物鉴定方法,当前已被广泛应用于药用植物种质资源鉴定和道地性研究中。此外,分子标记技术为药用植物道地性研究提供了新思路、新方法,进一步促进了中药材道地性的机理研究。

2. DNA 分子标记技术在鉴定药用植物亲缘关系和遗传多样性中的应用

近缘中药材的品种鉴定与品质评价目前主要采用的还是传统的中药学鉴定方法,由于近缘中药材在外观形态、微观组织、化学成分等方面通常表现出相似的特征,而传统的鉴定方法基于经典的分类学知识,因而对近缘中药材的鉴定往往难以达到预期的效果。分子生物学方法在近缘中药材的品种鉴定方面具有独特的优势,DNA 分子标记技术能从分子水平定性地表现生物遗传背景的差异,客观地揭示种内居群变异与种间居群变异的性质与幅度,并能在一定程度上阐明近缘中药材种间、居群间分类学关系和地位,从分子水平展示中药鉴定所需的差异。因而 DNA 分子标记技术非常适合中药鉴定,尤其适用于种间和种下等级的处理。

近年来,随着 DNA 条形码等先进分子标记技术的兴起,对常规分子标记技术的研究热情有所下降,但以 RFLP、RAPD、AFLP、ISSR 等为代表的遗传标记技术在中药亲缘种的鉴定和研究中仍有广泛的应用。Choi 等(2008)首次报道了对人参属 4 个品种(人参、西洋参、三七、竹节参)进行 AFLP 扩增,选择竹节参的特异性条带进行 SCAR 标记鉴定,利用此模式可迅速、有效地鉴定人参属中的竹节参。樊晓霞等(2010)用 RAPD 标记的方法对菊科 7 种常见药用植物(青蒿、鬼针草、马兰、天名精、斑鸠菊、白术、苍耳)进行了有效的鉴别,并为有针对性地对菊科植物进行保护提供了参考依据。黄琼林等(2010)利用 ISSR-PCR 方法对阳春砂栽培品种长果、圆果、“春选”与海南砂进行基因组多态性分析,结果证明“春选”与海南砂有较近的亲缘关系,并建立了基于 ISSR 分析的阳春砂遗传分析方法,为阳春砂的品种鉴别和优良品种选育提供了依据。Salim 等(2011)采用 RAPD 技术对多种番泻叶进行了有效的鉴定。战晴晴等(2012)建立了槟榔 SSR 反应体系,PCR 扩增结果清晰且有较高的多态性,表明该体系适合槟榔的亲缘关系分析,为槟榔种质资源鉴定和遗传多样性的研究奠定了基础。Shakti 等(2012)利用 RAPD 与 ISSR 分子标记技术对长时间封装储存的甘草种子利用组织培养技术快速繁殖出的甘草幼苗及其亲代组织进行了分子鉴定。通过研究扩增条带的多态性发现,扩增出的条带多态性低单态性高,能够很好地保留亲代的遗传信息,为选育优良种质甘草进行大规模快速繁殖提供了很好的理论依据。梁文汇等(2016)采用 ISSR 标记技术研究 11 个肉桂(*Cinnamomum cassia*)家系之间的亲缘关系,结果表明这 11 个样本亲缘关系相对较近,为解决肉桂资源分类和系统学关系的分歧问题提供了一定的分子学依据。夏至等(2016)利用 ISSR 分子标记技术研究药用植物月季花、玫瑰及其同属近缘种的遗传多样性,构建它们之间的系统发育关系,为蔷薇属种质资源分子鉴定和育种提供了参考。

3. DNA 分子标记技术在名贵易混中药材鉴定中的应用

名贵中药指物稀量少、疗效显著、价值高贵的中药，是中药中的精品，是我国传统医药宝库的精粹，但同时也是中药材混伪现象发生的高频区。名贵中药（如野生人参、冬虫夏草、藏红花、铁皮石斛、麝香、犀角、虎骨等）来源有限，数量极少，采用传统鉴定方法往往难以达到预期效果。而采用 DNA 分子标记技术对其进行鉴定取样量少，避免了贵重中药材的浪费与破坏，方法简单，可以迅速、有效地对贵重中药材进行鉴定，相较于传统鉴定方法具有独到的优势。目前，DNA 分子标记技术在名贵中药藏红花、人参、西洋参、石斛、何首乌等的研究中均取得了很好的效果。

车健（2006）分别利用 ITS 序列的 SNP 技术、ISSR 分子标记技术对藏红花（*C. sativus* L.）及其园艺种和易混种进行了 DNA 分子鉴定。SNP 标记发现，序列 5.8S 的表达区同源性较高，而 ITS1 与 ITS2 区差异较大，差别分别在 41% 与 46% 以上，ITS 序列可以将藏红花与其易混品区分开，是鉴定藏红花的有效的分子标记。由 ISSR 图谱分析可知，其园艺种虽与藏红花亲缘关系较近，但相互间遗传分化比较明显，能够很好地区分，而小红菊（*C. chanetii*）与玉米（*Z. mays* L.）作为外类群，从进化关系上能明显看出与藏红花的区别，因而 ISSR 在构建藏红花遗传特征图谱与真伪鉴定方面有很大的潜力。Byeong 等（2010）运用 RAPD 衍生的 SCAR 与 multiplex-PCR 技术对何首乌及其易混种白首乌（*C. auriculatum*）进行了 DNA 分子鉴定。Ding 等（2008）利用 ITS 序列的 SNP、ARMS、SSH（抑制消减杂交）分子标记技术对铁皮石斛进行分子标记研究，并鉴定了市场上的 15 种枫斗类药材。

Wang 等（2011）对人参、西洋参的分子鉴定进行了研究，以三七为外群体，构建了 EST（外表达区间）序列的单核苷酸多态性（SNP），在分析其序列差异的基础上设计特异性引物 AgF、PgF 和通用引物 ETSR，进而用多重等位基因特异性 PCR（multiplex allele specific PCR）技术对人参、西洋参进行鉴定。结果显示 2 对引物对人参、西洋参可分别扩增出 388 bp 与 501 bp 的 2 个条带，而对三七没有条带产生。进一步的稳定性与重复性试验表明，利用此种模式可以对人参与西洋参进行快速有效的鉴定。而且其对两种药材的混合物也能进行有效的鉴定。

4. DNA 分子标记技术在其他中药鉴定中的应用

动物类药材为中药中的特有品种，其活性强，疗效显著，一直备受青睐。但由于动物类药材多用部分组织或直接以粉末入药，难以鉴别，其代用品、混伪品等不断涌现。因此动物药的鉴定与评价需要更加客观、有效的方法。随着 DNA 分子标记技术的发展，其在动物类中药鉴定中的应用也越来越广泛。DNA 分子标记不仅可以对动物整体进行鉴别，而且可以对动物组织、粉末、排泄物、分泌物等进行鉴定与评价。目前，运用 DNA 分子标记技术成功鉴定的动物药有蛇类、龟甲、鹿茸、海马、鸡内金、紫河车等。而且运用 DNA 分子标记技术鉴定乌梢蛇与蕲蛇已被收入 2010 年版《中国药典》。

除常规来源的中药外，中药中应用最广泛的一类是中成药。虽然绝大部分中成药是经化学提取的不含原生药的中药制剂，但仍有部分传统剂型（如散剂、丸剂和部分片剂、胶囊剂等）含有生药成分，对其中有效生药成分的鉴定也是中成药鉴定的组成部分。DNA 分子标记技术可以有效地消除中成药复杂成分的干扰与影响，准确地鉴定出中成药中的特定组分。目前，DNA 分子标记技术在中成药中的应用主要有鉴定玉屏风散中的黄芪、白术、防风和蛇胆贝母散中不同种类的贝母。

随着中药资源的应用与发展，人们已不满足于单纯地利用传统中药，各种来源的药物不断被发现。来源于海洋动植物、真菌等微生物和生物工程产物的药物的应用越来越广泛，各种珍稀名贵中药的替代品也不断出现。为保证用药质量安全，应用 DNA 分子标记技术对其进行鉴定与质量评价将是一个新的发展方向。

第四节　中药 DNA 条形码技术

一、中药 DNA 条形码技术的鉴定流程

中药 DNA 条形码技术的鉴定流程与常规 DNA 分子标记技术大体相同，区别主要在条形码序列的选择、扩增序列的测序和相关数据分析等方面，而且 DNA 条形码技术在动物药材鉴定中应用也很广泛。

（一）DNA 条形码序列选择

2003 年加拿大科学家 Paul Hebert 首次提出将 DNA 条形码技术用于生物物种的鉴定，而后该技术得到世界范围内的广泛关注。已经有许多利用 DNA 条形码技术进行动植物等生物物种鉴定的报道，尤其在药用动植物等方面的研究越来越多。应用 DNA 条形码技术的关键是要寻找一条可以区分绝大多数物种的通用的 DNA 序列，目前在动物研究领域多数研究者同意 Paul Hebert 提出的观点，即将线粒体细胞色素 c 氧化酶亚基 1（cytochrome c oxidase subunit 1，CO1 或 COⅠ）的一段序列作为动物鉴定的通用条形码。但其在植物类群中变异小，结构差异较大，不适合用作植物鉴定的通用条形码。

因而，植物 DNA 条形码序列的筛选成为植物 DNA 条形码研究的焦点。植物 DNA 条形码序列选择的重要原则包括标准化、简便化、可量化，即选取的一段标准的 DNA 条形码序列可以方便地用于大量植物样品的分析，并可用该序列在不同植物中的多态性对不同植物进行鉴定（Peter，2011）。近年来，许多学者对核基因、叶绿体基因的多个序列进行筛选与研究，根据对各个序列研究情况的统计可以看出，目前在植物研究中比较通用的有 ITS2、*matK*、*rbcL*、*psbA-trnH* 序列等（表 9-1）。2009 年，国际条形码工作组提出 *matK+rbcL* 序列作为植物鉴定通用条形码序列，同年，在第三届国际条形码大会上，候选基因序列 *psbA-trnH* 和 ITS 被列为 *matK+rbcL* 序列的补充序列，*matK*、*rbcL*、*psbA-trnH*、ITS、ITS2 是目前公认的植物 DNA 条形码通用序列。

在当前植物学界推荐的 5 个热点候选序列中，*matK* 片段的 PCR 扩增成功率过低，虽然此片段相较于其他编码区片段进化速度较快，但其引物在不同物种间通用性差别较大，有待发掘出通用性更好的 *matK* 引物；*rbcL* 序列引物通用性强、易比对，扩增和测序成功率高，但是其差异主要存在于种以上水平，种内和种间差异保守，也没有明显的条形码间隔（barcoding gap），种水平上的鉴定成功率较低，仅为75%左右，只能作为物种科属级别的划分依据；非编码区的*psbA-trnH*序列的种间、种内差异和barcoding gap虽不理想，但其引物通用性强，扩增、测序成功率较高，大量数据的鉴定成功率较高；ITS序列长度较小，易于扩增，对样本要求较低，种内、种间差异明显，barcoding gap最显著，扩大样本量仍然有较高的鉴定成功率。

表9-1　植物药DNA条形码通用序列和反应条件

条形码序列	引物名称	引物序列（5′—3′）	PCR条件
ITS2	ITS2F	ATGCGATACTTGGTGTGAAT	94 ℃，5 min 94 ℃，30 s，40× 56 ℃，30 s，40× 72 ℃，45 s，40× 72 ℃，10 min
	ITS3R	GACGCTTCTCCAGACTACAAT	
psbA-trnH	fwd	GTTATGCATGAACGTAATGCTC	95 ℃，4 min 94 ℃，30 s，35× 55 ℃，60 s，35× 72 ℃，60 s，35× 72 ℃，10 min
	rev	CGCGCATGGTGGATTCACAATCC	
matK	3 F_KIM	CGTACAGTACTTTTGTGTTTACGAG	94 ℃，1 min 94 ℃，30 s，35× 52 ℃，20 s，35× 72 ℃，50 s，35× 72 ℃，5 min
	1R_KIM	ACCCAGTCCATCTGGAAATCTTGGTTC	
rbcL	rbcLa_F	ATGTCACCACAAACAGAGACTAAGC	95 ℃，4 min 94 ℃，30 s，35× 55 ℃，60 s，35× 72 ℃，60 s，35× 72 ℃，10 min
	rbcLa_R	GTAAAATATCAAGTCCACCTAG	

（二）PCR扩增和序列测定

DNA条形码技术与常规分子标记技术的PCR体系的主要区别是PCR中的引物体系不同。DNA条形码序列引物与一般PCR引物的区别在于其具有通用性，即能同时适用于同一类群中绝大多数物种的DNA序列扩增，利用通用引物进行DNA条形码序列扩增来进行物种鉴定是DNA条形码技术与其他分子标记技术的主要区别。目前在动植物研究中常用的DNA条形码序列通用引物如表9-1所示。而对一些未能使用通用引物的物种鉴定则需要根据选定的DNA条形码序列进行人工引物设计，引物设计通常根据一定的设计原则运用设计软件或程序完成，常见的有Primer Premier系列、Oligo系列软件等。

对PCR扩增后的产物进行纯化回收，然后进行序列测定。序列测定主要是通过双脱氧末端终止法（酶法），通过双脱氧核苷酸三磷酸（ddNTPs）控制DNA合成产生终止于不同位点的寡核苷酸片段，经放射自显影后读取待测DNA片段核苷酸序列。随着科技的发展，DNA测序效率、准确率、自动化程度等越来越高，并有专门的测序公司提供测序服务。

为确保 DNA 条形码序列的可靠性，需要进行正反向测序或重复测序，而后将正方向测序结果进行序列拼接获得 DNA 条形码序列，DNA 拼接一般选用拼接软件，常用的有 DNA star、Genious、CodonCode Aligner 等软件。

（三）数据分析与鉴定方法

DNA 条形码的数据分析相较于常规 DNA 分子标记较复杂，但经过复杂的数据处理与分析，鉴定效率与结果也更加迅速、可靠。DNA 条形码序列能顺利进行物种鉴定主要在于其序列中含有足够区分物种的种间遗传变异信息，但同时种内遗传变异较小。理想的条形码序列应该是种间变异大于种内变异，种间与种内有明显的 barcoding gap。

对条形码序列进行种内、种间变异评价的主要方法有遗传距离分析、barcoding gap 检验与 Wilcoxon 非参数检验等方法。遗传距离分析主要基于序列比对后的遗传距离值，计算方法通常采用 *p* 距离（pairwise uncorrected *p*-distance）或 K2P 距离（Kimura-2-parameter distance），是在变异较小时区分物种的最佳模型。在理想状态下条形码序列种间变异应明显大于种内变异，形成 barcoding gap 的隔离区，通过距离计算作图比较进行考察，实际上理想的 barcoding gap 很难找到，如图 9-1 所示，重叠（overlap）现象倒经常出现。Wilcoxon 非参数检验是考察样本间差异程度的检验方法，可对 2 个及以上样品是否属于同一总体进行检验。使用 SPSS 软件对种内、种间遗传距离进行检验，可分别计算一个序列的种间、种内差异和两两序列间的种内、种间差异。

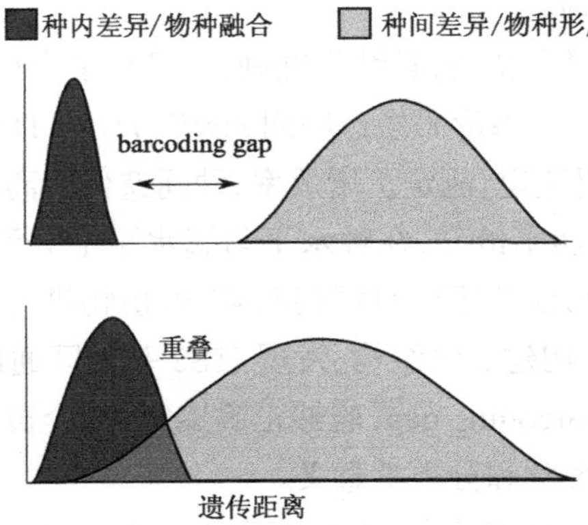

图 9-1　barcoding gap 示意

DNA 条形码鉴定中药和原动植物主要采用相似性搜索算法、遗传距离算法、构建系统发育树法等方法。相似性搜索算法（BLAST）是数据库进行搜索查询的主流方法，使用相似度得分来评价序列相似性，用概率值反映比对参考序列的性质与比对长度等信息。遗传距离算法是将查询序列与参考序列两两比对，当参考序列与查询序列有最小两两比对距离时，对鉴定结果进行判断，通常使用 K2P 距离模型。构建系统发育树法通过构建物种的进化关系来达到物种鉴定的目的，常用建树法（tree-based method）有邻接法（neighbor joining，NJ）、最大简约法（maximum parsimony，MP）、最大似然法（maximum likelihood，ML）、非加权算术平均法（unweighted pair group method with arithmetic mean，UPGMA）等。

除通用的处理工具、方法外，针对特定鉴定过程或序列也有特定的评价方法相对应，如对 DNA 条形码序列的物种鉴定、对 ITS2 等序列的二级结构分析，它们都可为中药的鉴定提供很好的依据与方法。

二、中药 DNA 条形码技术的研究进展

（一）DNA 条形码技术的应用范围

DNA 条形码技术自诞生后，在中药鉴定等领域迅速发展，目前研究范围几乎涵盖中药的所有可能来源（植物、动物、真菌等），对其中药用物种进行了 DNA 条形码候选序列的筛选，并运用候选序列进行了中药鉴定。而且由于 DNA 条形码序列可以上传到 GenDank 等数据库，进行序列比对时允许许多物种同时进行，不仅提高了鉴定效率，而且非常适合含多个物种的大科、大属的物种鉴定。

（二）DNA 条形码技术在中药鉴定中的应用

1. 中药近缘植物的 DNA 条形码鉴定

药用植物近缘物种由于亲缘关系较近，通常形态、性状、显微特征、化学成分等都较接近，而且属于植物基因型的表现型，受生长阶段、外界环境等的影响也较大，常规方法难以鉴别。而 DNA 条形码技术由于其序列进化速度较快，与近缘种进化速度较一致，广泛用于近缘属间、属内、种间的分子鉴别。

DNA 条形码技术由于方便、快捷，且结果准确，已经在多个科属的大量药用植物的鉴定中取得成功。Liu 等（2012）采用条形码候选序列 *matK*、*rbcL*、ITS2、*psbA-trnH*、*ycf*5 对五加科药用植物进行 DNA 条形码鉴定，测定扩增效率、种间遗传距离、barcoding gap 并构建系统发育树，发现 ITS2 的鉴定成功率最高，在种水平与属水平上分别为 85.23% 与 97.29%。高婷等（2010）应用 ITS2 条形码候选序列对黄芪属 47 种植物进行 DNA 条形码鉴定，通过测定遗传距离、进行序列比对并构建二级结构，发现 ITS2 基因区通用性强，序列在黄芪属物种间的差异较大，具有明显的 barcoding gap，能够正确鉴定 41 个黄芪属植物物种。而且 ITS2 的二级结构也具有一定的系统学和分类学意义。

使用 DNA 条形码技术成功鉴定的大科属药用植物有：蓼科、五加科、忍冬科、马鞭草科、百合科、蔷薇科、菊科、豆科、芸香科、大戟科、姜科、葫芦科、天南星科、兰科、樟科、锦葵科；柴胡属、景天属、槽舌兰属、重楼属、蒿属、薯蓣属、黄芪属、蒟蒻薯属、豆蔻属、石斛属、砂仁属、天门冬属、芍药属、杜鹃花属、姜黄属。

1）药用植物与科内密切相关种的鉴定

任瑶瑶等（2018）以 ITS2 序列为 DNA 条形码对桑植物进行准确、快速的识别和鉴定，准确地弄清物种之间的系统进化关系。百合科（Liliaceae）植物是被子植物中单子叶植物类群之一，在世界范围内分布广泛，全球分布约 230 属 3 500 种，但以温带和亚热带最丰富。中国有 60 属 560 种，遍布全国。百合科中既有名花，又有良药，其中包括百合、贝母、天门冬、知母、芦荟、黄精、玉竹等多种常用珍贵药用植物。通过选取百合科 18 个属的 25 个种共

36 个样品作为研究材料，叶绿体基因 *rpoC*1、*rpoB*、*rbcL*、*matK*、*psbA-trnH* 序列和核基因 ITS2 序列作为 DNA 条形码候选序列，运用 DNA 条形码技术对其进行区分与鉴定。结果显示 *rpoC*1、*rbcL*、*matK*、*psbA-trnH* 序列有很高的扩增效率，通过进一步的分析并构建系统发育树，发现 4 条条形码序列可作为百合科药用植物的鉴定序列，*psbA-trnH*+*matK*、*psbA-trnH*+*rbcL*、*rpoC*1+*rbcL* 序列组合可以很好地鉴定百合科药用植物，同时对舞鹤草属、鹿药属、吉祥草属、万年青属和铃兰属等具较近亲缘关系的物种，在植物分类学上确定其亲缘关系也有一定的作用。

蔷薇科（Rosaceae）是双子叶植物纲蔷薇亚纲中经济价值较高的一个大科，世界上有 124 属 3 300 余种，广布于全球，中国分布约 47 属 854 种。蔷薇科中许多种植物为药用植物，如木瓜、地榆、郁李仁、翻白草等。目前，虽然对蔷薇科植物进行了非常广泛的研究，但仍有大量系统分类和物种鉴定的问题有待解决。蔷薇科植物分类复杂，而且形态特征接近，导致物种鉴定困难，因而用 DNA 条形码技术对蔷薇科植物进行系统分类完善与物种鉴定研究，有十分重要的意义，同时由于该科中含有许多依靠形态学特征难以鉴别的密切相关种，因而蔷薇科物种也是检查条形码技术鉴定能力的理想群体。在条形码鉴定体系中运用 *rbcL*、*matK*、*rpoC*1、ITS2 序列，对 DNA 扩增成功率、遗传差异距离、barcoding gap 和物种鉴定能力进行分析，表明 ITS2 序列为鉴定蔷薇科植物最有潜力的序列，检验对 96 属 893 种的 1 410 个样本鉴定有效性，发现 78% 的样品可用 ITS2 序列鉴定到种，属间水平鉴定成功率为 100%。对其中 12 个富含密切相关种的属进行鉴别，除唐棣属（*Amelanchier*）、羽衣草属（*Alchemilla*）与蔷薇属（*Rosa*）外，ITS2 都有较高的鉴定成功率，并且对 100 种以上的属，其鉴定成功率仍能在 70% 以上。

马鞭草科植物全球共 90 余属 3 000 余种，分布于热带和亚热带地区，我国有 21 属 175 种 31 变种 10 变型，各地均有分布，主产于长江以南各地，许多植物可供药用，如马鞭草、牡荆、海州常山等。由于其易与唇形科混淆，基于传统分类和分子水平对本科各类群系统位置、进化关系、物种鉴定的探讨一直为学术界所关注。DNA 条形码鉴定可以从分子水平为马鞭草科植物的系统定位与进化提供依据，在条形码鉴定体系中 *psbA-trnH*、*rbcL*、*matK*、ITS2 和 ITS 等 5 个条形码序列被用于马鞭草科 9 属 32 个药用物种 55 份样本的研究。对 DNA 扩增成功率、遗传差异距离、barcoding gap、物种鉴定能力进行分析，通过 BLAST 比对与最小距离的方法分析各序列的鉴定效率，在属水平上 4 条序列的鉴定成功率都为 100%，在种水平上，除 *rbcL* 序列，其他 3 条序列的鉴定成功率也都为 100%，纳入网上马鞭草科 ITS2、*psbA-trnH* 序列的可用数据，在更大的样本量下，BLAST 比对和最小距离的方法对 ITS2 序列在物种水平上的鉴定成功率依然能够达到 89.5%、87.5%，对 *psbA-trnH* 序列在物种水平上的鉴定成功率为 95.3%、85.9%。

2）药用植物与属内密切相关种的鉴定

中药原植物来源广泛，一些中药的基原植物可能有一个或多个，如中药穿山龙来源于薯蓣属植物穿龙薯蓣及其变种柴黄姜，柴胡来源于柴胡属植物北柴胡或狭叶柴胡（南柴胡），有些植物虽然《中国药典》等标准规定了明确来源，但在使用过程中仍有扩大基原来源的现象，如《中国药典》规定山药的基原植物为薯蓣属植物薯蓣，而在实际应用过程中，日本薯蓣、山薯等也做山药药用。中药及其替代品主要来源于同属植物，同属间植物分类情况复杂，不同类型不同居群间特征性状交叉重叠，给同属药用植物之间的鉴定带来了很大困难。运用DNA条形码技术，选择合适的条形码序列，能够很好地鉴定属内种间物种差异。

重楼属植物中有很多种重要的药用植物，属内植物分类系统较复杂，各类型药用界限较模糊，使得对其药用植物的鉴定变得更加困难。朱英杰等对重楼属11个物种的17个样本进行DNA条形码鉴定，选取*psbA-trnH*、*rpoB*、*rpoC*1、*rbcL*、*matK*与ITS2等作为候选条形码序列，比较各序列扩增与测序效率、种内种间变异，进行barcoding gap分析，并用BLAST比对与最近距离(Nearest Distance)的方法评价不同序列的鉴定能力，发现ITS2序列鉴定成功率可达100%，能够成功地鉴别华重楼、滇重楼、七叶一枝花、长药隔重楼等重要的重楼属药用植物。

薯蓣属植物在我国分布广泛且种类较多，其中有许多物种是中药的原植物，如穿山龙来源于穿龙薯蓣或柴黄姜，山药来源于薯蓣，黄山药来源于黄山药，粉萆薢来源于粉背薯蓣等，除此之外，黄独、山萆薢、薯莨等在民间也多有药用，用合适的方法快速地对薯蓣属各物种进行鉴定意义重大。Sun等对薯蓣属植物6个组的38个物种148个样品进行了DNA条形码鉴定，采用序列*matK*、*psbA-trnH*与*rbcL*作为候选条形码序列，比较各序列扩增与测序效率，比较种内、种间遗传距离，并分别用BLAST比对与Nearest Distance的方法检验barcoding gap对各序列的鉴定效率，发现*matK*的鉴定效率最高，可达23.26%，*rbcL*的鉴定效率为9.30%，而*psbA-trnH*的鉴定效率为11.63%，各序列单独鉴定的鉴定效率都不高，但是当序列进行组合后，能明显提高鉴定效率，如*matK*+*rbcL*序列组合的鉴定效率为46.51%，而*matK*+*psbA-trnH*的鉴定效率为32.56%，*rbcL*+*psbA-trnH*为37.21%，*matK*+*rbcL*+*psbA-trnH*为53.49%。

蒿属植物在菊科中是一个大属，全世界分布有350多种，中国分布有约170种，其中许多种为药用植物，如黄花蒿、青蒿、艾蒿等有重要的药用价值，尤其从黄花蒿中提取出青蒿素之后，其需求剧增，同属的多种植物由于形态等相近经常被混用。应用快速、有效的方法进行鉴定有很重要的意义，DNA条形码技术为中药鉴定的创新技术，应用广泛有效。刘美子等采用DNA条形码技术对蒿属药用植物进行鉴定，采用ITS2、*rbcL*、*matK*、*psbA-trnH*作为条形码候选序列，对蒿属9种植物进行PCR扩增和测序，比较各序列的扩增和测序效率，应用BLAST比对、Nearest Distance的方法来评估各序列的鉴定效率，并基于MEGA5构建了蒿属药用植物种间K2P遗传距离NJ树。结果发现，ITS2序列对9种蒿属药用植物的物种水平鉴定成功率最高，为100%，而*psbA-trnH*、*rbcL*、*matK*、*rbcL*+*matK*的鉴定成功率都较低，分别为75%、66.7%、45.5%、75%。构建系统发育树发现不同来源的黄花蒿在NJ树上聚为一支，艾蒿与歧茎蒿聚为一支，亲缘关系较近，2个白花蒿样品先聚为一支，后又与大籽蒿聚为一支。茵陈蒿独立为一支，与其他蒿属药用植物亲缘关系较远，同时在NJ树图中，9种常见蒿属药用植物也可以互相区分。

2. 中药混伪品的DNA条形码鉴定

在中药流通与使用过程中，常用中药除《中国药典》等规定的正品外，还存在许多替代品与混伪品。中药的替代品，或称代用品，指与被代用药具有相同性味、归经、功能主治的药物，以替代品入药的主要是一些原动植物濒临灭绝的中药，目前研究较多的有虎骨、犀角、麝香、羚羊角、牛黄等，如用塞隆骨、猪骨、牛骨、豹骨、熊骨、狗骨、猫骨、鹿骨等代替虎骨，用水牛角、黄牛角等代替犀牛角，替代品虽不是原正品，但由于其功能作用与正品有相同之处，且更廉价、易得，因而许多现行标准规定可以采用代用品。而除中药的代用品外，中药流通与使用中还存在大量的混伪品，中药混伪问题主要出现在贵细、紧缺药材和外观易于混淆的种类中，中药混伪品的存在是中药传承和临床用药安全中的大问题。如果说中药替代品的产生是为中药的使用解决问题，混伪品的产生则为中药的使用滋生出许多问题。对混伪品的鉴别是中药鉴定的重中之重。

以往对中药混伪品的鉴别多采用传统经典鉴定方法，而随着 DNA 条形码技术在中药鉴定中的应用，使用 DNA 条形码鉴别中药混伪品变得迅速而简便。在中药混伪品鉴定中应用的 DNA 条形码序列主要有 ITS2、*matK*、*psbA-trnH*、*rbcL* 等，研究方法与中药近缘种的研究类似，而且由于中药混伪品中有许多与正品中药不属于同一属甚至不属于同一科，种间差异大大增加，使得 DNA 条形码鉴定的成功率也有很大的提高。目前，应用 DNA 条形码进行混伪品鉴定的中药品种有许多。梁欣健（2012）通过筛选植物叶绿体条形码候选序列 *matK*、*psbA-trnH*、*rbcL* 和核基因组条形码候选序列 ITS 对爵床科南板蓝与来源于同属的马蓝、曲枝假蓝，十字花科菘蓝和马鞭草科大青等混伪品，薯蓣科山药与来源于同属的参薯、山薯、褐苞薯蓣，大戟科木薯和旋花科番薯等混伪品进行 DNA 条形码鉴定，发现 ITS2 能很好地鉴定南板蓝，而 *matK+psbA-trnH+rbcL* 组合序列能很好地鉴定山药及其混伪品，为南板蓝、山药等中药的鉴定提供了很好的科学依据。

相较于科内、属内等中药近缘种的 DNA 条形码鉴定需要进行较复杂的 DNA 条形码鉴定候选序列的筛选，中药混伪品的鉴定往往只需要运用特定的条形码序列即可对其进行鉴定，自陈士林教授（2010）指出核基因 ITS2 序列可用作药用植物鉴定的标准条形码序列以来，基于条形码 ITS2 序列进行中药混伪品鉴定的报道大量出现。党参、赤芍、肉苁蓉、威灵仙、川木通、大黄、麦冬、山豆根、羌活、绞股蓝等中药与其混伪品的 ITS2 鉴别都取得了很好的效果，为中药鉴定新发展提供了很好的方向。除常规的 DNA 条形码分析方法外，在中药及其混伪品的鉴别中大量应用条形码序列的二级结构进行混伪品的鉴别，通过 ITS2 数据库预测植物药材 ITS2 序列的二级结构，根据二级结构中螺旋Ⅰ、Ⅱ、Ⅲ、Ⅳ的夹角，长度，茎环数目与形状的不同揭示物种之间的特征差别。刘美子（2012）用 ITS2 序列作为 DNA 条形码鉴定序列，对女贞子、山柰、广藿香、川芎、丹参等 17 种中药及其混伪品进行了 DNA 条形码鉴定，除分析种间距离、构建系统发育树外还进行了 ITS2 二级结构的分析，根据物种间遗传距离和 ITS2 二级结构的差异很好地对各中药及其混伪品进行了鉴定。韩晓伟等（2019）利用内部转录间隔区 2（ITS2）条形码来鉴定河北某药材市场北沙参的真伪品，12 份样品中 10 份为北沙参，1 份是川明参，1 份为祁木香。ITS2 序列可以较好地区分北沙参及其伪品，可作为北沙参鉴定的有效方法而加以推广。

山药是最早被认知和使用的中药之一，来源于薯蓣科薯蓣属植物薯蓣的干燥根茎，也是药食同源的药物。最早记载于《山海经》，而后随着记载、研究的深入，其来源也不断扩大，出现许多变种和栽培种，各地区习用品种和混伪品也大量出现。其同属植物褐苞薯蓣、日本薯蓣、参薯、山薯等作为山药的习用品被地方标准收录，而伪品大戟科木薯、旋花科番薯经加工后经常掺入山药中使用。应用候选条形码序列 ITS2、*matK*、*psbA-trnH*、*rbcL* 进行山药与其混伪品的 DNA 条形码研究，通过分析遗传距离、构建系统发育树等发现，单个条形码序列难以对山药进行很好的鉴定，而 *matK+psbA-trnH+rbcL* 能很好地鉴定山药品种。

绞股蓝是葫芦科绞股蓝属多年生草质藤本植物，是五加科以外的植物中发现含有人参皂苷成分的药用植物之一，是一种被广泛开发和应用的药食两用植物。其常见的混伪品有同科不同属的植物雪胆、棒槌瓜、锥形果等。选取 ITS2 序列作为鉴定序列对绞股蓝及其混伪品进行 DNA 条形码鉴定，通过 ITS2 数据库预测 ITS2 二级结构，并用最大简约法构建系统发育树。结果显示，绞股蓝与其混伪品的 ITS2 序列存在差异，其二级结构在 4 个螺旋区的茎环数目、大小、位置和螺旋发出时的角度均有明显差异，绞股蓝最大种内 K2P 遗传距离远远小于其与混伪品的最小种间 K2P 遗传距离，构建的系统发育树显示绞股蓝与其混伪品可明显分开，从而可以迅速、简便地鉴定绞股蓝。

藁本为常用中药材，来源于为伞形科植物藁本或辽藁本的干燥根茎和根。目前出现的藁本的混伪品主要有：新疆藁本，为伞形科植物鞘山芎的根茎；北藁本，为伞形科植物细叶藁的根和根茎；山藁本，为伞形科植物泽芹干燥地上全草、伞形科植物骨缘当归的干燥不带根的全草。选取条形码候选序列 ITS2 对藁本及其混伪品进行 DNA 条形码鉴定，对结果进行分析显示，正品药材藁本的种内差异较小，与混伪品之间存在较大的差异，以此构建系统发育树能够很好地将正品与混伪品区分开，并且通过比较 ITS2 序列的二级结构发现，其螺旋的大小、角度等都有明显差异，可以作为物种鉴定的补充。

3. *动物药的 DNA 条形码鉴定*

全国中药资源普查结果显示，我国中药资源有 12 772 种，其中动物药有 975 种，药用动物来源于 414 科 879 属 1 574 种。动物药材是中药的重要组成部分，临床上被广泛用于治疗疑难杂症、急重病症等。动物药材特别是多来源药材，品种较混乱，如虻虫、斑蝥等，而且大部分为贵重紧缺药材，通常以粉末、中成药等形式入药，给动物药材的准确鉴定带来了极大的困难。传统的中药鉴定技术，主要是经验性的性状鉴别，这些方法虽然简便、快速，但对动物药中多来源药材、破碎药材、粉末药材和中成药的鉴定有一定的局限性。

近年来，随着分子生物学技术和方法不断更新，其理论和试验技术不断渗透到中药鉴定领域，尤其是 DNA 条形码技术兴起后，其在动物药材鉴定领域发挥了巨大的作用，不仅能对有形的动物药材整体和破碎的部分器官组织进行准确的鉴定，而且可以对以动物粉末、体液、分泌物和排泄物入药的生药等进行有效的真伪鉴定，为动物药材的鉴定带来了蓬勃生机，呈现出良好的发展前景。

在动物药鉴定中用到的条形码序列主要有 12S rRNA 基因、Cyt b 基因、COI 基因片段。随着 COI 被公布为动物 DNA 条形码鉴定的标准序列，其在动物药鉴定领域的发展蓬勃而迅速。目前有许多动物药与来源于动物的药材进行了 DNA 条形码鉴定，由于动物类药材来源比较单一，DNA 条形码鉴定在动物类药材中的应用主要集中在运用 DNA 条形码鉴定动物药正品及其混伪品。虽然关于动物药鉴定的报道较多，但研究范围较窄，目前主要研究的品种集中在蛇类、鹿类、龟类、海马、鸡内金等少数品，而对其他常用的品种（如虻虫、斑鳖、蝉蜕、土鳖虫、水蛭、地龙、全蝎、蜈蚣等)的研究较少,有待进一步开发。

DNA 条形码技术在动物药鉴定领域的应用主要集中在海龙、海马、龟甲、珍珠母、金钱白花蛇、麝香、鹿茸等动物药材中,主要应用的条形码序列为目前动物物种鉴别的通用序列 COI 序列,通过 DNA 条形码鉴定,对动物药及其混伪品进行遗传距离分析并构建系统发育树,能够很好地鉴定动物类药材。

金钱白花蛇又名金钱蛇、小白花蛇,是一味常用名贵药材,为眼镜蛇科动物银环蛇的幼蛇干燥体,具有祛风、通络、止痉的功效,主要用于治疗风湿顽痹、麻木拘挛、中风口眼歪斜、半身不遂、抽搐痉挛、破伤风、麻风疥癣、瘰疬恶疮等症。随着生态环境的恶化,动物类药材资源急剧减少,特别是药典收载的蛇类药材,因为药源紧张,混伪品现象非常严重。金钱白花蛇的常见混伪品有赤练蛇、金环蛇、铅色水蛇等,对其进行鉴定难度较大。利用 DNA 条形码技术,采用动物 DNA 条形码研究通用的 COI 序列对金钱白花蛇及其混伪品的 9 种 39 个样品进行鉴定。分析各物种间遗传距离,构建系统发育 NJ 树,可发现金钱白花蛇种内 COI 序列变异很小,种间存在较多的变异位点,种间的遗传距离显著大于种内的遗传距离。由所构建的系统发育 NJ 聚类树状图可以看出,同属聚在一起,各物种又形成相对独立的支。同时用 BOLD 系统(The Barcode of Life Data Systems,生命条形码数据系统)提供的鉴定引擎进行鉴定,能快速、准确地鉴定金钱白花蛇品种。

《中国药典》记载了多种软骨类动物药,软骨类动物药主要源于软骨动物的贝壳,如石决明来源于软体动物杂色鲍、皱纹盘鲍的贝壳,海螵蛸为无针乌贼、金乌贼的内壳等。目前软体动物药多来源于人工养殖,区域不同,方法不同,用药效果有很大的区别,且存在严重的混伪品现象。运用 DNA 条形码技术,采用动物条形码研究的通用 COI 序列,对药典中规定的 7 种软体动物药及其混伪品进行鉴定。考察样品中线粒体 COI 序列的种内种间变异情况、barcoding gap、鉴定成功率,并构建系统发育 NJ 树,发现 COI 序列种间变异最小值远大于种内变异最大值,种间与种内变异分布呈两端分开的趋势,有明显的 barcoding gap,且种内和种间变异重合较少,鉴定成功率在物种水平与属水平上均可达到 100%,构建 NJ 树能很好地区分药用软体动物的正品与其混伪品,因此 COI 序列作为条形码适用于《中国药典》中药用软体动物与其混伪品的鉴定。

4. 特殊药材的 DNA 条形码鉴定

中药应用中除常规植物药、动物药外,还有许多其他类中药,如真菌类的冬虫夏草、灵芝等,藻类中的海带、昆布、紫菜等。真菌类药物中多含名贵中药,藻类等药物是目前非常流行的各种保健品的重要原料,对其进行快速、有效的鉴定意义重大。常规的鉴定方法主要集中在性状鉴定上,但名贵中药在加工食用过程中经常被制成粉末,大大增加了鉴定的难度,需要有更加快速、准确的鉴定方法。

目前, DNA 条形码技术在常规植物药鉴定中的应用已非常广泛,陈士林研究组对植物 DNA 条形码 ITS2 序列进行了大量研究,结果表明 ITS2 作为 DNA 条形码候选序列在双子叶植物、单子叶植物、裸子植物、蕨类植物、苔藓类植物的种水平上的鉴定成功率分别是 76.1%、74.2%、67.1%、88.1%、77.4%。而目前在藻类植物中应用条形码中药鉴定技术的报道还很少,目前关于藻类 DNA 条形码的研究多限于对藻类的分类学研究,如 Evans 等研究硅藻、McDevit 等研究褐藻，而藻类中药鉴定还未开展，而且由于数据库序列信息可能存在序列错误、样品 DNA 污染、分类命名错误等问题，藻类 DNA 条形码的研究还非常不成熟。

菌类中药多为真菌子囊菌纲和担子菌纲植物的子实体和菌核体，如银耳、灵芝、香菇、虫草等。真菌 DNA 条形码鉴定体系与植物差别较大，主要应用核糖体 DNA（rDNA）的 18S、28S、5.8S、ITS 序列进行鉴定。由于真菌类数量众多，国际生命条形码计划（International Barcode of Life，iBOL）为真菌设立了一个独立工作组，并成立了国际真菌条形码专业委员会（International Subcommission on Fungal Barcoding）。但目前真菌 DNA 条形码研究中涉及的菌类中药鉴定内容非常少，仅有利用 18S、ITS 序列对冬虫夏草进行 DNA 条形码鉴定的报道。

三、DNA 微条码技术

DNA 条形码在有效和廉价的草药的鉴别方面取得了成功，但是它不适合鉴别加工过的天然中草药产品（NHP）。在生产加工过程中，DNA 可能发生降解，从而显著降低 PCR 的效率。另外，一些添加剂混入 NHP 中会导致 PCR 失败。此外，由于引物的均匀性，常用的 DNA 条形码序列不适合区分单个物种。各种研究都指出了 DNA 条形码的缺陷。

与传统的条形码相比，长度较小的 DNA 条形码有助于克服与 DNA 条形码相关的困难。一般长度小于 200 bp 的 DNA 称为迷你条码，由于尺寸较短，其可以比普通条码更快地放大。与传统的 DNA 条码不同，迷你条码更加多样化，能够区分有限的物种。基于特殊设计的引物，微条码可以准确识别目标物种。

（一）天然中草药产品的 DNA 微条码识别

NHP 通常经过复杂的处理，包括粉碎、提取、浸出、纯化、浓缩、干燥和造粒。例如，双黄连颗粒的生产涉及将金银花煮沸 1.5 h，分批过滤，浓缩（中国药典委员会，2015）。这类处理会破坏 DNA 结构，导致人们很难获得完整的目标条码，阻碍了物种识别的成功。

在过去的 10 年里，DNA 迷你条码技术得到了广泛的发展。许多研究明确强调 DNA 微条码作为 DNA 条形码的延伸的重要性。2007 年，Taberlet 等证明了叶绿体中 tRNA-Leu（*trnL*）的一个短区域，其被称为 P6 环（10~143 bp），可以从加工食品和永久冻土样品中扩增出来。2008 年，Meusnier 等提出了一种克服与扩增降解 DNA 相关的困难的微型条码。分析 COI 区 100 和 250 bp 的 DNA，成功率分别为 90% 和 95%。该研究还开发了适用于 120~150 bp 小条码的通用引物对，与全长条码相比，这些扩增子获得了更高的成功率。2012 年，Sarkinen 等发现较短的扩增子与较高的 PCR 成功率相关。从 *rbcL* 中筛选出 12 个 DNA 小条码，并对所有小条码进行 PCR 扩增，90.2%~99.8% 的物种成功通过验证电子模拟估算（Little，2014）。

DNA 迷你条码拓宽了 DNA 条码的应用范围，适于对 NHP 进行质量评价。2014 年，Cheng 等从 6 种中药六味地黄丸中提取 DNA，扩增 *trnL* 及其 2 个区，进行 Sanger 测序。由于 DNA 损伤，传统的条形码无法用于 DNA 分析。Lo 等的研究表明中药煮沸 2 h 后可成功扩增出 88 bp 的 DNA 片段,而未扩增出 121 bp 的 DNA 片段。Song 等发现,加工药材的 PCR 成功率为 8.89%~20%(Song et al.,2017)。

(二)DNA 微条码的筛选与获取

DNA 条形码的典型 PCR 扩增基于通用引物集。然而由于多种原因,使用通用引物集识别所有物种很困难。首先, NHP 成分复杂,涉及多达数十种中药和其他草药。DNA 条形码在许多物种中是通用的,但在多组分混合物中对某些物种不准确。此外,由于某些亲缘关系密切的物种无法区分,条形码的普遍性会降低物种识别的准确性。其次, NHP 的 DNA 在生产过程中会严重降解,导致标准条形码扩增失败(ITS2>260 bp,*rbcL*>500 bp)。

为了开发 DNA 微条码,必须筛选和获取 DNA 微条码。高特异性和种内保守性片段(100~300 bp)应该是筛选微型条形码标记的最初标准。这些序列可以从权威机构发布或上传的数据库中收集,如 GenBank、日本 DNA 数据库(DNA Data Bank of Japan)。随后可以对候选序列进行比对,以鉴定保守和特定区域。使用基本局部对齐搜索工具(BLAST)进行搜索,标准数据库中具有 100% 标识的每个迷你条码都被证明是唯一的。此外,应设计用于迷你条码扩增的特异性引物对,以用于以后的 PCR 扩增。例如, Hofreiter 等设计了 *rbcL* 区 157 bp 扩增子的引物对(Hofreiter et al., 2000)。Lo 等根据当归和三七的 ITS2 区域开发了一个适配器引物和一个目标引物,以识别浓缩中药颗粒中的短片段(Lo and Shaw, 2018)。可以使用软件(Song et al., 2009)排列正向和反向的多重序列并组装成共有重叠群,低质量的片段很难被组装成重叠群,就会被孤立出来。应使用 BLAST 分析在 GenBank 中查询共有序列,以确保准确鉴定物种。

(三)DNA 微条码技术的主要限制

尽管 DNA 迷你条码技术可以帮助人们识别加工产品,但该技术受到序列长度的限制。发展 DNA 迷你条码的目的不是实现在大多数物种中的普遍应用,而是确定药用植物的特定目标。每个 PCR 扩增和分类结果都必须进行测试和应用。DNA 微型条码无法识别未知的掺假物或污染,尤其是在包含 10 个以上物种的复杂 NHP 中。此外,根据不同情况选择不同长度的序列作为迷你条码,导致在处理所有样本时它们无法发展成为标准的生物标志物(Little, 2014)。此外,因为它们的长度不如条形码序列长,一些重要信息可能会丢失(Srirama et al.,2014)。

DNA 序列可能包含不稳定的突变位点,或者很难组合成一个统一的序列。因此,选择的 DNA 迷你条码的位置和长度对区分多种物种至关重要(Hajibabaei et al., 2006)。含稳定 SNP 位点的核苷酸标记技术(长度 20~50 bp)可以成功地鉴别出近缘种。然而,这种技术对不能用 DNA 条形码区分的物种是无用的。例如,由于 ITS2 序列无法识别 3 种麻黄属草本植物(麻黄属、中间麻黄属和木贼麻黄属),因此无法从 ITS2 序列中开发微型条码标记来区分 3 种麻黄属草本植物(Chen et al.,2019)。

DNA 微条码技术的发展应保证 PCR 扩增结果的可靠性。基于 100~200 bp 序列的新引物在设计时必须考虑二聚体形成、发夹形成和假启动的问题。这些特别设计的引物可以大大提高扩增降解 DNA 的成功率(Hajibabaei et al.,2006)。

（四）DNA 微条码技术的展望

最近的媒体报道和科学研究强调了 NHP 中掺假和成分替代的普遍性，并强调了对消费者安全的威胁。DNA 微条码技术可以克服 DNA 经广泛加工后降解而引起的 NHP 识别困难。该技术虽然不能取代典型的 DNA 条形码技术，但通过提高 PCR 扩增率，可以显著提高样品分析的效率和准确性。基于迷你条码的快速检测方法有望建立，特别是对加工产品的快速检测。一般来说，迷你条码是种特有的，允许它们在分析复杂样本时发挥作用。DNA 迷你条码是一种改进的方法，可以仔细识别植物产品和保护公众健康。这一重要工具应进一步开发并应用于 NHP 的质量控制。

四、应用实例——基于 ITS2 DNA 条形码的苞叶雪莲分子鉴定

（一）苞叶雪莲的 ITS2 序列测定

用高盐低 pH 值法提取苞叶雪莲总 DNA；采用核基因 ITS2 片段扩增，正向引物序列为 ATGCGATACTTGGTGTGAAT，反向引物序列为 GACGCTTCTCCAGACTACAAT；PCR 扩增程序为 4 ℃预变性 5 min，进入 PCR 循环（94 ℃ 30 s，56 ℃ 30 s，72 ℃ 30 s，30 个循环；72 ℃延伸 10 min）。用紫外分光光度计测定苞叶雪莲的浓度，A_{260}/A_{280} = 1.70，A_{260}/A_{230} =1.85。这说明用高盐低 pH 值法提取的苞叶雪莲总 DNA 浓度高，蛋白质、糖类、小分子物质等基本去除干净，DNA 的质量满足后续分子生物试验的要求。扩增产物测序，测序后的序列去除两端信号不稳定的序列，最终的序列长度为 400 bp，GC 含量（DNA 4 种碱基中鸟嘌呤与胞嘧啶所占的比率）为 58.44%。去除两端的 5.8S 和 28S 区段获得 ITS2 间隔区序列，长度为 217 bp。

（二）基于 ITS2 序列的苞叶雪莲同属样本多序列比对分析

苞叶雪莲属于风毛菊属中的珍贵野生种，对与苞叶雪莲同属的 16 个风毛菊属野生种的 ITS2 序列进行了同源比对（图 9-2），发现 17 个风毛菊属的野生物种的一致性序列长度为 224 bp，共有 31 个变异位点。苞叶雪莲、鼠曲雪兔子、雪莲花、污花风毛菊、椭圆风毛菊、显鞘风毛菊、重齿风毛菊和高山风毛菊在 1~3 个碱基位点的序列为 CGC，而褐花雪莲、球花雪莲、东俄洛风毛菊、唐古特雪莲、长叶雪莲、禾叶风毛菊、柱茎风毛菊和绵头雪兔子在该位点出现缺失。在第 44 个位点，其余物种都为 T，只有苞叶雪莲突变为 C，此位点应是将苞叶雪莲与其他物种进行区分的一个重要位点。苞叶雪莲等风毛菊属植物有 2 个 Poly 结构（≥ 5 个单碱基重复），13~17 位点为 Poly（C），94~98 位点为 Poly（A），个别植物有变异，钻叶风毛菊第 16 个位点突变为 A，绵头雪兔子第 16 个位点缺失，鼠曲雪兔子第 98 个位点突变为 T。在第 139 个位点钻叶风毛菊、球花雪莲、显鞘风毛菊、柱茎风毛菊、污花风毛菊和重齿风毛菊有插入碱基事件。在第 173 个位点，其余物种均为 G，只有苞叶雪莲和高山风毛菊突变为 A。在其他的变异位点处，各物种分别有突变或缺失，可以将各样本区分开来。

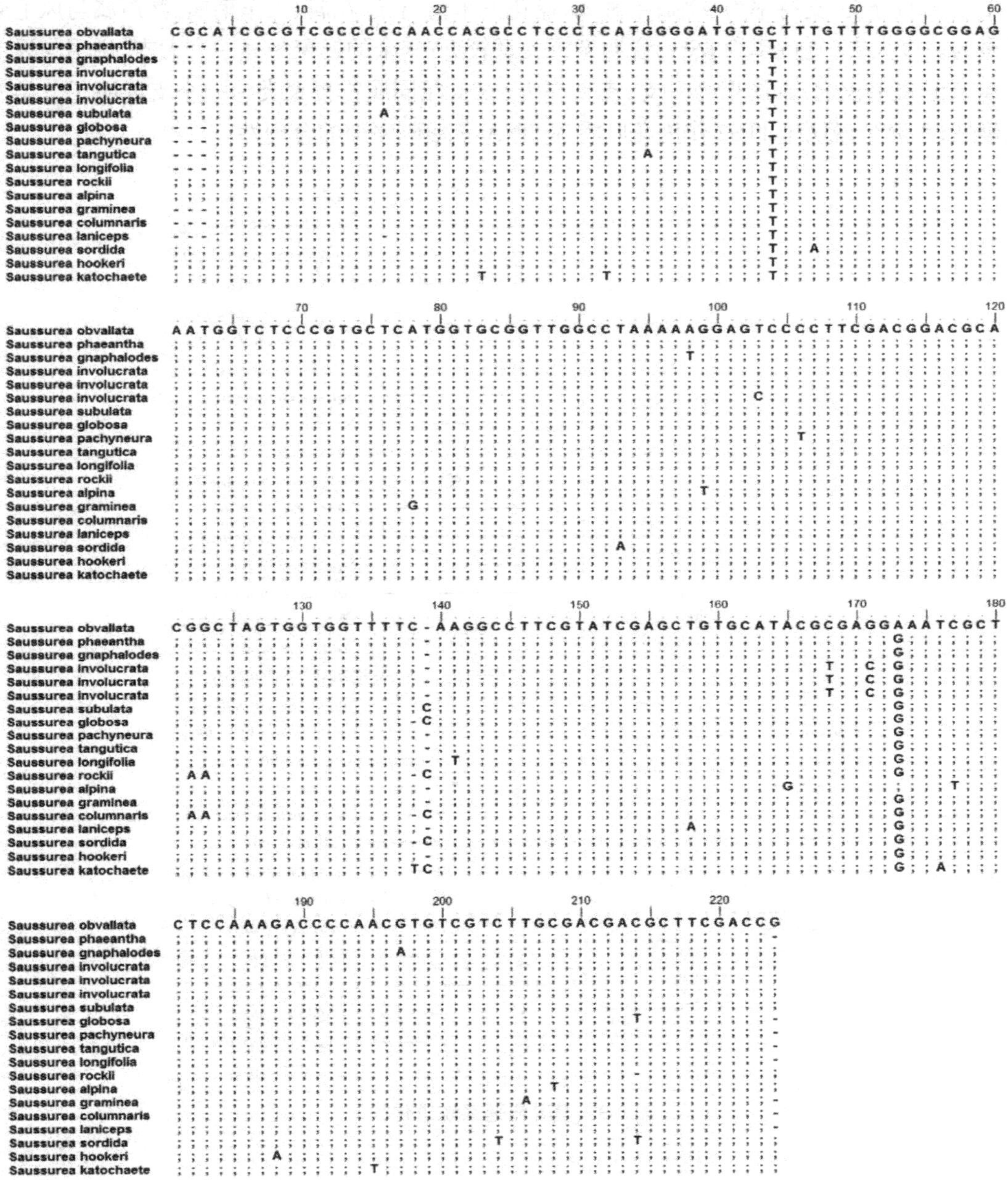

图 9-2 苞叶雪莲同属物种的 ITS2 序列比对

(三)苞叶雪莲系统进化树分析

为了进一步分析利用 ITS2 序列对苞叶雪莲(风毛菊属)与菊科其他属之间进行系统发育分析的可能性,分析了风毛菊属(*Saussurea*)、牛蒡属(*Arctium*)、漏芦属(*Rhaponticum*)、红花属(*Carthamus*)、矢车菊属(*Centaurea*)、蓝花矢车菊属(*Cyanus*)、仓木属(*Atractylodes*)、刺苞菊属(*Carlina*)、飞廉属(*Carduus*)、蓟属(*Cirsium*)共 10 属 30 种的进化关系(图 9-3)。

根据 ITS2 序列对所有样本构建 NJ 系统聚类树。可见 17 个风毛菊属野生种共同形成了单个大的分支，支持率为 99%；牛蒡属、蓝花矢车菊属、红花属、矢车菊属、漏芦属与风毛菊属聚为一个大支，支持率为 68%，说明亲缘关系较近；其余的属聚为另一个大支，说明与风毛菊属亲缘关系较远；蓟属聚为一支，支持率为 96%；相同属物种聚类为一小支说明了分类的准确性，也充分说明了 ITS2 作为苞叶雪莲 DNA 条形码序列的合理性。

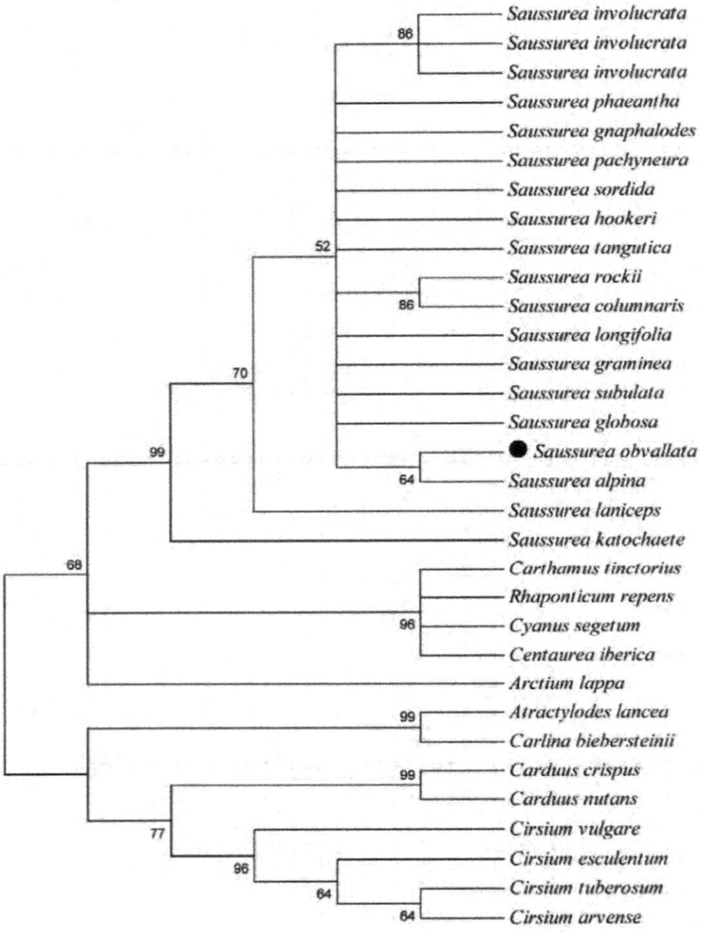

图 9-3　苞叶雪莲系统进化树

第十章　生物技术在中药产地加工、炮制和分离提取中的应用

第一节　概述

中药采收后，除少数供新鲜药用外，其他均需经过产地加工和炮制得到中药饮片，以做临床用药。产地加工是中药采收后的首个环节，包括清洗除杂、刮皮抽芯、鲜切、干燥、等级划分、分类包装等，其中干燥可防止中药材霉变腐烂，便于中药材储藏和运输，是影响中药材质量的关键环节。而炮制是影响中药饮片质量的关键环节，包括净制、切制和炒制等，其中炒制具有减弱、增强或改变药性和减毒的效果，炒制过程中关键参数（如温度、时间）的差异会导致饮片化学成分含量和生物活性的不同。

中药微生物制药技术是在传统的微生物中药研究的基础上，继承中药的发酵炮制方法，吸收微生态学的研究成果，结合现代生物工程的发酵技术而形成的中药制药新技术。其基本原理是生物转化作用，即利用微生物产生的丰富的酶作为催化剂，对中药中的底物进行结构修饰，同时产生各种次级代谢产物。

经微生物作用而产生的中药品种主要包括以下几种。①经微生物发酵炮制而成的中药，如神曲、半夏曲、红曲等，主要由酵母和丝状真菌发酵而成。②植物和微生物共生形成的中药，如天麻是蜜环菌和天麻植物的共生体，天麻植物依靠蜜环菌提供营养，猪苓是由于蜜环菌侵入猪苓菌核形成的共生体，由蜜环菌提供营养。③寄生真菌侵染活体昆虫形成的虫菌复合体，如冬虫夏草、僵蚕、蛹虫草等。④微生物侵染植物后，植物抵抗微生物的侵染而形成的植物抗毒素，如龙血竭、沉香等。

随着微生物技术在中药领域的广泛应用，特别是生物转化和新型发酵工程技术的快速发展，人们发现这一技术同样可以有效应用在医药领域，即利用生物转化和双向固体发酵技术可以提高中药有效成分的含量，减弱毒性，产生新的物质，不仅能有效提高中药的药效，而且可以大大降低中药的毒副作用，使其增效扩用。

第二节　微生物技术在中药产地加工中的应用

中药产地加工指药用部位收获后进行的药材初步处理和干燥等产地加工过程，是药材生产与品质形成的重要环节。通过长期的生产实践和经验积累，人们形成了独具特色、内容丰富的药材加工方法和技术体系。中药材采收后，由于切断了养料供应来源，组织细胞只能利用内部贮存的营养物质进行生命活动。新鲜的药用生物组织器官在含水率较高的状态下进行呼吸作用、酶促反应、水解反应、氧化反应等一系列复杂的生物化学反应。加工干燥过

程使药材组织细胞的呼吸作用加速，为细胞中酶的活动创造了有利条件，促发了一系列的酶促、水解、氧化、聚合等生物化学反应，导致药材外观性状和内在品质发生变化。酶是一种具有生物活性的特殊蛋白质。在药材干燥加工过程中，酶是引起药材性味变化和资源性化学成分转化的重要原因，影响酶活性的主要因素为温度和水分。

一、多酚氧化酶(PPO)酶促反应化学成分转化的特点

PPO是一种末端氧化酶，广泛存在于植物的花序、叶片、根和根茎等分生组织器官中，一般在幼嫩组织中产生和积累量较高。研究表明，药材在“发汗”过程中，在适宜的水分条件下PPO活性随温度的升高而增强。特别是化学结构中具有邻位酚羟基者，易在PPO的作用下氧化缩合成高分子有色物质。当“发汗”等干燥加工温度超过酶灭活温度时，PPO快速变性，使多酚类物质继续被氧化。

玄参科植物玄参、地黄等的根和根茎在产地加工中需经“发汗”处理，这样既可加快干燥过程，又可使药材呈色、药性增强。其机制是药材中所含丰富的酚类物质(如地黄中含有的咖啡酰葡萄糖苷等)在PPO催化作用下生成对应的醌类产物，呈色的醌式结构分子进一步聚合或与其他芳香化合物结合形成更大的共轭体系，呈现黑色或褐色，从而导致药材品质的改变。一些需经“发汗”处理以实现药材性状或药性改变的皮类、芳香全草类药材的转化原理与之相类似。在PPO酶促作用下的化学转化机制如图10-1所示。

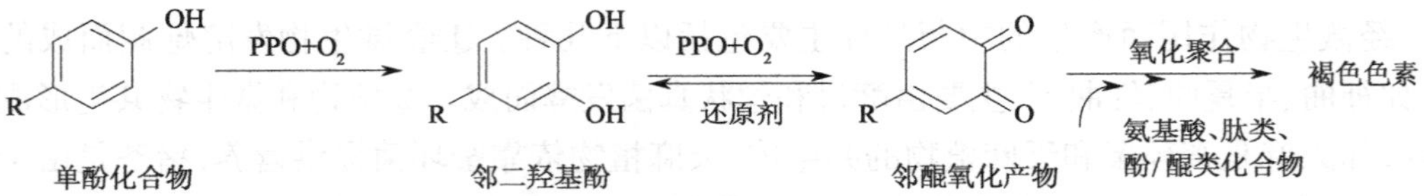

图10-1 酚类物质酶促反应和化学转化关系

二、过氧化物酶(POD)酶促反应化学成分转化的特点

POD是广泛存在于各种动物、植物和微生物体内的一类氧化酶。其与呼吸作用、光合作用、生长素的氧化等关系密切。在植物生长发育过程中POD的活性变化较大，一般在老化组织中活性较强，在幼嫩组织中活性较弱。POD可促使药用植物中所含的某些碳水化合物转化成木质素，以提高木质化程度，亦可作为组织老化的生理指标之一。

POD催化是有过氧化氢参与的各种还原剂的氧化反应。研究表明，在红茶、黑茶和乌龙茶的发酵加工过程中，POD活性明显增强，且与原料含水量正相关。在茶叶“杀青”过程中，叶缘中的POD活性表现出先升后降的变化规律。在鲜药材“发汗”过程中，一定范围的温度升高和适宜的水分条件促使POD活性增强，可催化过氧化氢氧化酚类和胺类化合物，且具有消除过氧化氢和酚类、胺类毒性的双重作用。在POD酶促作用下的酚类成分化学转化机制如图10-2所示。

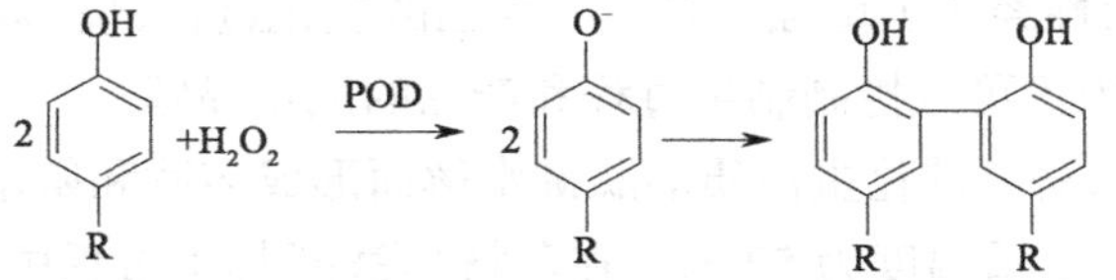

图 10-2 过氧化物酶对酚类物质的酶促反应

三、水解酶(hydrolase)酶促反应化学成分转化的特点

药材通常含有能将苷类、醌类、生物碱盐类、鞣质类等有效成分水解的酶,在正常生理状态下水解酶与可能被水解的物质并不接触,难于发生水解反应。在药材"发汗"过程中,组织细胞受损或离解,温度和水分激活了水解酶的功能,促使一系列的水解反应加速。常见的水解酶依其功能分为糖苷水解酶、蛋白水解酶、淀粉水解酶(分别简称糖苷酶、蛋白酶、淀粉酶)等。

(1)糖苷酶。糖苷酶对配糖体、糖基具有一定的选择性、专一性。可水解 α- 葡萄糖苷键者为 α- 葡萄糖苷酶,可水解 β- 葡萄糖苷键者为 β- 葡萄糖苷酶。其水解机制为糖基先形成锌盐中间物碳正离子,碳正离子与酶分子上的阴离子基团—COO^- 作用而达到临时稳定态,直至与溶剂中的—OH 作用而完成水解过程。水解有选择性地发生在糖苷键,释放出相应的配糖体和糖基。

天麻药材初加工过程是先进行分级净选、蒸至透心、干燥至表面起皱结壳,然后密闭"发汗",再进行干燥。在"发汗"过程中其功效成分天麻苷在酶的催化下水解释放出葡萄糖和天麻素。其化学转化过程如图 10-3 所示。

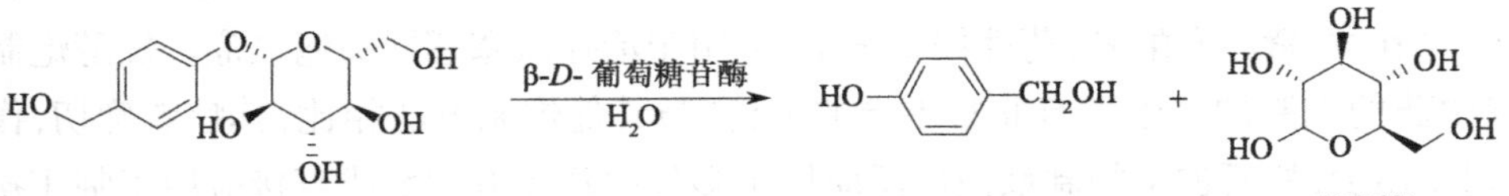

图 10-3 天麻苷的酶水解反应

续断药材在堆置"发汗"过程中具备了苷类酶解的适宜温度、湿度环境。由于水解酶的作用,其中的糖苷类物质发生酶解,导致药材中总皂苷和续断皂苷Ⅵ含量降低。薄荷、荆芥等芳香全草类药材在"发汗"过程中促进了萜烯糖苷类成分水解,释放出芳樟醇、香叶醇、己烯醇等游离态香气物质。

(2)多糖酶。果胶酶、纤维素酶是植物组织中常见且重要的多糖酶。纤维素酶由 3 类有不同催化反应功能的酶组成:内切葡萄糖苷酶,能随机地在纤维素分子内部降解 β(1→4)糖苷键;外切葡萄糖苷酶,能从纤维素分子的还原或非还原端切割糖苷键,生成纤维二糖;纤维二糖酶,能使纤维二糖降解成单个葡萄糖分子。研究表明,药材在初加工"发汗"过程中,果胶酶、纤维素酶的酶活受堆闷时间、翻垛次数、温度、水分等诸多因素影响而发生动态变化,从而影响资源性化学物质的转化与药材品质的形成。对普洱茶渥堆加工过程的研究表明，酶的活性经历了增强→降低→增强的变化过程，呈“双峰”变化趋势，通过控制影响酶活性的关键因素可以控制制茶过程和产品的风味、品质。

（3）蛋白酶。蛋白酶可催化蛋白质的肽键水解而形成多肽和氨基酸。生物组织中的蛋白酶最适 pH 值为 5.0，最适温度为 52 ℃。在药材“发汗”加工过程中，蛋白质类成分在蛋白酶的作用下发生水解，部分转化为多肽和氨基酸。多肽也可在适宜的温度、水分条件下通过酶解作用转化为氨基酸。氨基酸还可进一步发生水解、脱羧、缩合等反应，形成药材独特的气味成分。研究表明，在乌龙茶加工过程中酶活性发生着动态变化，晒青和做青有利于氨基酸和可溶性蛋白的积累，调节蛋白酶活性使之处于适当水平对乌龙茶的品质形成至关重要。

思政元素

发扬工匠精神，投身宏伟事业

“炮制虽繁必不敢省人工，品味虽贵必不敢减物力。”现代研究发现许多传统的中药炮制工艺具有科学性和必要性。在学习、工作中，我们要做到爱岗敬业、争创一流，艰苦奋斗、勇于创新，淡泊名利、甘于奉献。我们要以大国工匠为榜样，做品德高尚、追求卓越的人，积极投身于中华民族伟大复兴的宏伟事业中。

第三节　微生物发酵在中药炮制中的应用

发酵是传统中药炮制加工的基本方法之一，在我国具有悠久的历史，早在千余年前，我国已将微生物发酵应用于中药炮制。经净制或处理后的药物，在一定的温度和湿度条件下，利用霉菌等微生物所分泌酶的催化分解作用，使药物发泡、生衣的方法称为发酵炮制。不同的中药材经同样的发酵处理后会产生药性的差异，可利用该特性生产不同适应证的中药。例如，发酵淡豆豉时，以桑叶、青蒿发酵者，药性偏于寒凉，多用于治疗风热感冒、热病胸中烦闷之症；以麻黄、紫苏发酵者，药性偏于辛温，多用于治疗风寒感冒头痛之症。发酵炮制方法在传统中药的炮制加工中占有非常重要的地位，与其他炮制方法相比，其疗效确切，作用温和，毒副作用少，故所加工的制剂被广泛应用于多种中药复方制剂或直接应用于临床疾病的治疗。据统计，仅《中国药典》中收录的含发酵类中药的中成药制剂就有百余种之多。

一、中药发酵炮制技术的历史与起源

中药炮制是中医临床用药的一大特色，是传统中医药文化的重要组成部分。炮制，古称“炮炙”。据《说文解字》记载，“炮，毛炙肉也”。可见，早期的炮制主要是用火加工处理药物，从而形成了中药炮制的雏形。《黄帝内经》中记载了法半夏等的炮制方法，是中药炮制的萌芽。而中药的发酵炮制方法则起源于我国古老的白酒酿造行业。据考证，早在六七千年前，我们的祖先便发明了使用酒曲酿制白酒的酿酒术。《书经·说命篇》记载，“若作酒醴，尔唯曲蘖”。曲蘖就是最早的酒曲，含有酵母菌和发芽的谷物。早期的曲仅以谷物制成，供造酒之用。后来发现曲有消谷止痢的作用，遂将其作为药物使用。《本草经疏》云“古人用曲，即造酒之曲，其气味甘温，性专消导，行脾胃滞气，散脏腑风冷”。《本草纲目》云“古人用曲，多是造酒之曲。后医乃造神曲，专以供药，力更胜之”。汉晋前后，发酵作为中药炮制手段出现，发展出了以中药为主要原料的药曲。张仲景在《金匮要略》中记载了神曲的发酵炮制方法。北魏时代的贾思勰在《齐民要术》中记载了多种制曲方法。在《药性论》《肘后方》《小品方》《千金方》等中药典籍中都有应用曲类中药的记载。中药发酵作为一种炮制加工工艺，不但改变了煎、煮、熬、炼、蒸、浸的传统工艺，而且能够更大幅度地提高药效，改变药性，并降低毒副作用。

二、发酵炮制中药的品种

据《药性论》《本草纲目》《韩氏医通》《本草蒙筌》等史料记载，经发酵炮制而成的传统中药包括两大类。一类是由中药与面粉混合发酵而成的曲类中药，如六神曲、建神曲、半夏曲、采云曲、沉香曲、红曲等，另一类是由中药直接发酵而成的，包括淡豆豉、百药煎、片仔癀、豆黄等。其中曲类中药占了绝大多数，尤其是在明清时期，在半夏曲的基础之上，根据《韩氏医通》中所述的造曲方法，又制出了皂角曲、竹沥曲、麻油曲、牛胆曲、开郁曲、海粉曲、霞天曲等10余种药曲。据统计，本草文献中所记载的各类发酵中药制品，至今仍在临床上应用的有近20种，而2010年版《中国药典》中收录的有4种，为淡豆豉、六神曲、半夏曲和百药煎。这类中药在临床上的应用极广泛，是许多中成药制剂的组方成分。2015年版《中国药典》中收录的含发酵类中药的中成药制剂有百余种之多，部颁标准和各地方标准收载的种类更多。曲类中药均具有消食健胃的作用，但由于药方组成各不相同，其功效与应用也有所区别。目前市售的以半夏为基础的药曲仅有半夏曲与霞天曲两种，其余的已很少见临床应用。淡豆豉始载于《名医别录》，由大豆的成熟种子与青蒿、桑叶一起发酵加工而成，具有解表、除烦、宣发郁热等功效。百药煎始载于《丹溪心法》，由五倍子、茶叶与酒曲混合发酵而成，具有清热化痰、止血止泻、生津止咳的功效。片仔癀来自明代的宫廷秘方，属于国家一级中药保护品种，由田七、麝香、牛黄、蛇胆等名贵中药经微生物发酵制成。其主要功能为清热解毒、凉血化瘀、消肿止痛，具有很好的保肝、抗癌、抗炎效果。

三、微生物在中药发酵炮制中的作用

中药的发酵炮制过程实际上是一个生物转化的过程，具有选择性好、反应条件温和、转化效率高、副产物少、有效成分破坏少、毒副作用小、下游处理方便等特点。微生物在自身生长代谢过程中产生丰富的胞内、胞外酶，如淀粉酶、纤维素酶、蛋白酶、果胶酶、脂肪酶等，能够发生酯化、氧化、葡萄糖基化、异构化、甲基化、乙酰化等多种反应，分解转化原料中特定的底物生成新的活性成分，同时产生丰富的次级代谢产物。通过微生物的生长代谢和生命活动来炮制中药，可以比一般的物理、化学炮制手段更大幅度地改变药性，提高药效，降低毒副作用，扩大适应证，产生新的功效，提高有效成分的提取率和吸收利用率。

1. 产生次级代谢产物

微生物在生长过程中能够产生丰富的次级代谢产物。红曲霉发酵大米制造红曲时产生多种活性成分，包括红曲色素、多不饱和脂肪酸、γ-氨基丁酸、麦角甾醇、抗生素、酶、黄酮、卵磷脂等，其中最重要的是洛伐他汀类物质，这是一类胆固醇合成抑制剂，能有效降低血脂，治疗由高血脂诱发的心脑血管疾病，同时具有抗肿瘤作用。在六神曲发酵过程中产生的各种消化酶能够促进消化吸收。淡豆豉中的大豆经芽孢杆菌发酵后产生的纤溶酶具有溶解纤维蛋白的作用。

2. 转化原料中的化合物产生新的活性成分

微生物在生长代谢过程中分泌的酶具有广泛的催化能力，能将中药原料中的化学物质分解转化成新的成分，从而使得药物的活性增强。淡豆豉主要由大豆发酵制成，大豆中含有大豆黄素、染料木素等多种异黄酮类成分，它们大多以结合型糖苷的形式存在，其中含量较高的两种糖苷为染料木苷和大豆苷。经过微生物的转化作用，糖基被脱去，糖苷的含量降低，染料木素和大豆苷元等游离型苷元的含量显著升高，极性减弱，脂溶性增强，在人体内吸收快，具有更高的活性。研究表明，淡豆豉提取物中含有的异黄酮成分具有明显的抗氧化、抗肿瘤、调节血脂血糖、防治高血压、抗心肌缺血、抗动脉粥样硬化、治疗糖尿病等作用。百药煎在发酵过程中，微生物产生的单宁酶可将原料五倍子中的鞣质转化为没食子酸，从而表现出发酵前所不具备的新的药理活性，如抗菌、抗病毒、抗肿瘤、抗过敏、利胆、扩张支气管。单宁酶已在丝状真菌、酵母、细菌、植物和动物体内被发现，主要存在于黑曲霉中。关于利用微生物发酵转化中药活性成分的研究较多，涉及的主要化学成分包括黄酮类、生物碱类、萜类、皂苷类、多酚类等化合物。

3. 减弱毒性

作为一种传统的加工方法，发酵炮制常被用于降低药物的毒副作用，经过发酵毒性成分被降解或转化为低毒物质。如半夏曲中的半夏为天南星科植物半夏的干燥块茎，辛温有毒，主要毒性表现为对各种黏膜的刺激作用，可使人产生呕吐、咽喉肿痛失声等症状，经微生物发酵炮制成曲后其毒性减弱。百药煎的主要成分五倍子富含鞣质，容易与蛋白质结合形成大分子沉淀物，对胃肠道具有刺激作用，而发酵后形成的大量赖氨酸能够有效避免鞣质与蛋白质结合，从而减小服用后食欲减退的副作用，提高收敛效果。大黄经酵母菌发酵后，总蒽醌与结合型蒽醌含量降低，游离型蒽醌含量升高，缓和了对胃肠道的刺激，减弱了泻下作用。喜树碱具有较强的抗肿瘤活性，但其在喜树中的含量仅为0.002%，提取分离费时、费力，同时具有严重的胃肠毒性，如抑制骨髓功能和引起出血性膀胱炎等，制约了它在临床上的进一步应用。通过微生物发酵将喜树碱转化为其结构类似物羟基喜树碱后，其对多种癌症具有显著的疗效，且毒副作用降低。此外，还有许多毒性中药，如马钱子、三七、雷公藤、何首乌、大黄等，通过微生物的转化作用获得了较好的减毒效果。

4. 增强疗效

对比生半夏、制半夏、半夏曲的功效发现，半夏只有经发酵成曲后才具有健脾、温胃、消食的功效，原有的燥湿化痰功能也有所增强。胡昌江等用小白鼠氨水引咳、酚红祛痰、二甲苯耳廓肿胀，大白鼠皮下塑料环肉芽肿增生等方法比较了改良百药煎发酵前后的镇咳、祛痰、抗炎作用，结合体外抗菌试验，发现改良百药煎发酵后有更强的镇咳、祛痰、抗炎、抗菌作用。采用麻黄、莱菔子、金银花、连翘等中药材对灵芝菌进行液态发酵，祛痰止咳效果更好。

郭芳等通过碳粒廓清试验、二硝基氟苯法和血清溶血素法等研究六味地黄对小鼠的免疫调节作用,发现发酵液的活性明显优于煎剂。

5. 破坏细胞壁结构

植物细胞坚硬、致密的细胞壁结构是阻碍药用植物有效成分从胞内溶出和体内吸收的屏障。而微生物所分泌的各种胞外酶可有效地分解植物细胞壁中的纤维素、半纤维素、果胶、木质素等成分,从而破坏细胞壁结构,增大细胞间隙,为细胞内外的物质扩散提供传质通道,提高有效成分的提取率与吸收利用率。研究表明,经过微生物发酵后盾叶薯蓣中有效成分薯蓣皂苷元的产率明显提高。

四、中药发酵炮制加工现状

传统的发酵炮制类中药几乎都是根据前人的经验,在自然发酵条件下进行炮制的,其中绝大部分工艺至今仍在沿用。传统的炮制加工方式生产效率低下,产品质量与药物疗效不稳定,与中药现代化、国际化的发展趋势和日益增长的消费需求极不相称,因此对传统炮制工艺的改革势在必行。目前对发酵炮制类中药加工工艺的研究主要涉及以下几个方面。

一是发酵菌种的分离、筛选与鉴定。不同微生物菌种产次级代谢产物的能力有着极大的差别,它们的菌种特征、发酵效果也各不相同,不同菌种产生红曲素(monacolin)K 的能力有很大的差异。因此高产率、高转化率、低毒性的发酵菌种的获得是中药发酵炮制的关键因素。红曲菌能够产生红曲素、红曲色素、γ- 氨基丁酸等多种活性成分,然而其发酵过程也常常伴随着真菌毒素橘霉素的产生。因此优良发酵菌种的筛选主要侧重于目标产物高产、毒素低产的菌种和同时产多种活性成分的菌种,此外产单一品种红曲色素的菌种的获得极大地简化了从多种色素中分离提取单一色素的步骤。

鉴于目前多数发酵炮制类中药采取的是自然发酵方法,参与发酵的微生物种类不甚明确,对发酵过程中的优势菌种的研究有利于阐明发酵炮制机理,优化发酵工艺。韩小敏等报道百药煎的发酵主导菌为黑曲霉,汤扬等对贵州淡豆豉进行了菌种分离鉴定,从中分离得到的菌种主要为芽孢杆菌,另有少量肠杆菌和假单胞菌等污染菌。不同产地和采用不同加工工艺制作的神曲样品所含的微生物差异较大。胡静等从多个神曲样本中分离出大量酵母菌和少量乳酸菌。高慧从自然发酵的神曲中分离出枯草芽孢杆菌、毛霉和曲霉。福建范志神曲的主导发酵菌种为梨头霉。芦艳卿等从六神曲中分离出的霉菌分属青霉属的分枝青霉组、曲霉属的烟曲霉组和巢曲霉组、毛霉属的总状毛霉组。

二是发酵工艺条件的优化。微生物的营养条件与培养环境对其生长与代谢产物的积累有极大的影响。药物原料不仅为菌种提供生长所需的营养成分,而且为后续的微生物转化作用提供底物。因此,药物原料配方的组成、配比、预处理方式等都会对最终的药效产生极大的影响。通过改变曲料切块与发酵的顺序、向药料中加入发酵好的曲料、以麦麸代替面粉作为主料、向基质中通入流通蒸汽灭菌等方法,能够缩短发酵周期,降低原料成本,提高产品卫生质量,解决真菌毒素污染问题。研究表明,在厌氧条件下,红曲色素与橘霉素的形成与初级代谢产物类似,均与菌体的生成相关;而在好氧条件下,橘霉素的生成与次级代谢产物一致，主要在稳定期形成，因此对通氧量的控制可以有效地抑制红曲霉发酵过程中真菌毒素的产生。牛丽颖等考察了淡豆豉的原料配比、发酵温度、发酵时间、再焖时间等条件，优化后发酵时间大大缩短，大豆苷元等有效成分明显增加。杨剑芳等探索了百药煎的制备工艺，优化了冰糖用量、pH 值、甜酒曲用量等条件，经过工艺改良百药煎发酵品的外观、菌丝生长、鞣质含量均明显优于改良前。

三是以纯种发酵代替传统的自然发酵。对发酵炮制类中药优势菌群与发酵机理的深入研究为纯种发酵提供了可能。蔡琨等采用从自然发酵的淡豆豉中分离得到的菌种进行纯种发酵，发现纯种发酵淡豆豉中染料木素和大豆黄素的含量均高于自然发酵，纯种发酵可以保证淡豆豉生产的稳定性和提高产品质量。高慧等分别以芽孢杆菌、毛霉和曲霉发酵制作六神曲，酶活力与小鼠消化功能评价结果表明毛霉属菌种发酵效果最佳。经单一菌种发酵的药品的有效成分含量明显高于自然发酵品，原因是单一菌种发酵抑制了有害杂菌对发酵基质中营养成分的竞争性消耗，且产品质量稳定，也避免或减少了真菌毒素的污染。

此外，以液态发酵代替固态发酵也是中药发酵炮制的一个发展方向。随着药物有效成分及其药理活性越来越多地被阐明，发酵炮制类中药的生产与应用逐渐转向某些特定的有效成分。液态发酵法与固态发酵法相比生产效率高，易于自动化控制。但是由于液态发酵有效成分的产量和转化效率还比较低，目前多数还不能应用于工业化生产。有关红曲通过液态发酵提高有效成分产量的研究较多。也有一些研究涉及有效成分提取条件的改进、检测指标的确定与产品质量分析、药理作用等。

五、中药发酵炮制存在的问题

传统的中药发酵炮制方法生产效率低下，生产周期长，占地面积大，产品卫生质量差，采用的是多菌种混杂的自然固态发酵，参与发酵的微生物种类和数量难以控制，因而存在菌种不纯、针对性不强等缺点，微生物在发酵过程中的潜在效能未能得到最大限度的发挥。中药发酵炮制主要存在以下问题。

（1）由于空气、药材原料和加工器具中含有大量的杂菌，产品污染较严重，除了含有对发酵炮制有促进作用的有益菌种外，许多药物中还含有大量杂菌，甚至包括一些致病菌、产生真菌毒素的菌种。1995 年法国学者 Blanc 从红曲霉培养物中分离出橘霉素，它是一种真菌毒素，对肾脏有较强的毒性作用，还可以导致畸形，过量甚至可使动物致死。橘霉素的发现极大地阻遏了红曲霉的开发利用，日本和欧洲各国均制定了橘霉素的限量标准。

（2）各地方药材标准在处方组成、制作工艺等方面各不相同，因此制成的产品质量差异很大，药效也难以保证。

（3）由于目前对发酵炮制类中药的药效物质基础的研究还不够深入，其作用机制不甚明确，因此绝大部分品种，即使是化学成分相对明确的红曲和淡豆豉等药材，也没有合理的质量评价指标，质量鉴定主要凭借感官标准和经验。黄国能检测了国内 13 个省市生产的神曲和建曲等药曲中的消化酶，认为用蛋白酶和淀粉酶这两种消化酶作为指标来衡量神曲和建曲等药曲的质量和工艺方法比较可行。

（4）发酵炮制类中药在我国的临床应用非常广泛，虽然近年来在活性成分、药理研究和加工技术等方面都取得了一定的进展，然而由于发酵炮制类中药具有化学成分复杂、药效多样、作用机制不明确、微生物菌种多样等特点，对其发酵作用的研究仍然处于起步阶段，无论是在基础理论还是在实际应用方面。

因此，要使发酵炮制类中药适应中药现代化发展的需要，必须加强药物活性成分研究，借鉴中药生物转化作用与微生物体外代谢模型研究的成果与经验，探索中药材发酵过程中主要成分的变化规律，明确发酵炮制作用的机理；同时深入研究药理作用机制；在此基础上，建立科学、合理的质量评价体系，规范生产工艺，在传统中药发酵炮制理论的基础上，应用现代微生物工程技术，提高微生物的转化效率，提高产品的质量。在优良菌种选育、纯种发酵的基础上，建立多菌种混合发酵模式，将会极大地提高产品质量的稳定性、可控性，提高产品的药效与安全性。

第四节　微生物在中药活性成分分离提取中的应用

植物类药材的有效成分含量极低，且多存在于胞浆中，少量存在于细胞间隙，提取时往往需要将细胞破碎。新鲜药材经过干燥后，组织内部的水分蒸发导致细胞萎缩，胞浆中的活性成分由溶解状态转变为结晶或无定形状态沉积于细胞内，导致细胞内成分溶出障碍。因此有效地将其有效成分提取出来便成为中药开发过程的基础与前提。植物细胞壁是由纤维素、半纤维素、果胶质、木质素等大分子构成的致密结构。在中药有效成分提取过程中，胞浆中的有效成分向提取介质扩散时，必须克服细胞壁和细胞间质的双重阻力，浸出受阻。这里主要强调细胞壁等对有效成分的提取具有阻碍作用。

传统的提取方法（如煎煮、回流、浸渍、渗漉法等）和微波、超声波等物理方法均存在能耗高、周期长、工序复杂、提取效率低等缺点。因此近年来酶法被广泛应用于植物生物活性成分的提取。微生物可以中药中的成分为营养进行分裂、生长、繁殖和代谢，在代谢过程中可分泌蛋白酶、纤维素酶、半纤维素酶、果胶酶、淀粉酶等几十种胞外酶进入培养基。因此可利用微生物发酵对中药材进行预处理，通过其在生长过程中所分泌的各种酶分解植物细胞壁中的纤维素、半纤维素、果胶等成分，从而使细胞壁破裂，发生局部溶解，细胞间隙增大，减小细胞壁、细胞间质等传质屏障对有效成分从胞内向提取介质扩散的传质阻力，加快有效物质溶出的速度，提高活性成分的浓度。此外，在微生物酶的作用下，目标产物的理化性质亦可发生改变，在提取溶剂中的溶解度提高，从而减少溶剂的用量，降低成本。

一、微生物发酵提取中药有效成分的特点

1. 反应条件温和

利用微生物在生长繁殖过程中所分泌的各种酶作用于植物细胞壁结构，具有反应条件温和、选择性好的特点，同时酶的专一性可避免对底物以外的其他物质的破坏。在提取热稳定性差或含量低的化学成分时，优势更明显。杨云龙等用酶法提取洋葱中的黄酮类化合物，

采用酶解法来处理洋葱皮，避免了高温对黄酮类化合物结构的破坏。

2. 提取率高

酶法预处理可有效减少中药材中有效成分的溶出，减小溶剂提取时的传质阻力，缩短提取时间，提高提取率。食品工业中所用类胡萝卜素大多是从万寿菊花中提取的。万寿菊花经过储藏干燥和有机溶剂萃取，所含的类胡萝卜素大约会损失 50%。Barzana 等首先利用酶浸泡新鲜的万寿菊花，再以有机溶剂进行萃取，在适宜的条件下，类胡萝卜素的提取率达到 97%，大大减少了损失。Santamaria 等将酶法应用于辣椒中有效成分类辣椒素和类胡萝卜素的提取，以乙醇为溶剂，取代正己烷，类辣椒素和类胡萝卜素的提取率分别达到 80% 和 73%。辣椒粉经过酶法破壁和干燥处理后，类辣椒素和类胡萝卜素的产率可分别提高 7% 和 11%。体外试验证明对盾叶薯蓣进行预发酵处理，有效组分薯蓣皂苷元的产率明显提高。

3. 环保节能，节约成本

酶法是绿色、高效的植物提取技术，可利用相关的酶制剂来增强提取物的极性，从而减少有机溶剂的使用，降低成本。

二、酶在中药提取中的应用

酶在许多商业应用中起着关键性的作用。在进行酶辅助提取时，水解酶的选择决定着是否能获得预期的产率，因此首先要根据所提取植物组织所含聚合物的种类选择适宜的水解酶或几种酶的最佳组合。最常用的破壁酶有纤维素酶、木聚糖酶、果胶酶等，而葡萄糖苷酶、转移葡萄糖苷酶（简称转糖苷酶）一般用于某些活性成分的转化过程，木瓜蛋白酶、淀粉酶则主要在精制、纯化和改善提取液的澄清度中起作用。由于中药成分的复杂性，在实际提取过程中复合酶的运用也比较广泛。

利用酶法提取中药有效成分，作用条件较温和，而对中药材的破壁效果却很好。但是由于影响酶对细胞壁聚合物降解与目标活性成分释放效果的因素有多种，酶解的最佳条件因药材与酶的种类而异，所以将酶法应用于中药有效成分提取时，还需要对提取条件进行细致的研究，以获得最佳的水解条件，得到更多的活性成分。酶解温度是影响提取效果的最重要因素之一，高温可对许多酶产生不可逆的影响。尤其在多酚的提取过程中，温度不能太高，因为多酚类物质对热不稳定。pH 值对酶反应效率也有很大影响，酶促反应要在酶的最适 pH 值条件下进行。一些常用酶的最佳反应条件如表 10-1 所示。底物与酶的比例或酶的浓度、提取溶剂的种类、溶剂与物料的比例也是需要考虑的重要变量，此外，目标产物分子质量、搅拌条件等均可对提取过程产生影响。酶在中药提取中的应用如表 10-2 所示。

表 10-1　一些常用酶的最佳反应条件

酶	最佳条件	
	pH 值	温度/℃
戊聚糖复合酶	4.5	50
纤维素酶	4.5	50

续表

酶	最佳条件	
	pH 值	温度/℃
β- 葡聚糖酶	7.0	60
卡拉胶酶	6.8	45
木聚糖酶	5.0	55
纤维素酶	3.8	50
复合蛋白酶	6.0	40
中性蛋白酶	6.0	50
复合风味蛋白酶	7.0	50
碱性蛋白酶	8.0	50
蛋白酶 Umamizyme	7.0	50

表 10-2　酶在中药提取中的应用

提取成分	植物来源	酶
脂与脂溶性成分挥发油	柑橘皮	木聚糖降解酶
类胡萝卜素	万寿菊花	戊聚糖复合酶、果胶酶、中性蛋白酶、蛋白酶
胡萝卜素	萝卜渣	果胶酶 Ultra SP-L
番茄红素	番茄	胰消化酶、纤维素酶、果胶酶
辣椒素	辣椒	纤维素酶、半纤维素酶、果胶酶
糖	西柚皮	纤维素酶、果胶酶
低聚糖	米糠	纤维素酶
菊粉	洋姜	菊粉酶
淀粉	木薯	果胶酶
多糖	红藻、褐藻	纤维素酶
果胶多糖	山竹皮	纤维素酶
可溶性纤维	萝卜渣	纤维素酶粗酶
果胶	南瓜	木聚糖酶、纤维素酶、β- 葡萄糖苷酶、内切多聚半乳糖醛酸酶、果胶酯酶
儿茶酚	茶	蛋白酵素
总黄酮	竹叶、银杏叶	纤维素酶
多酚	柑橘皮	纤维素酶 MX
多酚	葡萄渣	果胶酶
总酚	苹果皮	纤维素酶
花青素	黑醋栗	果胶酶
木质素	亚麻	纤维素酶、糖苷酶
香兰素	香草荚	β- 葡萄糖苷酶、果胶酶

续表

提取成分	植物来源	酶
蛋白质	扁豆	葡萄糖淀粉酶
黄连素	黄连	纤维素酶
皂苷	三七	纤维素酶

1. 酶法作用于植物细胞壁

植物细胞壁和细胞间质中的纤维素、半纤维素、果胶等具有大分子结构的物质是中药提取中传质的主要阻力来源。所以采用酶法提取时，为分解破坏植物细胞的细胞壁，多采用纤维素酶、果胶酶、半纤维素酶。

（1）纤维素酶。纤维素由 β-*D*- 葡萄糖以 β（1 → 4）葡萄糖苷键连接，用纤维素酶酶解可以破坏 β-*D*- 葡萄糖苷键，进而破坏细胞壁，有利于对有效成分的提取。项雷文等采用正交试验法研究了纤维素酶法提取杭白菊中总黄酮的主要工艺参数（酶添加量、酶解时间、酶解温度和 pH 值）对总黄酮提取率的影响，得到纤维素酶法提取的最佳条件为酶添加量 0.5%、酶解时间 2.5 h、酶解温度 55 ℃、pH 值 5.0，在此条件下总黄酮提取率比对照组提高了 19.2%。

（2）果胶酶。果胶酶是作用于果胶复合物的酶的总称。果胶酶有两种：果胶甲酯酶和多聚半乳糖醛酸酶。周向荣等提取盐渍藠头中的风味物质，考察了 pH 值、温度、加热时间、商品果胶酶添加量对盐渍藠头中蒜素提取效果的影响。在果胶酶与原料之比为 0.6%~1.2%、pH=3.4、温度为 50 ℃、提取时间为 2~4 h 的条件下，蒜素的提取率可达到较高水平（0.21~0.27 g/100 mL），且出汁效果较好（90%~92%），固形物含量较高（19.2~19.8 Brix），能较好地保持藠头特有的香气。

（3）半纤维素酶。戴瑜等用半纤维素酶法提取杜仲叶中的主要有效成分，即苯丙素类的绿原酸（CHA），通过单因素试验、正交试验和方差分析确定了半纤维素酶法提取杜仲叶中绿原酸的最佳操作条件。结果表明，在加入 996 U/g 半纤维素酶 0.45%、pH=4.0、温度为 40 ℃的条件下，CHA 的得率最高可达 38.01 mg/g。

（4）复合酶。采用两种或两种以上按一定比例组合的酶进行中药提取，可以加快提取速度，提高提取率。吴国卿等以野木瓜为原料，采用复合酶法提取野木瓜汁，确定了果胶酶与纤维素酶的最佳添加比例为 1 : 6。复合酶提取野木瓜汁的最佳酶解工艺条件为复合酶添加量 1.0%、酶解温度 45 ℃、pH 值 4.0、酶解时间 2.5 h，在此条件下，野木瓜出汁率可达 56.7%，比空白样的出汁率 13.7% 高出 43.0%。

2. 酶法作用于目标产物

对有效成分中分子立体结构大的物质，可使用转糖苷酶、葡萄糖苷酶、淀粉酶等分解糖苷键等，改变其理化性质，增强其极性，减少有机溶剂的用量，降低成本，提高效用。

（1）转糖苷酶。许明淑等在提取银杏叶中的黄酮时，使用 Suhong475 转糖苷酶和糖基配体对银杏叶进行处理，增强黄酮苷元黄酮苷的极性，进而用 30% 乙醇溶剂提取。此时的提取率相当于 60% 乙醇提取条件下的提取率。郁军等使用淀粉酶和环糊精葡萄糖基转移酶(cGTase)处理甜菊糖,破坏了甜菊苷的结构,与未用酶法处理过的甜菊糖相比较,有效地改善了甜菊糖的后苦味。

(2)葡萄糖苷酶。殷涌光等从松针中提取松针黄酮,即8-葡萄糖苷酶松针总黄酮(PNF),使用葡萄糖苷酶酶解PNF,酶解温度为40℃,酶添加量为1/1 000,底物质量浓度为0.6 g/L,酶解时间为5 h,经过修饰后PNF的自由基清除率、羟基自由基清除率、超氧阴离子清除率、对铁离子的还原能力都有明显的提高。

(3)复合酶。复合酶即两种以上酶的组合,既可以对植物细胞壁起作用,也可以对有效成分进行优化。董捷等在研究油菜花粉萌发孔的通透性时采用了复合酶(中温淀粉酶和复合纤维素酶的组合),结果表明:用中温淀粉酶和复合纤维素酶处理花粉后,每克花粉上清液中可溶性糖含量最高可达0.365~0.417 g,与空白样相比提高了53%。

三、微生物发酵法用于中药提取液的澄清纯化

中草药的有效成分提取过程常常因淀粉、蛋白质、鞣质、果胶等成分混杂其中而影响提取液的质量。采用常规提取方法时,在煎煮过程中中药材中的蛋白质遇热凝固、淀粉糊化,增大了有效成分煎出与分离的难度。而在微生物酶的作用下,通过温和的酶解反应将液体制剂中的大分子杂质分解为小分子成分除去,可以有效地提高提取液的澄清度,提高成品的质量。

例如,在提取多糖前,先用蛋白酶对提取原料进行处理,将与多糖结合的蛋白质酶解除去,可大幅提高多糖提取率,并且降低多糖中杂质蛋白的含量。在果汁的提取过程中加入果胶酶和纤维素酶,可明显提高果汁的澄清度,提高产品的质量。在中药补骨脂的提取过程中,加入适量的蛋白酶,可以将其所含的大量蛋白质水解成多肽、氨基酸,有效防止其受热变性凝固,有效成分补骨脂素、异补骨脂素的含量因此提高。在动物药的提取过程中,干燥后的药材因质地坚硬难以用传统方法浸出。用碱法提取海参中的多糖蛋白质成分时,多糖得率仅为鲜品海参的0.06%,而采用胃胰蛋白酶提取的海参多糖为鲜品海参的1.45%~1.61%,同时由于蛋白质降解程度高,氨基酸、多肽等其他生物活性成分的得率也较高,取得了良好的提取效果。另外,许多动物胶原具有很多生物功能,并有免疫原性低、生物相容性高和生物降解性好等优点。在阿胶的提炼中将驴皮用胃蛋白酶处理可使动物胶原蛋白提取得更彻底。甲鱼具有补血、强骨、益智、抗疲劳、抗氧化作用,在提取中采用胰蛋白酶进行提取,不仅可使甲鱼水解得很彻底,还可提高所得制剂的色泽和口感。

四、细胞膜色谱法在中药中的应用

细胞膜色谱(CMC)法是研究药物与细胞膜、膜受体相互作用的一种新型的具有生物活性的亲和色谱技术。该技术将高效液相色谱、细胞生物学、受体药理学相结合,利用药物与膜受体间的特异性亲和作用,在色谱柱中动态模拟药物在体内的作用过程,从分子水平上探讨中药作用机制。CMC法对复杂体系(尤其是对中药有效部位的筛选、活性成分的提取,

对中药复方物质基础的研究)具有独特的优势,已得到一定的应用。

1. 细胞膜色谱法的原理、特性和已用于中药研究的细胞膜类型

1)原理

现代药理学研究表明,细胞膜上的受体、离子通道能选择性地识别药物中的化学成分并与之特异性地结合,通过影响细胞内第二或第三信使分子导致一定的生物效应,最终产生药理作用。CMC 法以硅胶为载体,将具有靶标受体的细胞膜固定在活化的硅胶载体表面,形成色谱柱上具有生物活性的细胞膜固定相(CMSP),然后将该固定相装入色谱柱中,制成细胞膜色谱柱。以缓冲溶液为流动相、中药提取物为溶质或将中药提取物添加到流动相中,中药提取物进入 CMSP 后,具有活性的化合物或化合物组(有效部位)保留在色谱柱内,经过洗脱、分析、鉴定,完成筛选,无活性部位则流出,克服了以往先分离中药的有效部位,再研究药效而使两者脱节的弊端。因中药各成分间可能存在药效的协同、拮抗作用,并非单一的受体模型可以实现,故运用此方法研究中药提取物与 CMSP 中细胞膜、膜受体的相互作用,用色谱的各种表征参数进行定量表征。

2)特性

通过细胞膜制备技术,得到含有受体细胞膜的色谱模型,最大限度地保持了细胞膜的整体性、膜受体的立体结构、周围环境和酶活性;CMSP 具有色谱分离和细胞膜活性的双重特性,可同时进行药物分离和活性筛选,对中药提取物与受体亲和力进行定性、定量分析;具有特异性、稳定性、简捷性和可重复性。

3)已用于中药研究的细胞膜类型

张聪聪等对已用于中药研究的细胞膜的类型进行了较全面的综述,包括血管细胞膜、心肌细胞膜、血小板、表皮生长因子受体(EGFR)细胞膜、红细胞膜、脐静脉内皮细胞膜、α1A 肾上腺素受体高表达细胞膜、血管内皮生长因子受体(VEGFR)高表达细胞膜、A431 细胞膜、HepG2 细胞膜、牙周韧带细胞膜、鼠腹腔巨噬细胞膜、CD40 高表达细胞膜等,如表 10-3 所示。

表 10-3 已用于中药研究的细胞膜类型

细胞膜类型	筛选的中药种类
EGFR 细胞膜	红毛七、虎杖、丹参、黄芩
白细胞膜	白术
腹腔巨噬细胞膜	鱼腥草、白术、苍术
前列腺细胞膜	莲子心
绒毛囊细胞膜	红毛七
血小板	丹参
β1 肾上腺素受体细胞膜	吴茱萸
牙周韧带细胞膜	黄芩
HepG2 细胞膜	黄芩(含药血清)
血管细胞膜	白术、白芷、羌活、蛇床子、贝母
心肌细胞膜	朱砂七、南五味子、北五味子

2. 细胞膜色谱法的典型应用

1）中药单体活性成分筛选的研究

Chen 等利用血小板细胞膜色谱联合超高效液相色谱高分辨串联质谱系统从丹参水提物中筛选抗血小板活性成分。结果显示，筛选出多种活性成分，分别是迷迭香酸、紫草酸、丹酚酸 B、丹酚酸 B 的两种异构体、丹酚酸 C、丹酚酸 D、丹酚酸 H、丹酚酸 I，其中迷迭香酸、紫草酸、丹酚酸 B、丹酚酸 C 可在体外试验中用于检测血小板聚合。Xue 等采用 β1 肾上腺素受体细胞膜色谱联合超高效液相色谱 - 质谱技术从吴茱萸中筛选 β1 肾上腺素受体拮抗剂。结果显示，吴茱萸次碱和吴茱萸碱可作为 β1 肾上腺素受体拮抗剂，它们的抑制活性通过体外试验环磷酸腺苷（cAMP）和蛋白激酶 A（PKA）证实。同时，体内药理试验显示，吴茱萸次碱和吴茱萸碱能够减小心肌缺血/再灌注损伤导致的心肌梗死的面积。Liu 等利用牙周细胞膜色谱结合高效液相色谱 - 质谱系统从黄连中筛选活性成分。结果显示，筛选出的黄连素是作用于牙周细胞膜的活性成分，而且噻唑蓝（MTT）试验、碱性磷酸酶活性检测、染色试验均表明，黄连素能够促进牙周细胞膜生成，促进碱性磷酸酶分泌，加速矿化结节形成。Liu 等亦利用上述系统从黄芩中筛选出黄芩黄素和汉黄芩素两种活性成分作用于牙周细胞膜，它们可以促进细胞增殖、基质钙化、钙化灶结节形成，这个发现对利用黄芩治疗牙周炎有所启示。He 等采用表皮生长因子受体细胞膜色谱联用高效液相色谱 - 质谱技术从黄芩中筛选拮抗表皮生长因子的活性成分。结果显示，筛选出的汉黄芩素是特异性拮抗表皮生长因子受体的活性成分，汉黄芩素对高表达表皮生长因子受体的体外抑制活性通过 MTT 试验进行测定，该抑制活性具有剂量依赖性。Li 等采用高表达血管内皮生长因子受体的 HEK293 细胞膜色谱联合液相色谱 - 质谱系统，筛选乌头中作用于 VEGFR-2 的活性成分。结果显示，新乌头碱、乌头碱、次乌头碱是作用于 VEGFR-2 的活性成分，并通过体外 MTT 试验和血管内皮生长因子 - 酶联免疫吸附试验（VEGF-ELISA）验证了三者对 VEGFR 的抑制活性。Wang 等采用 A431 细胞膜色谱联用高效液相色谱 - 质谱系统从苦参中筛选表皮生长因子受体拮抗剂。结果显示，筛选出的氧化苦参碱和苦参碱能够抑制表皮生长因子受体的表达和 A431 细胞增殖。Sun 等同样用 A431 细胞膜色谱联用高效液相色谱 - 质谱系统从红毛七中筛选出塔斯品碱和红毛新碱。Hou 等采用大鼠胸主动脉血管平滑肌细胞膜色谱联合气相色谱 - 质谱系统从白芷、羌活、蛇床子、贝母中筛选出两种活性成分，即欧前胡素和蛇床子素，通过体外药理试验证实，这两种活性成分对氯化钾（KCl）诱导的大鼠胸主动脉的收缩有缓解作用。Wang 等利用腹腔巨噬细胞膜色谱联合气相色谱 - 质谱系统从苍术、白术中筛选抗炎成分。结果显示，筛选出的白术内酯 I 是抗炎活性成分。同时，体外药理试验表明，白术内酯 I 能够使内毒素诱导的肿瘤坏死因子 -α（TNF-α）、白细胞介素 -1β（IL-1β）和一氧化氮（NO）等细胞因子的表达得到抑制。对长春七、红花、太白花、当归、菟丝子、淫羊藿根等中药也运用不同组织的 CMC 模型进行了活性成分的筛选。CMC 法联合高效液相色谱、质谱等先进的技术手段构建出筛选、鉴定一体化的系统模式应用于多成分、多靶点中药活性成分的研究，不仅可以探明中药发挥药效的作用机制，而且可以针对特定的疾病（如心血管疾病、肿瘤等）创制以活性成分为基础的新药，为目前尚未攻克的疾病提供一些治疗的新思路和途径。此外，还可以建立以活性成分为标准的中药质量检测体系，解决现今中药生产、售卖过程中掺次、掺假的现象,为更好地服务于患者提供保障。

2)中药复方物质基础的研究

刘芳等采用细胞膜色谱法筛选"四物汤"复杂体系中的有效部位,进而探究其具有特定药理作用的物质基础。在试验过程中,首先制备心肌细胞膜、血管细胞膜、大脑细胞膜,构建上述3种细胞膜色谱模型。结果显示,在当归、川芎、白芍、熟地黄的乙醇提取物中,只筛选出当归、川芎、白芍对心肌、血管、大脑细胞膜和膜受体有作用的有效部位,分别是当归的石油醚部位Dg-1、川芎的石油醚部位Cx-1、白芍的醋酸乙酯部位Bs-3,继续对白芍的醋酸乙酯部位进行分离、筛选,确定出其中的活性成分Bs-B。梁明金等采用兔主动脉血管细胞膜色谱法筛选"四物汤"中当归对血管有舒张作用的有效部位和活性成分,采用超临界CO_2流体萃取当归中的脂溶性部位,经柱层析法分离和高效液相色谱法纯化,并结合细胞膜色谱法筛选和气相色谱-质谱联用鉴定,结果显示,正己烷-醋酸乙酯洗脱部位为有效部位,藁本内酯、邻苯二甲酸二甲酯和邻苯二甲酸二乙酯等是当归作用于兔主动脉血管的活性成分,可以藁本内酯为指标控制"四物汤"制剂的质量。李洪玲等利用细胞膜色谱法对中药复方心康平的质控指标进行研究,首先利用细胞膜色谱法分别对三七、丹参、当归的活性成分进行筛选,根据活性成分筛选结果,以三七皂苷R1和人参皂苷Rg1、Re、Rb1为心康平的定性指标,以丹参酮ⅡA和当归中的藁本内酯为主要定量指标,此方法可全面、有效地控制心康平及其制剂的质量。中药复方物质基础的研究是中药单体活性成分研究的升华,疾病发生的病理机制是复杂的,因此需要明确中药复方治疗疾病的机制。但是目前针对中药复方的研究仍局限于各个药味的活性成分,如何从分子水平体现各个药味的协同、拮抗作用关系,如何阐明各活性成分与多个靶点的整合调节作用,尚有待进一步研究和探讨。

3. 细胞膜色谱法有待提高和优化的方面

1)用含药血清替代中药提取物进行筛选

在血清药理学和血清生物化学中,在特定细胞培养系统中常使用含药血清来研究药效,这种方法主要针对体外试验中血清整体产生的药效,其中的活性成分并不明确;大多数中药经口服后会在胃肠道中经历一系列生物转化,活性成分和代谢产物会被血清吸收,然后分布于靶器官中并发挥整体的生物作用。因此,明确含药血清的药效学机制是研究中药作用机制和新陈代谢途径的基础,然而血清内源性基质的干扰、复杂且浓度较低的成分、代谢产物的生物转化使在体内筛选中药活性成分变得困难。基于以上因素,Jia等构建全二维在线HepG2细胞膜色谱系统,结合高效液相色谱-飞行时间质谱联用技术和载体干扰消除法,从口服黄芩后的含药血清中快速筛选抗肝癌的活性成分。结果显示,从黄芩中提取出6种化合物,分别是黄芩黄素、汉黄芩素、白杨黄素、木蝴蝶素A、黄芩新素和半枝莲种素;从含药血清中首次提取出汉黄芩素和木蝴蝶素A,且CCK-8试剂盒测定表明,汉黄芩素和木蝴蝶素A对HepG2细胞以剂量依赖性方式显示出高抑制性。汉黄芩素和木蝴蝶素A既可以从黄芩提取物中筛选出来,又可以从含药血清中筛选出来,故两者可以作为先导化合物以获得良好的抗肝癌作用,上述全二维CMC系统和载体干扰消除法对在体内从中药中筛选活性成分具有显著优势。

2）构建病理组织细胞膜色谱模型

CMC 法一般采用正常组织细胞膜制作细胞膜固定相进行筛选，缺少对构建病理组织细胞膜色谱模型的探索。以病理组织细胞膜为模型，可以最大限度地模拟特定疾病患者体内药物、受体间的相互作用，同时可以与正常组织细胞膜色谱模型进行可视化比较。陈啸飞构建正常心肌细胞膜色谱模型与多柔比星（DOX）诱导的心力衰竭心肌细胞膜色谱模型，筛选“四逆汤”中的心力衰竭靶向活性组分。结果显示，“四逆汤”在正常/心力衰竭心肌细胞膜色谱模型中的保留组分与附子相似，从附子中筛选得到的活性组分均在“四逆汤”中表征，印证了附子在“四逆汤”中的君药地位。该法为中药中治疗特定疾病的活性组分的筛选提供了新的思路和方法。Chen 等利用全二维色谱分析系统在正常/心力衰竭心肌细胞膜上筛选附子中特定的抗 DOX 诱导的心力衰竭的活性成分，结果筛选出 4 种抗 DOX 诱导的心力衰竭的活性成分，分别是塔拉乌头胺（TALA）、14- 乙酰 -TALA、异叶乌头素、14- 苯甲酸酯，其中 TALA 含量最高、亲和力最强，可为以后的筛选结果提供药效学验证。同时，细胞生存力试验表明，TALA 具有保护心肌的作用。

第五节 微生物技术在中药渣处理中的应用

随着中草药和中成药的应用日益广泛，其提取、加工过程中产生的药渣也日益增多。据统计，我国仅植物类药渣的年排放量就超过 65 万 t。中药渣一般含水量较高且含有一定的营养成分，因此极易腐败。早期中药渣处理的形式主要包括填埋、焚烧、固定区域堆放等，不仅耗费大量的资金，而且造成了资源的浪费和严重的环境污染。而微生物技术由于高效、低能耗、低污染，已逐渐成为中药渣处理与再利用的重要手段之一。

一、利用酶对中药渣的有效成分进行再提取

中药渣主要来源于中成药的生产、中药饮片的加工与炮制、含中药成分的轻化工产品的生产等。中药材大多数来源于植物，含有多而复杂的成分，在提取其主要成分后，剩下的药渣仍然含有大量活性成分。例如，枇杷叶用水提法提取制备抗炎止咳药枇杷露和枇杷膏后，枇杷叶药渣中乌索酸和齐墩果酸的含量高于枇杷叶原料。冷桂华发现黄芩药渣中黄芩苷的含量占黄芩药材黄岑苷总量的 70.3%。

甘草提取有效成分甘草酸后，其废弃物中仍含有大量的黄酮。李艳宾等采用白腐菌黄孢原毛平革菌与纤维素分解青霉菌对甘草药渣进行单菌与混合菌发酵处理，单菌发酵的黄酮得率比乙醇直接提取法分别提高了 34.85% 和 31.82%，而混合菌发酵则提高了 100%。张志东等利用纤维素酶与果胶酶复合酶法结合醇提法提取甘草药渣，与直接醇提法相比，黄酮得率提高了 25% 以上。王芸芸等利用黑曲霉对甘草药渣进行固态发酵，其总黄酮提取率比发酵前提高了 15.37%。葛根渣是葛根提取淀粉后的废弃残渣，在葛根粉制备过程中往往放弃了对黄酮类化合物的提取。施英英等采用黑曲霉对葛根渣进行固态发酵，其总异黄酮提取率为常规醇提法的 1.82 倍，发酵后大豆苷元的含量下降，而糖苷型异黄酮的含量明显提

高，其中葛根素含量为3.97 mg/g药渣，比醇提法提高了70%。

二、利用中药渣生产食用菌

食用菌不仅营养丰富，口感鲜美，而且富含菌体蛋白、多糖等有效成分，具有广泛的生物活性。食用菌的栽培原料较广泛，例如发酵工业（如酿酒、果醋、味精、制糖工业等）的废料、农产品加工废渣（木薯、秸秆、麦麸、果皮等）。与普通的纤维素类培养基质相比，利用中药渣培养食用菌可以获得更高的产率与活性。中药渣在食用菌生产中的应用如表10-4所示。

表10-4 中药渣在食用菌生产中的应用

菌种	发酵基质
香菇	中药渣
灵芝	香菊药渣
花脸香蘑、杏鲍菇、金针菇、香菇、白灵菇、杨树菇	葛根汤加川芎辛夷汤的药渣
平菇	中药渣
金针菇、猴头菇、平菇、凤尾菇、红平菇	藿香正气水、首乌片、三七药酒的药渣
平菇	板蓝根、甘草、柴胡、生地、百部等的药渣
平菇	肾宝药渣
平菇	急支糖浆药渣
杏鲍菇	丹参、黄芪、元胡、黄芩、枸杞等的药渣
榆黄菇	汉方浸膏药渣

三、利用中药渣生产单细胞蛋白

单细胞蛋白（SCP）亦称微生物蛋白，主要指利用适宜的培养基质，在适宜的培养条件下，培养酵母菌、细菌、丝状真菌和某些低等藻类等获得的菌体蛋白。SCP所含的营养物质极丰富，不仅富含蛋白质，而且含有多种维生素、碳水化合物、脂类、矿物质、酶类等生物活性成分，是公认的最具前景的蛋白质新资源之一。一些富含多糖、淀粉、蛋白质等营养成分的中药渣可以作为微生物固态发酵的基质，为菌体的生长提供丰富的养料，用于生产单细胞蛋白和其他具有保健功能的发酵产品。中药渣在单细胞蛋白生产中的应用如表10-5所示。

表10-5 中药渣在单细胞蛋白生产中的应用

菌种	发酵基质	检测成分	提取率的提升值
黄孢原毛平革菌、黑曲霉	中药渣、甘蔗渣、麦麸	粗蛋白	66.6%
扣囊拟内孢霉	黄芩药渣	粗蛋白	276%
康宁木霉	三七药渣	真蛋白	195%

续表

菌种	发酵基质	检测成分	提取率的提升值
康宁木霉、产朊假丝酵母	中药渣	真蛋白	160%
白腐菌	野菊花、忍冬、夏枯草混合药渣	真蛋白	71.34%
康宁木霉、产黄纤维单胞菌、产朊假丝酵母、黑曲霉	生麦饮药渣	蛋白质	138%
枯草芽孢杆菌、乳酸芽孢杆菌、嗜酸乳杆菌、产朊假丝酵母	复合中药渣	多糖 含菌量	276% 1.5 × 10 cfu/g

四、微生物转化中药渣的活性成分

微生物转化是利用微生物产生的酶对中药渣进行结构修饰的生物化学过程。微生物转化技术可以将中药渣转化为具有较高利用价值的资源型物质，提升中药渣的利用价值，实现中药渣的资源化利用。中药渣在微生物转化过程中会产生纤维素酶、木质素酶、淀粉酶等促使组织细胞破壁，从而有利于中药渣中有效物质的溶出；微生物还可以分解并转化中药中的成分，产生次级代谢产物，增强疗效，如利用含有 β- 葡萄糖醛酸酶的微生物对甘草进行生物转化，可将甘草酸转化为甘草次酸。微生物转化技术早就应用于中药的炮制加工中，人们所熟知的半夏曲、建曲、焦神曲、淡豆豉等中药制品都是采用微生物转化技术加工制作而成的。

五、微生物复合菌群降解中药渣

利用微生物菌群降解中药渣，可以将纤维素、木质素等成分转化为小分子物质，释放中药渣中残留的活性物质，有利于实现中药渣中大分子物质的降解。目前虽已获得一批具有微生物降解能力的菌种，但是单一菌种的分解能力有限，用单一菌种实现中药渣中大分子物质的彻底降解难度较大，而微生物菌群中各个菌种之间相互影响、相互制约，是实现中药渣中纤维素、木质素类成分完全降解的有效途径。

Chaffron 等在白蚁肠道内发现了白蚁肠道微生物，这是一类特殊厌氧环境中的微生物菌群，可以产生多种纤维素降解酶和半纤维素降解酶，具有木质纤维素降解能力。目前已发现的微生物菌群还有纤维素降解复合菌群、木质纤维素降解细菌菌群等。严格厌氧菌拟杆菌属是公认的纤维素降解菌，严格厌氧的梭杆菌属细菌大多具有较强的纤维素、半纤维素降解能力。研究发现，真菌中的木霉、曲霉和白腐菌中的一些菌种也能分解多种木质纤维素。

六、固态发酵技术综合利用中药渣

固态发酵是一种或多种微生物在没有或基本没有游离水的固态基质中，利用自然底物作为碳源与能源进行的生物反应过程。在现代固态发酵技术中，木质纤维素原料基质使用最广泛，中药渣中含有丰富的木质素类成分，经固态发酵后可以制备成发酵食品。栝楼、丹参、厚朴、甘草 4 味中药的药渣经米曲霉固态发酵后可以提高药渣的利用率，促进功能性成分的释放，产生较强的抗氧化性和抑菌活性，具有更高的利用价值。

七、利用中药渣生产其他生物制品

廖湘萍等以白酒厂酒糟、灵芝药渣为原料，添加麸曲、活性酵母、醋酸菌，采用半固态发酵法生产食醋，刚发酵好的醋总酸含量在 5%~6%。用此法生产的成品醋营养丰富，风味独特，且兼具多种保健功能。李曼曼等利用绿色木霉对丹皮提取残渣进行固态发酵生产纤维素酶；徐秀银等利用高温纤维分解菌对中药渣进行发酵，制作园艺生产用有机肥料；张顺喜等将提取中药浸膏后的药渣接种厌氧污泥，进行厌氧发酵生产沼气。这些微生物处理方法为中药渣的综合利用提供了多样的途径和良好的前景。

主要参考文献

[1] 贾景明,余伯阳.中药生物技术[M].北京:人民卫生出版社,2020.

[2] 黄璐琦.分子生药学[M].北京:人民卫生出版社,2021.

[3] YAO L, WANG J, He J P, et al. Endophytes, biotransforming microorganisms, and engineering microbial factories for triterpenoid saponins production[J]. Critical reviews in biotechnology, 2021, 41(2): 249-272.

[4] PYNE M E, NARCROSS L, MARTIN V J J. Engineering plant secondary metabolism in microbial systems[J]. Plant physiology, 2019, 179(3): 844-861.

[5] 邵洁,刘海利,王勇.植物合成生物学的现在与未来[J].合成生物学, 2020, 1(4): 395-412.

[6] JOZWIAK A, SONAWANE P D, PANDA S, et al. Plant terpenoid metabolism co-opts a component of the cell wall biosynthesis machinery[J]. Nature chemical biology, 2020, 16: 740-748.

[7] SHI Y S, WANG D, LI R S, et al. Engineering yeast subcellular compartments for increased production of the lipophilic natural products ginsenosides[J]. Metabolic engineering, 2021, 67: 104-111.

[8] CHEN R B, BU Y J, REN J Z, et al. Discovery and modulation of diterpenoid metabolism improves glandular trichome formation, artemisinin production and stress resilience in *Artemisia annua*[J]. New phytologist, 2021, 230(6): 2387-2403.

[9] ZHU Z T, DU M M, GAO B, et al. Metabolic compartmentalization in yeast mitochondria: burden and solution for squalene overproduction[J]. Metabolic engineering, 2021, 68: 232-245.

[10] BELCHER M S, MAHINTHAKUMAR J, KEASLING J D. New frontiers: harnessing pivotal advances in microbial engineering for the biosynthesis of plant-derived terpenoids[J]. Current opinion in biotechnology, 2020, 65:88-93.

[11] SADRE R, KUO P Y, CHEN J X, et al. Cytosolic lipid droplets as engineered organelles for production and accumulation of terpenoid biomaterials in leaves[J]. Nature communications, 2019, 10(1): 853.

[12] LI H, ZUO J P, TANG W. Water-soluble artemisinin derivatives as promising therapeutic immunosuppressants of autoimmune diseases [J]. Cellular & molecular immunology, 2017, 14: 887-889.

[13] 韩木先,祝剑峰,李辉,等.红豆杉资源提取紫杉醇技术进展[J].化工设计通讯,2021,47(11):82-83.

[14] WANG Y, ZHOU C, GAO H, et al. Therapeutic effect of cryptotanshinone on experimental

rheumatoid arthritis through downregulating p300 mediated-STAT3 acetylation[J]. Biochemical pharmacology, 2017,138:119-129.

[15] 宋齐. 人参化学成分和药理作用研究进展 [J]. 人参研究,2017,29(2):47-54.

[16] 王梓,许兴月,李琼,等. 人参皂苷 Rg1 热裂解产物对 H_{22} 荷瘤小鼠的抗肿瘤作用 [J]. 中国药学杂志,2017,52(15):1319-1324.

[17] 孙睿,张建文,梁辉,等. 人参皂苷 Rg1 对大鼠Ⅲ型前列腺炎血清细胞免疫因子的影响 [J]. 四川中医,2017,35(2):54-56.

[18] 梁小婷,康慧琳. 喜树碱对宫颈癌 SiHa 细胞的抑制作用及其机制探讨 [J]. 山西医科大学学报,2021,52(2):135-140.

[19] 蔡洲,李道,吴际,等. 丹酚酸 B 对肾间质纤维化大鼠的肾保护作用及其机制 [J]. 山东医药,2017,57(20):34-37.

[20] 陶善珺. 丹酚酸 B 对糖尿病血糖波动模型大鼠胰岛细胞的保护作用及机制研究 [D]. 芜湖:皖南医学院,2017.

[21] 叶水英. 喜树碱开发利用综述 [J]. 现代农业科技,2021(3):212-213,228.

[22] 卢骏. 甘草和人参不定根代谢调控及糖基转移酶 UGT71A29 的功能研究 [D]. 天津:天津大学,2018.

[23] ARENDT P, MIETTINEN K, POLLIER J, et al. An endoplasmic reticulum-engineered yeast platform for overproduction of triterpenoids[J]. Metabolic engineering,40:165-175.

[24] 郝小龙. 青蒿 *AaHY5* 转录因子调控光诱导青蒿素生物合成的分子机制 [D]. 上海:上海交通大学,2019.

[25] MA D, LI G, ZHU Y, et al. Overexpression and suppression of *Artemisia annua* 4-hydroxy-3-methylbut-2-enyl diphosphate reductase 1 gene (*AaHDR1*) differentially regulate artemisnin and terpenoid biosynthesis[J]. Frontiers in plant science, 2017, 8:77.

[26] SHI P, FU X Q, LIU M, et al. Promotion of artemisinin content in *Artemisia annua* by overexpression of multiple artemisinin biosynthetic pathway genes[J]. Plant cell, tissue and organ culture, 2017, 129:251-259.

[27] 许子欣. 植物源烟水调控丹参毛状根中丹参酮类成分的积累及机制研究 [D]. 济南:济南大学,2020.

[28] 陈海敏. 丹参伴生微生物组及其优势种调控丹参酮合成的机制研究 [D]. 咸阳:西北农林科技大学,2020.

[29] 蒋晗. 丹参 *SmANN1* 基因的功能鉴定与酚酸类代谢调控研究 [D]. 咸阳:西北农林科技大学,2020.

[30] 王碧莹. 长春花转运基因 *CrMATE1* 的基因克隆及功能鉴定 [D]. 大连:大连工业大学,2018.

[31] 张孟夏. 基于转运工程手段调控长春碱合成的转运蛋白筛选 [D]. 大连:大连工业大学,2018.

[32] 陈秋骏. 长春碱合成途径中间代谢产物 ABC 家族转运蛋白基因的筛选 [D]. 大连:大连

工业大学,2018.

[33] 李晓卉. 光培养对东北红豆杉高效诱导紫杉醇的影响研究 [D]. 长春:吉林大学,2020.

[34] XU Z C, SONG J Y. The 2-oxoglutarate-dependent dioxygenase superfamily participates in tanshinone production in *Salvia miltiorrhiza*[J]. Journal of experimental botany, 2017, 68 (9):2299-2308.

[35] 张海花. 丹参 miRNA 对连作障碍的响应及其在次生代谢调控中的作用研究 [D]. 咸阳:西北农林科技大学,2019.

[36] 王卓. 刺五加皂苷分离及 *FPS*、*SS*、*SE* 甲基化对其含量的影响 [D]. 唐山:华北理工大学,2020.

[37] ZHA L P, LIU S, LIU J, et al. DNA methylation influences chlorogenic acid biosynthesis in *Lonicera japoniea* by mediating LjbZIP8 to regulate phenylalanine ammnonia-lyase 2 expression [J]. Frontiers in plant science, 2017,8:1178.

[38] 山雨思,辛正琦,何潇,等. 外源茉莉酸甲酯对 UV-B 胁迫下颠茄生物碱积累及 TAs 代谢途径调控的机制探究 [J]. 作物学报,2020,46(12):1894-1904.

[39] 梁文霞. 人参不定根培养体系的建立与人参和三七土壤微生物的分析及代谢调控研究 [D]. 天津:天津科技大学,2019.

[40] 胡婷. X 射线辐照处理对乌拉尔甘草黄酮代谢途径的影响及其分子机制研究 [D]. 北京:北京中医药大学,2019.

[41] ERAY N, DALAR A, TURKER M. The effects of abiotic stressors and signal molecules on phenolic composition and antioxidant activities of *in vitro* regenerated *Hypericum perforatum* (St. John's Wort). South African journal of botany,2020, 133,253-263.

[42] 侯嘉铭,尹彦超,田少凯,等. 过表达 *CHI* 基因提高甘草毛状根中黄酮类化合物含量的研究 [J]. 药学学报,2021,56(1):319-327.

[43] 魏妙洁,石林春,赵晴,等. 三七片 DNA 条形码分子鉴定及方法学考察 [J]. 中草药,2020,51(7):1893-1900.

[44] 詹忠根. 地黄分子鉴定及功能基因研究进展 [J]. 中草药,2019,50(22):5611-5620.

[45] LI J, ZHANG Z Z, LEI Z H, et al. NMR based metabolomic comparison of the antitussive and expectorant effect of Farfarae Flos collected at different stages [J]. Journal of pharmaceutical and biomedical analysis, 2018, 150: 377-385.

[46] HIMAYA S W A, LEWIS R J. Venomics-accelerated cone snail venom peptide discovery [J]. International journal of molecular sciences, 2018, 19(3): 788.

[47] SONG X L, WU H, YIN Z H, et al. Endophytic bacteria isolated from *Panax ginseng* improves ginsenoside accumulation in adventitious ginseng root culture[J]. Molecules, 2017, 22(6):837.

[48] XIE Z C, CHU Y K, ZHANG W J, et al. *Bacillus pumilus* alleviates drought stress and increases metabolite accumulation in *Glycyrrhiza uralensis* Fish.[J]. Environmental and experimental botany,2019,158:99-106.

[49] 杨志军. 甘草内生菌代谢产物的药效学及相关物质研究 [D]. 兰州：甘肃中医药大学，2017.

[50] 李俊莹，武伦鹏，康辰凯，等. 人参内生菌 *Burkholderia* sp. GE 17-7 制备人参皂苷 Rg3 的研究 [J]. 生物学杂志，2019，36（2）：41-45.

[51] 张连娟，沙本才，龙光强，等. 药用植物与微生物互利共生关系的研究进展 [J]. 世界科学技术 - 中医药现代化，2017，19（10）：1750-1757.

[52] 肖龙敏，唐明，张好强. 不同种植年限宁夏枸杞根际微生物的群落多样性 [J]. 西北林学院学报，2018，33（6）：31-39，163.

[53] 封晔. 丛枝菌根真菌（AMF）对丹参根际土壤微生物及养分的影响 [J]. 中国农业信息，2017（20）：57-58.

[54] 曾美娟，钟永嘉，刁勇. 药用植物根际促生菌促生机理研究进展 [J]. 生物技术通报，2017，33（11）：13-18.

[55] SUN W J，ZHU H T，ZHANG T Y，et al. Two new alkaloids from *Fusarium tricinctum* SYPF 7082，an endophyte from the root of *Panax notoginseng*[J]. Natural products and bioprospecting，2018，8（5）：391-396.

[56] NAFIS A，KASRATI A，AZMANI A，et al. Endophytic actinobacteria of medicinal plant *Aloe vera*：isolation，antimicrobial，antioxidant，cytotoxicity assays and taxonomic study[J]. Asian Pacific journal of tropical biomedicine，2018，8（10）：513-518.

[57] PENG G，XIONG D S，LI L C，et al. *Amycolatopsis panacis* sp. nov.，isolated from *Panax notoginseng* rhizospheric soil[J]. International journal of systematic and evolutionary microbiology，2019，69（2）：567-571.

[58] YANCHEVA S，GEORGIEVA L，BADJAKOV I，et al. Application of bioreactor technology in plant propagation and secondary metabolite production[J]. Journal of central European agriculture，2019，20（1）：321-340.

[59] VALDIANI A，HANSEN O K，NIELSEN U B，et al. Bioreactor-based advances in plant tissue and cell culture：challenges and prospects[J]. Critical reviews in biotechnology，2019，39（1）：20-34.

[60] XU C C，WANG B，PU Y Q，et al. Techniques for the analysis of pentacyclic triterpenoids in medicinal plants[J]. Journal of separation science，2018，41（1）：6-19.

[61] ZHAO Y，GUO W H，SUN X Y，et al. A culture system for the stable and high-efficiency proliferation of adventitious roots of *Panax notoginseng* and ginsenoside accumulation[J]. Industrial crops and products，2020，157.

[62] OU X H，CUI X M，ZHU D W，et al. Lowering nitrogen and increasing potassium application level can improve the yield and quality of *Panax notoginseng*[J]. Frontiers in plant science，2020，11.

[63] LINH N T N，LE K C，HO T T，et al. Improvement of bioactive saponin accumulation in adventitious root cultures of *Panax vietnamensis* via culture periods and elicitation[J]. Plant

cell, tissue and organ culture, 2019, 137(1):101-113.

[64] LE K C, JEONG C S, LEE H, et al. Ginsenoside accumulation profiles in long- and short-term cell suspension and adventitious root cultures in *Panax ginseng*[J]. Horticulture, environment, and biotechnology, 2019, 60(1):125-134.

[65] HAO M Z, ZHOU Y H, ZHOU J H, et al. Cold-induced ginsenosides accumulation is associated with the alteration in DNA methylation and relative gene expression in perennial American ginseng (*Panax quinquefolius* L.) along with its plant growth and development process[J]. Journal of ginseng research, 2020, 44(5):747-755.

[66] SOBHANI A, KHANAHMADI M, JALALI A, et al. Development of a low-cost disposable bioreactor for pilot scale production of *Hypericum perforatum* L. adventitious roots[J]. Industrial crops and products, 2021, 160.